JN443831

3rd EDITION

초음파검사학

| 대한의사협회 **의학용어집 제6판** 적용 |

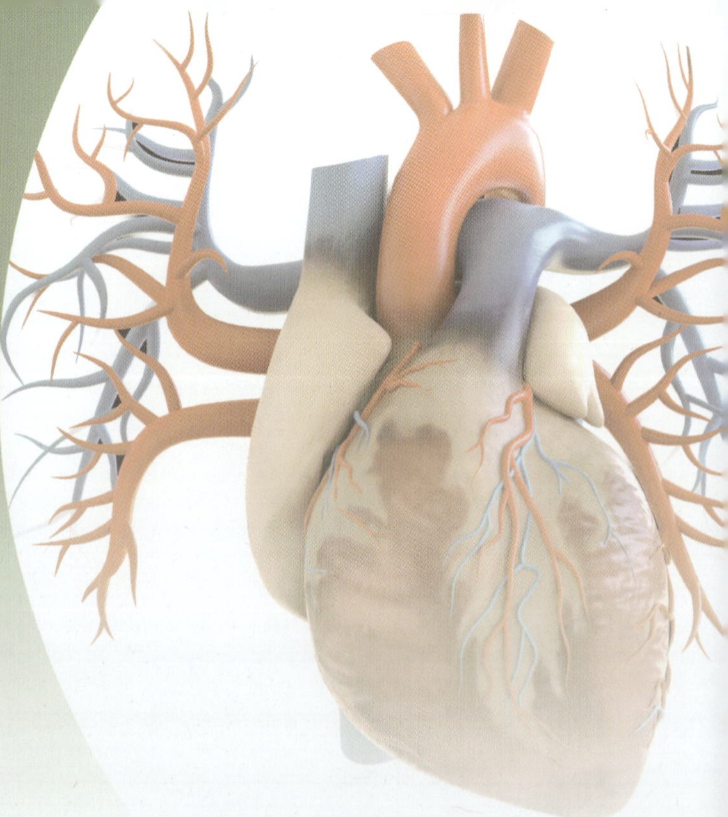

공동저자

강윤정 (동의과학대학교)
강윤정 (안산대학교)
강지혁 (대전대학교)
김근식 (건양대학교)
김대진 (경복대학교)
김병원 (김천대학교)
김선규 (동남보건대학교)
김성희 (대전보건대학교)
김시현 (인제대학교)
김정남 (경남정보대학교)
김지용 (전주기전대학교)
김철승 (광주보건대학교)
김판길 (진주보건대학교)
김효신 (대경대학교)
박성배 (마산대학교)
박신애 (순천향대학교)
박신영 (제주한라대학교)
박윤선 (충남대학교병원)
배난영 (광양보건대학교)
배형준 (전 대전과학기술대학교)
설재웅 (을지대학교 성남캠퍼스)
신경아 (신성대학교)
신환호 (서영대학교 광주캠퍼스)
오지은 (극동대학교)
유성률 (세명대학교)
유정윤 (연세대학교 미래캠퍼스)
유태현 (수원과학대학교)
윤진영 (충북보건대학교)
윤한미 (분당서울대병원)
윤형우 (전 충북보건대학교)
이길현 (원광보건대학교)
이선경 (동강대학교)
이원준 (대전과학기술대학교)
정동주 (호서대학교)
정세훈 (대구보건대학교)
정한나 (김해대학교)
조은경 (경운대학교)
최고은 (부산가톨릭대학교)
최선영 (대구보건대학교)
현경예 (동의대학교)
황경희 (대구보건대학교)
황수미 (상지대학교)

머리말

임상생리학적 검사 분야는 의료기사법 시행령 제2조의 제1호에 의한 임상병리사의 업무범위 중 생체검사에 해당한다. 초음파 검사는 인체의 체표에서 인체 내부로 음파를 발생시켜 음향저항의 차이, 즉 밀도나 탄성도의 차이가 있는 조직에서 초음파를 반사하는 것을 이용한다. 이 때 반사된 메아리(echo, 에코)를 탐지하고 영상화한 것을 화상으로 시각화하여 그 안의 내용물의 기능적 성상을 알아내는 검사법이다.

본 교재는 병원현장에서 풍부한 임상경험을 갖춘 교수진과 실무자의 전문성을 토대로 현장형 교재를 만들고자 하였다. 최근의 지식과 정보를 『의학용어집』 제6판(대한의사협회, 2020년)을 기준으로 한글용어(약어)를 사용하였으며, 임상병리사 국가시험과 현장형 활용도를 높이기 위해 원어와 구용어를 병기하였으며, 또한 임상노트와 초음파검사 시 어려웠던 해결방법을 효율적으로 학습할 수 있도록 기록하였다.

현대화의 기술적인 향상과 학문적인 발전 그리고 초음파에 관심과 사랑을 주신 분들의 요청에 의해 심장초음파 검사, 목동맥초음파 검사, 두개경유도플러 검사, 말초혈관초음파 검사로 나누었으며, 또한 국제면허 취득을 위해 국제면허(ARDMS) 길잡이를 부록으로 편집하였다. 책자 발간을 위해 귀한 자료를 투고하여 주신 현장에 계신 실무 선생님과 각 대학 교수님들의 역할과 노고에 감사드리며 학문발전을 위해 계속 연구 노력하여 보완해 나갈 것을 약속드린다.

끝으로 『초음파 검사학』을 발간할 수 있도록 수고와 열정을 다해주신 임상생리학교수회 회원과 완성도 높은 교재를 위해 세심한 배려를 아끼지 않은 고려의학 김영환 대표님과 편집부 직원 여러분에게 감사드린다.

2024년 8월

편집위원 일동

목차

CHAPTER I 심초음파 검사

초음파검사학

CHAPTER I

심초음파 검사

Section

01 심초음파검사를 위한 해부생리

1. 심장의 구조(Cardiac anatomy)

학습목표

1. 심장의 판막과 심방 및 심실 주위와의 입체적인 위치관계를 설명할 수 있다(A).
2. 심장의 해부학적 구조와 기능을 설명할 수 있다(A).
3. 심장의 동맥에 대해 설명할 수 있다(A).
4. 심장의 정맥에 대해 설명할 수 있다(A).
5. 관상동맥에 대해 설명할 수 있다(A).
6. 심장의 혈류과정을 설명할 수 있다(A).

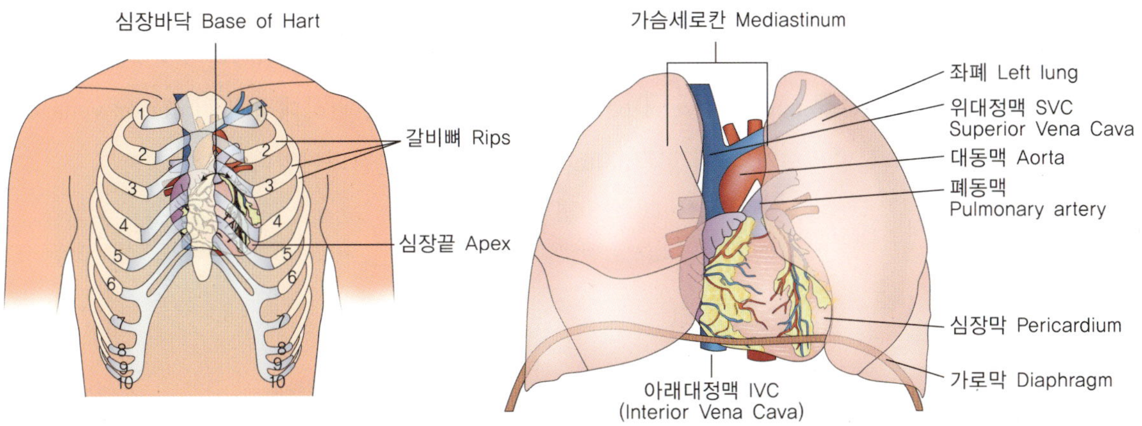

그림 1-1. 심장의 위치

심장은 끊임없이 박동하여 혈액을 온몸으로 순환시키는 순환계와 혈관계의 중심장기이다. 심장은 가슴안(흉강, thoracic cavity)에 위치하며, 가로막(횡격막, diaphrama) 위쪽, 우폐와 좌폐 사이 세로칸에서 약간 왼쪽으로 치우쳐 있어 둘째갈비뼈와 다섯째갈비뼈 사이에 위치한다.

심장의 위쪽부분을 심장바닥(base of heart)이라고 하고, 아래 뾰족한 부분을 심첨(apex of heart)이라 한다. 심장은 2겹의 심장막으로 싸여 있고 심장바닥만 부착되어 있으며 심장막 안에서 운동한다(그림 1-1).

심장의 무게는 성인의 경우 체중의 1/200이다. 즉 체중이 65 kg인 경우 심장의 무게는 325 g이 된다. 또한 총 혈액의 양은 체중의 1/13로 체중 65 kg인 성인의 혈액량은 5,000 g이 되고 혈액 비중을 거의 1로 보면 5 L의 혈액의 양이 되어 분당 5 L의 혈액을 박출한다.

심장의 주된 기능은 혈액을 온몸에 보내는 펌프 작용이다. 심장은 한 번 박동할 때마다 말초 혈관을 통하여 조직세포에 산소와 영양분을 공급하고 동시에 탄산가스와 노폐물을 받아들인다.

심장박동은 전기적 현상에 의하여 조절을 받고 전기적 현상은 기계적 수축에 선행되어 일어난다. 즉 심장박동의 근원은 전기적 현상에 의한 것으로 자율신경의 지배를 받는다.

심장은 2개의 심방(atrium)과 2개의 심실(ventricle)로 된 4개의 방(chamber)으로 구성되어 있고, 심방중격(심방사이벽)은 좌심방과 우심방을 나누고, 심실중격(심실사이벽)은 좌심실과 우심실을 나눈다. 또한 2종류의 판막이 존재하고, 심방과 심실 사이의 방실판막(atrioventricular valve)과 심실과 동맥 사이의 반달판막(semilunar valve)이 있다.

방실판막에는 우심방(오른심방, right atrium, RA)과 우심실(오른심실, right ventricle, RV)을 연결하는 삼첨판(tricuspid valve, TV)과 좌심방(왼심방, left atrium, LA)과 좌심실(왼심실, left ventricle, LV)을 연결하는 승모판(mitral valve, MV)이 있다.

반달판막에는 좌심실과 대동맥(aorta)을 연결하는 대동맥판(aortic valve, AV)과 우심실과 폐동맥(폐동맥, pulmonary artery, PA)을 연결하는 폐동맥판(폐동맥판, pulmonary valve, PV)이 있다. 또한 우심방은 위대정맥(상대정맥, superior vena cava, SVC)과 아래대정맥(하대정맥, inferior vena cava, IVC)으로 연결되고, 좌심방은 4개의 폐정맥(pulmonary vein)과 연결되어있다(그림 1-2, 3).

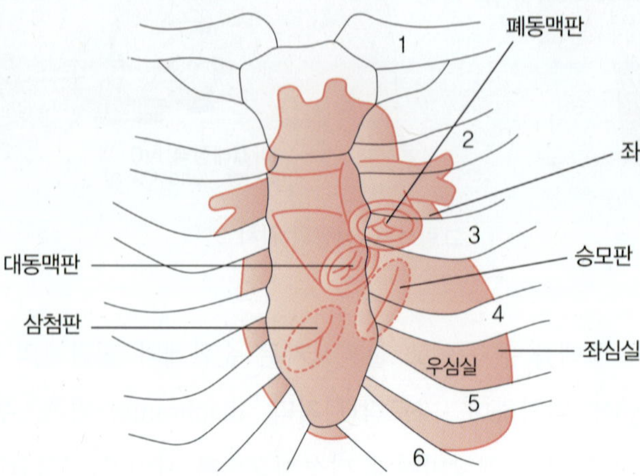

그림 1-2. 심장의 판막

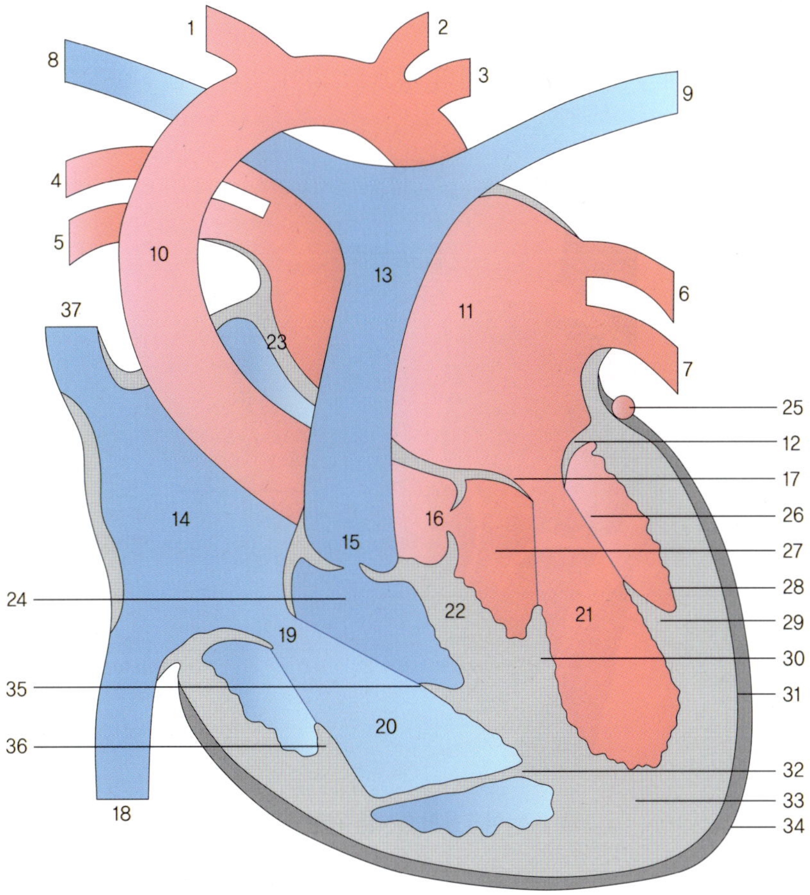

1. 팔머리동맥(완두동맥, Brachiocephalic trunk)
2. 좌온목동맥(좌총경동맥, Left common carotid artery)
3. 좌빗장밑동맥(좌쇄골하동맥, Left subclavian artery)
4. 우상폐정맥(오른위허파정맥, Right upper pulmonary vein)
5. 우하폐정맥(오른아래허파정맥, Right lower pulmonary vein)
6. 좌상폐정맥(왼위허파정맥, Left upper pulmonary vein)
7. 좌하폐정맥(왼아래허파정맥, Left lower pulmonary vein)
8. 우폐동맥(오른허파동맥, Right pulmonary artery)
9. 좌폐동맥(왼허파동맥, Left pulmonary artery)
10. 대동맥(Aorta)
11. 좌심방(왼심방, Left atrium)
12. 승모판뒤첨판(승모판후첨, Posterior leaflet mitral valve)
13. 주폐동맥(주허파동맥, Main pulmonary artery)
14. 우심방(오른심방, Right artrium)
15. 폐동맥판(허파동맥판막, Pulmonary valve)
16. 대동맥판(Aortic valve)
17. 승모판앞첨판(승모판전첨, Anterior leaflet mitral valve)
18. 아래대정맥(하대정맥, Interior vena cava)
19. 삼첨판(삼첨판막, Tricuspid valve)
20. 우심실(오른심실, Right ventricle)
21. 좌심실(왼심실, Left ventricle)
22. 심실중격(심실사이벽, Vetricular septum)
23. 심방중격(심방사이벽, Atrial septum)
24. 우심실유출로(오른심실유출로, Right ventricular outflow tract)
25. 관상정맥동(심장정맥굴, Coronary sinus)
26. 힘줄끈(건삭, Chordae tendineae)
27. 좌심실유출로(왼심실유출로, Left ventricular outflow tract)
28. 심내막(심장속막, Endocardium)
29. 좌심실후유두근(왼심실 뒤꼭지근, LV Posterior papillary muscle)
30. 좌심실전유두근(왼심실 앞꼭지근, LV anterior papillary muscle)
31. 심외막(심장바깥막, Epicardium)
32. 중격변연기둥(사이벽모서리기둥, Septomarginal trabecula)
33. 심근층(심장근육층, Myocardium)
34. 심장막(심낭, Pericardium)
35. 우심실후유두근(오른심실 뒤꼭지근, RV posterior papillary muscle)
36. 우심실전유두근(오른심실 앞꼭지근, RV Anterior papillary muscle)
37. 위대정맥(상대정맥, Superior vena cava)

그림 1-3. 심장의 구조

1) 심실(Ventricle)과 심방(Atrium)

심장은 2개의 심방과 2개의 심실로 된 4개의 방으로 되어 있다(그림 1-4).

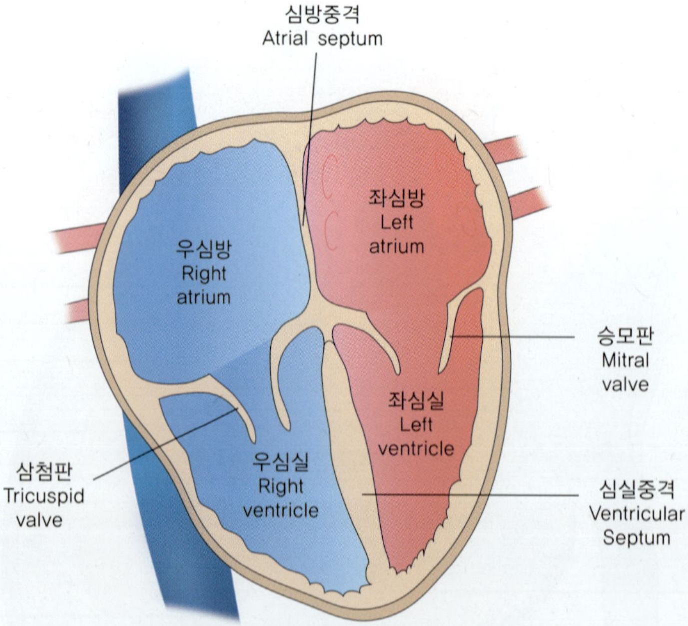

그림 1-4. 심초음파검사를 위한 심장의 구조

(1) 심실(Ventricle)

혈액을 박출하는 심장의 방이다. 심실은 혈액을 동맥으로 보내기 위해 수축을 하고 수축이 끝나고 나면, 비어 있는 심실에 혈액을 다시 채우기 위해 확장을 한다. 심실이 확장을 하면, 심방에서 심실로 혈액이 이동한다. 이처럼 심실은 수축과 확장을 반복하면서 혈액을 순환시킨다.

심실 내부는 방실판막을 지지해주는 힘줄끈(건삭, chordae tendineae), 유두근(꼭지근, papillary muscle)이 있고, 근육기둥(육주, trabeculae carneae)이 발달되어 있다.

좌심실(left ventricle, LV)은 뒤쪽에 위치하고 계란 모양이며 좌심방과 대동맥(aorta)에 연결되어 있다. 좌심실의 압력이 상승하여 수축을 시작하면, 승모판은 닫히고 대동맥판이 열려 좌심실에서 대동맥을 통해 혈액을 온몸으로 보낸다.

좌심실의 압력이 낮아져 확장을 시작하면 대동맥판은 닫히고 승모판이 열려 좌심방으로부터 혈액이 유입된다. 좌심실이 수축할 때의 압력은 우심실이 수축할 때의 압력보다 높기 때문에 높은 압력을 감당하기 위해 좌심실의 심장근육 두께는 우심실의 심장근육 두께보다 2~3배 두껍다(그림 1-5).

우심실(right ventricle, RV)은 앞쪽에 위치하고 좌심실을 감싸는 모양이다. 우심실은 우심방과 폐동맥에 연결되어 있다. 우심실의 압력이 상승하여 수축을 시작하면, 삼첨판이 닫히고 폐동맥판이 열려 우심실에서 폐동맥을 통해 혈액을 폐로 보내고, 우심실의 압력이 낮아져 확장을 시작하면 폐동맥판은 닫히고 삼첨판이 열려 우심방으로부터 혈액이 유입된다.

우심실의 수축 압력은 좌심실의 수축 압력보다 낮아 우심실의 심장근육 두께는 좌심실의 심장근육 두께보다 얇다(그림 1-5).

우심실 안에는 심첨 부위에 중격변연기둥(사이벽모서리기둥, septomarginal trabecula)이라도 불리우는 조정띠(moderator band)가 존재한다(그림 1-6).

이 조정띠(중격변연기둥)는 심장자극전도계의 오른다발갈래(right bundle branch)의 일부를 유두근까지 연결시켜주는 기능을 한다.

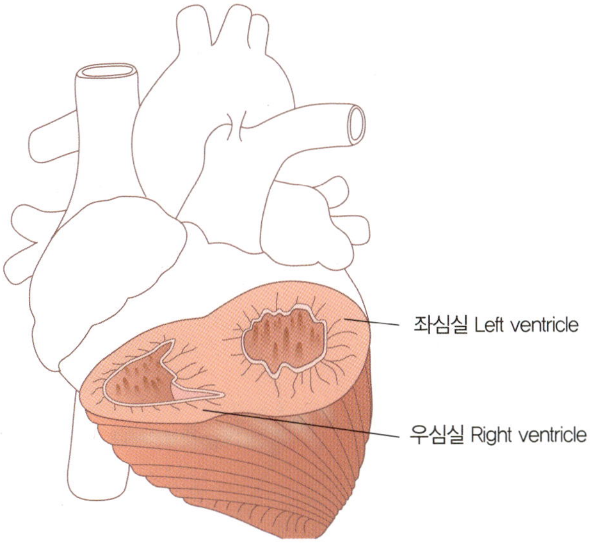

그림 1-5. 심실의 구조

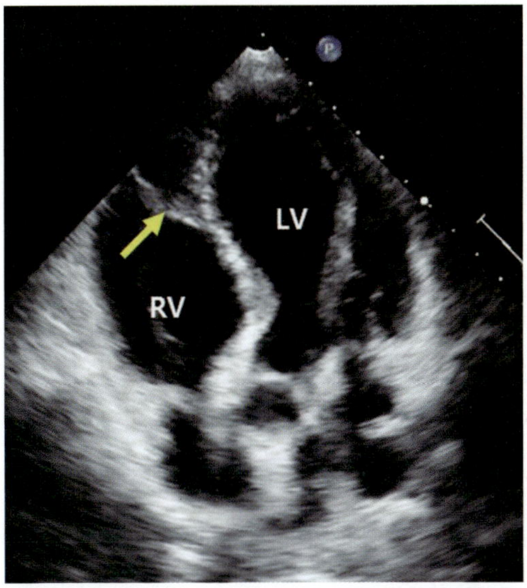

그림 1-6. Moderator band(조정띠)
우심실 내에서 관찰되는 조정띠(화살표). RV (right ventricle, 우심실), LV (left ventricle, 좌심실)

(2) 심방(Atrium)

혈액을 받아들이는 방으로 정맥으로부터 혈액이 유입되고, 심실로 혈액을 보낸다. 이처럼 심방은 혈액이 유입되는 공간으로 낮은 압력을 유지하고 있어 심방의 근육두께는 매우 얇다. 좌심방(left atrium, LA)은 4개의 폐정맥(pulmonary vein)으로부터 혈액을 받아들이고, 혈액을 좌심실로 보낸다. 우심방(right atrium, RA)은 위대정맥, 아래대정맥에서 혈액을 받아들이고, 혈액을 우심실로 보낸다.

2) 판막(Valve)

판막은 심장 내 혈류의 역행을 막기 위해 존재하며, 4개의 판막이 있고 2가지 유형의 판막으로 나뉜다. 판막들은 수동적인 구조물로 심장 내 압력 변화에 의해 열리고 닫히게 된다(그림 1-7, 표 1-1).

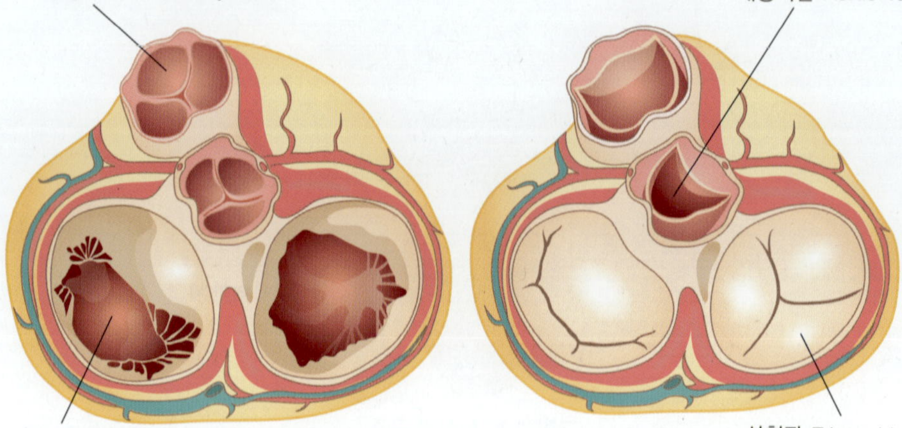

그림 1-7. 판막의 구조

심실이 확장할 때는 방실판막은 열리고, 반달판막은 닫힌다. 반대로 심실이 수축할 때는 방실판막은 닫히고, 반달판막은 열린다.

(1) 방실판막(Atrioventricular valve)

심방과 심실 사이에 존재하는 판막으로, 심실이 수축할 때, 혈액이 심실에서 심방으로 역류하는 것을 막아준다. 심실의 압력이 심방보다 낮아지면 방실판막(atrioventricular valve)이 열려 심방에서 심실로혈액이 유입되어 확장이 이루어지고, 심실의 압력이 심방보다 상승하면 방실판막이 닫히고 반달판막이 열려 심실에서 동맥으로 혈액이 방출되어 수축이 이루어진다. 이때 방실판막은 심실에서 심방으로 혈액이 역류되지 않도록 하고 힘줄끈과 유두근은 높은 압력에 의해 판막이 심방쪽으로 밀리지 않게 잡아준다. 이처럼 방실판막은 힘줄끈과 유두근으로 구성된 판막장치를 가지고 있으며, 판막

장치는 판막을 지지해주는 역할을 한다(그림 1-8).

승모판은 좌심방과 좌심실 사이의 판막으로 앞첨판(전첨, anterior leaflet)과 뒤첨판(후첨, posterior leaflet)의 2개의 첨판(leaflet)으로 구성된다.

삼첨판은 우심방과 우심실 사이의 판막으로 앞첨판, 뒤첨판, 중격첨판(septal leaflet)의 3개의 첨판(leaflet)으로 구성된다.

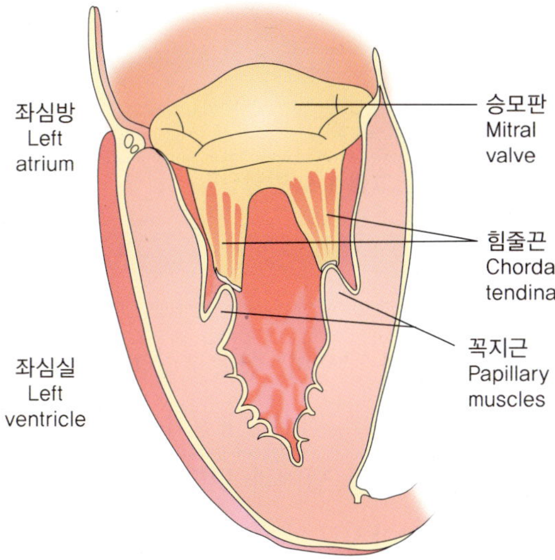

그림 1-8. 승모판

(2) 반달판막(Semilunar valve)

심실과 동맥 사이에 존재하는 판막으로, 심실이 확장할 때, 혈액이 동맥에서 심실로 역류하는 것을 막아준다. 심실의 압력이 동맥보다 상승하면 반달판막이 열려 심실에서 동맥으로 혈액이 방출되어 수축이 이루어지고, 심실의 압력이 동맥보다 낮아지면 반달판막이 닫히고 방실판막이 열려 심방에서 심실로 혈액이 유입되어 확장이 이루어진다.

대동맥판(aortic valve)은 좌심실과 대동맥 사이의 판막으로 우관상동맥첨판(right coronary cuspid, RCC), 좌관상동맥첨판(left coronary cuspid, LCC), 무관상동맥첨판(non-coronary cuspid, NCC)의 3개의 얇은 첨판(cuspid)으로 구성된다(그림 1-9, 12).

좌심실의 수축기 동안 대동맥판이 열리면, 좌심실에서 대동맥으로 혈액이 방출되고, 확장기 동안 대동맥판이 닫히면, 대동맥에서 좌심실로 혈액이 역류되지 않는다.

폐동맥판(pulmonary valve)은 우심실과 폐동맥 사이의 판막으로 앞첨판(anterior cuspid), 오른뒤첨판(right posterior cuspid), 왼뒤첨판(left posterior cuspid)의 3개의 첨판(cuspid)으로 구성된다(그림 1-9).

우심실의 수축기 동안 폐동맥판이 열리면, 우심실에서 폐동맥으로 혈액이 방출되고, 확장기 동안 폐동맥판이 닫히면, 폐동맥에서 우심실로 혈액이 역류되지 않는다.

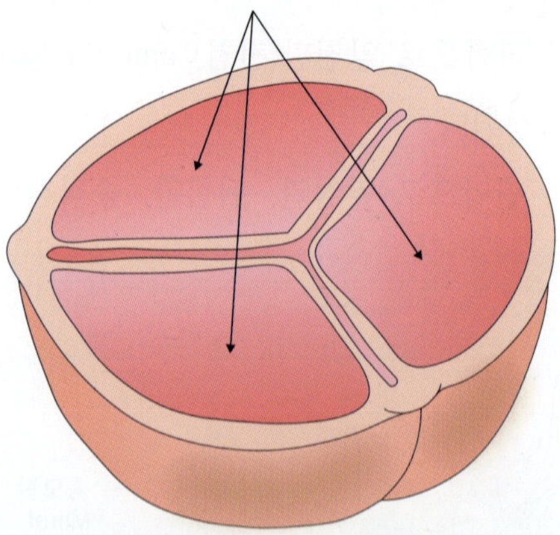

그림 1-9. 반달판막

3) 심장벽(Heart wall)

심장벽(heart wall)은 3층 구조로 이루어져 있으며, 안쪽부터 바깥쪽으로 심내막(심장속막, endocardium), 심근층(심장근육층, myocardium), 심외막(심장바깥막, epicardium)으로 구성된다(그림 1-10).

심내막은 심장벽의 가장 안쪽의 얇은 층으로 혈액과 맞닿아 있고, 심근층은 중간층으로 심장벽 중 가장 두꺼운 층이다. 심장이 확장할 때 얇아지고, 수축할 때 두꺼워져 심장의 효율적인 박출을 도와준다. 따라서 좌심실이 우심실보다 더 두꺼운 심근층으로 이루어져 있다.

심외막은 심장벽의 가장 바깥쪽의 얇은 층으로 심장막(pericardium)의 일부가 되기도 하여 내장심장막(visceral layer of serious pericardium)이라고도 한다.

4) 심장막(Pericardium)

심장을 둘러싸고 있는 심장막은 심장을 외부로부터 보호하고, 섬유심장막과 장막심장막으로 구성되어 있다(그림 1-10).

섬유심장막(fibrous pericardium)은 가장 바깥쪽에 위치하는 두껍고 질긴 보호막으로 심장이 지나치게 팽창하는 것을 방지한다. 장막심장막(serous pericardium)은 얇은 2개의 막으로 구성되고, 바깥쪽의 벽심장막(parietal layer)은 섬유심장막과 붙어 있으며, 안쪽의 내장심장막(visceral layer)은 심장을 직접 둘러싸고 있어 심외막이라고도 한다.

벽심장막과 내장심장막 사이의 공간을 심장막안(심낭, pericardial cavity)이라 하고, 약 25~35 mL 정도의 심장막액(pericardial fluid)이 고여 있다. 심장막액은 윤활액으로써 심장이 수축과 확장할 때 발생하는 마찰을 방지하는 역할을 한다.

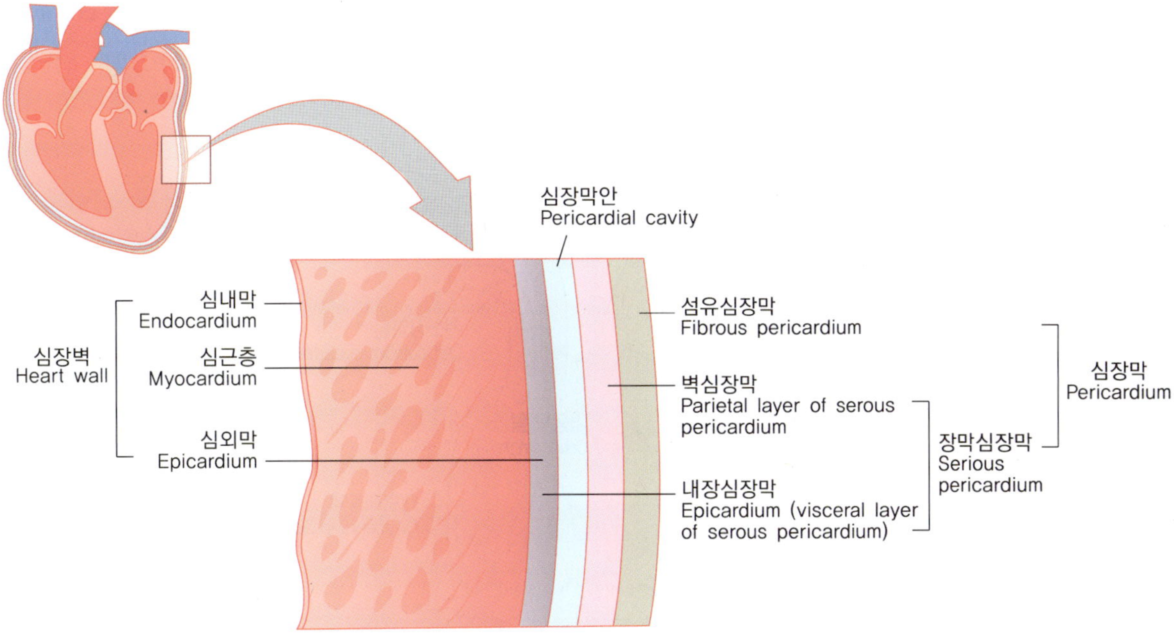

그림 1-10. 심장벽과 심장막의 구조

표 1-1. 심장의 판막

구분	위치	명칭	확장기	수축기
방실판막	좌심방과 좌심실 사이	승모판	열림	닫힘
	우심방과 우심실 사이	삼첨판	열림	닫힘
반달판막	좌심실과 대동맥 사이	대동맥판	닫힘	열림
	우심실과 폐동맥 사이	폐동맥판	닫힘	열림

5) 혈관계(Vascular System)

혈관은 동맥(artery), 모세혈관(capillary), 정맥(vein)으로 구성된다. 혈관은 혈액의 통로로서심실에서 나오는 동맥은 산소와 영양분을 온몸으로 보내고, 정맥은 각 세포가 배출하는 이산화탄소와 노폐물을 모아서 심방으로 보내는 역할을 한다. 동맥과 정맥 사이의 모세혈관은 세포와 혈액 간 물질교환의 역할을 한다.

(1) 동맥계

좌심실에서 나오는 대동맥(aorta)은 오름대동맥(상행대동맥, ascending aorta), 대동맥활(대동맥궁, aortic arch), 내림대동맥(하행대동맥, descending aorta)으로 나뉜다.

내림대동맥은 가로막을 경계로 하여 가로막의 윗부분은 가슴대동맥(흉대동맥, thoracic aorta), 아랫부분은 복부대동맥(배대동맥, abdominal aorta)이라 한다.

대동맥활에서는 팔머리동맥(완두동맥, brachiocephalic artery), 왼온목동맥(좌총경동맥, left common carotid artery) 및 왼빗장밑동맥(좌쇄골하동맥, left subclavian artery)이 갈라져 나온다(그림 1-11). 우심실에서 나오는 동맥은 폐동맥으로 좌폐, 우폐로 연결된다.

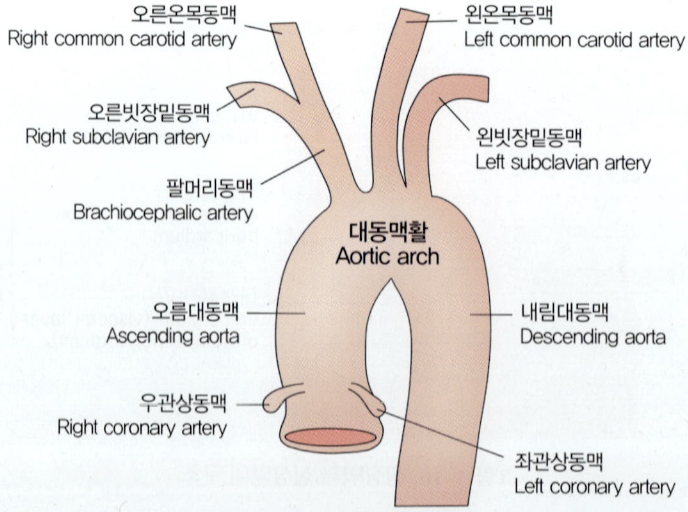

그림 1-11. 대동맥의 구조

(2) 정맥계

우심방으로 들어오는 대정맥은 위대정맥(superior vena cava), 아래대정맥(inferior vena cava)으로 나뉘고, 좌심방으로 들어오는 정맥은 폐정맥(pulmonary vein)이다.

6) 관상혈관계(심장혈관계, Coronary vessels)

심장자체에 관여하는 특수혈관계로 관상동맥(coronary artery)과 관상정맥(coronary vein)이 있다. 관상동맥은 심장의 심장근육에 산소와 영양분을 공급하는 동맥으로 관상동맥을 흐르는 혈액은 대동맥에서 나오는 혈액의 5%에 해당하고, 확장기 동안 심장근육에 혈액을 공급한다.

관상동맥은 대동맥뿌리(aortic root) 부위에서 갈라져 한 쌍을 이루며, 왼쪽 심장근육에 분포하는 좌관상동맥(left coronary artery, LCA)과 오른쪽 심장근육에 분포하는 우관상동맥(right coronary artery, RCA)으로 나뉜다.

관상동맥은 대동맥뿌리 부위의 대동맥판 주변에서 시작된다. 대동맥판에서 좌관상동맥이 시작되는 부위를 좌관상동맥첨판(left coronary cusp, LCC), 우관상동맥이 시작되는 부위는 우관상동맥첨판(right coronary cusp, RCC), 관상동맥이 없는 부위를 무관상동맥첨판(non-coronary cusp, NCC)이라 한다(그림 1-12).

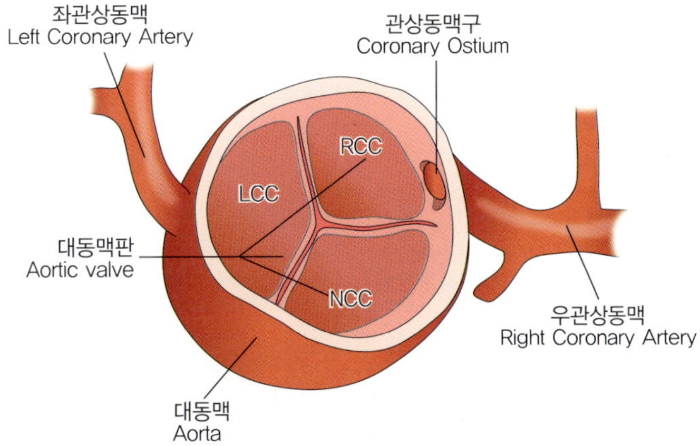

그림 1-12. 관상동맥의 시작 부위

좌관상동맥은 심실중격, 좌심실 앞벽에 분포하는 앞심실사이동맥(anterior interventricular artery) 또는 왼앞내림동맥(left anterior descending artery, LAD)와 좌심방, 좌심실 가쪽벽 및 뒤벽에 분포하는 왼휘돌이동맥(left circumflex artery, LCX)으로 나뉜다(그림 1-13, 14).

우관상동맥은 좌심실 아래벽과 뒤벽에 분포하는 뒤심실사이동맥(posterior interventricular artery) 또는 뒤내림동맥(posterior descending artery, PDA)와 우심방과 우심실벽에 분포하는 오른모서리동맥(right marginal artery)으로 나뉜다(그림 1-13, 14).

관상정맥은 관상동맥과 함께 관상순환에 관여하여 이산화탄소 및 노폐물 배설 기능을 담당하고 심장 끝에서 시작하여 관상정맥동(coronary sinus)을 지나 우심방으로 들어간다.

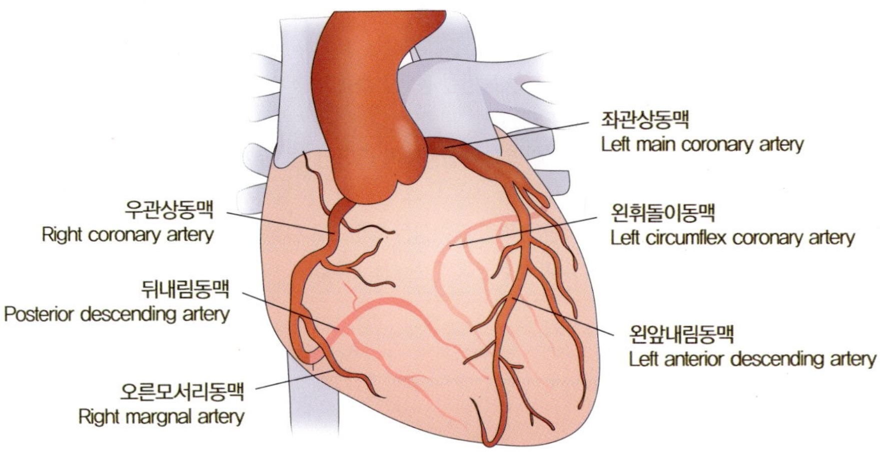

그림 1-13. 관상동맥(Coronary artery) 구조

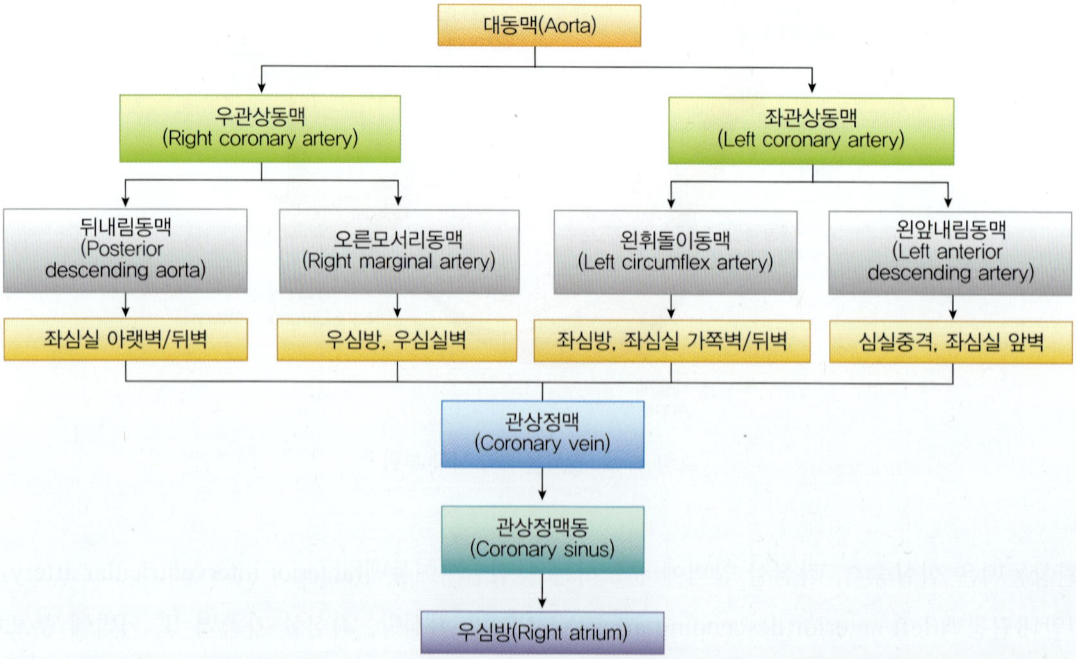

그림 1-14. 관상순환 경로

7) 심장벽 영역과 관상동맥(심장동맥) 분포도

심장벽 영역별로 담당하는 관상동맥을 표시한 것으로 심근경색증 환자에서 심초음파를 통해 국소적 벽운동 장애(regional wall motion abnormality, RWMA)를 보일 때 어느 혈관에 문제가 있는지 알 수 있다(그림 1-15).

> 임상노트
>
> **관상동맥질환**
>
> 관상동맥 내에 죽상경화판(atherosclerotic plaque)을 동반한 동맥경화증이 생겨 혈관이 막히게 되어 국소 부위의 심장근육에 산소 공급이 줄어드는 질환을 관상동맥질환이라 한다.
>
> - 협심증(angina, angina pectoris): 죽상경화판에 의해 관상동맥이 좁아진 상태로 국소 부위의 심장근육에 산소 공급이 줄어든 상태를 말한다.
> - 심근경색증(myocardial infarction): 죽상경화판의 파열로 형성된 혈전으로 관상동맥이 완전히 막힌 상태가 되고 국소 부위의 심장근육에 산소를 완전히 공급하지 못하게 되어 심장근육의 손상을 초래하게 되는 질환을 말한다.

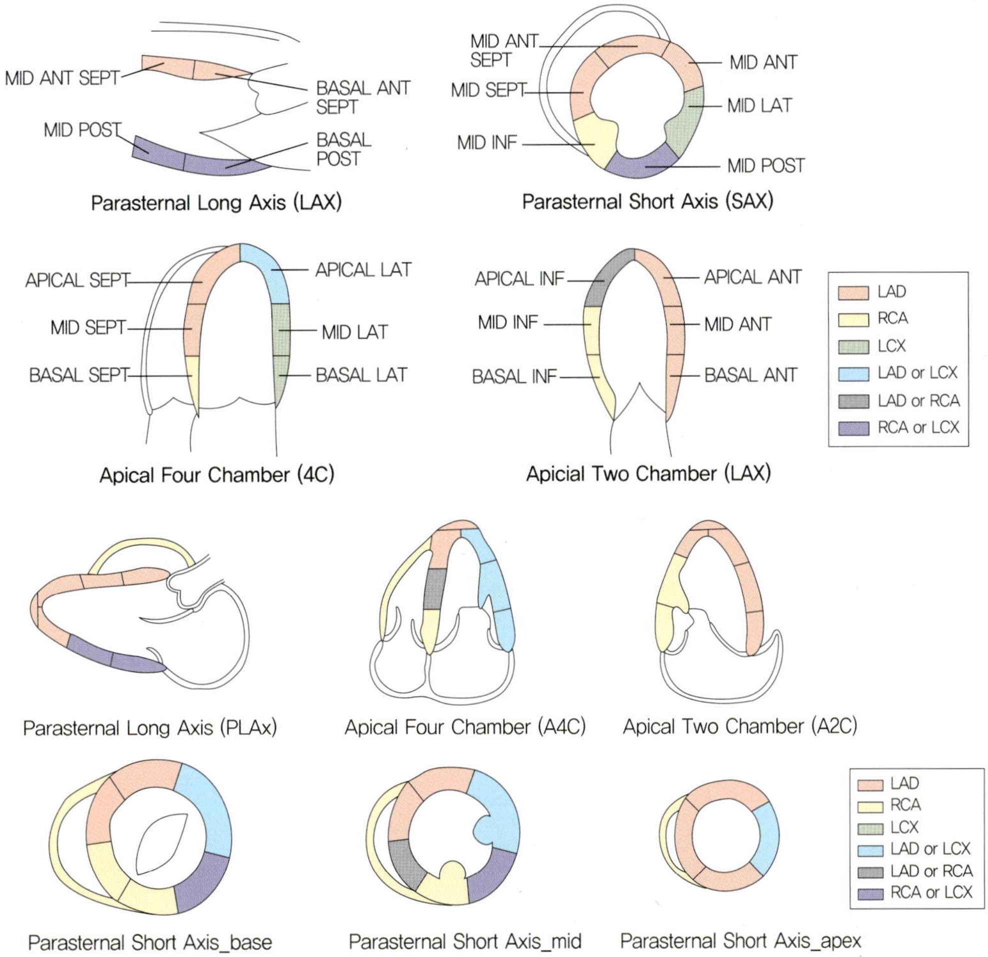

그림 1-15. 심장벽 영역과 관상동맥 분포도(Coronary artery territory) 16분절(왼쪽), 17분절(오른쪽)

좌심실을 총 16분절 또는 17분절로 나누고, 각각 분절에 해당하는 관상동맥영역이 있다. Septal: 중격, Anteroseptal: 전중격, Posterior: 뒤, Inferior: 아래, Lateral: 가쪽, Anterior: 앞, LAD: Left anterior descending artery(왼앞내림동맥), LCX: Left circumflex artery(왼휘돌이동맥), RCA: Right coronary artery(우관상동맥).

2. 심장의 생리(Cardiac physiology)

학습목표

1. 심장 수축 및 확장 기전을 설명할 수 있다(A).
2. 심장 순환계(온몸순환, 폐순환, 관상순환)를 설명할 수 있다(A).

1) 심장의 수축(Systole)

심장의 한 주기는 수축과 확장을 포함한다. 심장근육의 탈분극(depolarization)의 결과로 심실은 수축(systole)을 하게 된다. 좌심실이 수축을 하면 좌심실 내의 혈액이 대동맥을 통해 온몸으로 보내지고, 우심실이 수축을 하면 우심실 내의 혈액이 폐동맥을 통해 폐로 보내진다.

수축은 심장주기의 1/3을 차지하며 심실에서 혈액이 방출될 때, 승모판(mitral valve)과 삼첨판(tricuspid valve)은 닫히고 대동맥판(aortic valve)과 폐동맥판(pulmonary valve)은 열린다.

2) 심장의 확장(Diastole)

심장근육 재분극(repolarization)의 결과로 심실은 확장(diastole)을 하게 된다. 심실이 확장하면 심실 내 압력이 심방보다 낮아져 심방의 혈액이 심실로 유입된다. 충분한 심실의 확장으로 충분한 혈액이 유입되어야 정상적인 수축도 가능하므로 확장기능은 매우 중요하다.

심장의 확장기는 심장주기의 2/3를 차지하며, 심방이 수축하여 혈액이 심실로 유입될 때, 승모판과 삼첨판은 열리고 대동맥판과 폐동맥판은 닫힌다.

3) 심장의 순환(Circulation)

심장의 혈액을 운반하는 주된 순환경로는 온몸순환, 폐순환과 심장 자체에 관여하는 관상순환이 있다(그림 1-16).

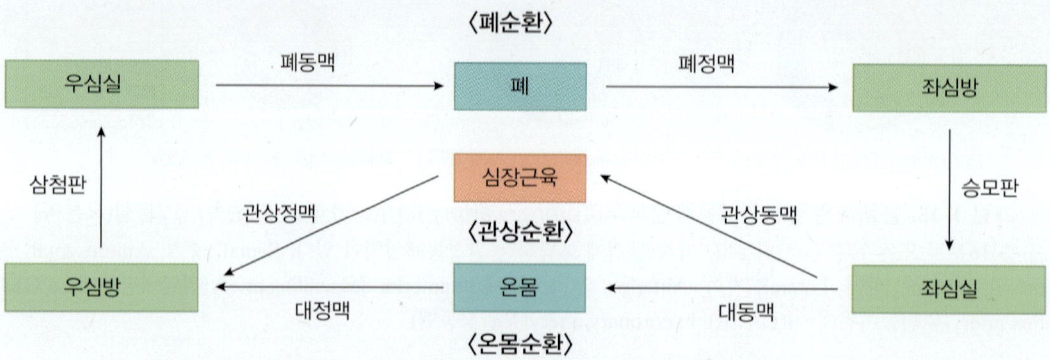

그림 1-16. 심장의 순환(온몸순환, 폐순환, 관상순환)

(1) 온몸순환(Systemic circulation)

좌심실에서 박출된 혈액은 온몸으로 보내진다. 폐를 통과한 혈액은 충분한 산소를 함유하고 있는 동맥혈로 폐정맥을 거쳐서 좌심방으로 들어오고, 좌심실의 수축으로 대동맥을 통해 박출되어 온몸으로 산소를 공급한다. 또한 온몸세포의 호흡으로 발생한 이산화탄소를 함유하여 정맥혈로 바뀌어 위대정맥과 아래대정맥을 통해 우심방으로 유입된다.

머리, 가슴, 팔 부위를 통과한 정맥혈은 위대정맥을 통해 유입되고, 몸통, 다리, 배 부위를 통과한 정맥혈은 아래대정맥을 통해 우심방으로 유입된다.

(2) 폐순환(Pulmonary circulation)

우심실에서 박출된 혈액은 폐로 보내진다. 우심방으로 유입된 정맥혈은 우심실로 유입되고, 다시 우심실의 수축으로 폐동맥을 통해 폐로 이동한다. 폐에서 산소와 이산화탄소의 가스 교환을 통해 충분한 산소가 함유된 동맥혈로 바뀐 후, 폐정맥을 통해 좌심방으로 유입된다.

(3) 관상순환(Coronary circulation)

심장근육 자체에 산소와 영양분을 공급하기 위한 순환으로 심장근육에 분포하는 관상동맥과 관상정맥이 관여한다. 관상동맥은 심장근육에 산소와 영양분을 공급하고, 관상정맥은 노폐물 배설을 담당한다.

※ 정맥혈액이 우심방으로 들어오는 경로

- 위대정맥(superior vena cava, SVC): 머리, 가슴, 팔 부위에서 돌아오는 정맥혈액을 받는다.
- 아래대정맥(inferior vena cava, IVC): 몸통, 다리, 배 부위에서 돌아오는 정맥혈액을 받는다.
- 관상정맥동(심장정맥굴, coronary sinus): 심장 자체를 순환한 정맥혈액을 받는다.

3. 심장의 산소포화도

학습목표

1. 심장의 산소포화도(oxygen saturation)에 대해 설명할 수 있다(B).
2. 심실중격결손의 산소포화도 변화에 대해 설명할 수 있다(B).

정상인의 순환과정에서 산소포화도, 산소함량과 심장 내 압력관계 등은 개인차가 있지만 질병 시에는 더욱더 차이가 크다. 정상인의 혈류이동 과정, 산소포화도와 심장압력이 얼마이며, 심장질환 시 변화는 심초음파검사(Echocardiography, EchoCG)와 심장도관삽입(cardiac catheterization)를 통해 알 수 있다.

심초음파검사를 하는 동안에 산소포화도 측정은 어렵지만 심장의 심방과 심실, 주변 혈관의 산소포화도 수준(oxygen saturation levels)을 이해하여야 한다.

위 · 아래대정맥, 우심방, 우심실, 폐동맥의 산소포화도는 75%(산소함량은 15~16 ml/dL) 정도이다. 우심방의 산소포화도는 위 · 아래대정맥으로 유입된 정맥혈과 매우 낮은 산소포화도를 가진 관상정맥으로부터 온 관상정맥혈과 섞이면서 형성된다. 또한 폐에서 좌심장으로 유입된 혈액의 산소포화도는 95%(산소함량은 19~20 ml/dL) 정도이다.

페로부터의 기관정맥혈과 심장벽에서 심장으로 직접 들어오는 가장 작은 정맥인 테베지우스(Thebesian) 정맥혈이 우심방으로 돌아오기 때문에 좌심실의 산소포화도는 대략 95% 정도 된다. 정상적으로 좌심실과 대동맥은 같은 산소포화도를 갖는다(그림 1-17).

심실중격결손(ventricular septal defect, VSD) 또는 심방중격결손(atrial septal defect, ASD)에서는 산소화된 혈액이 수축기 때 중격(사이벽, septum)의 구멍을 통해 좌심실에서 우심실로, 또한 좌심방에서 우심방으로 나가기 때문에 두 혈류가 섞이게 된다. 이러한 결과로 우심실과 우심방 혈액은 혼합되어 비정상적으로 산소포화도가 올라가게 된다. 또한 좌심실 압력과 좌심방 압력은 감소되고, 반면에 우심실과 우심방 압력은 비정상적으로 높아지게 된다.

심실중격결손 환자에서는 우심실의 산소포화도가 75%에서 85%로 상승하므로 우심실은 두꺼워지고 결국 우심장에서 좌심장으로의 단락(Lt.→ Rt. shunt)이 일어나 동맥혈은 환원 헤모글로빈의 농도가 증가하여 청색증(cyanosis)이 발생하게 된다. 또한 수축기 때 중격결손으로 인해 발생하는 혈류의 소용돌이 흐름은 수축기 잡음을 일으키게 되고, 심장단락에 의한 혈류흐름의 비정상 상태 여부는 도플러검사가 유용하다.

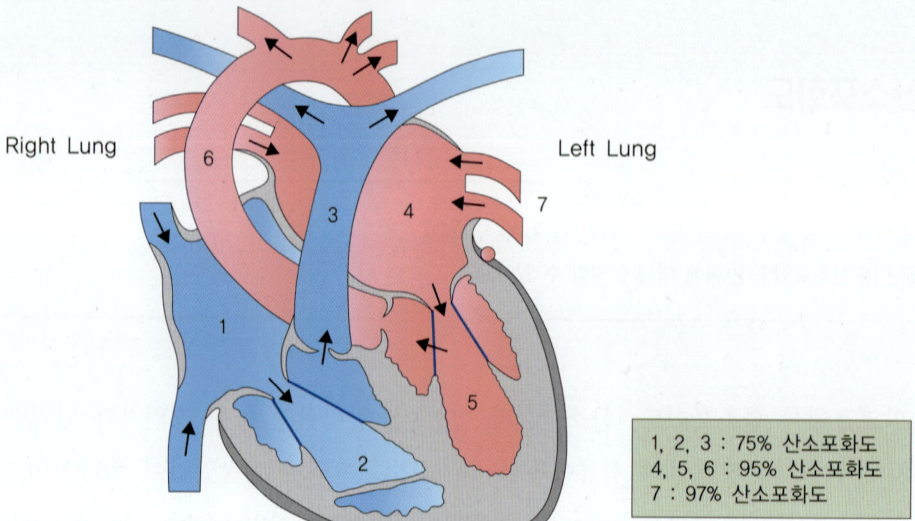

그림 1-17. 정상 성인의 산소포화도

임상노트

선천심장병(congenital heart diseas, CHD)

- 심방중격결손(atrial septal defect, ASD): 좌심방과 우심방 사이의 타원구멍(타원공, foramen ovale)은 태아순환에서는 열린 상태로 존재하지만, 출생 후에는 막혀서 타원오목(난원와, oval fossa)이라는 흔적으로 존재하게 되는 것이 정상이다. 그러나 심방중격결손은 출생 후에도 타원구멍이 닫혀 있지 않은 상태를 말하며, 일부에서는 어른이 되어도 막히지 않고 열려 있게 된다. 이렇게 심방중격의 타원구멍이 열려 있으면 이 구멍을 통하여 좌심방에서 우심방으로 혈액이 흘러 들어가므로 그만큼 많은 혈액이 폐로 흐르게 된다. 결손된 구멍의 위치에 따라 여러 형태가 있으며 구멍의 크기에 따라 증상이 없는 경우에서부터 심각한 상태까지 다양하게 나타난다.
- 심실중격결손(ventricular septal defect, VSD): 좌심실과 우심실 사이의 심실중격에 구멍이 있는 것을 말한다. 소아에서는 가장 흔한 선천심장병으로 증상이 비교적 일찍 나타나고 대부분 어릴 때 발견되지만, 구멍의 크기가 작고 구멍을 통한 혈액의 흐름이 적으면 증상이 없어서 성인이 되어 뒤늦게 발견되는 경우가 있고, 또 아이가 성장하면서 저절로 막히는 경우도 있다. 심실의 압력이 심방보다 높아 그만큼 심실중격의 구멍을 통해 많은 양의 혈액이 좌심실에서 우심실로 흘러 들어가서 심방중격결손보다 우심장과 폐에 더 큰 부담을 주게 된다.

4. 심장 내 압력

학습목표

1. 정상 심장의 4개 방(chamber)과 대혈관의 압력에 대해 설명할 수 있다(B).
2. 대동맥판협착으로 좌심실과 대동맥 사이의 수축기 압력기울기(압력차, pressure gradient)에 대해 설명할 수 있다(B).

심장의 방과 대혈관의 압력은 비관혈적인 심초음파검사와 심장도관삽입으로 얻을 수 있다. 정상 성인의 좌심방의 압력은 평균 10 mmHg이고, 좌심실은 수축기압 약 120 mmHg, 확장기압 10 mmHg이다.

대동맥압의 수축기압은 청년기 때 120 mmHg, 확장기압은 80 mmHg 범위 내에 있다. 또한 우심방의 압력은 0~5 mmHg이고, 우심실은 수축기압 25 mmHg, 확장기압 5 mmHg이다. 폐동맥의 수축기압은 25 mmHg, 확장기압은 10 mmHg이다(그림 1-18).

대동맥판협착증(aortic stenosis, AS)은 좌심실과 대동맥 사이의 수축기 압력기울기(pressure gradient, PG)의 증가에 의해 일어나는 좌심실박출이 대동맥판협착에 의해 저항이 증가됨을 말한다(그림 1-19).

적당한 혈류를 유지하기 위해 좌심실의 수축기압은 상승하여 200 mmHg까지 올라가지만 대동맥 수축기압은 100 mmHg 이하이다(그림 1-20). 계속되는 협착으로 좌심실과 대동맥의 압력기울기는 심장에 커다란 부하를 주게 되어 심한 좌심실 비대를 일으킨다. 그리고 협착으로 인한 불충분한 심박출량과 늘어나는 심실 부피에 비해 관상동맥혈류의 공급이 부족하여 심부전이 발생하게 된다.

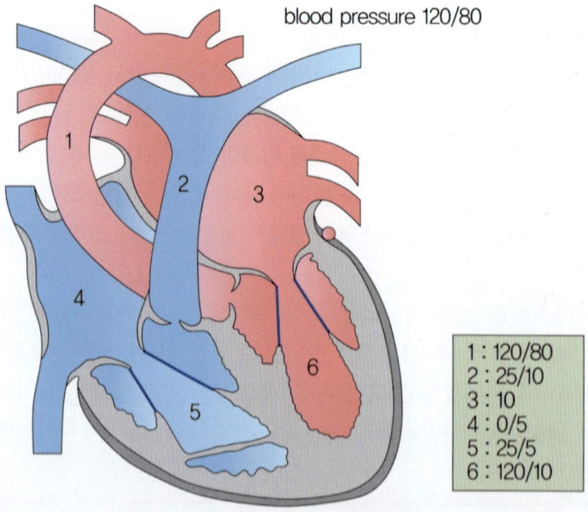

그림 1-18. 정상 성인의 압력(mmHg)

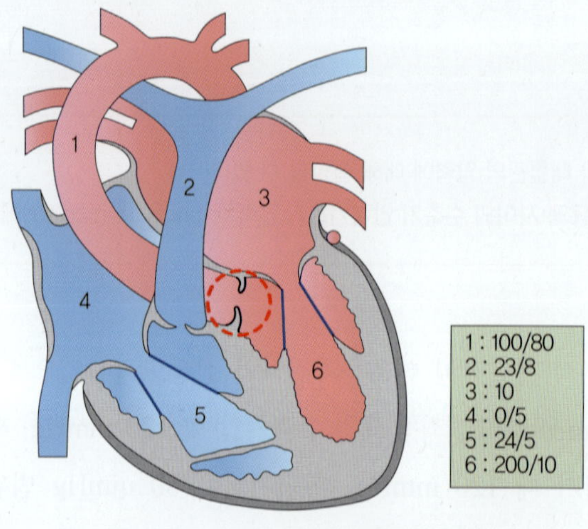

그림 1-19. 대동맥판협착 환자의 압력

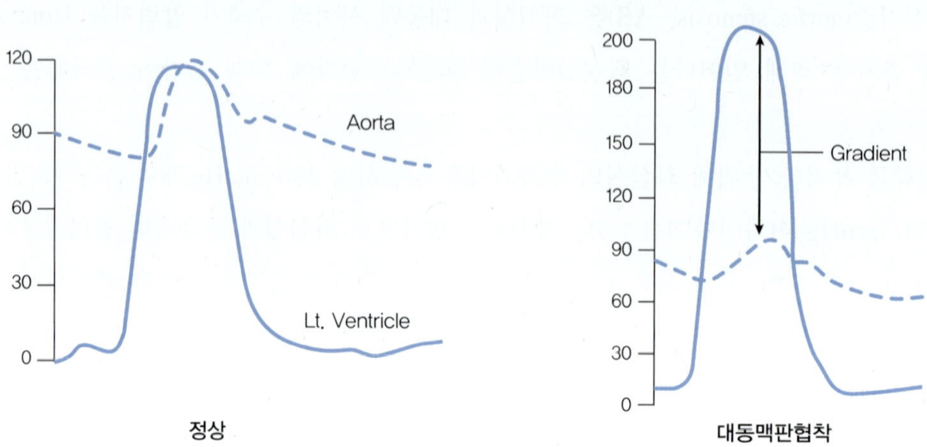

그림 1-20. 정상 성인과 대동맥판협착 환자의 좌심실 압력과 대동맥 압력의 기울기 비교

Section

02 심초음파의 기본개념

1. 초음파의 물리(Physics of ultrasound)

학습목표

1. 초음파의 정의 및 원리를 설명할 수 있다(A).
2. 초음파의 물리적 특징을 설명할 수 있다(A).
3. 해상력의 개념을 설명할 수 있다(A).
4. 초음파의 기본 용어를 설명할 수 있다(A).
5. 주파수와 해상력 및 주파수와 투과력의 관계를 설명할 수 있다(A).

1) 정의

초음파(ultrasound)란 인간이 들을 수 있는 소리의 한계(20~20,000 Hz)를 넘어선 음파를 말하며, 임상 진단용으로 사용되는 진단 초음파의 주파수는 1~10 MHz에 해당한다. 고주파 초음파의 장점은 초음파선(ultrasonic beam, 초음파 빔) 방향을 가지고 움직일 수 있다는 것과 미세한 구조에 의해서 반사될 수 있다는 점이다. 이러한 초음파의 특성을 이용하여 고주파 초음파를 인체에 송신하고 되돌아오는 초음파를 수신하여 내부의 장기 모습을 해부학적으로 관찰할 수 있는 검사가 초음파검사(ultrasonography, echography)이다.

초음파검사란 인체의 체표에서 내부로 초음파를 발생시키면 음향저항의 차이, 즉 밀도나탄성도의 차이가 있는 조직에서 초음파를 반사하는 것을 이용하여 반사된 메아리(echo, 에코)를 탐지하고 영상화한 것을 화상으로 시각화하여 그 안의 내용물의 성상을 알아내는 것을 말한다.

2) 원리

초음파는 정현파 곡선(sine curve)처럼 압축과 희박(compression and rarefaction)을 하고, 이러한 압축과 희박의 연속적인 반복으로 매질을 통과한다. 초음파의 1주기(period)란 한 번의 압축과 희박을 말하고 한 사이클이 생성되는 데 걸리는 시간을 의미한다.

파장(wave length)은 한 주기의 정점에서 다음 주기의 정점까지의 거리를 의미하고 축방향 해상력(axial resolution)과 밀접한 관계가 있다(그림 2-1).

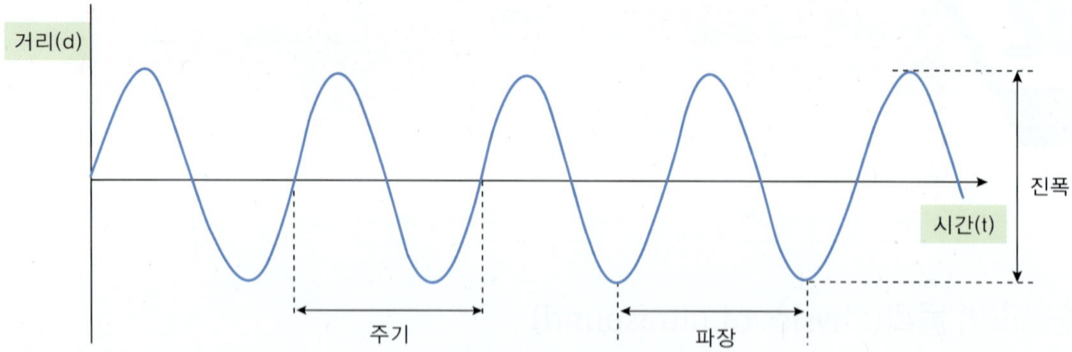

그림 2-1. 음파의 구성

3) 초음파의 기본 용어

(1) 주파수(Frequency, *F*)와 주기(Period, T)

주파수는 1초당 진동하는 사이클(cycle)의 횟수로(주파수 = 사이클의 수/초) 관계가 성립되며, 단위는 Hertz (Hz), KHz, MHz이다. 또한 주기는 한 개의 완전한 사이클이 생성되는데 소요되는 시간을 의미하는 것으로 단위는 sec, msec로 표현한다. 따라서 주파수와 주기는 역의 상관관계가 성립된다.

$$\text{주기(sec)} = \frac{1}{\text{주파수}(f)}$$

예) 주파수가 10 Hz일 때, 한 사이클의 주기는 0.1 sec이다.

주파수가 4 Hz일 때, 한 사이클의 주기는 0.25 sec이다.

(2) 파장(Wave length, λ)

초음파의 한 주기의 정점에서 다음 주기의 정점까지의 거리로 단위는 m, cm, mm로 표시한다. 초음파의 파장(λ)은 주파수(f)와 속도(c)에 의해 결정되며, $\lambda = c/f$의 관계가 성립되며, 즉속도는 파장과 주파수를 곱한 값이 된다. 초음파의 속도는 매질이 같을 때는 거의 일정(인체에서의 초음파의 속도는 약 1,540 m/sec)하므로 주파수가 클수록 파장이 짧다(그림 2-2).

$$\text{파장(m)} = \frac{\text{속도(c)}}{\text{주파수}(f)}$$

예) 주파수가 2.5 MHz일 때, 초음파의 파장은 0.6 mm이다.

주파수가 5 MHz일 때, 초음파의 파장은 0.3 mm이다.

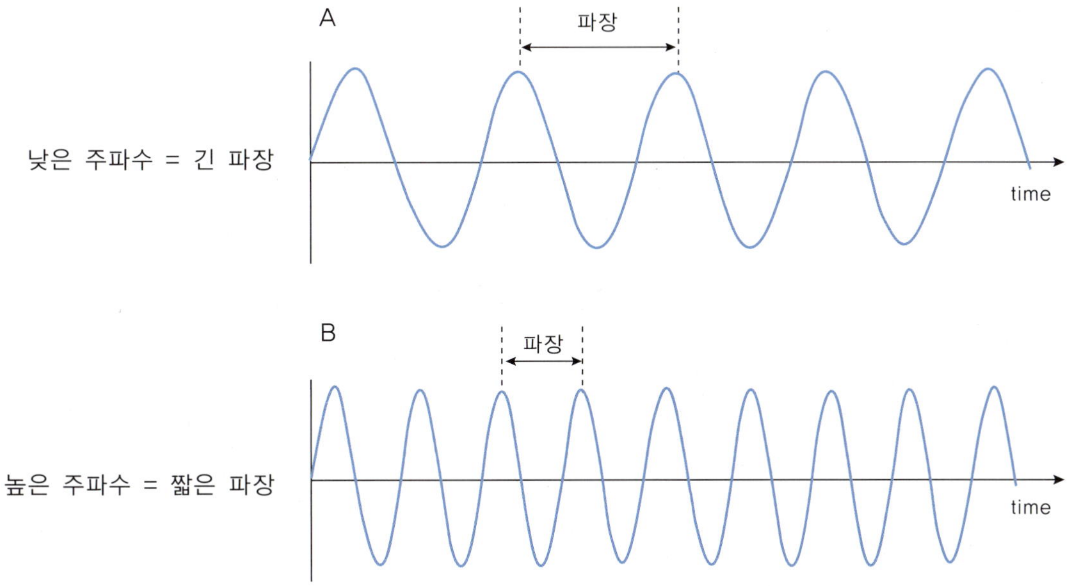

그림 2-2. 주파수와 파장과의 관계

주파수와 파장은 반비례 관계이다.
A: 사이클의 횟수가 작은 낮은 주파수는 파장이 길다.
B: 사이클의 횟수가 많은 높은 주파수는 파장이 짧다.

(3) 진폭(Amplitude)

초음파의 에너지로 최저압력과 최고압력을 합한 값을 말하며, 음파의 높이를 나타낸다. 단위는 decibel (dB)이다.

(4) 강도(세기, Intensity, power)

초음파선이 에너지로 변하는 비율로 주로 watt (W)로 표시한다. 에너지가 크면 물체를 통과할 때 열이 발생되며 더욱더 커지면 물체는 파괴된다. 진단용 초음파의 강도는 0.04 W/cm^2 이하로 비교적 인체에 무해하다.

(5) 속도(Propagation speed, c) (표 2-1)

음파가 매질을 통과하는 빠르기를 말하고, 시간에 대한 거리의 단위(m/s, cm/s)로 표시한다.

속도는 파장과 주파수를 곱한 값이다. 물체의 물리적 성상에 따라 음속은 고체 > 액체 > 기체의 순이다. 고체에서 음파의 속도가 빠른 이유는, 고체의 탄성률이 액체나 기체에 비해 월등히 크기 때문에 고체는 밀도가 높아도 속도가 높아지는 것이다.

인체 조직에서 초음파의 전파 속도는 약 1,540 m/sec로서 거의 일정하며, 초음파가 통과하는조직의 밀도와 탄력성에 의해서 좌우된다.

표 2-1. 인체 각 조직에서의 초음파 전파 속도

조직	속도(m/sec)
공기(Air)	300
지방(Fat)	1,450
물(Water)	1,520
심장(Heart)	1,540
혈액(Blood)	1,570
근육(Muscle)	1,580
뼈(Bone)	4,000

4) 초음파의 물리적 특성

초음파가 매질을 통과할 때 나타나는 물리적인 특성이 있다(그림 2-3).

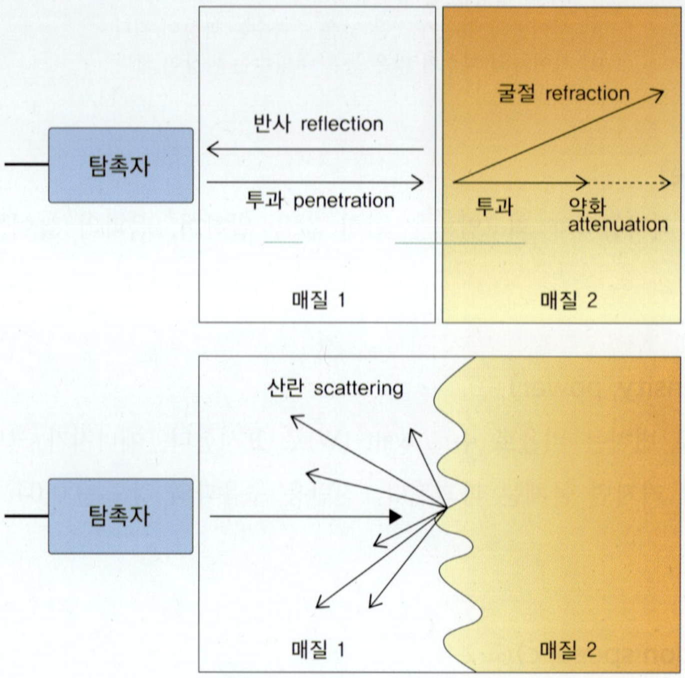

그림 2-3. 초음파의 물리적 특성

(1) 반사(Reflection)

초음파가 서로 다른 두 매질을 통과할 때, 일부가 반사되고 나머지 일부가 투과된다. 그 반사의 정도는 두 매질 간 밀도 차이가 클수록 증가한다.

초음파가 공기나 뼈와 접촉하게 되는 경우 밀도의 차이가 매우 크기 때문에 대부분의 초음파가 반사되어 강한 영상이 형성되지만, 투과되는 초음파가 거의 없어 심부 장기를 관찰하기가 어렵다. 이러한 이유로 심초음파 검사를 할 때 초음파 겔(gel)을 이용하여 탐촉자와 가슴부위 사이에 공기를 제거하고 갈비 사이나 폐를 피해서 검사를 하게 된다.

(2) 투과(침투, Penetration, Transmission)

투과는 초음파가 일정한 방향으로 매질을 통과하는 것을 의미하고, 물체를 통과할 수 있는 능력을 투과력이라고 한다.

(3) 굴절(Refraction)

초음파가 서로 다른 두 매질을 통과할 때, 일부가 굴절되고 매질의 밀도의 차이가 클수록 굴절의 정도는 증가한다.

(4) 약화(Attenuation)

약화는 매질을 통과하는 초음파 강도의 소실을 의미하고, 초음파가 반사할 때뿐만 아니라 투과할 때 매질이 초음파 에너지를 흡수하기 때문에 발생한다. 초음파는 지방이나 근육같이 스펀지 같은 조직을 통과하게 되면 급격히 약화된다.

(5) 산란(Scattering)

초음파가 불규칙한 표면을 가지고 있는 작은 물체들에 의해서 반사되는 것을 말하며 산란은 여러 방향으로 반사되며, 매우 작은 양의 반사파만 탐촉자로 돌아온다.

5) 초음파의 해상력(분해능, Resolution)

해상력은 인접해 있는 물체를 구분할 수 있는 분해능을 의미한다(그림 2-4). 심초음파에서는 분해능을 해상력과 같은 의미로 사용한다.

(1) 가로방향해상력(축방향해상력, Axial resolution)

초음파선을 따라 같은 선상에 일정한 간격을 유지하는 두 점을 구분할 수 있는 능력을 뜻한다. 즉, 초음파선의 진행 방향의 전후에 존재하는 두 점을 식별하는 능력을 말한다.

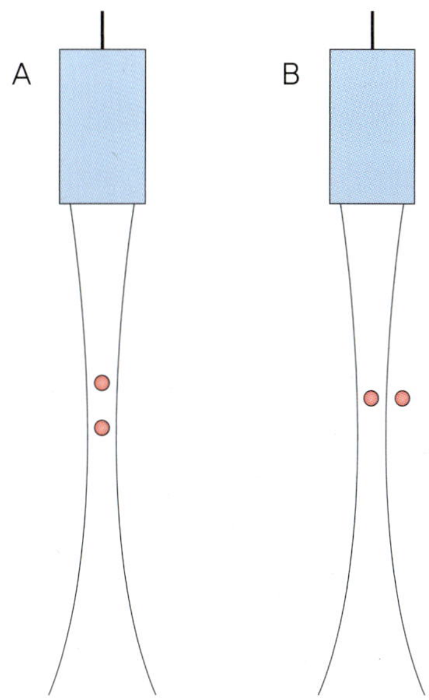

그림 2-4. 초음파의 해상력
A: 가로방향해상력(axial resolution)
B: 가쪽해상력(lateral resolution)

(2) 가쪽해상력(외측해상력, Lateral resolution)

초음파선에 수직으로 위치한 두 점을 구분할 수 있는 능력을 뜻한다.

6) 주파수와 해상력, 주파수와 투과력과의 관계

진단용 초음파에서 유효 주파수 대역은 해상력과 투과력에 의해서 결정된다(그림 2-5).

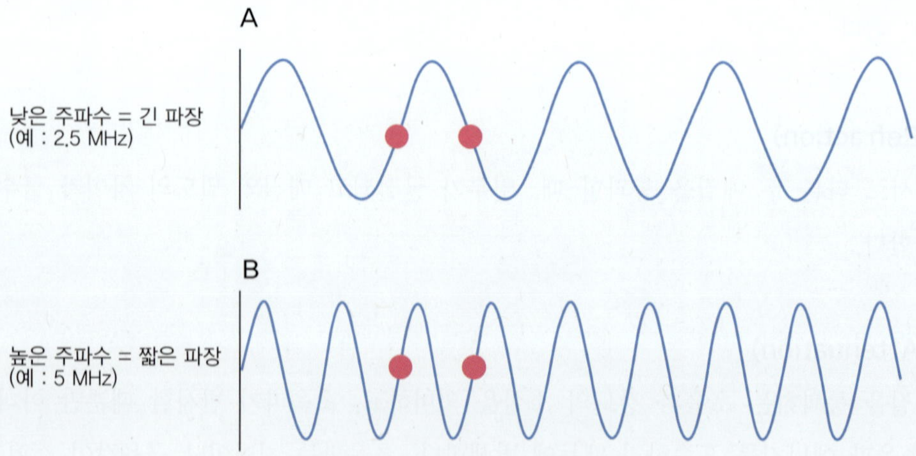

그림 2-5. 주파수와 해상력의 관계

A: 낮은 주파수는 긴 파장을 가지고 두 점을 식별하기 불가능하다. (낮은 해상력, 높은 투과력)
B: 높은 주파수로 짧은 파장을 가지고 두 점의 식별이 가능하다. (높은 해상력, 낮은 투과력)

(1) 높은 주파수

탐촉자의 주파수가 높을수록 더 작은 물체에서도 초음파가 잘 반사되어 많은 양의 초음파가 탐촉자로 되돌아오고, 매우 적은 양이 생체에 투과하게 되어 초음파의 해상력(resolution)은 좋아지지만, 초음파의 흡수와 산란이 증가하고 초음파의 파장이 짧아 투과력(penetration)은 감소된다.

(2) 낮은 주파수

탐촉자의 주파수가 낮을수록 초음파의 해상력은 나빠지지만 초음파의 파장이 길어 투과력이 증가하고, 구조물의 경계가 뚜렷해진다.

(3) 임상적 적용

환자가 비만이거나 폐가 좋지 않아 영상이 잘 보이지 않을 때는 투과력이 좋은 낮은 주파수로 바꾸고, 반대로 지나치게 마른 체형의 경우에는 해상력이 좋은 높은 주파수로 바꿔서 검사를 시행한다. 성인은 투과력이 좋은 낮은 주파수(2~5 MHz) 탐촉자를 사용하고, 소아는 해상력이 좋은 높은 주파수(5~10 MHz) 탐촉자를 사용한다.

2. 심초음파의 표시법(Mode)

학습목표

1. 심초음파 표시 방법의 종류 및 기본 개념을 설명할 수 있다(A).
   1) A mode
   2) B mode
   3) M mode
   4) 도플러(Doppler)법
      (1) 색 도플러
      (2) 간헐파형 도플러
      (3) 연속파형 도플러

초음파 반사법(초음파 에코법)의 측정원리는 초음파를 생체 내에 보내 반사가 일어나는 장소까지 도착하는 데 소요되는 시간의 2배, 즉 경계면에서 반사파(echo)가 되돌아올 때까지의 시간을 측정하면 체표면에서 그 물체까지의 거리를 알 수 있으며 이것을 화면상에 표시한 것이다.

1) A-mode (Amplitude mode, 진폭 표시법)

시간(거리)축상에 반사파의 강도를 파형의 높이, 즉 진폭(amplitude)으로 표시하는 방법이다.

반사되는 반사파는 초음파선이 지나가는 선상에 극파(spike) 모양으로 나타나므로 반사파가 강하면 진폭이 높고 약하면 낮다. 이 방법은 거리와 반사파의 강도밖에 알 수 없고 공간적인 연관관계를 구별하기 어려워 현재는 별로 쓰지 않는 방법이다(그림 2-6).

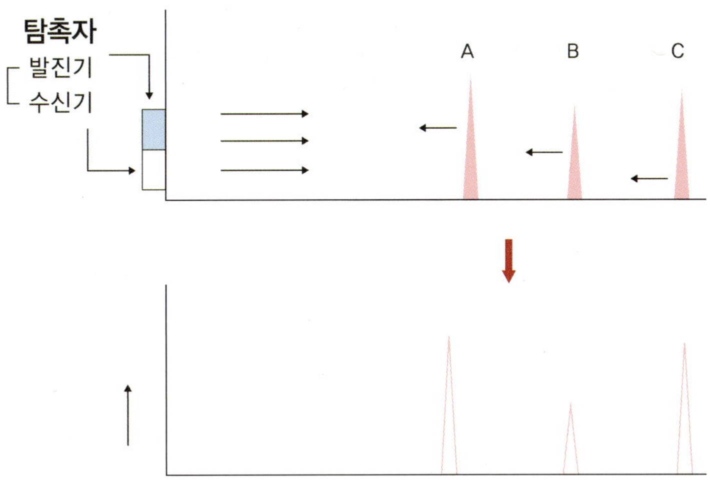

그림 2-6. A-mode
A-mode는 구조물에서 반사되는 초음파를 선상에 극파(spike) 모양으로 표시되며 파형의 높이는 초음파의 강도를 나타낸다.

2) B-mode (Brightness mode, 밝기 표시법)

초음파선이 구조물을 통과할 때, 구조물에서 반사되는 초음파들을 점으로 표시하는 방식으로, 반사파의 강도를 밝기의 강약으로 표시한다.

A-mode에서는 반사파의 강도가 진폭(높이)으로 표시되는 데 반해, B-mode에서는 반사파의 강도가 점의 밝기(휘도, brightness)로 나타난다. 반사파의 강도가 높으면 밝게 표시되고, 강도가 낮으면 어둡게 표시된다. 점과 점 사이의 거리는 매질 간의 거리를 나타낸다(그림 2-7).

B-mode는 2D (2-dimensional, 이차원) 심초음파 영상 방식으로 사용된다. 구조물의 움직임을 실시간(real time)으로 관찰할 수 있어 심장에 대한 많은 정보를 제공해 주므로 심초음파검사에서 가장 많이 이용되는 방식 중 하나이다. 현재 대부분의 심초음파 진단장치는 2D 심초음파 영상을 관찰하면서 동시에 원하는 부위에 M-mode 심초음파 검사를 병행할 수 있도록 발전하였다.

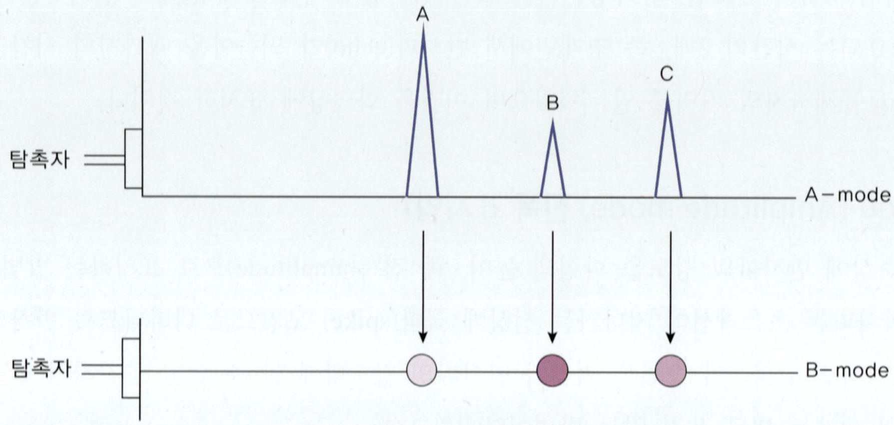

그림 2-7. B-mode
초음파의 강도가 강할수록 밝은 점으로 표시된다.

3) M-mode (Motion mode, 움직임 표시법)

초음파선이 통과하는 선상에 있는 구조물에서 반사되는 초음파를 시간에 따라 기록하는 방식을 말한다. 즉 움직이는 심장에서 하나의 B-mode(2D 심초음파)와 같이 반사파의 강도를 밝게 하고, 탐촉자의 위치를 고정시킨 상태에서 일정한 시간 내에 반사파의 위치 변화를 보는 방법이다.

M-mode는 특히 해상력이 뛰어나고 표본추출률(sampling rate)이 높아서 구조물의 국소적인 움직임(예 : 판막의 움직임, 심실중격의 움직임 등)을 평가하고 각 구조물의 깊이(depth)를 측정하는 데 매우 유리한다. 하지만 초음파선을 벗어난 구조물에 대한 입체적인 정보를 얻을 수 없기 때문에 제한적인 요소가 많다(그림 2-8).

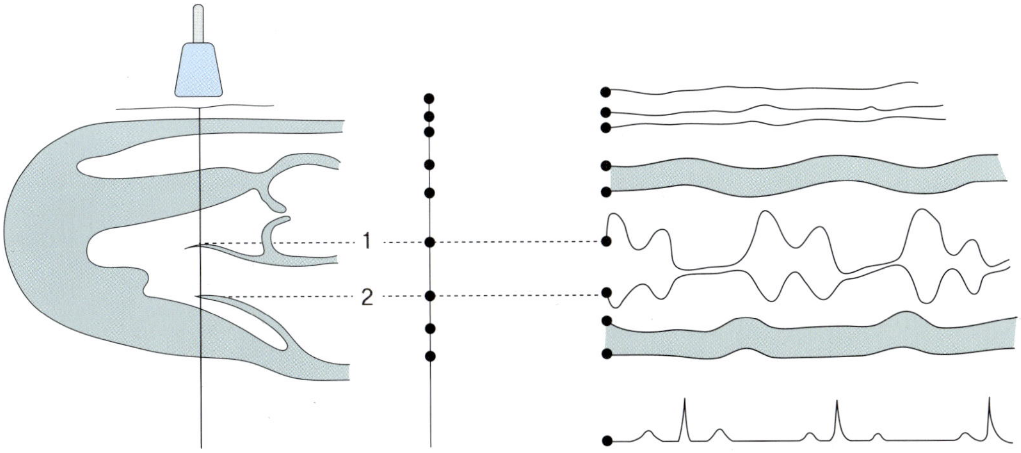

그림 2-8. B-mode와 M-mode의 관계
M-mode는 초음파선이 통과하는 선상에 있는 구조물에서 반사되는 초음파를 시간에 따라 기록하는 방식을 말한다.

4) 도플러법(Doppler method)

오스트리아 물리학자인 Christian Doppler(1803~1853)는 1843년에 모든 별은 원래 흰색의 빛을 내지만, 그 별빛이 지구에서 멀리 움직일 때는 붉은빛, 지구에 다가올 때는 푸른빛이라고 하였다. 그 이유는 빛의 주파수 이동(frequency shift, 주파수 차: Δf) 때문이라 하였으며 이와 같은 현상을 도플러 효과(Doppler effect)라고 명명하였다. 도플러 효과란 움직이는 물체에 반사되어 돌아올 때, 물체의 속도에 따라 주파수의 변화가 발생하는 것을 말한다. 즉 움직이고 있는 물체가 관찰자에 가까워 올 때에는 실제의 주파수보다 높고, 멀어져 갈 때에는 낮게 들린다는 원리를 이용한 것이다.

도플러 효과는 일상생활에서 쉽게 경험할 수 있는데 쉬운 예로 응급구조차에서 내는 사이렌 소리의 크기 변화를 말할 수 있다. 응급구조차에서 내는 사이렌의 소리 파장은 일정하지만 응급구조차가 우리에게 달려올 때에는 소리가 더 크게 들리고 멀어져 갈 때는 소리가 더 작게 들린다(그림 2-9).

도플러 효과, 즉 주파수 이동은 어떤 물체가 움직이고 있을 때, 이 운동 물체에서 반사된 음파는 그 운동속도에 비례하여 주파수 변화를 받게 됨을 말한다. 움직이고 있는 물체가 관찰자에 가까워 올 때에는 실제의 주파수보다 높고, 멀어져 갈 때에는 낮게 들린다는 원리를 이용한 것이며 다음과 같이 도플러 방정식에 의해서 구할 수 있다.

$$\Delta f = \frac{2 \cdot f0 \cdot v \cdot \cos\theta}{c}, \quad v = \frac{1}{2} \times \frac{\Delta f}{f0} \times \frac{c}{\cos\theta}$$

Δf : 전달된 초음파와 반사된 초음파의 주파수 이동(frequency shift)
f0 : 전달된 초음파의 주파수
v : 혈류속도
θ : 전달된 초음파와 혈류방향이 이루는 각도
c : 혈액 내에서 초음파선의 속도(1,540 m/sec)

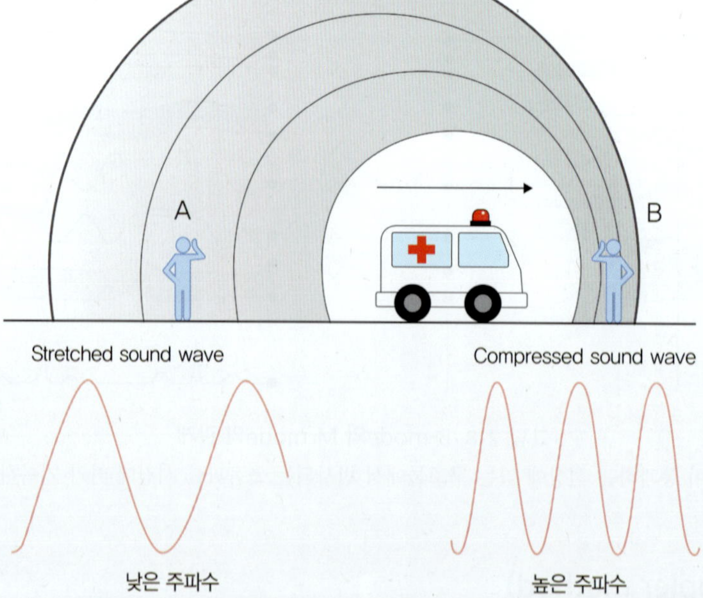

그림 2-9. 도플러 효과(Doppler effect)
음원에서 발생하는 소리는 동일하더라도 음원의 이동 방향과 속도에 따라 소리의 크기가 변화한다.

도플러 검사는 인체 내에서 혈류의 역류 관찰 및 혈류의 속도 측정에 이용된다. 주파수 이동(frequency shift, Δf)은 혈류의 속도와 각도에 영향을 받는다.

초음파선의 주파수(f0)와 속도(c)가 일정할 때 혈류속도(v)는 투사각도(θ)에 반비례하기 때문에 혈류의 속도가 빨라질수록, 초음파선(beam, 빔)의 방향과 혈류 방향이 이루는 각도(투사각도)가 작을수록 주파수 이동값은 커진다. 따라서 올바른 혈류속도를 구하기 위해서는 그림 2-10에서와 같이 초음파의 광선과 적혈구가 움직이는 방향 사이에 형성된 각도, 즉 θ값이 20° 이상을 넘지 않도록 한다. θ값이 크면 클수록 cos θ 값이 감소하기 때문에 주파수 이동값이 감소하게 되고 혈류속도 측정치의 오차가 커진다(표 2-2).

도플러 효과를 인체 내에서 비유하면 다음과 같다. 혈관 내의 (적)혈구들은 달리는 물체이고 소리를 내는 물체는 탐촉자이다.

혈관 내의 혈류는 혈관벽의 특성과 혈관 용적에 따라 다르다. 정상적인 혈관벽일 경우 혈류의 모습은 포물선 모양으로 혈관 중심부의 혈류 속도는 최고로 빠르고, 혈관벽에 가까울수록 속도가 떨어진다. 만약 혈관 벽에 장애물(plaque, branching 등)이 있으면 모습은 포물선형에서 이탈하여 소용돌이 흐름(turbulent flow)이 된다. 이를 분광분석법(스펙트럼분석법, spectral analysis)으로 표시하여 보면 주파수 이동치가 양수일 때는 바닥선(base line) 상방에, 음수일 때는 바닥선 하방에 표시한다. 즉 탐촉자를 향해서 가까이 다가오는 혈행은 바닥선 상방에, 멀어져 가는 혈행은 바닥선 하방에 표시하게 되며 그림 2-11과 같은 곡선을 포물선(envelope)이라 하며 포물선 밴드(envelope band)가 그림처럼 좁을 경우 적혈구들의 움직이는 속도가 일정하지만, 적혈구의 속도가 매우 다양하고 다를 때는 밴드가 더 넓어지게 된다.

포물선은 시간에 따른 적혈구의 움직이는 속도의 정도와 방향을 나타내는데 대부분 기계에서 컴퓨터의 처리 과정을 통해 흑백의 정도인 회색조(gray scale)로 표시된다. 이때 진하게 표시되는 것은 그 주파수 이동을 지닌 적혈구가 더 많이 있다는 의미가 되며 약하게 표시되는 것은 적다는 의미이다.

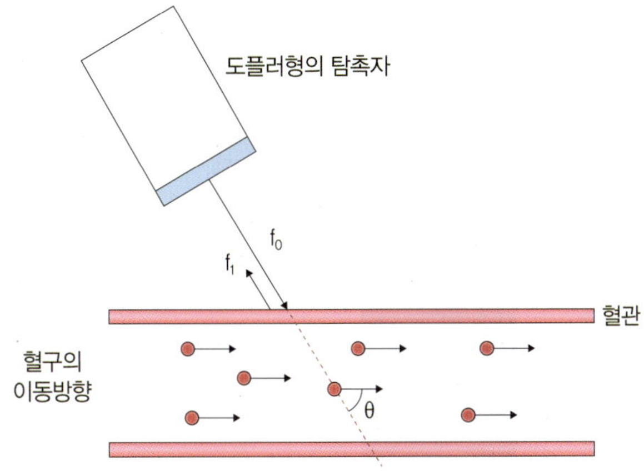

그림 2-10. 혈류속도와 각도와의 관계

표 2-2. 초음파선의 투사 각도에 따른 cos θ값의 변화와 혈류속도 오차 정도

angle θ	0°	10°	20°	30°	45°	60°
cos θ	1.00	0.98	0.93	0.86	0.70	0.50
error	0%	2%	7%	14%	30%	50%

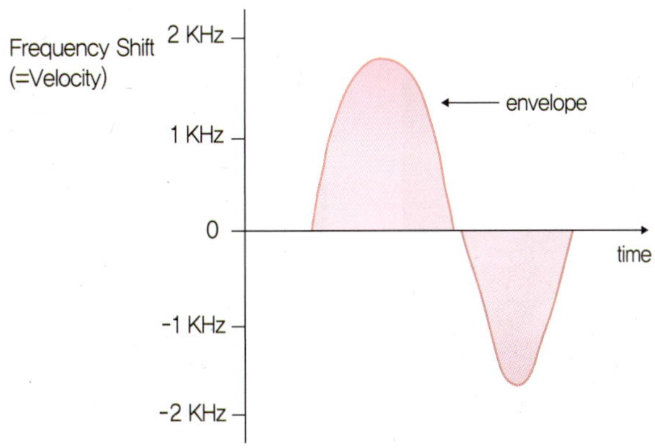

그림 2-11. 스펙트럼 분석된 신호 : X 시간대는 적혈구들의 움직이는 속도

(1) 색 도플러(Color Doppler)

탐촉자에서 발생한 초음파가 적혈구에 부딪쳤다가 다시 반사되어 탐촉자로 돌아올 때, 탐촉자로부터 멀어지면 초음파의 신호가 약해지고, 탐촉자에 가까워지면 신호가 강해지는 기본 도플러 원리를 이용한 것으로, 탐촉자로부터 멀어지면 약해지는 신호와 탐촉자에 가까워지면 강해지는 신호에 색을 입혀서 혈류의 흐름을 쉽게 관찰할 수 있는 것이다. 즉, 탐촉자로 향하는 혈류를 적색으로, 탐촉자에서 멀어지는 혈류는 청색으로 나타나는 것이 원칙이지만, 초음파 진단장치의 기종에 따라서 다가오는 혈류와 멀어지는 혈류의 색을 바꾸어 나타낼 수 있다(그림 2-12).

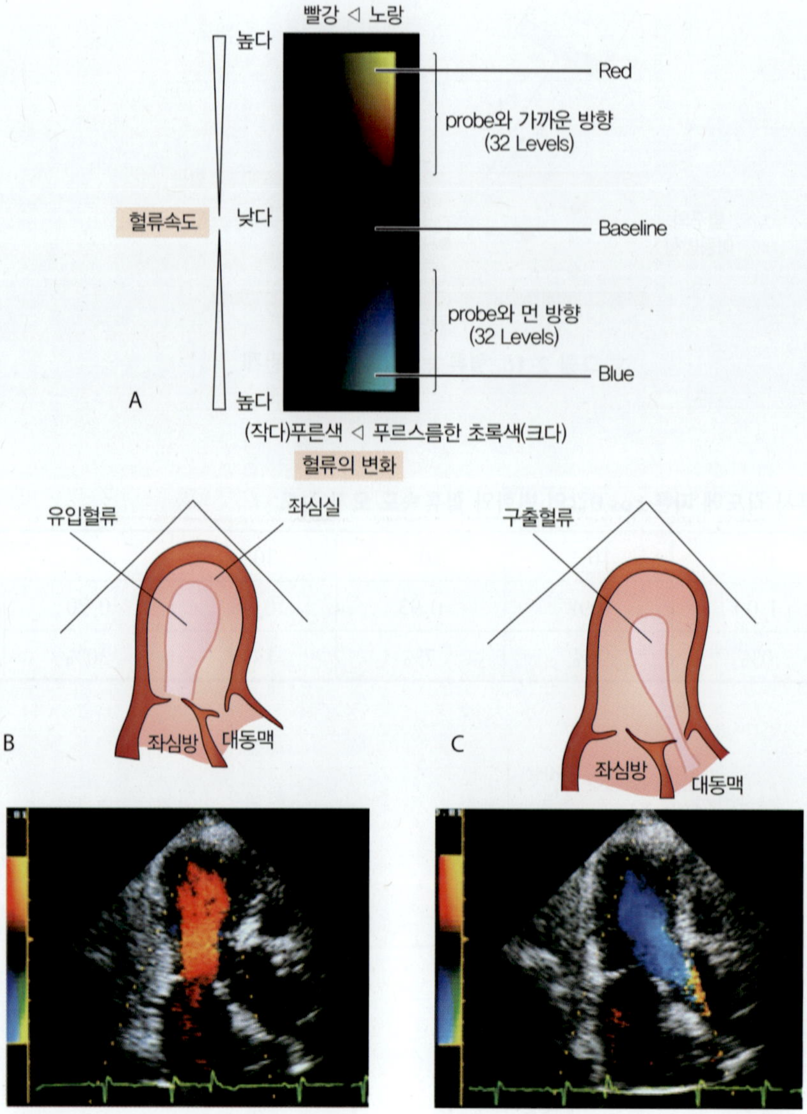

그림 2-12. 색 도플러(Color Doppler)

A: 심장의 혈류 방향과 속도변화에 따른 색의 변화 현상, B: 좌심방에서 좌심실로 유입하는 혈류는 적색을 보인다. C: 좌심실에서 대동맥으로 구출되는 혈류는 청색으로 보인다.

혈류의 형태는 정상 혈류인 결흐름(층판류, laminar flow)과 비정상 혈류인 소용돌이 흐름(turbulent flow)으로 나타난다. 결흐름은 빨간색 또는 파란색의 단일 색으로 나타나고, 소용돌이흐름은 빨간색, 파란색, 노란색이 혼합되어 모자이크(mosaic) 형태로 나타난다(그림 2-13).

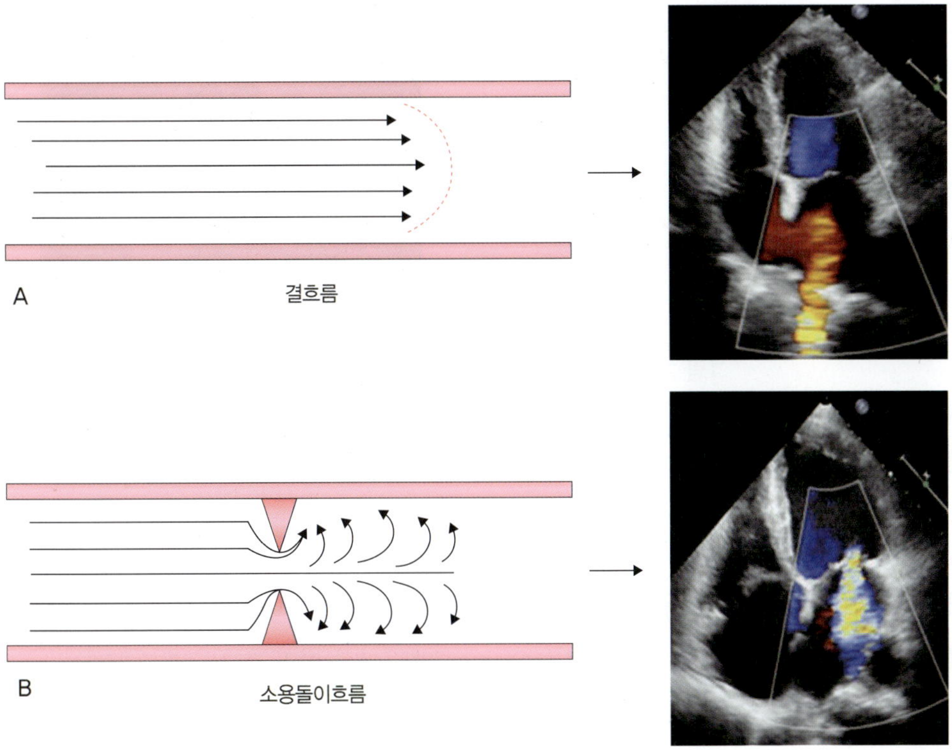

그림 2-13. 결흐름(laminar flow)과 소용돌이흐름(turbulent flow)

(2) 간헐파형 도플러(Pulsed wave Doppler, PW Doppler)

탐촉자에서 발생한 초음파가 적혈구에 부딪쳤다가 다시 반사되어 탐촉자로 돌아올 때, 탐촉자로부터 멀어지면 초음파의 신호가 약해지고, 탐촉자에 가까워지면 신호가 강해지는 기본도플러 원리로 탐촉자에 하나의 진동자(crystal)에서 간헐적으로 초음파를 내보내고 기다린 후 이반사파를 수신하는 검사법이다.

간헐파형 도플러는 특정한 부위의 혈류의 속도를 측정할 수 있어 표본용적(sample volume)의 개념이 적용되고, 측정하고자 하는 부위에 표본용적을 위치시켜 표본용적 내의 혈류 속도를 측정할 수 있는 특징을 가진다(그림 2-14, 표 2-3). 그러나 하나의 진동자에서 송신과 수신을 하기 때문에 단위 시간 내에 움직이는 적혈구에 전파되고 반사되는 초음파수가 정해지게 되며, 이 한계 초음파수를 맥동파 반복주파수(펄스반복주파수, pulse repetition frequency, PRF)라 한다.

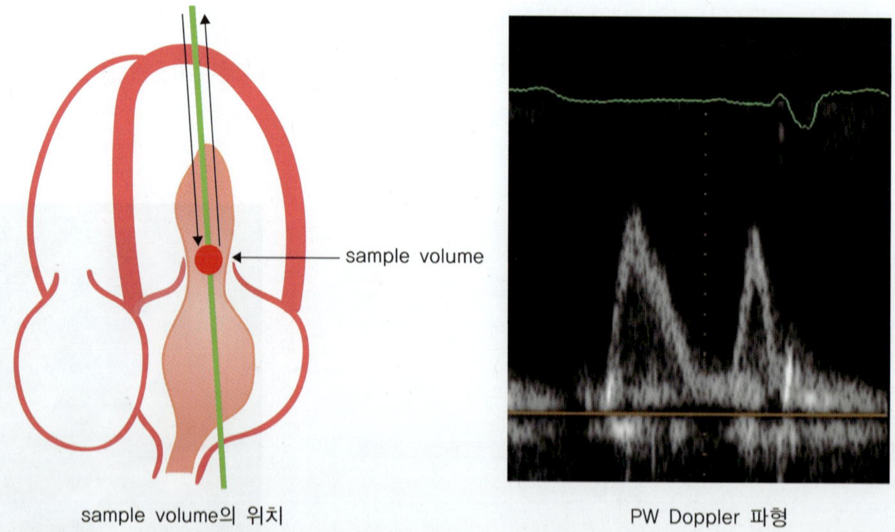

그림 2-14. 간헐파형 도플러(Pulsed wave Doppler)
승모판 유입로에 표본용적을 위치시켜 간헐파형 도플러를 실행하면 그 지점의 속도를 측정할 수 있고 오른쪽과 같은 파형을 얻을 수 있다.

맥동파반복주파수의 1/2 값으로 측정할 수 있는 한계속도를 나이키스트한계(Nyquist limit)라 하고, 이를 넘어설 경우에는 도플러 파형이 나이키스트한계만큼 잘리고, 나머지 부분은 바닥선(baseline) 반대쪽에 나타나는데 이러한 현상을 둘러겹침(aliasing, 앨리어싱)이라 한다(그림 2-15).

이처럼 속도에 제한이 있어 빠른 혈류의 속도를 측정할 수 없는 단점이 있다.

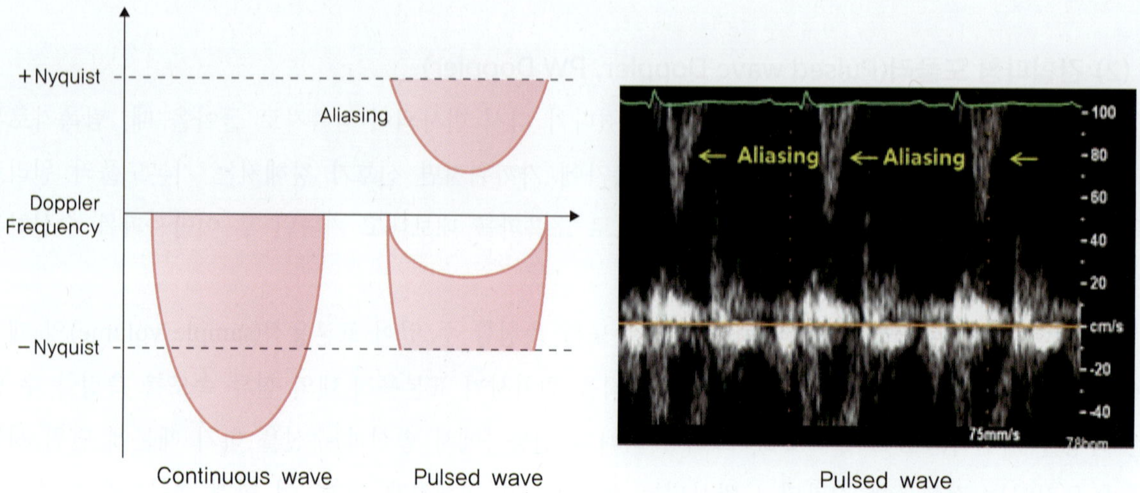

그림 2-15. 간헐파형 도플러의 둘러겹침(앨리어싱, aliasing) 현상
Continuous wave(연속파형, CW), pulsed wave(간헐파형, PW), 화살표←: 둘러겹침 현상

둘러겹침 현상을 해결하기 위해서는 바닥선 조절, 낮은 주파수의 탐촉자로 교체, 또 깊이(depth)를 낮추거나 맥동파반복주파수를 올린다. 그러나 둘러겹침 현상이 매우 심할 경우에는 바닥선이나 펄스 반복수파수의 조절로도 해결이 안 되며 이러한 단점을 보완할 수 있는 것이 연속파형 도플러이다(그림 2-16). 일반적으로 2.5 MHz 탐촉자를 사용할 경우 간헐파형 도플러로 측정 가능한 속도는 2 m/sec 미만 정도이다.

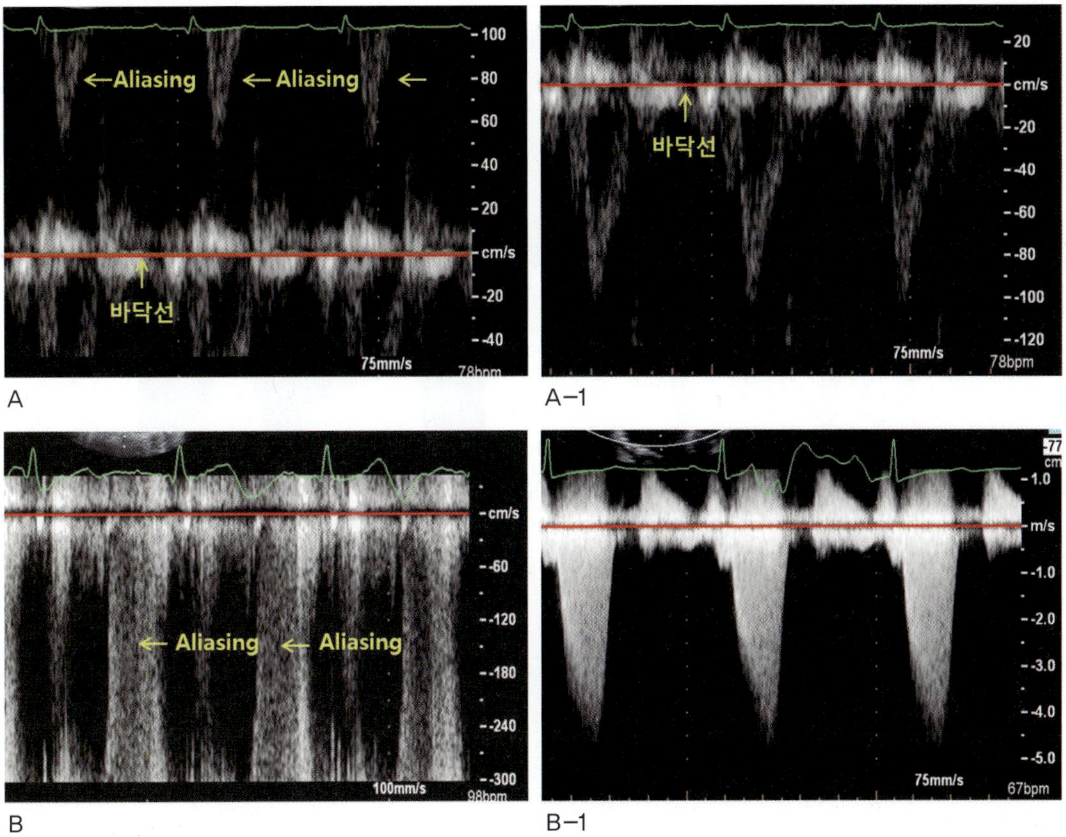

그림 2-16. 둘러겹침(앨리어싱, aliasing) 현상 해결 방법

약한 둘러겹침(앨리어싱) 현상(A)은 도플러 파형이 나이키스트한계만큼 잘리고 나머지 부분은 바닥선(baseline) 반대쪽에 나타나고, 바닥선을 조절하거나(A-1), 맥동파반복주파수를 올리면 해결할 수 있다. 하지만, 심한 둘러겹침 현상(B)에서는 아래, 위 파형이 만나 겹쳐진 파형이 나타나고, 바닥선 조절이나 높은 맥동파반복주파수 설정으로 해결이 어렵고 연속파형 도플러(B-1)를 시행해야 해결할 수 있다.

※ 둘러겹침(aliasing, 앨리어싱) 현상 해결 방법

1. 바닥선 조절: 초음파 장비의 바닥선 조절로 표시되는 파형의 모양을 재설정할 수 있다.
2. 낮은 주파수의 탐촉자로 교체: 낮은 주파수는 주파수 이동이 작아져서 둘러겹침 현상이 적어진다.
3. 깊이(depth) 조절: depth를 낮추면 나이키스트한계를 올려서 둘러겹침을 해결할 수 있다.
4. 높은 맥동파반복주파수 설정: 맥동파반복주파수가 높아지면 나이키스트한계를 올려서 둘러겹침을 해결할 수 있다(속도 scale 조절).
5. 연속파형 도플러 실행: 심한 둘러겹침 현상은 연속파형 도플러로 극복할 수 있다.

(3) 연속파형 도플러(Continuous wave Doppler, CW Doppler)

탐촉자가 두 개의 진동자를 가지고 있어 한 개의 진동자는 계속 초음파를 송신하고, 또 다른 진동자는 계속해서 초음파의 반사파를 수신한다.

두 개의 진동자로 송신과 수신을 달리하여 맥동파반복주파수나 나이키스트한계를 받지 않으므로 빠른 혈류의 속도를 측정할 수 있고, 두 구조물 사이의 압력의 차를 측정할 수 있다. 하지만 초음파선의 경로에 있는 모든 혈류의 속도가 함께 나타나므로 위치 정보가 없어 표본용적의 개념이 적용되지 않아 특정 위치의 혈류 속도를 측정할 수 없다는 단점이 있다(그림 2-17, 표 2-3).

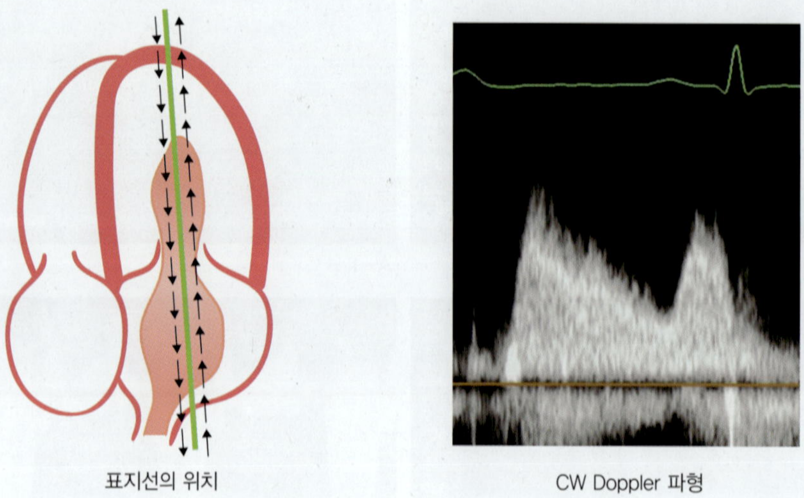

그림 2-17. 연속파형도플러(Continuous wave Doppler)

(4) 도플러법의 적용

① 혈류량 측정

도플러심초음파를 통해 단면적 내 특정부위의 혈류속도를 측정하면, 단위시간 동안 해당 단면적을 지나는 혈류량을 구할 수 있다. 그러나 심장이 박동함에 따라 혈류속도는 달라지기 때문에 단위시간 동안 변화된 속도의 적분값(time velocity integral, TVI, VTI)을 혈류이동거리로 이용한다.

TVI(VTI)값은 혈류속도의 적분 값을 나타내는 것으로 혈류의 이동거리를 의미한다. 혈류량은 단면적과 혈류이동거리(TVI)에 비례하므로 TVI값이 클수록 혈류량은 증가한다(그림 2-18, 19).

표 2-3. 간헐파형 도플러와 연속파형 도플러 비교

특징	간헐파형 도플러	연속파형 도플러
표본용적 개념	표본용적 적용	표본용적 미적용
검사 원리	동일한 진동자로 송수신	다른 진동자로 송수신
파형의 형태	파형의 가장자리는 선명한 흰 테두리를 보이고, 안은 검게 나타남 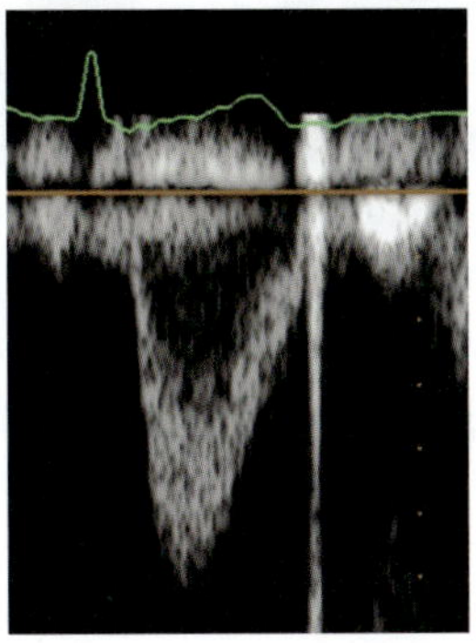	파형의 가장자리와 안이 모두 하얗게 보임 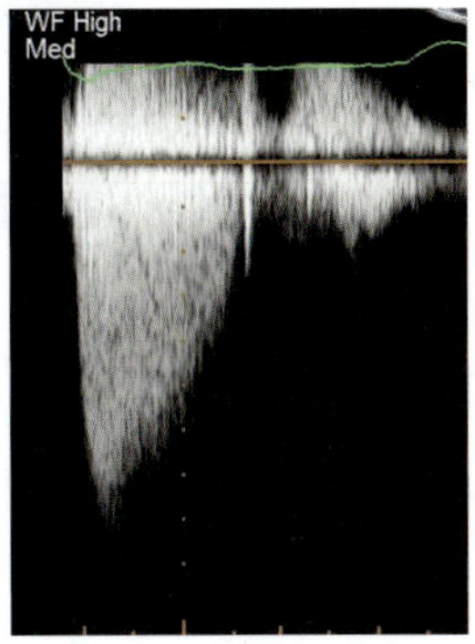
속도 측정	표본용적을 위치시킨 특정부위의 저속 혈류 속도 측정(고속 혈류 측정 불가능)	초음파선이 지나가는 지점의 전체 혈류의 속도 측정(고속 혈류 측정가능)
거리 해상력	거리분해 기능이 있다.	거리분해 기능이 없다.
측정 최고속도	최대로 측정할 수 있는 속도는 둘러겹침(aliasing, 앨리어싱) 없이 2 m/sec(2.5 MHz) 미만이다.	최대로 측정할 수 있는 속도는 9 m/sec(2.5 MHz)이다
임상 적용	좌심실유출로 TVI (Time velocity integral, 시간속도적분) 측정	판막 압력기울기 및 TVI 측정
	심실확장 기능 평가	압력 반감기(PHT, $P_{1/2}t$) 측정
	폐정맥, 간정맥 혈류 속도 측정	폐동맥 수축기압(우심실 수축기압) 측정

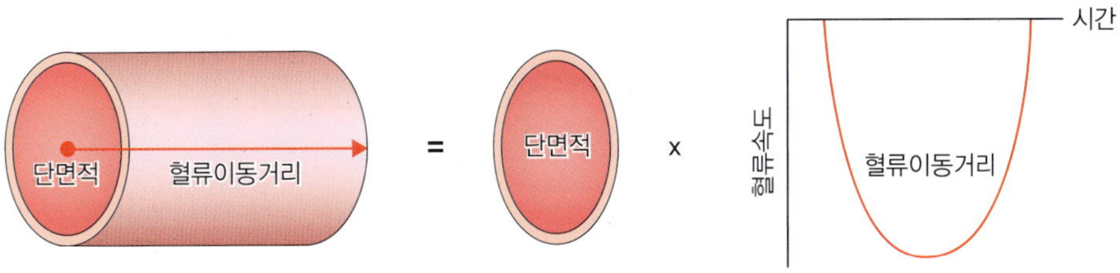

혈류량 (ml) = 단면적 (cm^2) x 혈류이동거리 (TVI) (cm)

그림 2-18. 혈류량 측정 공식

TVI (Time velocity integral, 시간속도적분)

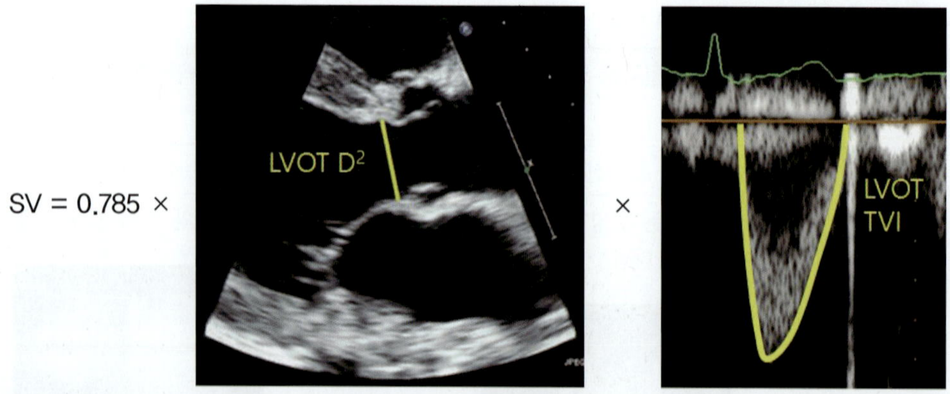

그림 2-19. 일회박출량 측정 공식

- D (dimension, 내경), LVOT (left ventricular outflow track, 좌심실 유출로)
- LVOT D(좌심실 유출로 내경)의 측정: 복장뼈주위 장축단면도에서 대동맥판이 최대로 열렸을 때의 내경을 측정한다.
- LVOT TVI(좌심실 유출로 혈류이동거리)의 측정: 대동맥시작부의 도플러에서 간헐파형의 시작 부위부터 끝나는 부위까지 포물선을 그려서 측정한다.

※ TVI를 이용한 심박출량 측정

- 좌심실 유출로의 단면적 = (좌심실 유출로의 내경)^2 × 0.785
- SV = 좌심실 유출로의 단면적 × 좌심실 유출로 TVI
  SV (stroke voume, 일회박출량): 심장이 한 번 수축할 때 박출되는 혈액량(60~100 mL/회)
- CO = SV(일회박출량) × HR(심박수)
  CO (cardiac output, 심박출량): 1분 동안 심장에서 박출되는 혈액량(4~9 L/분)

---

② 압력의 측정

- 압력기울기의 추정

승모판협착증이나 대동맥판협착증에서는 판막 입구를 통과하는 혈류의 최고 유속을 측정하고 간이 베르누이(Bernoulli)식을 이용해 압력기울기(압력차, pressure gradient, PG)를 추정한다(그림 2-20).

압력기울기(mmHg) = 4 V^2 (V: 판막 입구 최고 유속)

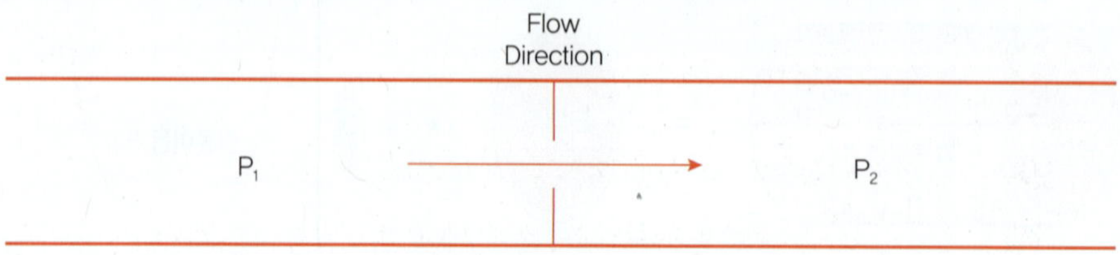

$\Delta P = P_1 - P_2 = 4V^2$

그림 2-20. 변형 베르누이 공식

- $P_1 - P_2$: 한 지점을 통과하는 압력(pressure)의 차이를 나타내는 것으로, P_1은 한 지점을 통과하기 전의 압력을 나타내고 P_2는 통과 후의 압력을 나타낸다.
- V: 한 지점에서 연속파형 도플러심초음파를 시행하여 측정한 최고속도(peak velocity, Vmax)를 나타낸다.

• 우심실 수축기압(right ventricular systolic pressure, RVSP)의 추정

우심실 유입로 긴축단면도 등에서 기록한 삼첨판역류의 최고 유속을 측정해 간이 베르누이식을 이용해 압력기울기를 구하고, 우심방 압력을 더하면(정상의 경우 5 mmHg) 우심실 수축기압을 추정할 수 있다(표 2-4). 폐동맥판협착증이 없을 경우, 우심실 수축기압은 폐동맥 수축기압과 일치하고, 삼첨판역류의 최고 속도는 우심실과 우심방의 압력 차이를 나타내므로 삼첨판역류의 최고 속도에 우심방압을 더해주면 폐동맥 수축기압이 된다.

※ 폐동맥 수축기압(우심실 수축기압, mmHg)

= 4(삼첨판역류 최고속도)^2 + 우심방 압력(mmHg)

우심실 압력(mmHg) − 우심방 압력(mmHg) = 4(삼첨판역류 최고속도)^2

표 2-4. 평균 우심방압의 추정치

Grade	아래대정맥(IVC)		우심방압 mmHg	비고
	내경	들숨 시 내경 변화		
Grade 1	< 2.0 cm	≥ 50%	5	정상
Grade 2	< 2.0 cm	< 50%	10	상승(경도)
Grade 3	≥ 2.0 cm	< 50%	15	상승(중등도)
Grade 4	≥ 2.0 cm	변화 없음	20	상승(고도)

예제) 아래대정맥의 내경이 2.0 cm 이하이고, 들숨 시 아래대정맥 내경의 변화가 50% 이상일 때 우심방압은 5 mmHg로 정상이다(Grade 1).

초음파검사학 실습보고서

학교명: 학번: 이름:

Section

03 심초음파 진단장치

1. 탐촉자(Probe or transducer)

학습목표

1. 탐촉자의 기능을 설명할 수 있다(A).
2. 탐촉자의 기본 구조를 설명할 수 있다(A).
3. 탐촉자의 종류를 설명할 수 있다(A).
4. 탐촉자와 초음파선과의 관계를 설명할 수 있다(A).

1) 기능

초음파를 발생시키는 탐촉자는 전기적 에너지를 음파로 전환시키고 반사음을 받아 다시 전기적 에너지로 전환시키는 역할을 한다. 즉, 탐촉자는 압전효과(piezoelectric effect)에 의하여 초음파선을 조직으로 송신하기도 하고, 조직으로부터 반사된 초음파를 수신하는 두 가지 기능을 한다.

압전효과란, 어떤 물체에 일정한 방향으로 압력을 가했을 때 전기가 발생하거나, 전기를 흘려주었을 때 물체의 길이가 변하는 현상을 말한다. 전압을 가하면 가해진 전압의 극성에 따라 탐촉자의 두께가 변하므로 두께가 얇을수록 고주파의 초음파가 발생한다. 이는 얇은 막이 고음소리를 내는 이치와 같다.

초음파는 압전효과에 의해서 발생되는데 압전결정(진동자)의 양면에 교류전압을 가하면 전류의 극성에 따라 확장과 수축이 일어나며, 이것은 교류전압의 주파수에 비례하여 반복된다. 이와 같은 원리를 이용하여 탐촉자의 진동자에 초음파 주파수인 1~10 MHz의 전압을 가하면 진동자가 진동하여 1~10 MHz의 초음파가 발생하게 된다.

2) 기본 구조

(1) 탐촉자의 구조

탐촉자는 초음파를 목적하는 장기(심장)에 보내거나 장기에 부딪혀 되돌아오는 반사파를 받아 전기적 신호로 바꾸는 장치이다.

탐촉자의 표면에 압전결정이 있어 초음파의 발신과 수신을 번갈아 하게 한다. 탐촉자는 압전결정을 수십 개 이상 배열하여 만든 것으로 검사부위와 목적에 따라서 그 모양과 크기가 다르다.

일반적인 초음파 탐촉자의 내부 구조는 다음과 같다(그림 3-1).

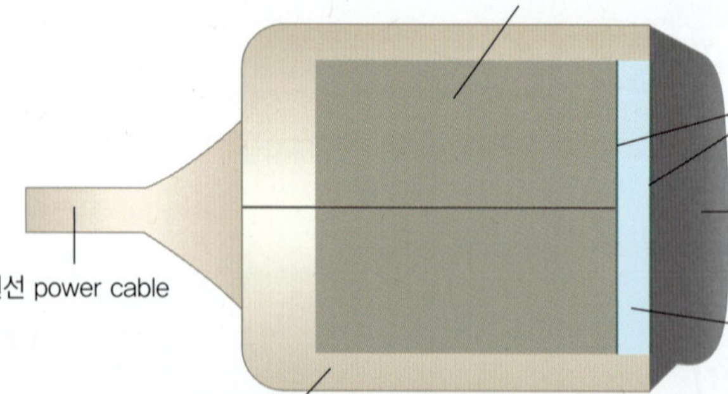

그림 3-1. 탐촉자의 내부 구조

① 소리절연체(음향절연체, acoustic insulator)

탐촉자 케이스로 고무나 코르크로 구성되었으며, 초음파 에너지가 내부로 전달되지 않도록 방지하는 작용을 한다.

② 압전결정(진동자, piezoelectric crystal)

압전결정은 탐촉자의 표면부근에 위치하며 전압에 의해 그 모양이 변화(확장과 수축)하면서 음파를 발생한다. 반대로 압전결정에 음파가 부딪히게 되면 전압이 생성된다. 즉 압전결정은 전기적 에너지를 기계적 에너지로 바꾸거나 기계적 에너지를 전기적 에너지로 바꾸는 역할을 한다.

세라믹 성분으로 Barium titanate (BaTiO3), PZT (lead zirconate titanate)로 이루어져 있으며, 압전결정 양단에는 전극이 가해지게 되어 있고, 이 전극은 외부전선(cable)과 연결된다.

③ 전극(electrodes)

압전결정을 진동시키거나 진동된 압전결정으로부터 발생되는 전압을 측정하기 위한 전극이다.

④ 후면흡음층(backing material, damping layer)

전기적 자극을 준 후 압전결정이 진동하는 시간을 조절하는 후방물질이며, 후방음을 흡수하는 역할을 한다.

⑤ 결합층(matching layers)

모든 탐촉자에서 피부와의 교류저항(임피던스, impedance)차를 감소시키는 결합층으로 약한 에너지의 반사음도 감지할 수 있도록 감도를 높이고 있다. 결합층은 압전결정체에서 발생된 음을 조직 내로 효율적으로 전달하고 조직으로부터 반사된 음을 높은 감도로 수신한다.

초음파 검사 시 피부와 탐촉자 사이에 초음파용 초음파 겔(gel)을 바른 후 검사하는 것도 피부와 탐촉자 사이의 교류저항차를 감소시켜 음파에 대한 감도를 높이는 효과를 얻을 수 있기때문이다. 따라서 잡음(noise)을 줄이고 허상(artifact)도 감소된다.

3) 탐촉자의 종류

(1) 선형탐촉자(Linear probe)

가늘고 긴 직사각형 모양의 탐촉자로 크기가 크다. 초음파의 생성이 선상의 배열방식으로 직사각형 모양의 초음파 영상(linear scan)을 형성하고 표재성 장기에 사용되고 있다. 유방, 갑상샘, 목동맥 초음파에 많이 이용된다(그림 3-2).

(2) 부채꼴탐촉자(Sector probe)

선형 탐촉자보다 표면적이 작은 위상차배열(phased array) 방식을 이용한 탐촉자이다. 위상차배열방식은 일직선으로 배열된 여러 개의 진동자들을 전자적으로 빠른 속도로 시간 간격을두고 차례로 흥분시켜 작은 초음파선들을 만들고, 이 초음파선들은 합쳐지면서 탐촉자로부터 다양한 각도를 가지고 전진하는 방식이다.

이러한 각도는 진동자들이 작동되는 시간 간격이 클수록 각도가 커지게 된다. 초음파의 광선이 탐촉자의 맨 가장자리에서 시작하여 차례대로 반대쪽 가장자리로 만들어지기 때문에 부채꼴스캔(sector scan)이 만들어진다.

영상의 각도가 다양하고 영상의 질이 좋으며, 원거리 영역에 있는 장기의 관찰이 용이하기 때문에 갈비 사이를 통한 심장의 관찰이나 자궁, 난소, 전립샘, 방광 등 골반 내 장기의 검사에 많이 이용된다. 심초음파 검사에서 널리 이용되는 부채꼴탐촉자는 다양한 주파수를 가진 탐촉자를 이용하고 있으며, 흉벽경유심초음파검사(transthoracic echocardiography, TTE)에서 성인은 2~5 MHz, 소아는 5~10 MHz를 사용하며, 식도경유심초음파검사(transesophageal echocardiography, TEE)에서는 5~7 MHz를 사용한다(그림 3-2).

(3) 볼록탐촉자(Convex probe)

선형 배열방식을 사용하여 표면이 볼록하게 진동자를 배열한 것으로 선형탐촉자의 원거리음장이 넓지 못하고, 부채꼴탐촉자의 근거리 음장이 좁다는 결점을 보완한 탐촉자이다. 복부와특히 음향창이 적고 내강이 넓은 골반의 검사에 좋다(그림 3-2).

(4) 기타 탐촉자

일반적인 초음파 진단에 이용되는 탐촉자의 종류는 그림 3-2와 같고, 진단용 초음파 탐촉자는 유효주파수 대역을 고려하여 검사목적 및 장기에 따라 선택하여야 한다.

천자(punture)용탐촉자는 선형탐촉자에 천자용 바늘을 사용할 수 있도록 제작된 탐촉자를말한다. 수술용 탐촉자는 수술 중에 직접 검사하고자 하는 장기에 접촉시켜 내부를 더 세밀하게 검사하기 위해 사용되는 탐촉자를 말한다.

탐촉자 종류	스캔 방식	
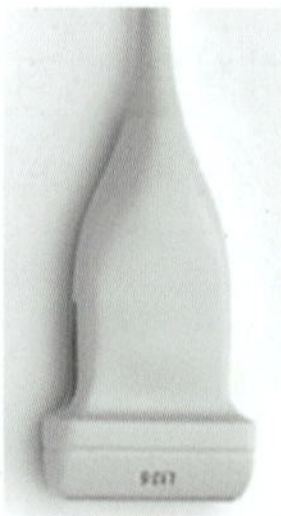	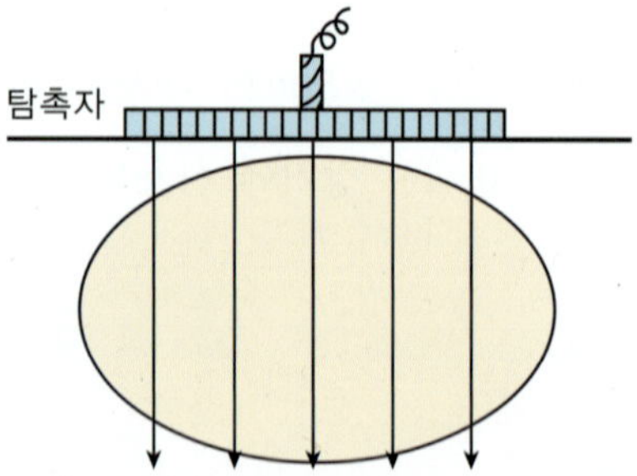	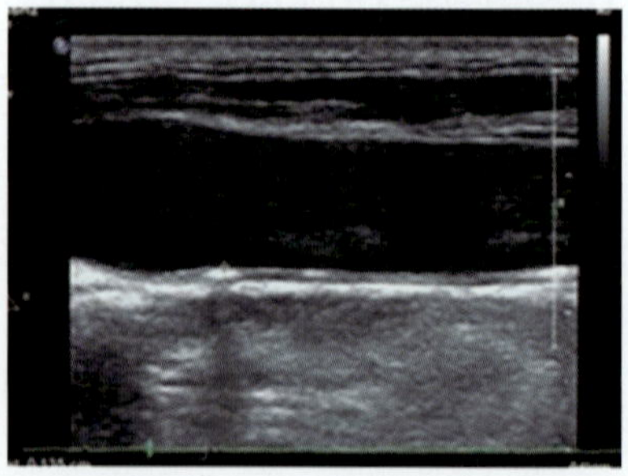
A : 선형탐촉자 (linear probe)	linear scan	
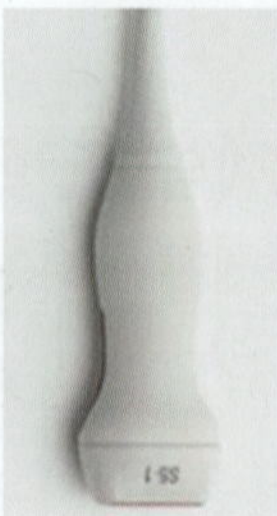	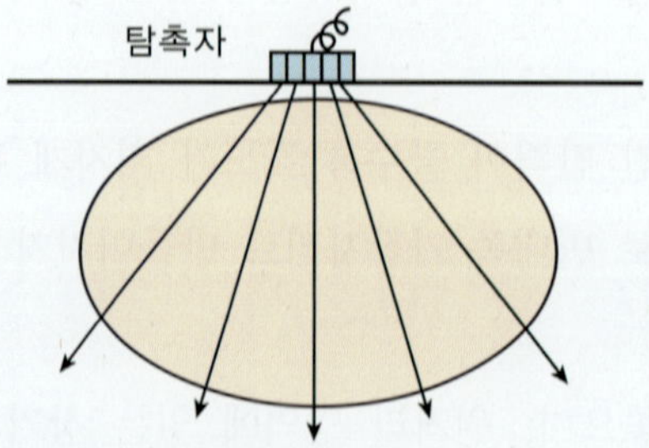	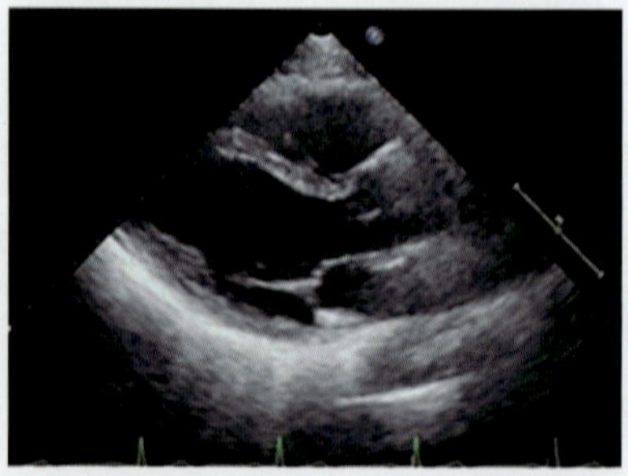
B : 부채형탐촉자 (sector probe)	sector scan	
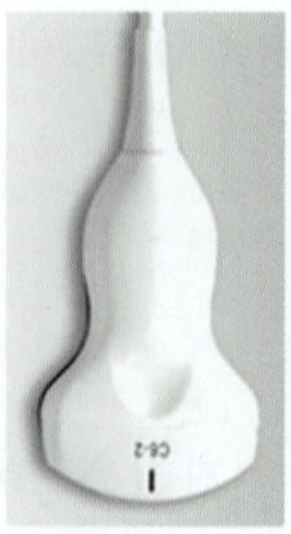	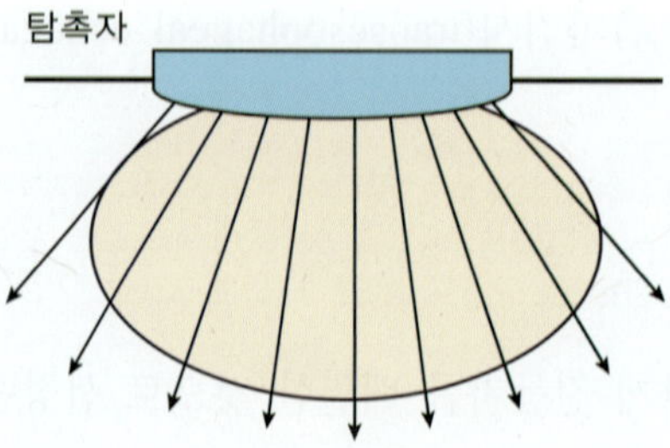	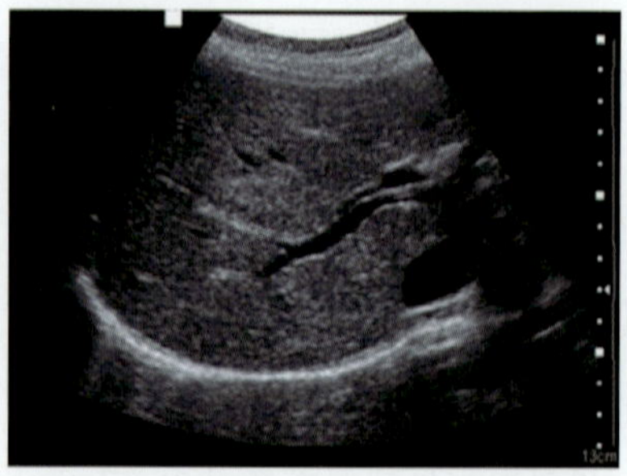
C : 볼록형탐촉자 (convex probe)	linear scan + sector scan	

그림 3-2. 탐촉자의 종류에 따른 스캔 방식

A: 선형탐촉자(linear probe, 5~12 MHz)로 초음파선을 병렬로 선형 스캔 방식(linear scan)

B: 부채꼴탐촉자(sector probe, 1~5 MHz)로 초음파선을 부챗살처럼 나열하여 좁은 갈비 사이로 초음파선이 들어갈 수 있도록 만든 것이 부채꼴스캔(sector scan)

C: 볼록탐촉자(convex probe, 2~6 MHz)로 선형 배열방식을 사용하여 표면이 볼록하게 진동자를 배열한 것으로 선형탐촉자의 원거리음장이 넓지 못하고, 부채꼴탐촉자의 근거리음장이 좁다는 결점을 보완

직장(곧창자)용탐촉자는 탐촉자를 360° 회전시켜 탐촉자를 중심으로 주위의 조직을 영상화하는 방법으로 전립샘, 방광, 직장 등의 질환을 진단할 수 있다.

내시경탐촉자는 식도, 위, 십이지장(샘창자)를 검사할 수 있는 탐촉자로 내시경 끝에 초음파를 송·수신할 수 있는 진동자를 설치하여 내시경 검사와 더불어 초음파 진단도 할 수 있다.

그 밖에 질(vaginal) 내로 삽입하여 초음파 진단을 할 수 있는 탐촉자도 있다.

4) 탐촉자와 초음파선(ultrasonic beam)의 관계

초음파선이 탐촉자로부터 방사될 때, 점점 더 퍼지면서 넓어져 원뿔형처럼 된다. 이때 초음파선의 부위를 다음과 같이 2가지 부위로 나뉜다.

(1) 근거리음장(Near filed)

탐촉자에 가까운 직선 모양의 영역을 말한다.

(2) 원거리음장(Far filed)

근거리음장을 지나면서 초음파선이 확산되어 원뿔형처럼 퍼진 영역을 말하며 근거리 음장에서 원거리음장으로 들어가면 θ 각으로 산란한다.

$$\sin\theta = \frac{0.067 \times \text{파장}}{\text{탐촉자의 반경}}$$

(3) 탐촉자의 표면적과 초음파선과의 관계

높은 주파수(짧은 파장)이면서 탐촉자 표면의 직경(r)이 크면 θ가 작아져 근거리음장이 길어지고 초음파선이 확산되는 원거리음장이 줄어들어 해상력은 좋아지고 투과력은 감소한다.

반면에 낮은 주파수(긴 파장)이면서 탐촉자 표면의 직경이 작으면 θ가 커져 근거리음장이 짧아지고 초음파선이 확산되는 원거리음장이 길어져 투과력은 좋아지고 거리 해상력은 떨어진다(그림 3-3).

5) 탐촉자 사용 시 알아두어야 할 용어(그림 3-4)

Movement(이동): 탐촉자의 위치 이동을 의미한다.

Angulation(경사, 각형성): 탐촉자를 고정시킨 상태에서 좌·우로 움직인다.

Tilting(기울임): 탐촉자의 머리 부분을 들어 올리거나 아래로 내린다.

Rotation(회전): 탐촉자를 시계 방향 또는 반시계 방향으로 돌린다.

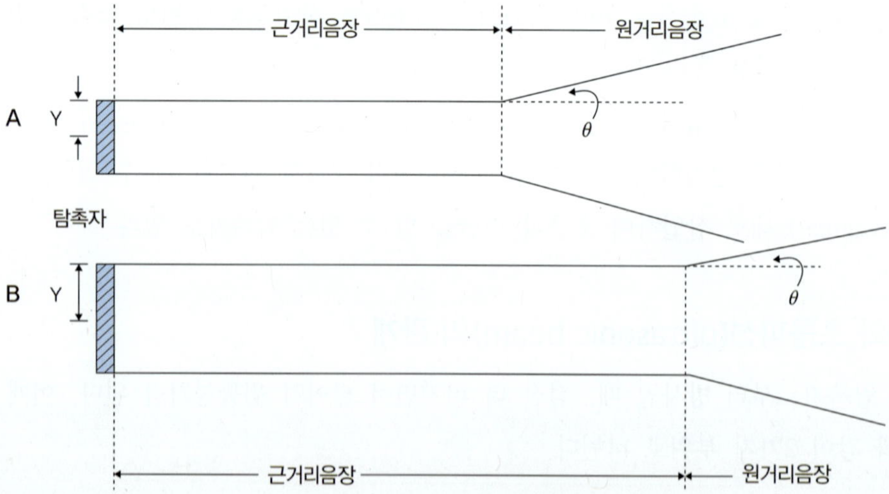

그림 3-3. 탐촉자와 해상력의 관계

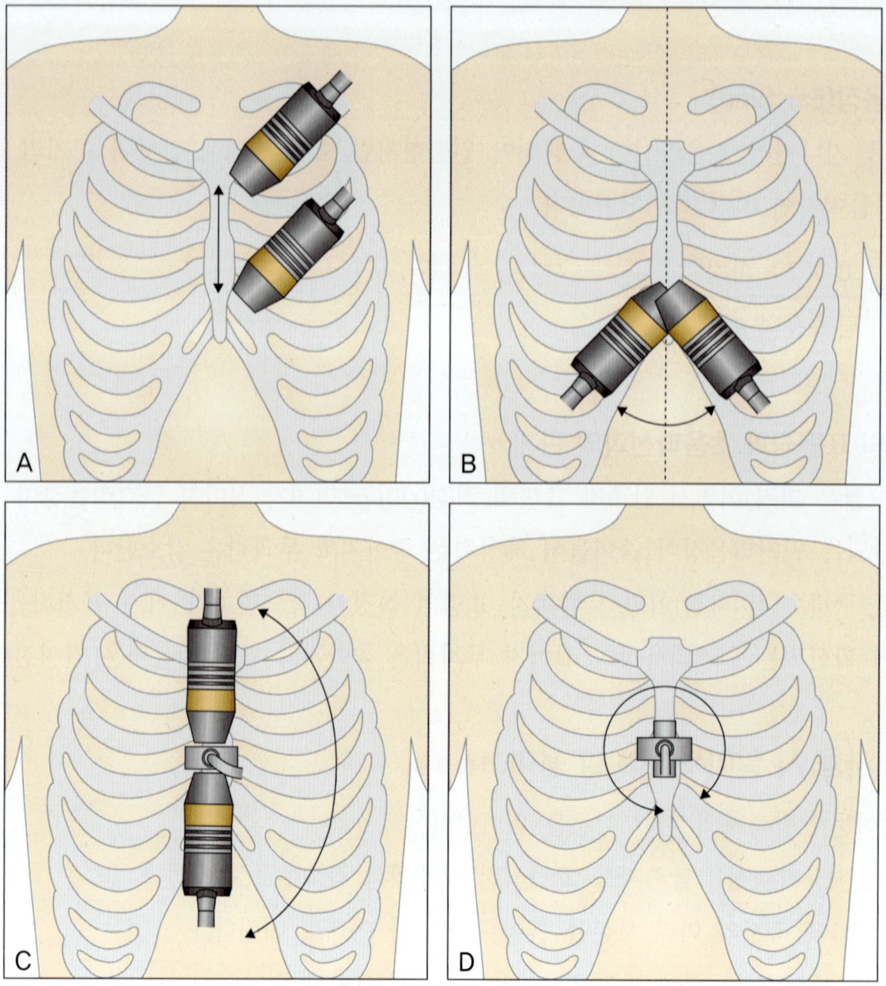

그림 3-4. 탐촉자 조작에 필요한 용어

A: movement(이동), B: angulation(경사, 각형성), C: tilting(기울임), D: rotation(회전)

2. 초음파 진단장치의 조절

학습목표

1. 좋은 영상 얻기 위한 초음파 진단장치의 조절 장치의 기능을 설명할 수 있다(A).
   ① Gain
   ② TGC
   ③ Dynamic range
   ④ Compress
   ⑤ Harmonic
   ⑥ Frame rate
   ⑦ Depth
   ⑧ Zoom
   ⑨ Focus
   ⑩ Angle

1) Gain

신체 조직에서 돌아온 반사파(echo) 신호는 진동자에 의해 전기 신호로 변환된다. 수신된 전기 신호에서 잡음허상(noise artifacts)을 제외하고 모든 신호를 받아들일 수 있도록 조절하는 것을 증폭조절(gain control)이라 한다. 즉 gain 값이 높으면 전체적으로 화면이 밝게 나타나며 gain 값이 낮으면 화면이 어둡게 나타난다. 그러므로 gain은 각각의 환자마다 화상 전체의 밝기가 최적인 상태로 조정되어야 하고 검사 중에도 필요에 따라 조정할 수 있다. 그러나 gain을 올리면 전체 초음파 강도가 증가하여 전체 영상이 밝게 나타나 불분명한 구조물을 더 뚜렷하게 표현할 수 있지만, 해상력이 저하되고 허상이 보일 수 있다. 일반적으로 50~60% 정도로 gain을 조절하면 적절한 영상을 얻을 수 있다(그림 3-5, 표 3-1).

2) TGC(Time gain compensation)

TGC는 반사되어 되돌아오는 초음파의 강도를 조절하는 것으로 특정 깊이의 부분적인 gain을 조절한다.

생체의 심부까지 입사된 후 반사되어 오는 초음파는 도중에 감쇠가 심하기 때문에 피부에 가까운 부분에서의 반사파에 비해 미약한 신호가 된다. 이때 단순히 gain 장치만을 증강시키면 피부에서 가까운 부위는 화상에서 너무 하얗게 나타나고 깊은 부위는 검은 화상이 된다.

이 점을 보완하기 위해서 생체 내의 깊이에 따라 부분적으로 감도를 조절하는 장치가 TGC (time gain compensation)이다. TGC에는 근거리 증폭도 조절(near gain control)과 원거리 증폭도 조절(far gain control)이 있다.

반사파는 가까운 부위로부터의 것은 강하므로 근거리 증폭도 조절(near gain control)로 감도를 약하게 하고 먼 부위로부터의 것은 약하므로 원거리 증폭도 조절로 감도를 올려서 어느 일정한 거리에서의 반사파 신호가 거의 일정하게 되도록 한다(그림 3-6, 7, 표 3-1).

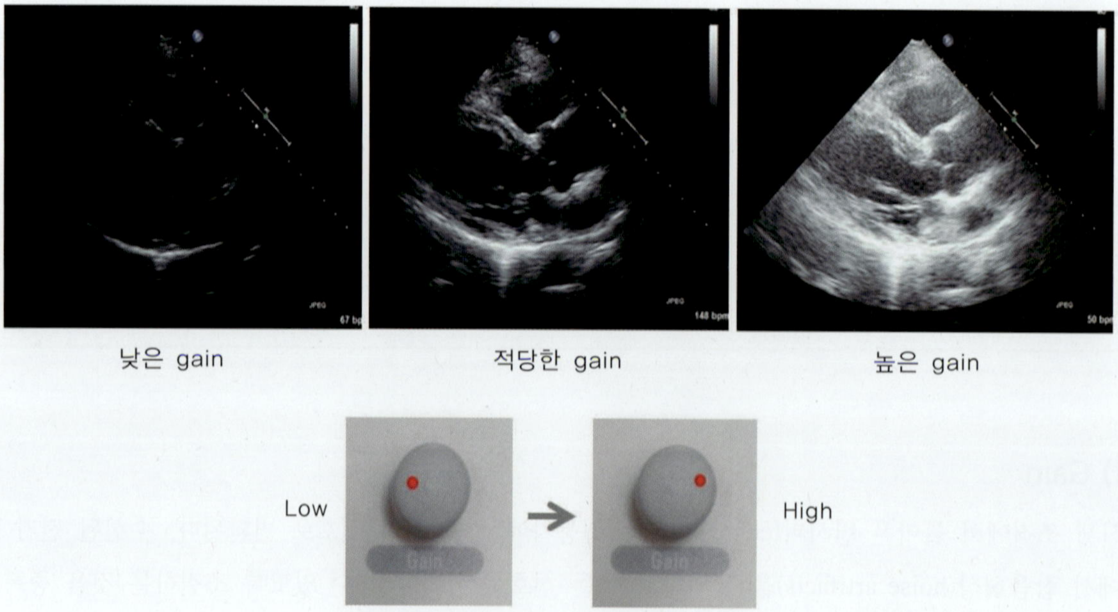

그림 3-5. Gain 조작에 따른 영상의 변화
Gain을 너무 낮게 조절하면 영상이 어두워져 심장 구조물이 보이지 않고, gain을 너무 높게 조절하면 영상이 전체적으로 밝아 보이고 판막이 두꺼워 보인다. 일반적으로 50~60% 정도로 gain을 조절하면 적절한 영상을 얻을 수 있다.

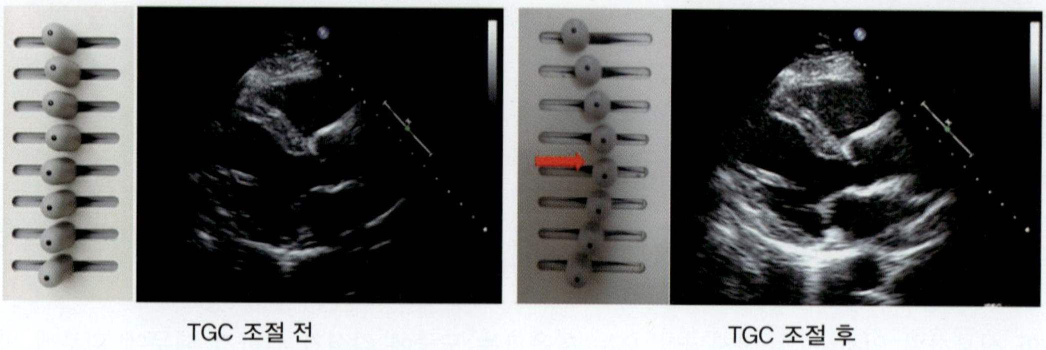

그림 3-6. Time gain compensation (TGC) 조작에 따른 영상의 변화
특정 부위의 TGC를 올리면 그 지점의 영상이 밝아진다.

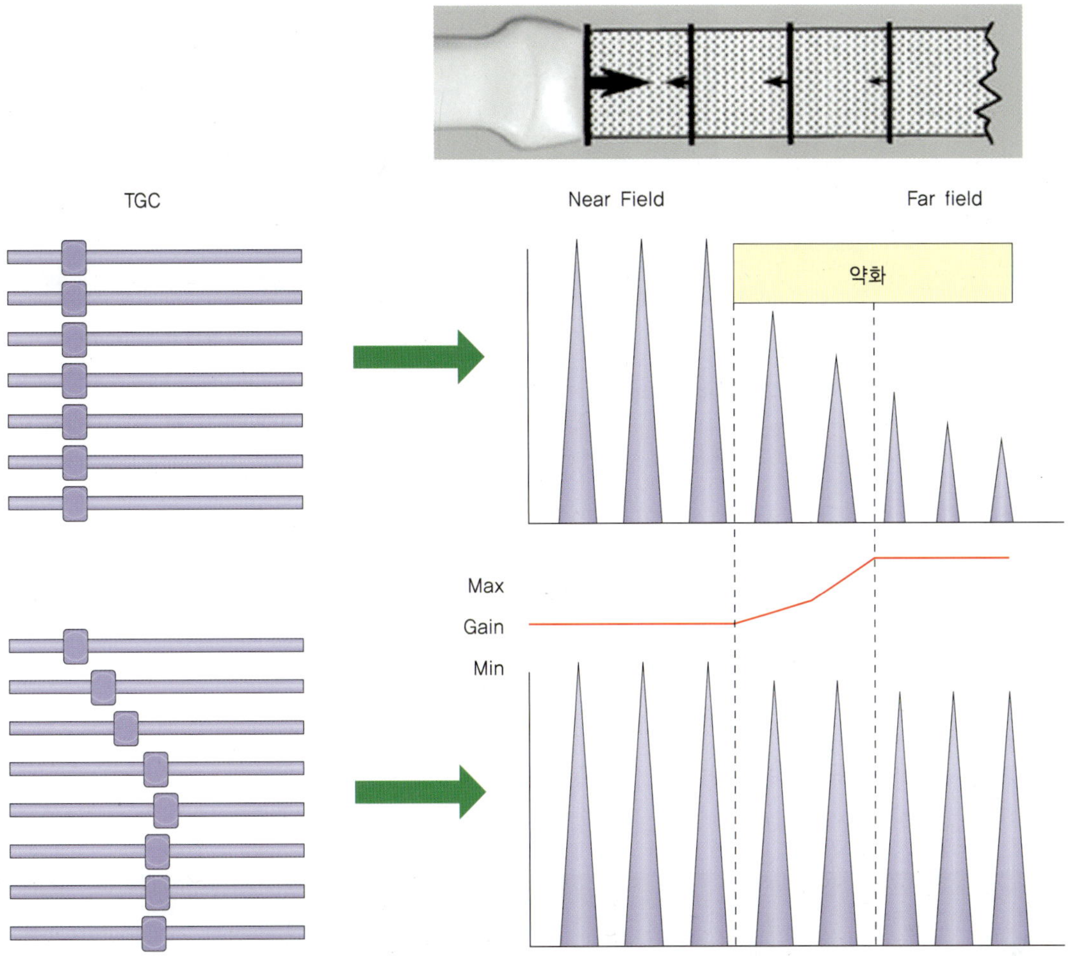

그림 3-7. Time gain compensation (TGC) **원리**

탐촉자에 가까운 부위인 근거리음장(near field)은 초음파 강도가 강하지만, 탐촉자에서 멀리 떨어진 원거리음장(far field)에서는 초음파 강도가 약하다. 따라서 TGC를 조절하면 초음파 강도가 약한 특정 부위의 초음파 강도를 올릴 수 있다.

3) Dynamic range

흑백의 정도를 나타내는 회색조(gray scale)의 수를 말하는 것으로 초음파 강도의 강약의 폭(밝기 폭), 즉 대비비율(contrast ratio)을 조절하는 장치이다. 단위는 데시벨(dB)로 음영 값을 구분해 낼 수 있는 단계가 얼마나 되는지를 의미한다.

Dynamic range가 높을수록 흰색과 검은색을 구분하는 단계가 다양해짐을 의미한다. 너무 높은 dynamic range를 사용하면 그 화상이 매우 부드러워 병소와 정상 조직 간의 구별을 어렵게 할 수 있고, 반면에 너무 낮은 dynamic range를 사용하면 그 화상이 많이 과장되어 거칠게 나타난다(그림 3-8, 표 3-1).

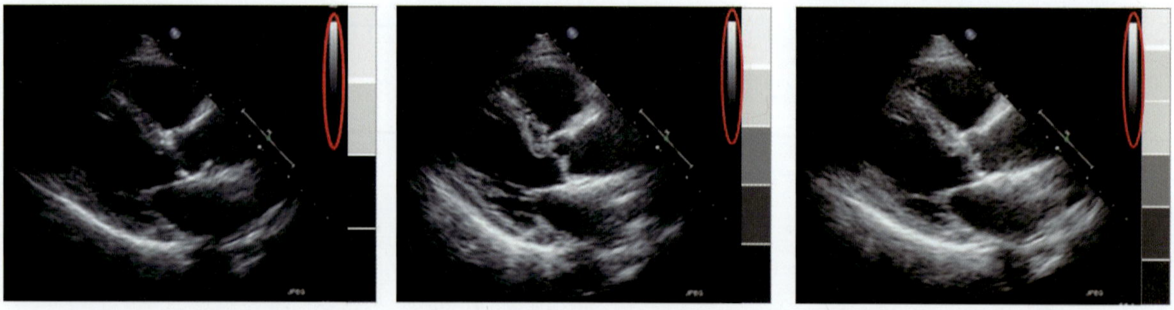

낮은 dynamic range　　적당한 dynamic range　　높은 dynamic range

그림 3-8. Dynamic range 조작에 따른 영상의 변화

Dynamic range가 높을수록 회색조(gray scale)에서 흰색과 검은색을 구분하는 단계가 다양해짐을 의미한다. 너무 높게 조절하면 부드러운 영상을 만들 수 있지만 경계면을 구분하는 능력은 저하된다. 반면에 너무 낮은 dynamic range는 영상이 어둡고 거칠게 나타난다.

4) Compress

초음파 강도의 강약의 폭을 조절하는 장치로 dynamic range의 기능과 비슷하고, 제한된 dynamic range 내에서 다양한 초음파 강도를 표현하는데 이용된다. Compress를 올리면 부드러운 영상을 만들 수 있지만 경계면을 구분하는 능력은 저하된다(그림 3-9, 표 3-1).

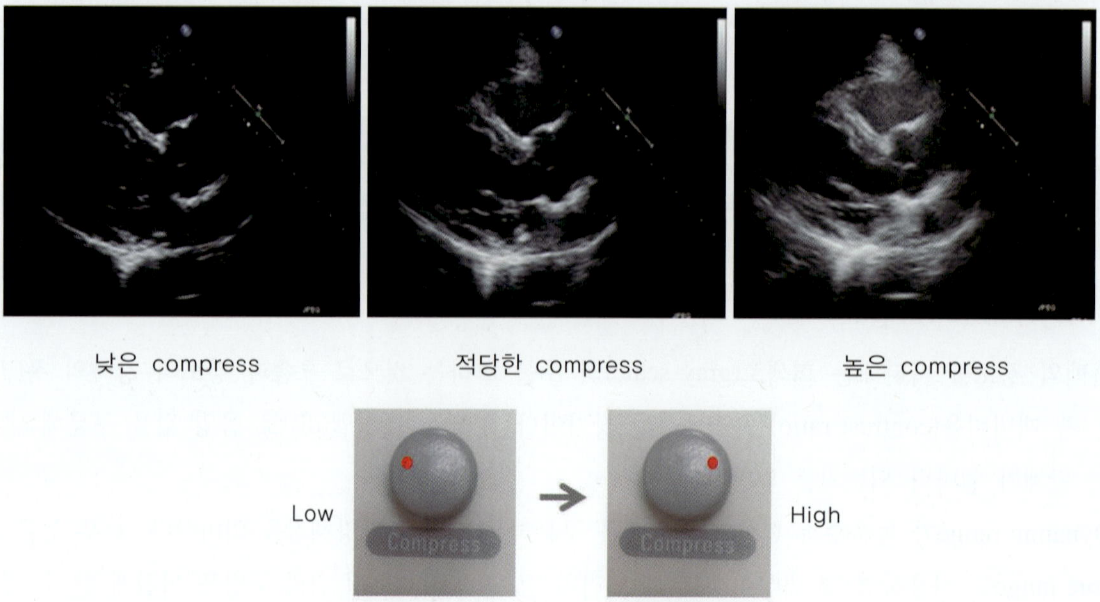

그림 3-9. Compress 조작에 따른 영상의 변화

Compress를 너무 낮게 조절하면 영상이 어두워져 심장 구조물이 보이지 않고, 반대로 너무 높게 조절하면 부드러운 영상을 만들 수 있지만 경계면을 구분하는 능력은 저하된다. 보통 50~60% 정도로 compress를 조절하면 적절한 영상을 얻을 수 있다.

5) Harmonic

초음파의 강도를 증가시켜 심장 구조물의 경계가 뚜렷하게 보이게 한다. Harmonic은 심장 구조물이 밝아 보이나 판막이 두꺼워 보이는 단점이 있어 판막의 두께를 평가할 때는 harmonic을 없애고 평가한다.

정상 환자는 탐촉자의 주파수를 G(general)로 맞추어 측정하는 데 비해, 비만 환자인 경우는 탐촉자의 주파수를 저주파수인 P(penetration)로 이동시켜 검사하며, 지나치게 마른 환자에서는 주파수를 고주파수인 R(resolution)로 이동하여 검사한다(그림 3-10, 표 3-1).

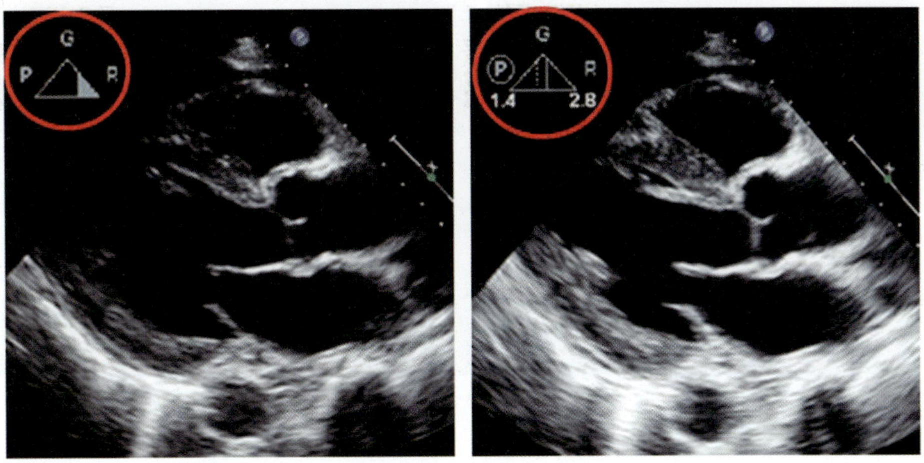

그림 3-10. Harmonic **영상 실행에 따른 영상의 변화**

A: harmonic을 실행하지 않은 영상, B: harmonic을 실행한 영상으로 심장의 구조물이 밝아 보이고 경계가 뚜렷해 보인다. P: penetration(투과력), G: general(일반), R: resolution(해상력)

6) Frame rate

매우 빠르게 움직이는 심장의 구조물을 정확하게 영상화시키는 데 매우 중요하다. Frame rate(화면발생률)을 증가시키면 빠르고 세부적으로 움직이는 구조물을 관찰할 수 있지만 영상의 질이 떨어진다. 그 이유는 초음파선들의 수가 이미 정해진 상태에서 Frame rate를 증가시키면 각 화면에 실을 수 있는 초음파선들의 수가 감소하기 때문이다(표 3-1).

7) Depth

Depth(깊이)는 심장이 영상에 보이는 크기를 말하고, 일반적으로 Depth를 올리면 깊은 구조물도 관찰할 수 있지만 심장이 작게 보이고 초음파가 탐촉자로 되돌아오는 데 시간이 더 필요하여 화면발생률이 느려진다. 반대로 Depth를 줄이면 깊은 구조물은 관찰할 수 없지만 심장은 크게 보이고 화면발생률이 빨라진다(그림 3-11, 표 3-1).

8) Zoom

Zoom(확대)은 특정 구조물을 확대하는 기능이다. 작은 구조물(판막, 덩어리)을 확대해서 정확하게 평가하는 데 이용된다(그림 3-12, 표 3-1).

9) Focus

Focus(초점)는 특정 구조물에 초음파선이 집중적으로 통과하여 해상력이 좋아지게 하는 기능을 말하며, 2D 심초음파에서 특정 구조물을 관찰하는 데 매우 중요하다(그림 3-13, 표 3-1).

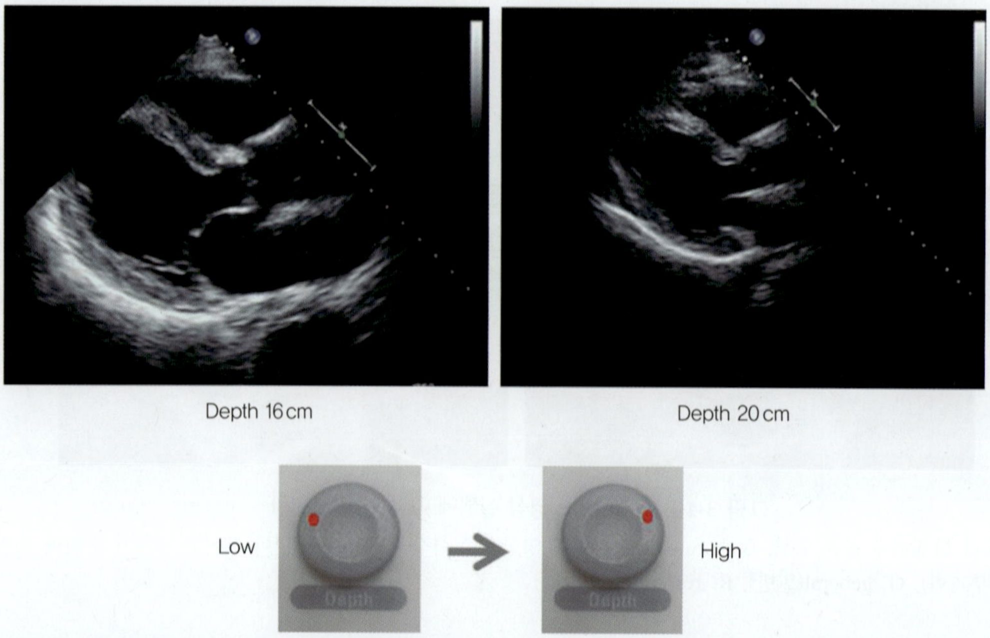

그림 3-11. Depth 조작에 따른 영상의 변화
Depth를 올리면 깊은 구조물도 관찰할 수 있지만 심장이 작게 보이고, 반대로 Depth를 줄이면 깊은 구조물은 관찰할 수 없지만 심장이 크게 보인다.

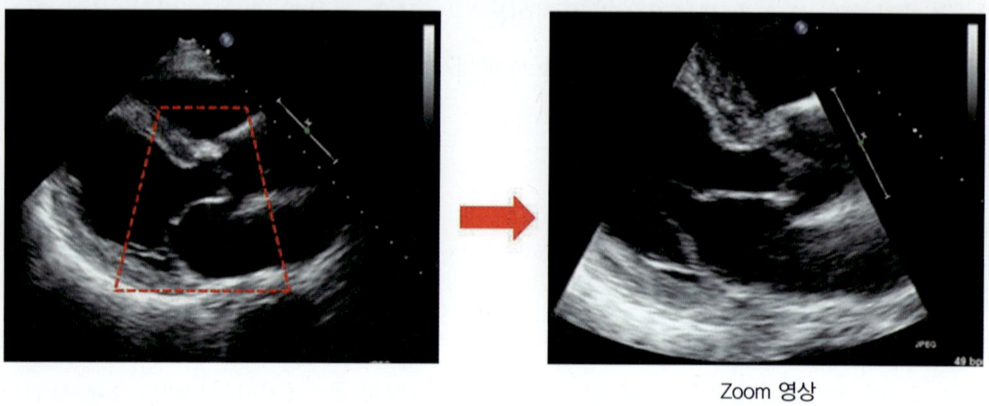

그림 3-12. 조작에 따른 영상의 변화
Zoom을 이용해 판막을 확대한 영상으로 판막의 모양 및 움직임을 더 자세히 평가할 수 있다.

10) Angle

초음파선의 방향과 혈류 방향이 이루는 각도가 커질수록 주파수 이동 값이 작아지고 혈류속도 측정치의 오차가 커진다. 따라서 초음파선의 투사 각도를 최대한 줄이기 위해 Angle(각도)를 조절하여 정확한 혈류속도를 측정할 수 있다(표 3-1).

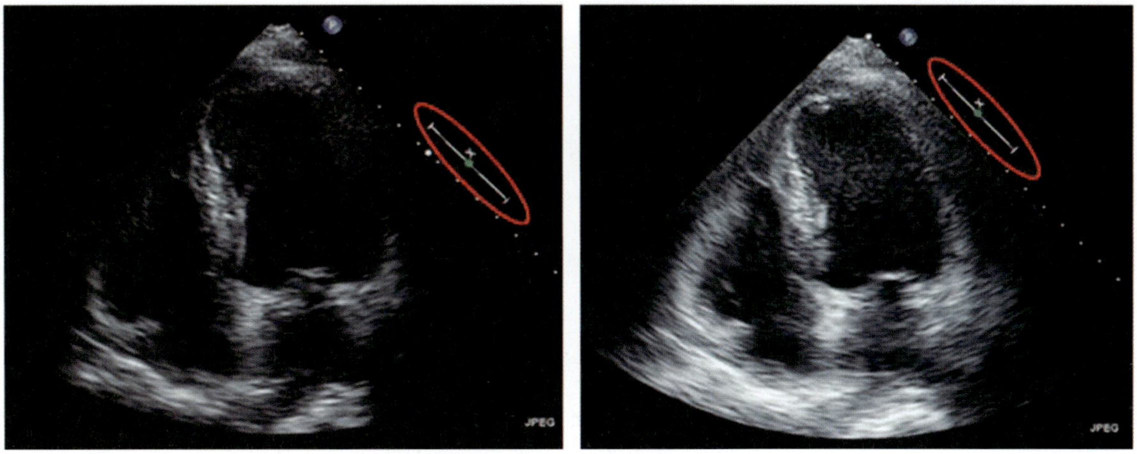

그림 3-13. Focus 조작에 따른 영상의 변화
Focus를 주는 부위의 영상이 밝아 보인다.

표 3-1. 초음파 진단장치의 각종 조절장치

조절장치	기능
Gain	반사파(echo) 증폭도의 조절(초음파 강도의 조절로 영상의 밝기 조절)
TGC	특정 깊이의 부분적인 gain 조절 (가까운 부위의 반사파를 감약하고, 먼 부위의 반사파를 증강)
Dynamic range	초음파 강도의 강약의 폭 조절(대비비율 조절)
Compress	제한된 dynamic range에서 초음파 강도의 강약의 폭 조절
Harmonic	초음파의 강도를 증가시켜 심장 구조물의 경계를 선명하게 조절
Frame rate	단위시간 내 담을 수 있는 영상의 수 조절
Depth	초음파선의 투과 깊이를 조절하여 심장이 영상에 보이는 크기 조절
Zoom	특정 구조물을 확대하는 기능
Focus	특정 부위의 해상력을 높이는 기능
Angle	초음파선의 투사각도 조절

3. 허상(Artifact)

학습목표

1. 허상의 종류에 대해 설명할 수 있다(A).
   1) 측엽허상 2) 반향허상
   3) 음향증강 4) 음향음영
   5) 거울영상허상 6) 근거리음장속화증

심초음파검사에서 초음파의 물리적 특성상 허상(artifact)은 흔히 발생할 수 있고, 검사자가 오류를 범하지 않고 정확하게 진단하기 위해서는 허상의 모양과 그 발생기전을 이해하는 것이 중요하다.

1) 측엽허상(Side lobe artifact)

중심축에 가장 강한 초음파 beam (main lobe, 주엽)이 있고 이것에 의해 영상이 만들어진다. 이때, 중심축에서 약간 바깥쪽으로 여러 개의 초음파 beam (side lobe, 측엽)이 존재하는데, 이것이 허상발생의 원인이다.

측엽은 탐촉자의 가장자리, 즉 주된 초음파선(main lobe)의 가장자리에서 생성되는 약한 초음파 강도가 전체 초음파 에너지의 10%에 불과하다. 이런 측엽의 위치에 강한 반사체가 있을 경우, 주엽 안의 실제 구조물의 영상과 같은 선상에 존재하듯이 곡선 모양의 측엽허상을 만든다. 측엽은 약한 초음파로 만들어지기 때문에 영상도 실제 영상보다 희미하고 약하게 보인다. 측엽은 위상차배열 탐촉자(phased array probe)에서 특히 잘 나타나며, 특히 석회화된 구조물 등에서 볼 수 있다(그림 3-14, 표 3-2).

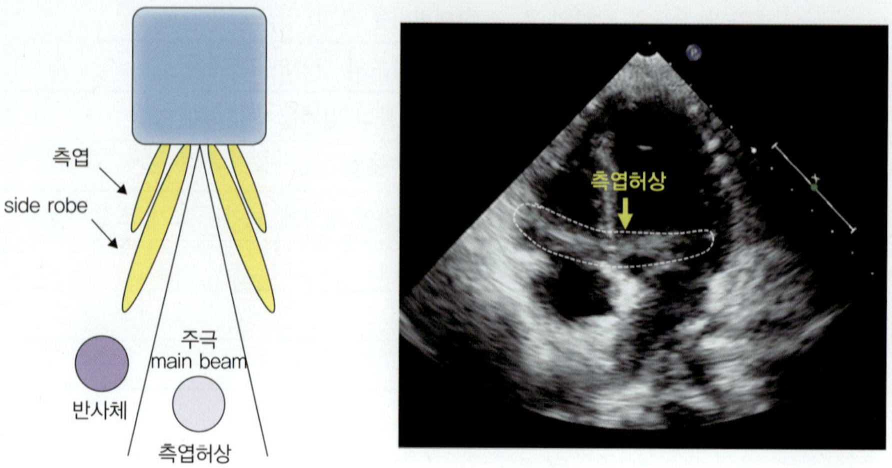

그림 3-14. 측엽허상(Side lobe artifact)
측엽의 위치에 강한 반사체가 있다면, 주엽 안에 존재하듯이 나타난다. 측엽 내의 강한 반사를 하는 판막고리(valve annulus)에 의해 선모양의 측엽허상이 나타난다.

2) 반향허상(Reverberation artifact)

초음파선이 통과하는 방향에 강한 반사체가 있을 경우, 이 반사체에서 반사되어 돌아오는 초음파가 탐촉자에 부딪쳐서 다시 반사체로 되돌아가면 또 다시 반사체에서 반사되어 탐촉자로 반복적으로 반사되는 현상으로 탐촉자와 반사체의 정수배 거리에 반복적으로 허상이 만들어지고 신호는 약해진다(그림 3-15).

인공판막, 석회화 구조물에서 잘 관찰된다(그림 3-16, 표 3-2).

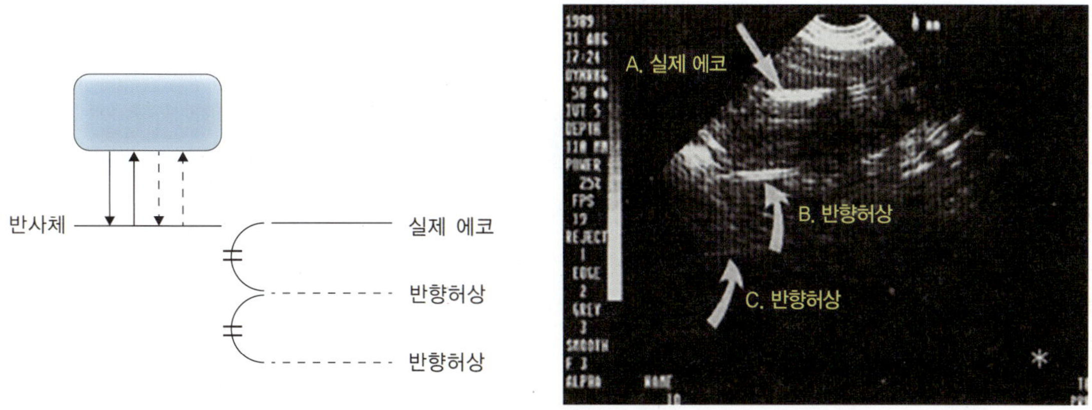

그림 3-15. 반향허상(Reverbration artifact)
강한 반사체가 존재하면 반사체와 탐촉자 사이에서 반복적인 반사를 일으키고 실제 영상(real echo)의 정수배의 위치에 허상을 만든다. 실제 영상에서 거리가 멀어질수록 신호는 약해진다.
A: 실제 영상, B, C: 반향허상

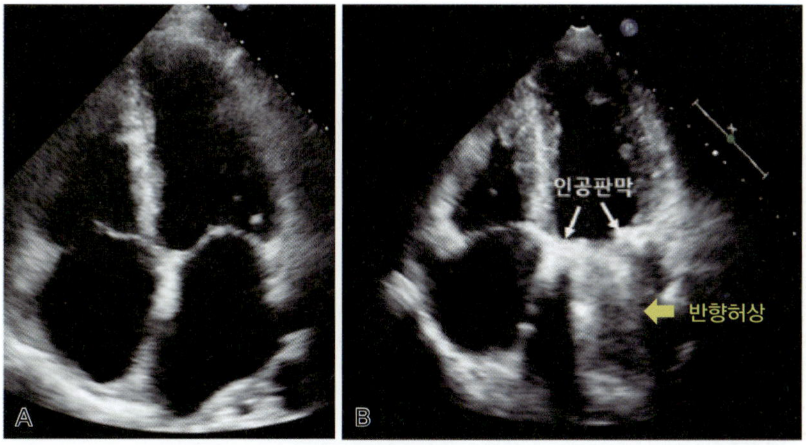

그림 3-16. 반향허상(Reverbration artifact)
A: 정상, B: 강한 반사체인 인공판막에 의한 반향허상이 좌심방 쪽으로 관찰된다.

3) 음향증강(Acoustic enhancement)

초음파는 인체 내 서로 다른 조직의 경계면에서는 음향저항의 차이가 생기고, 이 저항의 차가 작을수록 반사는 적어지며 투과는 크게 되는데, 이를 음향증강(acoustic enhancement)이라 한다.

조직 내에 물혹(낭종, cyst)과 같은 액체가 존재하면 초음파선은 세기의 손실 없이 낭종 부위를 그대로 직진하여 낭종 아래부위의 구조물에 초음파선이 반사된다. 그러면 초음파선이 증폭되어 초음파 영상이 밝게 표시되는 음향증강(acoustic enhancement)이 만들어진다(그림 3-17, 표 3-2). 음향증강은 혈액이 들어 있는 심방 및 심실, 대혈관(대동맥, 폐동맥 등), 물혹(낭종, cyst), 담즙(쓸개즙)의 뒷부분에서 잘 나타난다.

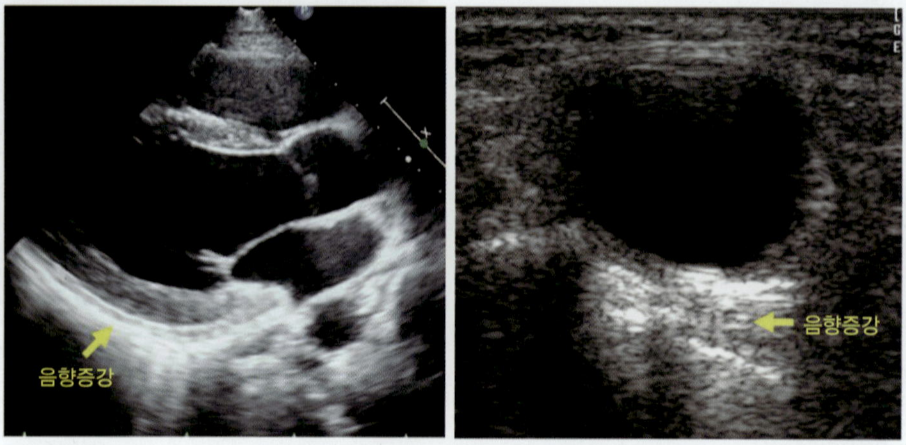

그림 3-17. 음향증강(Acoustic enhancement)
A: 심장막 뒷부분으로 음향증강이 관찰된다. B: 물혹(낭종) 뒷부분으로 음향증강이 관찰된다.

4) 음향음영(Acoustic shadow)

두 조직의 경계면의 음향저항의 차이가 클수록 반사파가 크고 투과는 작게 된다. 즉 강한 반사체의 구조물인 경우, 초음파의 대부분이 반사되어 구조물 뒷면에는 초음파가 거의 도달하지 못하게 된다. 따라서 구조물 뒷부분에는 영상이 만들어지지 않아 검게 나타나는 음향음영(acoustic shadow)이 만들어진다(그림 3-18, 표 3-2).

음향음영은 인공판막, 뼈, 담석 및 신장결석 등의 석회화된 구조물의 뒷부분에서 잘 나타난다.

5) 거울영상허상(Mirror image artifact)

거울을 볼 때, 거울 앞에 있는 물체가 마치 거울 반대쪽에 있는 것처럼 보이는 현상으로, 반사파가 탐촉자로 곧바로 돌아오지 못하고 방해물의 경계면에 의해 반사되어 경계면 뒤쪽으로 실제 조직과 같은 모양의 허상을 만든다. 마치 같은 모양으로 마주보고 있는 것처럼 보인다(그림 3-19, 표 3-2).

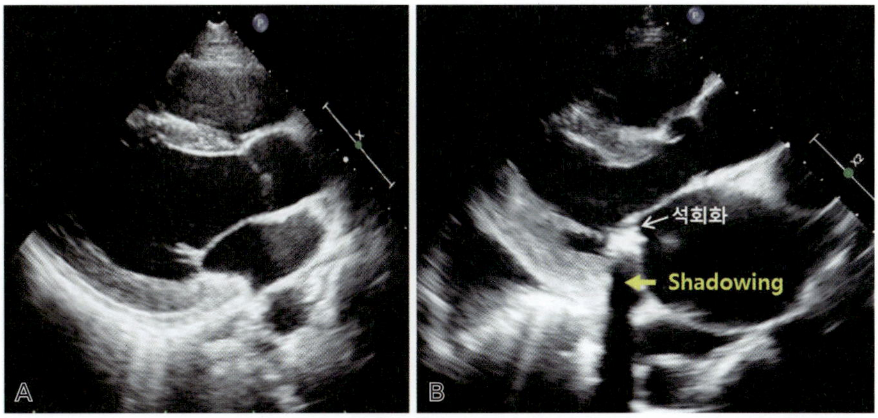

그림 3-18. 음향음영(Acoustic shadowing)
A: 정상, B: 밝은 반사체인 석회화 뒤쪽으로 검은 그림자 허상이 보인다.

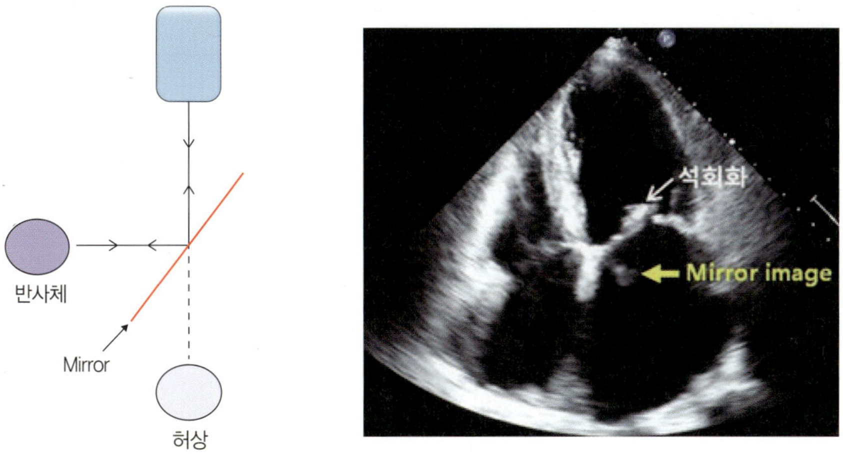

그림 3-19. 거울영상허상(Mirror image artifact)
반사체가 방해물의 경계면에 의해 반사되어 경계면 뒤쪽으로 실제 조직과 같은 모양의 허상을 만든다. 석회화된 승모판 뒤쪽으로 같은 모양과 양상으로 거울영상허상(mirror image artifact)이 보인다.

6) 근거리음장속화증(Near field cluttering)

탐촉자에 가까운 부위에 뿌옇게 번져 보이는 음향 잡음(acoustic noise)이 일어나는 현상이다. 좌심실의 심첨 부근에서 잘 관찰되고, 위상차배열(phased array) 탐촉자에서 흔히 발생한다(그림 3-20, 표 3-2).

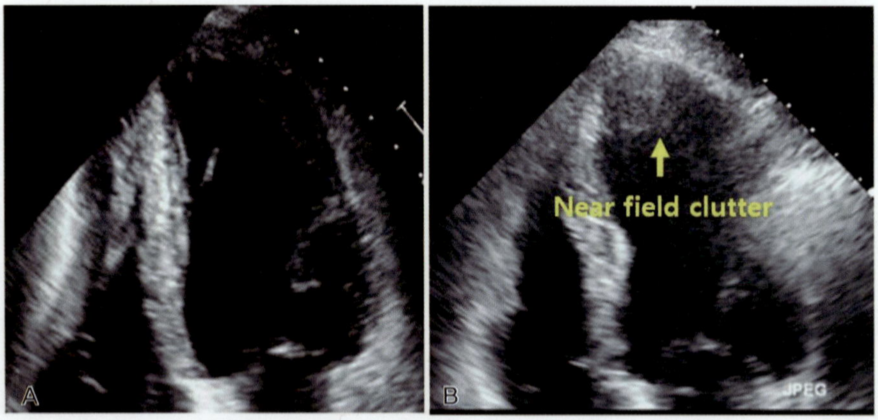

그림 3-20. 근거리음장속화증(Near field cluttering)

A: 정상, B: 탐촉자에 가까운 부위에 음향 잡음(acoustic noise)이 일어나는 현상으로, 좌심실의 심첨 근처에서 Near field cluttering이 관찰된다.

표 3-2. 초음파 허상

허상의 종류	원인
측엽허상	측엽의 위치에 강한 반사체가 있을 경우, 주엽 안의 실제 구조물의 영상과 같은 선상에 존재하듯이 곡선모양의 허상
반향허상	강한 반사체가가 있을 때 탐촉자와 반사체 사이에 반복적인 반사로 탐촉자의 정수배 거리에 나타나는 허상
음향증강	물혹(낭종) 주위로 초음파 영상이 밝게 증가되어 나타나는 허상
음향음영	강한 반사체 뒤쪽으로 검게 나타나는 허상
거울영상허상	같은 모양으로 마주보듯이 만들어지는 허상
근거리음장속화증	탐촉자 가까운 부위에 뿌옇게 번져 보이는 허상 위상차배열 탐촉자(phased array transducer)에 흔히 발생

Section

04 심초음파 검사실

학습목표

1. 심초음파 검사 보고서를 설명할 수 있다(B).
2. 심초음파 검사에 사용되는 약어를 설명할 수 있다(A).
3. 심초음파 검사의 목적 및 특징을 설명할 수 있다(A).
4. 심초음파 진단의 대상이 되는 질환에 대해 설명할 수 있다(A).
5. 심초음파 검사의 종류를 설명할 수 있다(A).

1. 심초음파 검사 보고서

심초음파 검사 보고서 양식과 내용은 병원마다 다르기 때문에 일정한 양식은 없지만, 중요한 것은 심초음파 검사를 위해 얻은 정보를 신속 정확하게 전달하는 것이다.

심초음파 검사자의 숙련도에 따라 진단 정밀도에 차이가 있으므로 충분한 지식과 높은 기술이 습득해야 한다. 검사자는 환자의 체격, 상태, 심장의 위치 등 충분한 정보를 가지고 검사를 실시해야 한다.

보고서는 환자의 인적사항, 검사목적, 측정치, 검사소견, 진단, 서명 등으로 구성되어 있다.

환자의 인적사항은 등록번호, 이름, 성별, 연령. 키, 몸무게, 혈압, 검사 목적 등을 기록한다.

2D 심초음파, M-mode 심초음파, 도플러 심초음파로 심장의 두께, 심장의 크기, 벽운동, 심박출량, 박출률(구출률), 판막의 형태, 판막의 기능 혈류 역학을 측정하고 종합하여 환자의 치료에 도움을 주어야 한다. 그리고 검사담당자와 판독자가 모두 서명하는 것이 바람직하다(그림 4-1, 2).

::: 심초음파검사 보고서 :::

이름		등록번호		성별/나이	M/62	혈압(㎜Hg)	112/64
적응증	Chest pain	BSA(㎡)	1.78	키/몸무게	178/62	시술종류	TTE
의뢰의사		진료과		검사자		판독의사	
검사일		최근검사일		입원/외래		병동/병실	

▪ **CARDIAC SIZE AND FUNCTION**

	M-mode	2-D		M-mode	2-D
LVIDd(mm)	49		Aortic root(mm)	33	
LVIDs(mm)	33		Ascending aorta(mm)		
LVSd(mm)	7		LA dimension(mm)	33	
LVPWd(mm)	8		LA volume(ml)		36
LVOTd(cm)			RVIDd(mm)		

LV Size is	Normal	RV Size is	Normal
LV Function is	Normal	RV Function is	Normal
EF is	60-64%	RV Wall Motion is	Normal
Wall Motion shows	Normal		

Left Atirum	Normal size	Right Atrium	Normal size
Aortic root	Normal size	Pericardium	Normal

▪ **CARDIAC VALVES**

Aortic valve	Normal structure and motion
Mitral valve	Normal structure and motion
Pulmonic valve	Normal structure and motion
Tricuspid valve	Normal structure and motion

MR	Trace	MS	None	AR	None	AS	None	TR	Trace	PR	None

▪ **DIASTOLIC FUNCTION**

Mitral:E: 86 cm/s A: 33 cm/s, E/A : 2.6 DT : 206 m/s

Tissue Doppler: Septal annulus: Sa: 10.5 cm/s, Ea: 11.8 cm/s, Aa: 7.6 cm/s

Lateral annulus: Sa: 13.5 cm/s, Ea: 18.4 cm/s, Aa: 7.4 cm/s

E/Ea (septal): 7.3 , E/Ea (lateral) : 4.7

LV Relaxation	Normal LV relaxation	LV Filling pressure	Normal LV filling pressure

TR velocity : 2.3 m/s, RA pressure : 10 mmHg, Pa systolic pressure : 37 mmHg

Stroke Volumn : ml, HR : bpm, Cardiac output : L/min

▪ **SUMMARY**

Normal chamber size
No LVH
Normal wall motion
Normal LV, RV function
Normal valve structure and motion
*Trace MR/TR
Normal LV relaxation and LV filling pressure
No pericardial effusion

▪ **COMMENTS**

Normal echocardiogra

그림 4-1. 정상 심초음파 검사 보고서

::: 심초음파 검사 보고서 :::

이름		등록번호		성별/나이	F/62	혈압(mmHg)	130/95
적응증	OMI	BSA(m²)	1.54	키/몸무게	158/54	시술종류	TTE
의뢰의사		진료과	CI	검사자		판독의사	
검사일		최근검사일	None	입원/외래	입원	병동/병실	55/05505

- **CARDIAC SIZE AND FUNCTION**

	M-mode	2-D		M-mode	2-D
LVIDd(mm)	52	51	Aortic root(mm)	30	
LVIDs(mm)	39		Ascending aorta(mm)		
LVSd(mm)	9		LA dimension(mm)	38	
LVPWd(mm)	9		LA volume(ml)		42
LVOTd(cm)		1.8	RVIDd(mm)		

LV Size is	Mildly enlarged	RV Size is	Normal
LV Function is	Moderately depressed	RV Function is	Normal
EF is	35-39%	RV Wall Motion is	Normal
Wall Motion shows	Abnormal(RWMA)		

	Basal	Mid	Apex
Anterior Septum	Hypokinetic	Hypokinetic	
Inferior Septum	Hypokinetic	Akinetic	Akinetic
Inferior	Normal	Hypokinetic	Akinetic
Posterior	Normal	Akinetic	
Lateral	Normal	Hypokinetic	Akinetic
Anterior	Normal	Normal	Akinetic

Normal
Mild Hypo
Hypolinetic
Akinetic
Dyskinetic

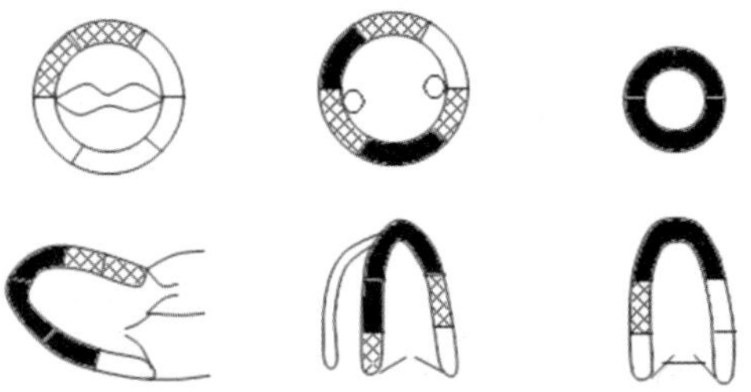

Left Atirum	Normal size	Right Atrium	Normal size
Aortic root	Normal size	Pericardium	Normal

- **CARDIAC VALVES**

Aortic valve	Mild calcification and normal motion, root calcification
Mitral valve	Mild thickening and normal motion, MAC
Pulmonic valve	Normal structure and motion
Tricuspid valve	Normal structure and motion

MR	Mild	MS	None	AR	None	AS	None	TR	Trace	PR	Trace

- **DIASTOLIC FUNCTION**

Mitral:E: 61 cm/s A: 73 cm/s, E/A : 0.8 DT : 161 m/s

Tissue Doppler: Septal annulus: Sa: 4.3 cm/s, Ea: 4.4 cm/s, Aa: 7.6 cm/s

Lateral annulus: Sa: 5.4 cm/s, Ea: 6.2 cm/s, Aa: 8.2 cm/s

E/Ea (septal): 13.9 , E/Ea (lateral) : 9.8

LV Relaxation Abnormal LV relaxation LV Filling pressure Normal LV filling pressure

TR velocity : incomplete jet m/s, RA pressure : 5 mmHg, Pa systolic pressure : mmHg

Stroke Volumn : 45.8 ml, HR : 78 bpm, Cardiac output : L/min

- **SUMMARY**

*Mild LVE
No LVH
*RWMA(+)
*Moderate LV dysfunction, normal RV function
*AoV: mild calcification and normal motion, root calcification
*MV: mild thickening and normal motion, MAC
*Mild MR, trace TR/PR
*Abnormal LV relexation and normal LV filling pressure
No pericardial effusion

- **COMMENTS**

Ischemic insult of LAD, RCA territories
Moderate LV dysfunction

그림 4-2. 비정상 심초음파 검사 보고서

2. 심초음파 검사 용어(약어)

1) 단면도(View)

약어	풀이	의미
PLAX	parasternal long axis view	복장결긴축단면도
PSAX	parasternal short axis view	복장결짧은축단면도
A4C	apical 4 chamber view	심첨사방도
A2C	apical 2 chamber view	심첨이방도
A3C	apical 3 chamber view	심첨삼방도
A5C	apical 5 chamber view	심첨오방도

2) 초음파 검사방식(Modality)

약어	풀이	의미
2D	2 dimentional	이면성, B-모드
PW	pulsed wave Doppler	간헐파형도플러
CW	continuous wave Doppler	조직파형도플러
TDI	tissue Doppler imaging	조직 도플러
TTE	transthoracic echocardiography	흉벽경유(경흉부)심초음파
TEE	transesophageal echocardiography	식도경유(경식도)심초음파

3) 해부학적 용어(Anatomy)

약어	풀이	의미
LV	left ventricle	좌심실
LA	left atrium	좌심방
LAA	left atrial appendage	좌심방돌기
RV	right ventricle	우심실
RA	right atrium	우심방
AS	atrial septum	심방중격
IVS	interventricular septum	심실중격
MV	mitral valve	승모판
AML	anterior mitral leaflet	승모판 앞첨판
PML	posterior mitral leaflet	승모판 뒤첨판
AoV (AV)	aortic valve	대동맥판
RCC	right coronary cuspid	우관상동맥첨판(우반월판)
LCC	left coronary cuspid	좌관상동맥첨판(좌반월판)

NCC	non-coronary cuspid	무관상동맥첨판(무반월판)
TV	tricuspid valve	삼첨판
ATL	anterior tricuspid leaflet	삼첨판 앞첨판
PTL	posterior tricuspid leaflet	삼첨판 뒤첨판
STL	septal tricuspid leaflet	삼첨판 중격첨판
PV	pulmonary valve	폐동맥판
LVOT	left ventricular outflow tract	좌심실유출로
RVOT	right ventricular outflow tract	우심실유출로
AO	aorta	대동맥
PA	pulmonary artery	폐동맥
IVC	inferior vena cava	아래대정맥
SVC	superior vena cava	위대정맥

4) 측정값 용어(Measurement)

약어	풀이	의미
LVIDd	left ventricular internal dimension at end-diastole	좌심실 확장기말 내경
LVIDs	left ventricular internal dimension at end-systole	좌심실 수축기말 내경
RVIDd	right ventricular internal dimension at end-diastole	우심실 확장기말 내경
IVSd	interventricular septal wall thickness at end-diastole	심실중격 확장기말 두께
LVPWd	left ventricular posterior wall thickness at end-diastole	좌심실 뒤벽 확장기말 두께
RWMA	regional wall motion abnormality	국소벽운동장애
SV	stroke volume	일회박출량
CO	cardiac output	심박출량
CI	cardiac index	심박출계수
EF	ejection fraction	박출률(구출률)
EPSS	E-point septal separation	E점 중격분리
dp	delta pressure	압력 변화
dt	delta time	시간 변화
TAPSE	tricuspid annular plane systolic excursion	삼첨판고리 수축기 운동
DT	deceleration time	감속시간
IVRT	isovolumic relaxation time	등용적확장시간
Vp	popagation velocity	전파속도
TVI (VTI)	time velocity integral (Velocity time integral)	시간속도적분
PHT	pressure half time	압력반감시간
CSA	cross-sectional area	단층영역
PISA	proximal isovelocity surface area	가까운 쪽 등속면면적

5) 심장질환(Heart Disease)

약어	풀이	의미
LVE	left ventricular enlargement	좌심실확장
LAE	left atrial enlargement	좌심방확장
RVE	right ventricular enlargement	우심실확장
RAE	right atrial enlargement	우심방확장
LVH	left ventricular hypertrophy	좌심실비대
MAC	mitral annular calcification	승모판고리 석회화
HCM	hypertrophic cardiomyopathy	비대심근병증
AHCM	apical hypertrophic cardiomyopathy	심첨비대심근병증
DCMP	dilated cardiomyopathy	확장심근병증
ICMP	ischemic cardiomyopathy	허혈심근병증
MR	mitral regurgitation	승모판역류
AR	aortic regurgitation	대동맥판역류
TR	tricuspid regurgitation	삼첨판역류
PR	pulmonic regurgitation	폐동맥판역류
MS	mitral stenosis	승모판협착증
AS	aortic stenosis	대동맥판협착증
TS	tricuspid stenosis	삼첨판협착증
PS	pulmonic stenosis	폐동맥판협착증
MVP	mitral valve prolapse	승모판탈출
SAM	systolic anterior motion	승모판 수축기 전방 운동
VSD	ventricular septal defect	심실중격결손
ASD	atrial septal defect	심방중격결손
PFO	patent foramen ovale	열린타원구멍(난원공개존)
PDA	patent ductus arteriosus	열린동맥관(동맥관개존증)
TOF	tetralogy of Fallot	팔로네증후

3. 검사 전 준비 사항

1) 심초음파 진단장치는 점검표를 작성하여 매일 점검을 하고, 검사 전 심초음파 진단장치의 기본 세팅을 반드시 확인한다.
2) 심전도 전극, 초음파 겔(gel), 인화 용지를 준비한다.
3) 피검자의 상의를 환자복으로 입고, 가슴노출에 대한 설명을 한다.

4) 피검자를 검사 침대에 눕힌 후 검사에 대해 간단히 설명하고 안정을 취하도록 유도한다.
5) 심전도 전극을 왼쪽 어깨(LA), 오른쪽 어깨(RA), 왼쪽 허리 부위(LF)에 부착하고, 표준유도 중에서 하나의 유도를 선택하여 심전도를 모니터링 한다. 일반적으로 Ⅱ 유도를 많이 선택한다.
6) 환자의 등록번호, 이름, 키, 몸무게 및 기타 정보(혈압, 진단명, 기저질환 등)를 심초음파 진단장치에 입력하고 검사를 시작한다.
7) 신생아, 소아는 바로누운자세(앙와위)에서 기록이 가능하며, 성인의 경우는 왼쪽으로 누운자세(좌측와위)를 취한다. 단 갈비밑이나 복장위에서 기록하는 경우 바로누운자세로 하는 경우가 많으며, 갈비밑은 양쪽 무릎을 세워 들숨상태에서 기록하며, 복장위는 베개 등을 이용해 목을 가볍게 뒤로 젖힌 위치에서 기록한다.

4. 심초음파 검사의 목적 및 특징

1) 심초음파 검사의 목적

심초음파는 가슴 외부에 탐촉자(probe, transducer)를 위치시켜 만들어진 영상으로 심장에관한 정보를 정확하게 제공해주는 매우 유용한 검사이다. 하지만 과도한 비만자, 가슴기형 환자 및 만성 폐질환자인 폐과도팽창증후군(pulmonary overinflation syndrome) 또는 폐섬유증 등의 경우 초음파 검사가 불가능한 경우가 있을 수 있다.

심장의 기능을 알기 위한 검사로서 심전도는 심장에서 발생하는 전위의 변화를 파악하고, 부정맥이나 심근, 심막 등의 다양한 이상소견을 알 수 있는 검사이다. 또한 방사선 사진은 심장의 크기나 형상을 투영도를 통하여 묘사하며, 폐울혈의 유무 등 폐혈관계 상태를 표현한다.

두 검사 모두 임상에서 반드시 필요한 검사이지만, 이러한 검사를 통하여 심장 내부의 정보를 정확하게 파악할 수 없다. 반면에 심초음파 검사는 심장의 내부 구조, 크기, 두께, 기능 평가, 판막의 움직임이나 이상 구조물의 유무, 심장 내부의 혈류상황 등의 평가 등이 가능한 우수한 순환기계 검사이다.

2) 심초음파 진단의 특징

(1) 비파괴적이고 반복적으로 쉽게 검사가 가능하다.
(2) 조영제를 사용하지 않으므로 특별한 전처치를 필요로 하지 않는다.
(3) 단층상에서 판막이나 벽의 움직임을 실시간(real time)으로 관찰할 수 있어서 심장 내 구조물의 이상이나 벽운동 이상을 쉽게 관찰할 수 있다.
(4) M-mode, 도플러검사 등으로 좌심실용적, 심박출량, 박출률 등을 구할 수 있기때문에 좌심실을 중심으로 하는 심장기능 평가가 가능하다.

(5) 연부조직(soft tissue)의 단층상이나 움직임의 영상화에 우수할 뿐만 아니라 혈류의 속도, 방향, 움직임 등 다른 정보도 측정할 수 있어 생체 내부의 검사가 가능하다.

(6) 심전도나 맥파와 동시에 검사할 수 있어 심장의 시상 분석이 가능하다.

(7) 심장 내 혈전이나 심장내막염 등의 치료 효과 판정과 같은 반복적 검사에도 적용할 수 있으며 검사 시간이 짧아 외래의 스크리닝 검사로 적당하다.

(8) 연부조직과 복부장기에서는 잘 전달되지만 위장계통과 폐와 같이 공기로 가득 차 있는 장기나 뼈에서는 전달이 잘 되지 않는다.

5. 심초음파 진단의 대상이 되는 질환

(1) 심장벽 두께 및 심장의 크기와 기능을 측정에 이용

① 고혈압(hypertension)

② 확장 심근병증(dilated cardiomyopathy)

③ 심근경색증(myocardial infarction)

④ 울혈 심부전(congestive heart failure)

(2) 선천성 심장질환 진단에 이용

① 심실중격결손(ventricular septal defect)

② 심방중격결손(atrial septal defect)

③ 팔로네증후(tetralogy of Fallot)

④ 열린동맥관(동맥관개존증)(patent ductus arteriosus)

⑤ 열린타원구멍(난원공개존)(patent foramen ovale)

⑥ 엡스타인기형(Ebstein's anomaly)

⑦ 대동맥축착증(coarctation of the aorta, 심한 협착)

(3) 판막질환 진단에 이용

① 승모판협착증(mitral stenosis) 및 역류(mitral regurgitation)

② 대동맥판협착증(aortic stenosis) 및 역류(aortic regurgitation)

③ 삼첨판협착증(tricuspid stenosis) 및 역류(tricuspid regurgitation)

④ 폐동맥판협착증(pulmonic stenosis) 및 역류(pulmonic regurgitation)

⑤ 인공판막 기능 평가

(4) 심장막질환 진단에 이용

① 심장막염(pericarditis)

② 심장막삼출액(pericardial effusion)

임상노트

선천성 심장병

- 팔로네증후(tetralogy of Fallot, TOF): 청색증을 일으키는 가장 흔한 선천성 심장질환의 하나로 전체 선천성 심장질환의 5~7%를 차지하며, 심실중격결손, 우심실유출로협착, 대동맥기승, 우심실 비대의 4가지 특징을 가진다.
- 열린동맥관(동맥관개존증)(patent ductus arteriosus, PDA): 출생 전 태아의 심장에서 열려 있었던 대동맥과 폐동맥 사이를 연결하는 부위인 동맥관이 출생 후에도 닫히지 않고 열려 있는 상태를 말하며, 선천성 심기형의 5~10%로 비교적 흔한 기형이다.
- 엡스타인기형(Ebstein's anomaly): 삼첨판에 생기는 선천성 심장기형으로 3개의 삼첨판첨판 중 중격첨판과 뒤첨판이 원래의 판막고리에 부착되지 않고 그 아래의 우심실 쪽으로 전이되어 부착된 상태를 말한다.
- 5대 선천성 심장질환
  ① 심실중격결손 ② 심방중격결손 ③ 열린동맥관(동맥관개존증) ④ 대동맥판협착 ⑤ 팔로네증후

6. 심초음파 검사의 종류

1) 흉벽경유심초음파검사(Transthoracic echocardiography, TTE)

- 2D 심초음파검사(2-Dimensional echocardiography)
- M-mode 심초음파검사(M-mode echocardiography)
- 간헐파형 도플러 심초음파검사(Pulsed wave Doppler echocardiography)
- 연속파형 도플러 심초음파검사(Continuous wave Doppler echocardiography)
- 색 도플러 심초음파검사(Color Doppler echocardiography)
- 조직 도플러 심초음파검사(Tissue Doppler echocardiography)

2) 식도경유심초음파(Transesophagus echocardiography, TEE)

식도경유심초음파검사는 소화기 내시경 끝부분에 초음파 탐촉자를 장착하여 식도 내로 삽입한 후 심장 및 가슴우리 안 대혈관을 관찰하는 방법이다. 이 방법은 흉벽경유심초음파검사의 단점을 보완하는 방법으로 관혈적이므로 모든 증례가 대상이 되는 것은 아니다.

일반적으로 흉벽경유심초음파검사로 정확한 정보를 얻을 수 없는 경우에 보다 뛰어난 영상을 얻을 수 있고 흉벽경유심초음파검사가 불가능한 임상 상황에서 유용한 도구이다.

식도를 통해 심초음파검사를 하게 되면 중간에 공기로 채워진 폐조직이 없이 식도가 심장과 바로 접촉하고 있기 때문에 좋은 영상을 얻을 수 있다. 특히 비만, 폐기종, 인공판막 등으로 흉벽경유심초음파창이 불량한 경우, 내림대동맥, 인공판막 등의 심혈관 구조물의 관찰, 승모판, 대동맥판, 심방중

격결손 및 대동맥박리 등을 진단하는 데 유용한 검사법이다.

식도경유심초음파검사를 할 때는 왼쪽 누운자세에서 무릎을 구부리고 턱을 약간 당긴 자세에서 내시경을 삽입하고 시계방향과 시계반대방향으로 회전하면서 위쪽과 아래쪽 각도를 필요에따라 원활하게 실시하는데 고도로 숙련된 기술이 필요하다.

Section

05 2D 심초음파검사(2-Dimensional echocardiography)

학습목표

1. 2D 심초음파검사의 원리를 설명할 수 있다(A).
2. 2D 심초음파검사를 위한 탐촉자의 위치(window)를 설명할 수 있다(A).
3. 탐촉자의 위치에 따른 심장의 단면도(view)를 설명할 수 있다(A).
   1) 복장곁에서의 기록
   2) 심첨에서의 기록
   3) 갈비밑에서의 기록
   4) 복장뼈위파임에서의 기록

2D 심초음파검사는 탐촉자에서 만들어진 초음파 광선(beam, 빔)으로 심장을 단층면으로 잘라 관찰하는 검사이다. 심장의 단층면을 통해 심장의 구조와 움직임을 높은 해상력으로 표현하고, 심장의 해부학 및 기능에 관한 정보를 제공한다. 또한 동영상으로 심장 각 부위의 움직임을 실시간(real time)으로 관찰하는 것이 2D 심초음파검사의 특징이다. 2D 심초음파검사는 B-모드의 부채형 스캔(B-mode sector scan)으로 얻는 초음파 검사 방법이다. 2D 검사는 심장 초음파의 기본이며, 2D 검사 후에 M-mode 검사와 도플러 검사가 이루어진다.

탐촉자에서 생성된 초음파 광선이 심장의 구조물 전체로 전파되고, 연속적으로 전파된 초음파 광선이 반대로 되돌아오면 다시 탐촉자가 받아 실시간으로 초음파 영상을 만들어 낸다.

2D 심초음파검사는 반사되어 되돌아온 초음파 광선이 점으로 표시되고, B (brightness) mode 영상 방식으로 밝기 정도의 차이로 영상을 만들어내며 물체의 강도가 강할수록 밝게 표시된다.

배열되는 점과 점 사이의 거리는 초음파를 반사하는 물체의 거리를 나타내고, 수많은 점들을 합성하여 펼치면 2D 심초음파검사 영상이 만들어지는 것이다.

흉벽경유심초음파검사에서는 탐촉자를 위치시키는 4가지 기본창(window)이 있고, 4가지 기본창은 복장곁창(흉골연창, Parasternal window), 심첨창(Apical window), 갈비밑창(늑골하부창, Subcostal window), 복장뼈위파임창(흉골상부창, Suprasternal notch window)이 있다(그림 5-1).

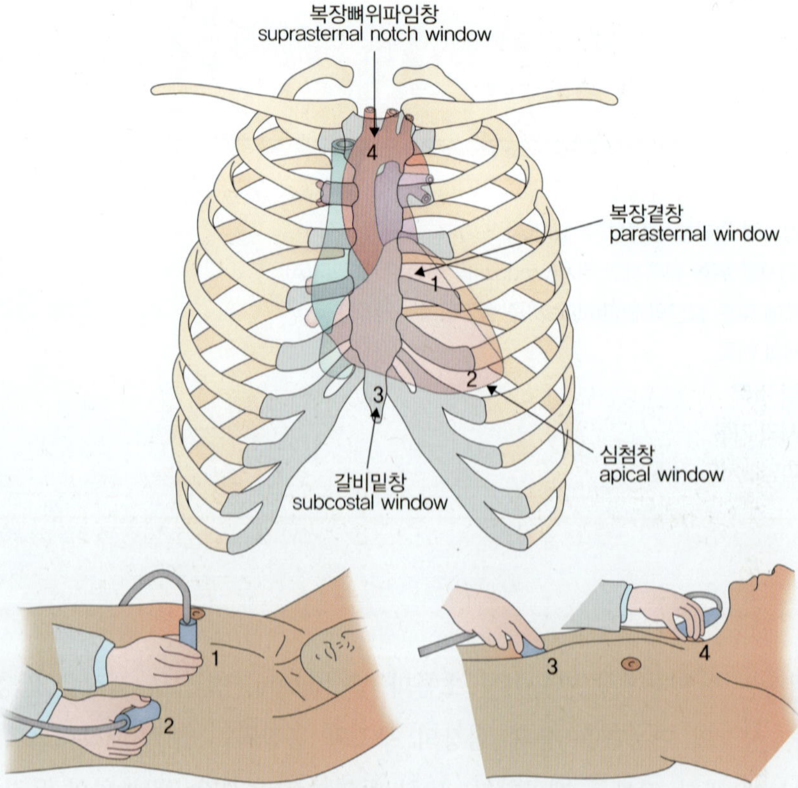

그림 5-1. 흉벽경유심초음파검사에서의 기본창과 탐촉자의 위치
1. 복장곁창 2. 심첨창 3. 갈비밑창 4. 복장뼈위파임창

1. 복장곁창(흉골연창, Parasternal window)

2D 심초음파검사는 심초음파의 중심이다. 그중에서도 복장곁 단면도는 심초음파 검사를 실시할 때 가장 먼저 구하는 단면도이고 M-mode 검사가 이루어지는 단면도라 아주 중요하다. 2D 심초음파검사의 복장곁긴축은 좌심실과 평행하게 달리며 짧은축은 긴축과 수직을 이룬다(그림 5-2).

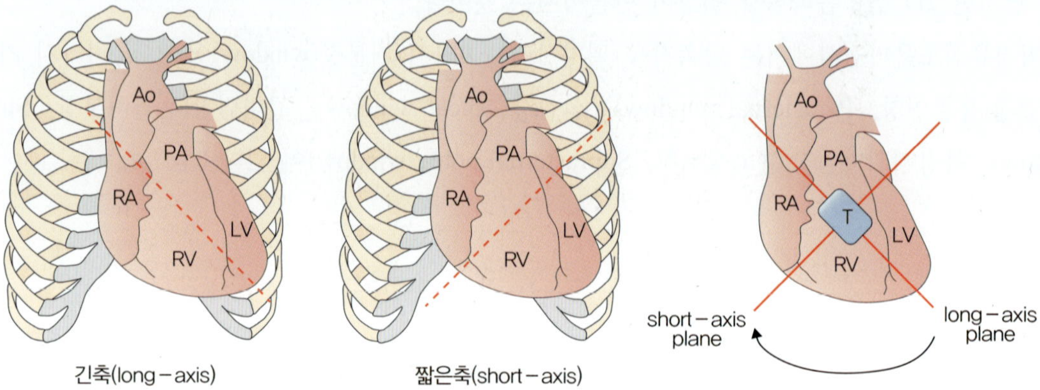

그림 5-2. 복장곁의 긴축(long-axis)과 짧은축(short-axis) 단면

1) 복장결긴축단면도(Parasternal long axis view, PLAX)

심초음파검사 검사에서 가장 첫 번째 단면도이고, 승모판이 기준이 된다. 복장결긴축단면도는 좌심실의 크기 측정과 승모판, 대동맥판 평가를 위해 가장 유용한 단면도이다.

(1) 피검자 자세

피검자를 바로누운자세에서 왼쪽으로 60~90° 기울여 눕힌 상태에서 검사를 시행한다(그림 5-3).

(2) 탐촉자 위치 및 조작법

탐촉자에 적당량의 초음파 겔을 바르고, 탐촉자의 방향표지자(marker)를 11시 방향으로 위쪽으로 향하게 하여 왼쪽 복장뼈(sternum)의 셋째, 넷째 갈비사이공간(intercostal space)에 탐촉자를 위치시킨다(그림 5-3). 첫 번째-세 번째(네 번째) 손가락으로 탐촉자를 잡고 새끼손가락으로 피검자의 가슴에 붙여 고정한다(그림 5-4). 탐촉자를 피검자의 오른쪽 어깨(심장바닥부)에서 왼쪽 허리(심첨) 방향으로 비스듬하게 설정하면 심장을 세로로 자른 긴축 단면도를 얻을 수 있다(그림 5-5). 정확한 영상을 얻을 때까지 탐촉자의 위치를 조금씩 조절하고, 심장 구조물이 잘 보이게 TGC, gain 및 depth를 조절하면서 검사를 시행한다. 탐촉자의 위치를 기본 위치에서 한 칸 위쪽의 갈비사이공간으로 이동시키면 오름대동맥(ascending aorta)을 좀 더 잘 관찰할 수 있다.

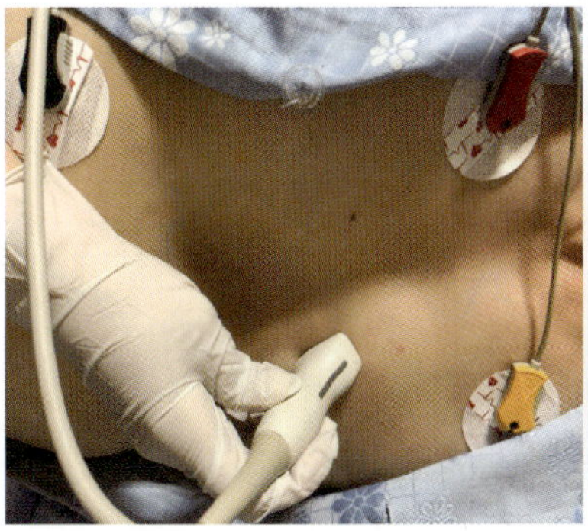

(오른손 Probe 잡는 법)

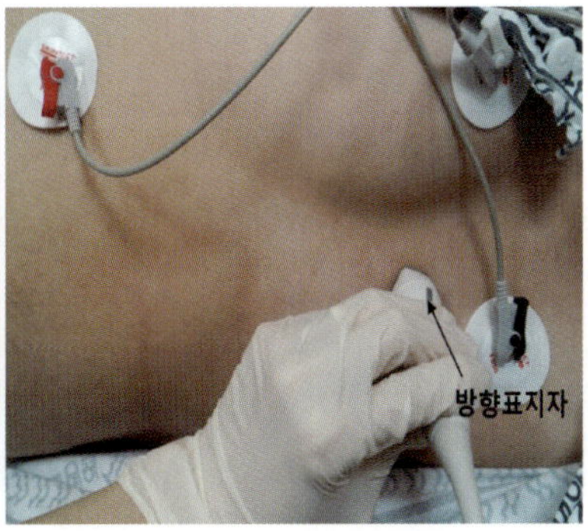

(왼손 Probe 잡는 법)

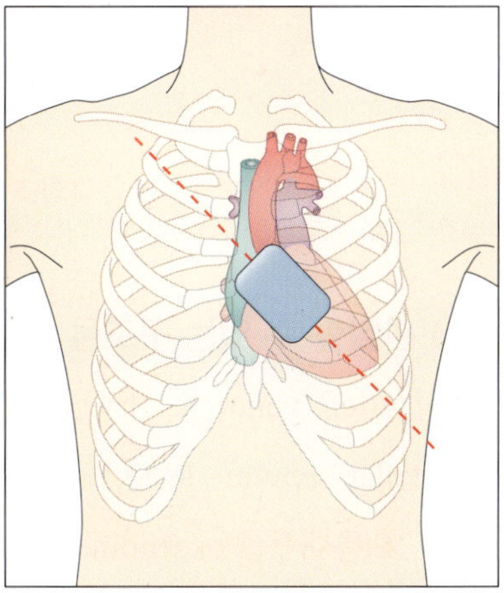

그림 5-3. 복장결긴축단면도의 피검자의 자세 및 탐촉자 위치
복장결 셋째, 넷째 갈비사이공간에 탐촉자를 위치시킨다.

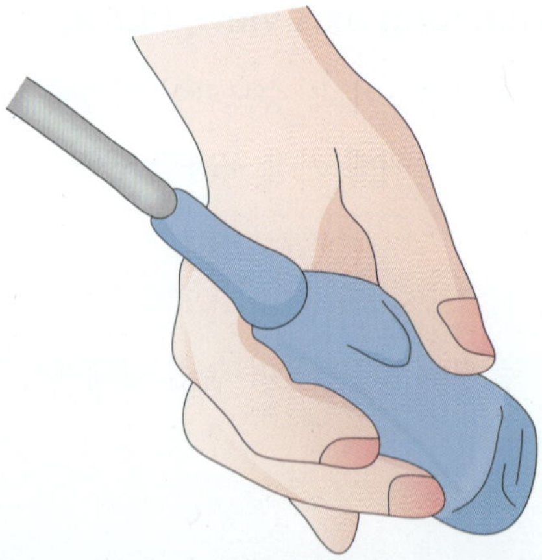

그림 5-4. 탐촉자 잡는 방법
첫 번째-세 번째(네 번째) 손가락으로 탐촉자를 잡고 새끼손가락으로 피검자의 가슴에 붙여 고정한다.

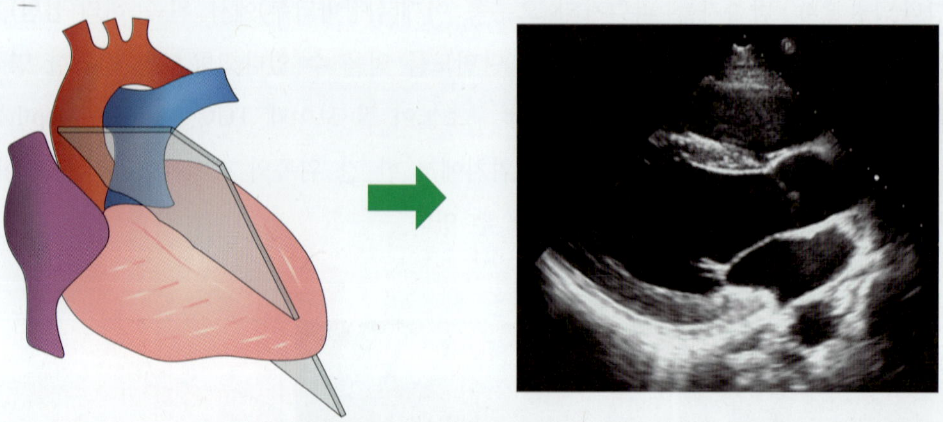

그림 5-5. 복장곁긴축단면도(Parsternal long axis view)

(3) 관찰할 수 있는 구조물

좌심실(left ventricle, LV), 좌심방(left atrium, LA), 우심실(right ventricle, RV), 심실중격(interventricular septum, IVS), 좌심실후벽(left ventricular posterior wall, LVPW), 대동맥뿌리부위(aortic root), 오름대동맥(ascending aorta), 내림대동맥(descending aorta), 대동맥판(aortic valve), 승모판(mitral valve), 관상정맥동(coronary sinus) 등이다(그림 5-6).

(4) 추가로 해야 할 검사

① M -mode: 좌심실, 좌심방, 대동맥뿌리부위내경 측정, 좌심실수축기능 평가, 심실중격과 좌심실뒤벽 두께 측정

② 색 도플러: 승모판, 대동맥판역류 및 협착 평가, 이상 혈류 및 단락 관찰(심실중격결손)

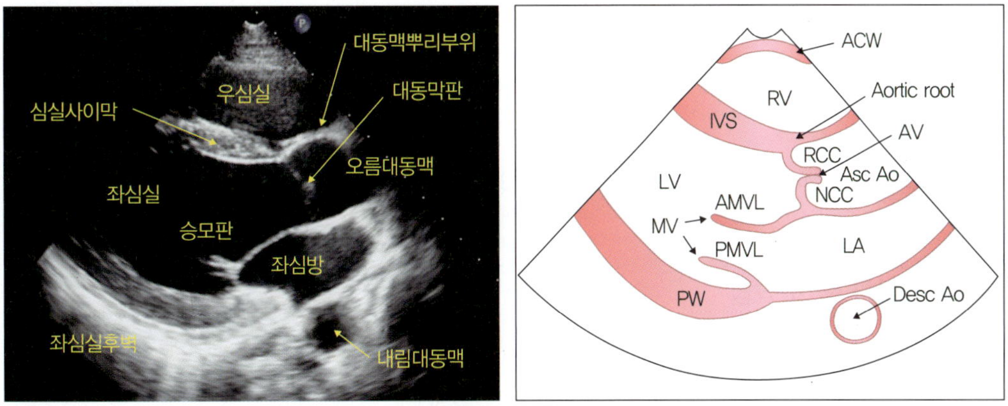

그림 5-6. 복장결긴축단면도 구조

LV (left ventricule, 좌심실), LA (left atrium, 좌심방), RV (right ventricle, 우심실), IVS (interventricular septum, 심실중격), LVPW (left ventricular posterior wall, 좌심실뒤벽), MV (mitral valve, 승모판), AMVL (anterior mitral valve leaflet, 승모판 전첨판), PMVL (posterior mitral valve leaflet, 승모판 후첨판), AV (aortic valve, 대동맥판), RCC (right coronary cuspid, 우관상동맥첨판), LCC (left coronary cuspid, 좌관상동맥첨판), NCC(non-coronary cuspid, 무관상동맥첨판), Aortic root(대동맥뿌리 부위), Asc Ao (ascending aorta, 오름대동맥), Desc Ao (descending aorta, 내림대동맥), ACW (anterior chest wall, 앞가슴벽)

(5) 측정해야 할 항목

① 심장 크기 측정: 좌심실, 좌심방, 오름대동맥, 대동맥뿌리부위 내경 측정

② 심실중격, 좌심실후벽 두께 측정(심실비대 평가)

③ 좌심실, 우심실벽 운동성 평가

④ 좌심실, 우심실 수축 기능 평가

⑤ 승모판, 대동맥판 모양 및 움직임 평가

⑥ 승모판역류, 대동맥판역류 및 협착 평가

⑦ 심장막삼출(pericardial effusion), 가슴막삼출(pleural effusion) 평가

⑧ 내림대동맥 크기 및 모양 평가

⑨ 관상정맥동(coronary sinus) 크기 평가

좋은 영상을 위한 도움말

- 중격과 심실후벽이 평행이 되고, 대동맥판과 승모판이 명료하게 보이도록 탐촉자의 위치를 약간씩 움직이거나 가볍게 회전(rotating) 또는 기울여서(tilting) 명료한 영상을 얻도록 노력한다.
- 탐촉자 조작의 요령을 터득하는 것이 중요하다. 탐촉자의 위치가 조금만 바뀌어도 영상은 크게 달라진다. 탐촉자를 시계 방향으로 너무 많이 돌리게 되면 좌심실이 작게 보이고, 반시계 방향으로 너무 많이 돌리면 대동맥판이 없어지면서 좌심실, 좌심방이 작게 보일 수 있다.
- 가장 정확한 영상은 대동맥이 화면의 가운데 있으면서 대동맥판 두 개가 같은 길이로 보여야 한다. 그리고 좌심실이 끝까지 펼쳐져 있어야 한다.
- 피검자를 왼쪽으로 기울이는 자세를 취하는 목적은 왼쪽 폐를 심장으로부터 약간 멀어지게 하여 공기저항을 줄이고, 탐촉자를 심장에 더 가까이하여 좋은 영상을 얻기 위함이다.

2) 복장결 우심실 유입로의 긴축단면도(Parasternal right ventricular inflow long axis view)

(1) 피검자 자세

피검자를 바로누운자세에서 왼쪽으로 60~90° 정도 기울여 눕힌 상태에서 검사를 시행한다.

(2) 탐촉자의 위치 및 조작법

탐촉자를 복장결긴축단면도 위치에서 탐촉자 단면을 아래쪽(오른쪽 다리)으로 기울이면(tilting) 우심실 유입로의 긴축 단면도를 얻을 수 있다(그림 5-7). 경우에 따라 탐촉자를 시계방향으로 15~20° 정도 회전시키면 더 좋은 영상을 얻을 수 있다.

정확한 영상을 얻을 때까지 탐촉자의 위치를 조금씩 조절하고, 심장 구조물이 잘 보이게 gain과 depth를 조절하면서 검사를 시행한다.

(3) 관찰할 수 있는 구조물

우심실, 우심방, 삼첨판, 아래대정맥, 관상정맥동 등이다(그림 5-7).

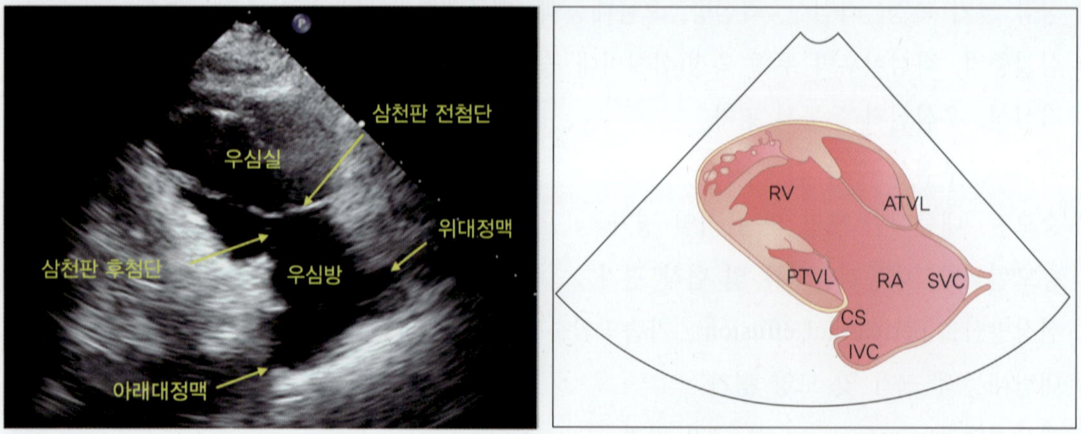

그림 5-7. 복장결 우심실 유입로 긴축 단면도 구조

RV (right ventricle, 우심실), RA (right atrium, 우심방), PTVL (posterior tricuspid valve leaflet, 삼첨판 후첨판), ATVL (anterior tricuspid valve leaflet, 삼첨판 전첨판), CS (coronary sinus, 관상정맥동), IVC (interior vena cava, 아래대정맥), SVC (superior vena cava, 위대정맥)

(4) 추가로 해야 할 검사

① 색 도플러: 삼첨판역류 및 협착 평가

② 연속파형 도플러: 삼첨판역류 및 협착 평가, 수축기 폐동맥압 측정

(5) 측정해야 할 항목

① 우심실의 수축 기능 평가

② 우심실, 우심방 내경 및 용적 측정

③ 삼첨판 모양 및 움직임 평가

④ 삼첨판역류 및 협착 평가

3) 복장결 우심실 유출로의 긴축단면도(Parasternal right ventricular outflow long axis view)

(1) 피검자 자세

피검자를 바로 누운 자세에서 왼쪽으로 60~90° 정도 기울여 눕힌 상태에서 검사를 시행한다.

(2) 탐촉자 위치 및 조작법

탐촉자를 복장결긴축단면도 위치에서 탐촉자 단면을 들어 올리면(tilting), 우심실 유출로의 긴축단면도를 얻을 수 있다(그림 5-8).

정확한 영상을 얻을 때까지 탐촉자의 위치를 조금씩 조절하고, 심장 구조물이 잘 보이게 gain과 depth를 조절하면서 검사를 시행한다.

(3) 관찰할 수 있는 구조물

우심실, 우심실 유출로, 폐동맥판, 폐동맥(pulmonary artery, PA) 등이다(그림 5-8).

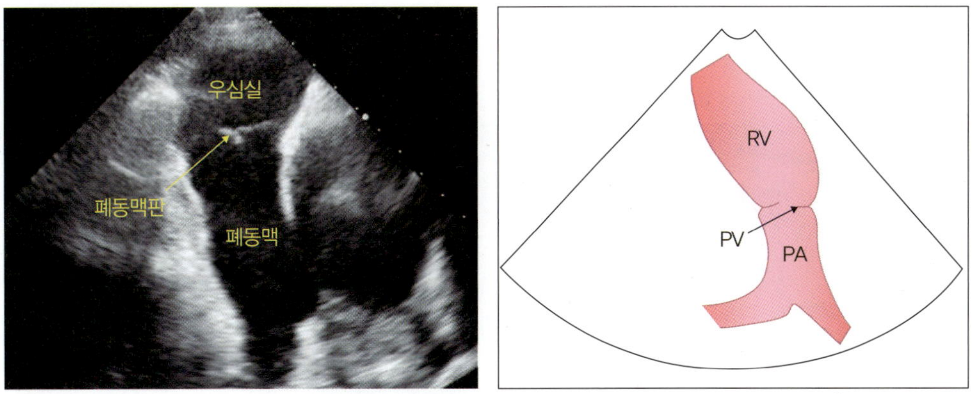

그림 5-8. 복장결 우심실 유출로 긴축단면도 구조
RV (right ventricle, 우심실), PA (pulmonary artery, 폐동맥), PV (pulmonary valve, 폐동맥판)

(4) 추가로 해야 할 검사

① 색 도플러: 폐동맥판 역류 및 협착 평가, 이상 혈류 및 단락 관찰(열린동맥관)

② 간헐파형 도플러: 우심실 유출로의 TVI(시간속도적분) 측정, 우심실 심박출량 측정

③ 연속파형 도플러: 폐동맥판 역류 및 협착 평가, 수축기 폐동맥압 측정

(5) 측정해야 할 항목

① 우심실 유출로 및 폐동맥 크기 및 모양 평가

② 폐동맥판 모양 및 움직임 평가

③ 폐동맥판 역류 및 협착 평가

4) 복장곁짧은축단면도(Parasternal short axis view, PSAX)

(1) 피검자 자세

피검자를 바로 누운자세에서 왼쪽으로 60~90° 정도 기울여 눕힌 상태에서 검사를 시행한다.

(2) 탐촉자 위치 및 조작법

탐촉자에 적당량의 초음파 겔을 바르고, 탐촉자의 방향표지자(marker)를 위쪽으로 향하게 하여 왼쪽 복장뼈의 3, 4번째 갈비사이공간에 탐촉자를 위치시켜 긴축단면도를 얻은 후, 시계 방향으로 90° 회전시켜(2~3시 방향) 탐촉자의 단면을 왼쪽 어깨에서 오른쪽 허리 방향으로 비스듬하게 설정하면(그림 5-9) 좌심실을 원모양으로 자른 짧은축단면도를 얻을 수 있다(그림 5-10).

정확한 영상을 얻을 때까지 탐촉자의 위치를 조금씩 조절하고, 심장 구조물이 잘 보이게 gain과 depth를 조절하면서 검사를 시행한다. 탐촉자 단면을 위쪽에서부터 아래쪽으로 천천히 기울이면(tilting), 대동맥판 수준(level), 좌심실의 승모판 수준 및 유두근 수준, 심첨 수준의 네 가지 단면도를 얻을 수 있다(그림 5-10).

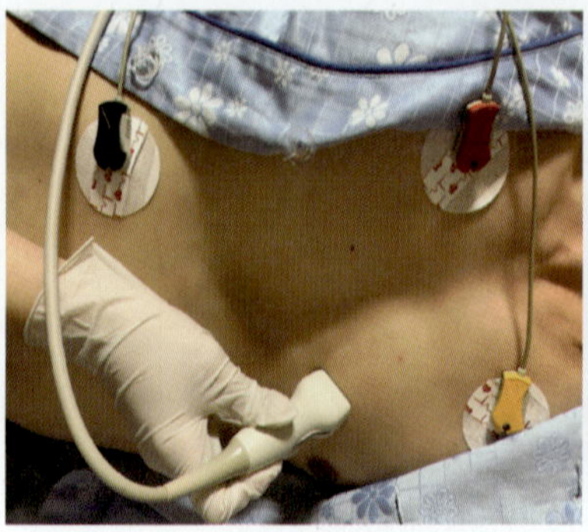
(오른손 Probe 잡는 법)

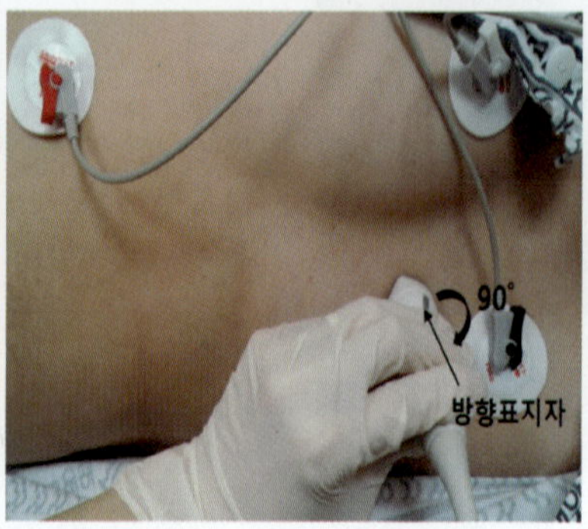

(왼손 Probe 잡는 법)

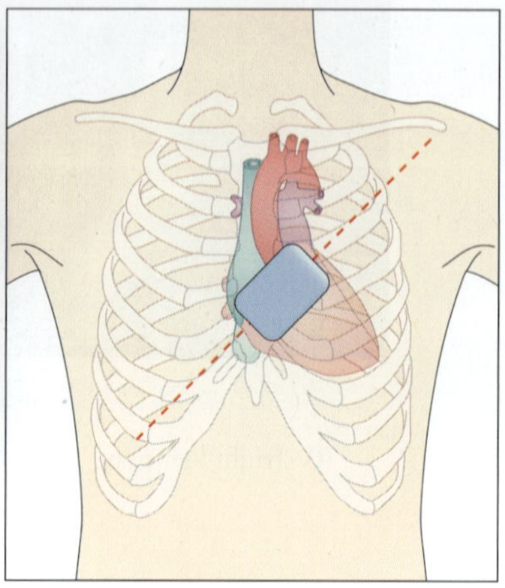

그림 5-9. 복장곁짧은축단면도의 탐촉자 위치
복장곁긴축단면도의 탐촉자 위치에서 시계 방향으로 90° 회전시킨다.

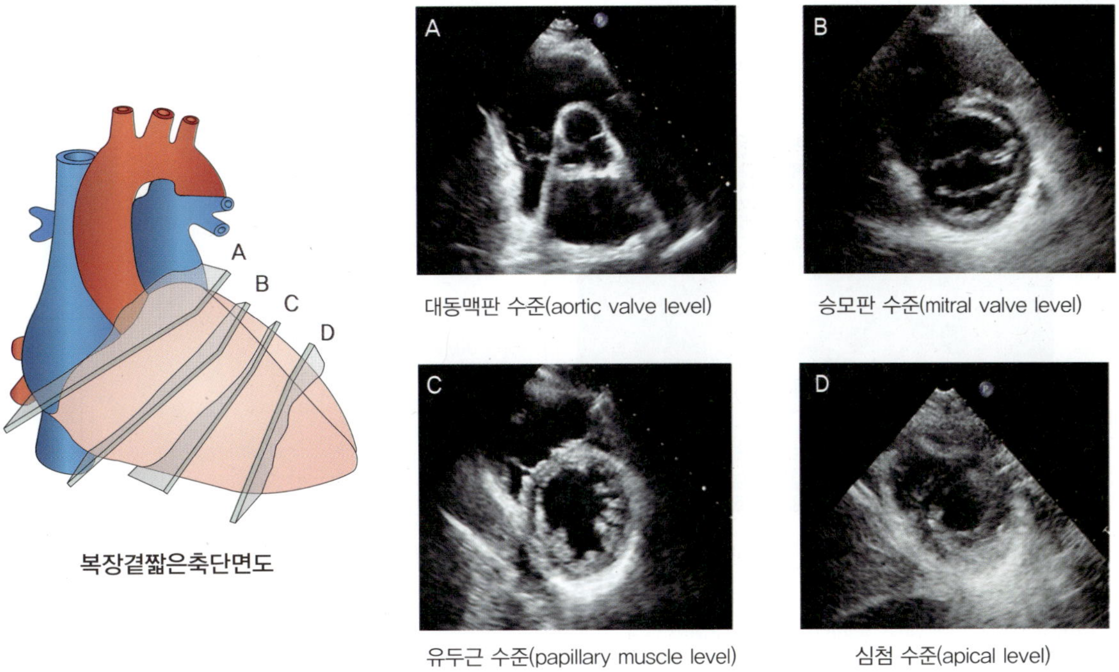

그림 5-10. 복장곁짧은축단면도(Parasternal short axis view)
복장곁긴축단면도의 탐촉자 위치에서 시계 방향으로 90° 회전시킨다.

(3) 관찰할 수 있는 구조물

① 대동맥판 수준(aortic valve level)

우심실, 우심방, 좌심방, 폐동맥, 대동맥뿌리부위, 대동맥판, 삼첨판, 폐동맥판, 좌심방귀(left atrial auricle, LAA), 심방중격(interatrial septum) 등이다(그림 5-11).

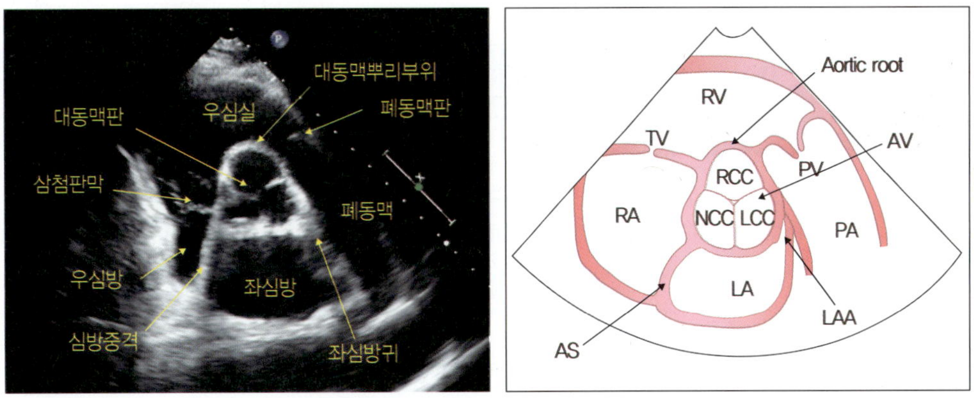

그림 5-11. 복장곁짧은축단면도- 대동맥판 수준(aortic valve level)
RV (right ventricle, 우심실), RA (right atrium, 우심방), LA (left atrium, 좌심방), PA (pulmonary artery, 폐동맥), Aortic root(대동맥뿌리부위), AV (aortic valve, 대동맥판), RCC (right coronary cuspid, 우관상동맥첨판), LCC (left coronary cuspid, 좌관상동맥첨판), NCC (non-coronary cuspid, 무관상동맥첨판), TV (tricuspid valve, 삼첨판), PV (pulmonary valve, 폐동맥판), AS (atrial septum, 심방중격), LAA (left atrium appendage, 좌심방귀)

② 승모판 수준(mitral valve level = Basal)

좌심실의 바닥부분, 승모판, 우심실 등이다(그림 5-12).

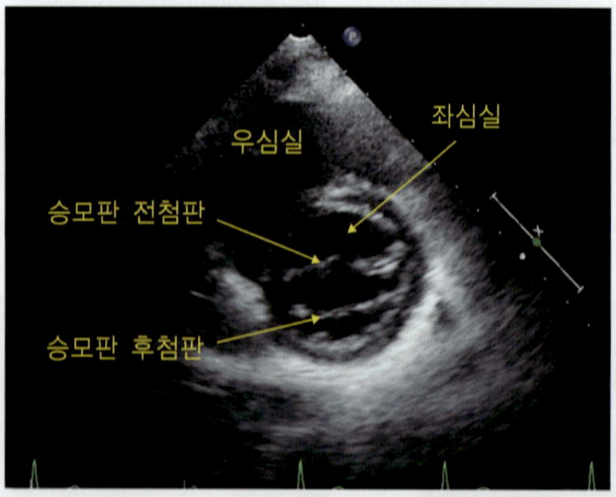

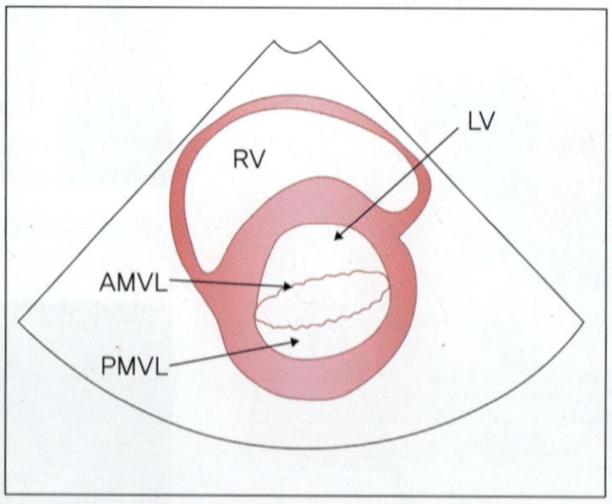

그림 5-12. 복장곁짧은축단면도- 승모판 수준(mitral valve level)

RV (right ventricle, 우심실), LV (left ventricle, 좌심실), AMVL (anterior mitral valve leaflet, 승모판 전첨판, AML), PMVL (posterior mitral valve leaflet, 승모판 후첨판, PML)

③ 유두근 수준(papillary muscle level = Middle)

좌심실의 중간부, 유두근(papillary muscle), 우심실 등이다(그림 5-13).

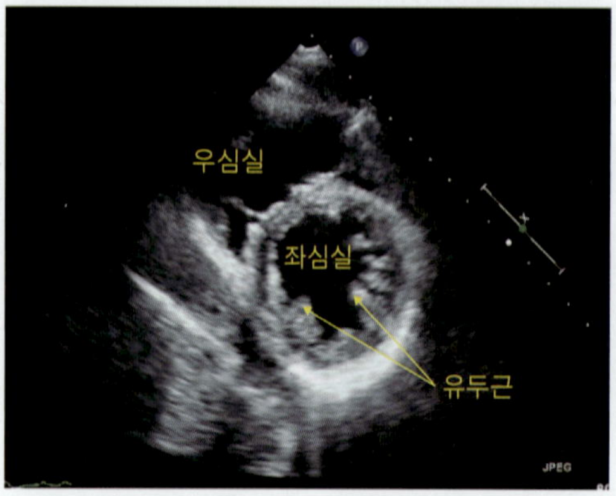

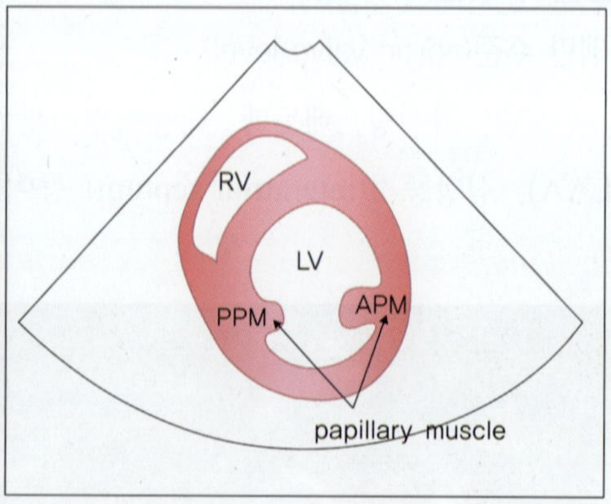

그림 5-13. 복장곁짧은축단면도- 유두근 수준(papillary muscle level)

RV (right ventricle, 우심실), LV (left ventricle, 좌심실), Papillary muscle(유두근), PPM (posteromedial papillary muscle, PM, 후내측유두근), APM (anterolateral papillary muscle, AM, 전외측유두근)

④ 심첨 수준(apical level)

좌심실 및 우심실의 심첨 등이다(그림 5-14).

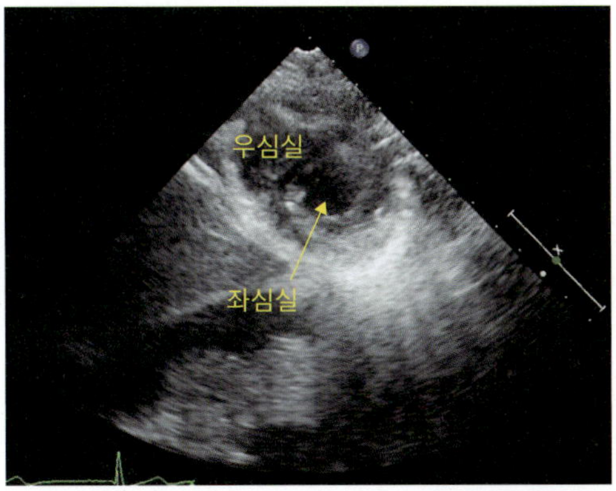

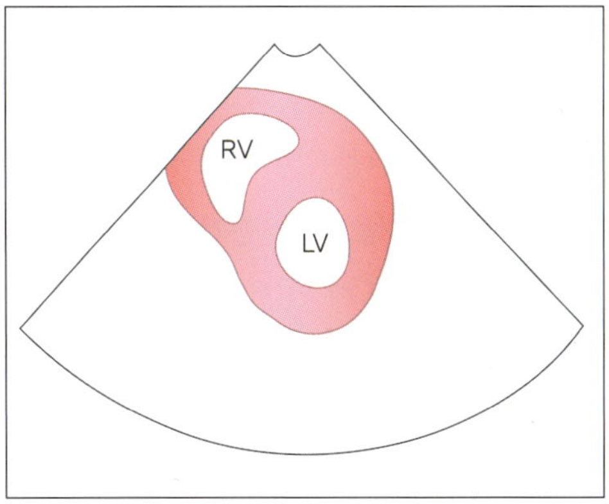

그림 5-14. 복장곁짧은축단면도- 심첨 수준(apical level)
RV (right ventricle, 우심실), LV (left ventricle, 좌심실)

(4) 추가로 해야 할 검사

① 색 도플러: 판막 역류 및 협착 평가, 이상 혈류 및 단락관찰(심실중격결손, 심방중격결손, 열린 동맥관)

② 간헐파형 도플러: 우심실 유출로의 TVI 측정

③ 연속파형 도플러: 삼첨판, 폐동맥판 역류 및 협착 평가, 수축기폐동맥압 측정

(5) 측정해야 할 항목

① 대동맥판 수준(aortic valve level)

세 종류의 판막을 동시에 관찰할 수 있는 단면도

a. 우심실 유출로 및 폐동맥 크기 및 모양 평가

b. 대동맥판, 삼첨판, 폐동맥판 모양 및 움직임 평가

c. 대동맥판, 삼첨판, 폐동맥판 역류 및 협착 평가

d. 좌심방귀(left atrial auricle)에 혈전 유무 관찰 - 심방세동(atrial fibrillation)이 있을 경우

e. 대동맥판 내경 측정 - 협착이 있을 경우

② 승모판 수준(mitral valve level-basal)

승모판 내경을 측정할 수 있고, 좌심실바닥부위의 모든 벽 운동성을 동시에 관찰할 수 있는 단면도

a. 좌심실바닥부위 벽 운동성 및 수축 기능 평가

b. 우심실바닥부위 수축 기능 평가

c. 좌심실바닥벽 두께 측정

d. 승모판 모양 및 움직임 평가

e. 승모판역류 및 협착 평가

f. 승모판 내경측정 - 협착증이 있을 경우

③ 유두근수준(papillary muscle level-middle)

좌심실중간부의 모든 벽 운동성을 동시에 관찰할 수 있는 단면도

a. 좌심실유두근부(중간부) 벽 운동성 및 수축 기능 평가

b. 우심실유두근부 수축 기능 평가

c. 좌심실유두근부벽 두께 측정

④ 심첨 수준(apical level)

좌심실심첨의 모든 벽 운동성을 동시에 관찰할 수 있는 단면도

a. 좌심실심첨벽 운동성 및 수축 기능 평가

b. 우심실심첨 수축 기능 평가

c. 좌심실심첨벽 두께 측정

5) 복장곁오른쪽단면도(Right parasternal view)

기본 단면도에서 대동맥판협착 평가를 위한 도플러 검사가 어려울 때 유용하다.

(1) 피검자 자세

피검자를 바로누운자세에서 오른쪽으로 60~90° 정도 기울여 눕힌 상태에서 검사를 시행한다.

(2) 탐촉자 위치 및 조작법

탐촉자를 오른쪽 복장뼈에 위치시키고, 복장곁긴축단면도의 3, 4번째 갈비 사이공간보다 좀 더 위쪽으로 이동시키면 오른쪽복장곁단면도를 얻을 수 있다. 정확한 영상을 얻을 때까지 탐촉자의 위치를 조금씩 조절하고, 심장 구조물이 잘 보이게 gain과 depth를 조절하면서 검사를 시행한다.

(3) 관찰할 수 있는 구조물

오름대동맥

(4) 추가로 해야 할 검사

① 색 도플러: 대동맥판협착 평가

② 연속파형 도플러: 대동맥판협착 평가

(5) 측정해야 할 항목

오름대동맥 평가

2. 심첨창(Apical window)

1) 심첨사방도(Apical 4 chamber view)

판막의 역류 관찰 및 혈류속도 측정, 그리고 좌심실확장 기능 평가와 심실과 심방의 용적을 측정하기 위해 가장 많이 활용되는 유용하고 중요한 단면도이다.

(1) 피검자 자세

피검자를 바로 누운 자세에서 왼쪽으로 40° 정도 기울여 눕힌 상태에서 검사를 시행한다(그림 5-15).

(2) 탐촉자 위치 및 조작법

탐촉자에 적당량의 초음파 겔을 바르고, 탐촉자의 방향 표지자를 피검자의 왼쪽 방향으로 향하게 하여(2~3시 방향) 심첨의 맥박이 느껴지는 부위 근처에 탐촉자를 위치시키면(그림 5-15) 4방(좌심실, 좌심방, 우심실, 우심방) 단면도를 얻을 수 있다(그림 5-16). 정확한 영상을 얻을 때까지 탐촉자의 위치를 조금씩 조절하고, 심장 구조물이 잘 보이게 gain과 depth를 조절하면서 검사를 시행한다.

(3) 관찰할 수 있는 구조물

좌심실, 좌심방, 우심실, 우심방, 승모판, 삼첨판, 우상폐정맥(right upper pulmonary vein), 좌상폐정맥(left upper pulmonary vein), 좌하폐정맥(left lower pulmonaryvein), 내림대동맥 등이다(그림 5-17).

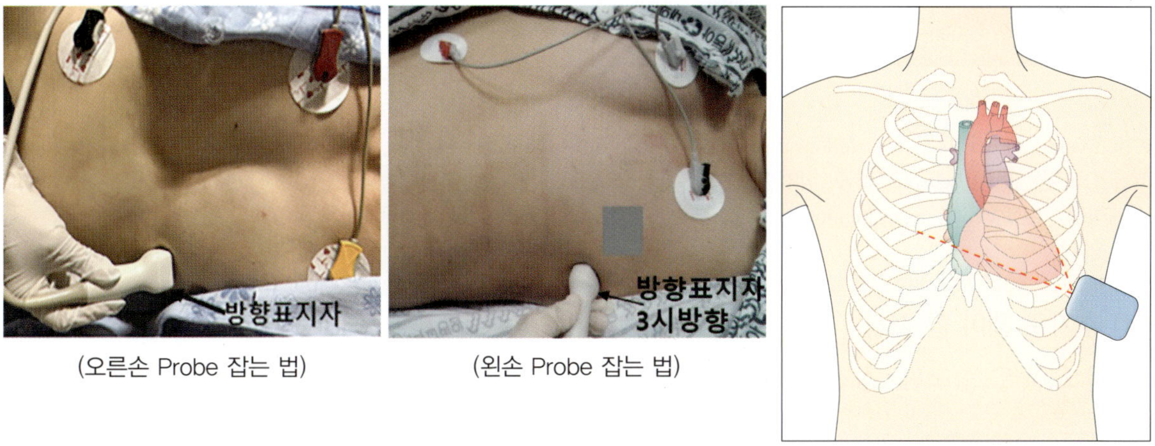

(오른손 Probe 잡는 법) (왼손 Probe 잡는 법)

그림 5-15. 심첨사방도의 피검자의 자세 및 탐촉자 위치
탐촉자의 방향 표지를 2~3시 방향으로 향하게 하여 심첨의 맥박이 느껴지는 부위 근처에 탐촉자를 위치시킨다.

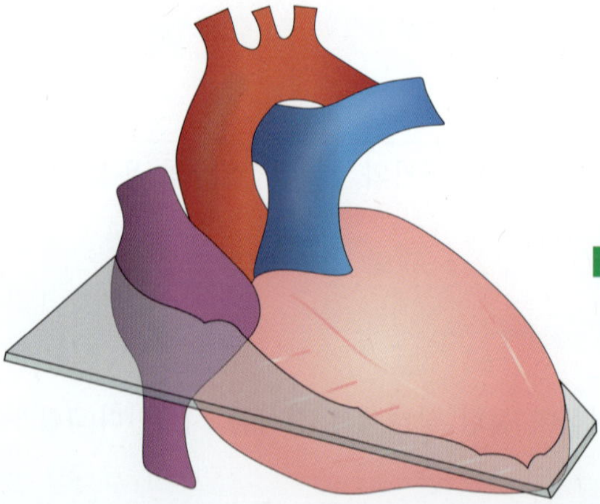

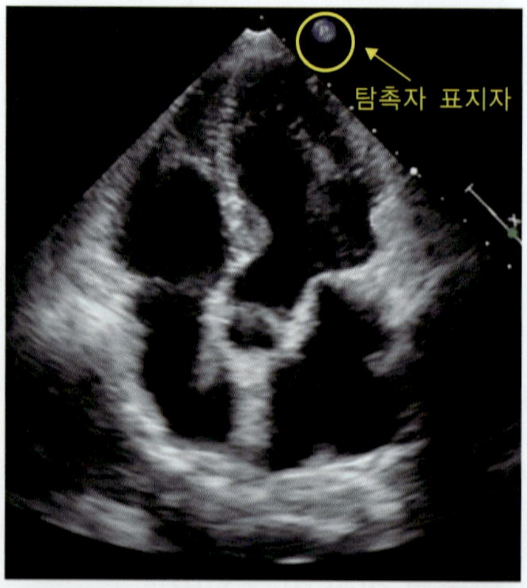

그림 5-16. 심첨사방도(Apical 4 chamber view)
탐촉자 표지자의 방향에 따라 왼쪽과 오른쪽 심장의 위치가 바뀔 수 있다.

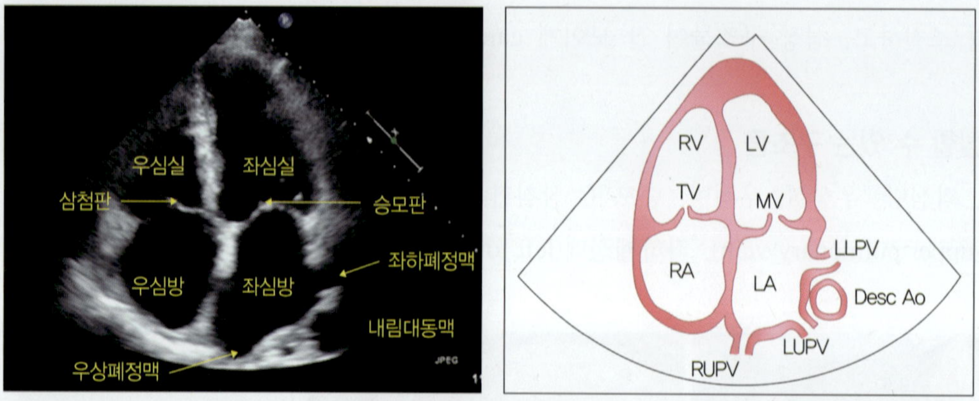

그림 5-17. 심첨사방도 구조
LV (left ventricle, 좌심실), LA (left atrium, 좌심방), RV (right ventricle, 우심실), RA (right atrium, 우심방), MV (mitral valve, 승모판), TV (tricuspid valve, 삼첨판), Desc Ao (descending aorta, 내림대동맥), RUPV(right upper pulmonary vein, 우상폐정맥), LUPV (left upper pulmonary vein, 좌상폐정맥), LLPV (left low pulmonary vein, 좌하폐정맥)

(4) 추가로 해야 할 검사

① 색 도플러: 승모판, 삼첨판역류 및 협착 평가, 이상 혈류 및 단락 관찰(심실중격결손, 심방중격결손)

② 간헐파형 도플러: 좌심실확장 기능 평가

③ 연속파형 도플러: 수축기 폐동맥압 측정

(5) 측정해야 할 항목

① 심장 크기 측정: 좌심실, 좌심방, 우심실, 우심방의 내경 및 용적 측정

② 심장 두께 측정: 좌심실심장끝 두께 측정

③ 좌심실, 우심실 벽 운동성 평가

④ 좌심실, 우심실 수축 기능 평가

⑤ 좌심실확장 기능 평가

⑥ 승모판, 삼첨판 모양 및 움직임 평가

⑦ 승모판, 삼첨판역류 및 협착 평가

⑧ 심장막삼출, 가슴막삼출평가

⑨ 좌심방귀에 혈전 유무 관찰 – 심방세동이 있을 경우

※ 좋은 영상을 위한 도움말

- 심첨사방도는 초보자인 경우 좌심실의 실제 긴축 길이보다 짧게 잡히는(foreshortening) 경우가 많으므로 주의가 필요하다. 올바른 단면도인지 검증하는 방법은 사방도에서 이방도로 바뀔 때, 좌심실의 심첨 위치가 화면상 왼쪽으로 이동하면 좌심실의 실제 긴축 길이보다 짧게 잡힌 것이므로 사방도와 이방도에서 심첨의 위치가 같아지도록 탐촉자의 위치를 현재 위치보다 아래쪽으로 이동시킨다(그림 5-18).
- 심첨사방도에서 깨끗한 영상이 보이지 않을 때, 환자가 숨을 들이마신 후(inspiration) 호흡을 정지한 상태에서 검사를 하면 더 좋은 영상을 얻을 수 있다. 그 이유는 폐에 공기가 유입되어 용적이 증가하면 심장이 아래쪽으로 밀려 심장이 탐촉자에 더 가까워지기 때문이다.
- 심방중격과 초음파 광선이 평행하게 되면 타원오목(fossa oval) 부위에서 심방중격이 소실되는(drop out) 것처럼 보일 수 있다. 이때는 탐촉자를 복장뼈 왼쪽으로 이동하여 변형된 사방도(modified 4 chamber view)를 잡으면 심방중격을 잘 관찰할 수 있다. 이 방법을 통해서 심방중격결손(atrial septal defect, ASD) 환자와 감별할 수 있고, 수축기 폐동맥압을 더 잘 측정할 수 있다.

2) 심첨이방도(Apical 2 chamber view)

승모판탈출증에서 판막첨판의 이탈 부위를 가장 잘 평가할 수 있다.

(1) 피검자 자세

피검자를 바로 누운 자세에서 왼쪽으로 40° 정도 기울여 눕힌 상태에서 검사를 시행한다.

(2) 탐촉자 위치 및 조작법

탐촉자를 심첨사방도 위치에서 반시계 방향으로 60~90° 회전시키면(그림 5-19) 2방(좌심실, 좌심방) 단면도를 얻을 수 있다(그림 5-20). 정확한 영상을 얻을 때까지 탐촉자의 위치를 조금씩 조절하고, 심장 구조물이 잘 보이게 gain과 depth를 조절하면서 검사를 시행한다.

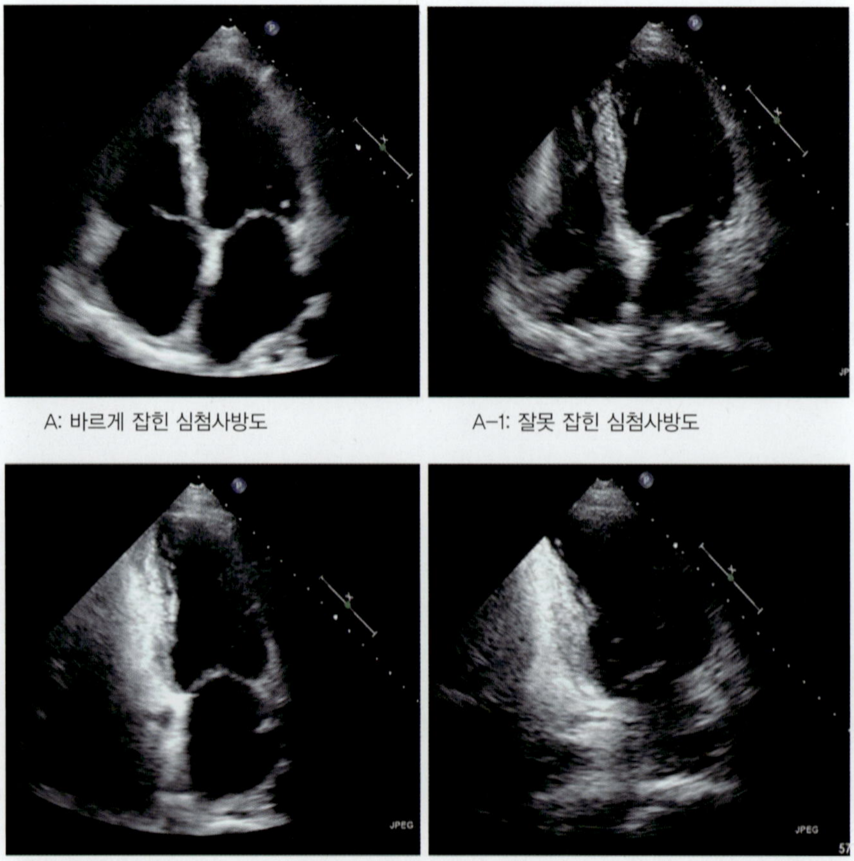

A: 바르게 잡힌 심첨사방도　A-1: 잘못 잡힌 심첨사방도

B: 바르게 잡힌 심첨이방도　B-1: 잘못 잡힌 심첨이방도

그림 5-18. 심첨 단면도 예시

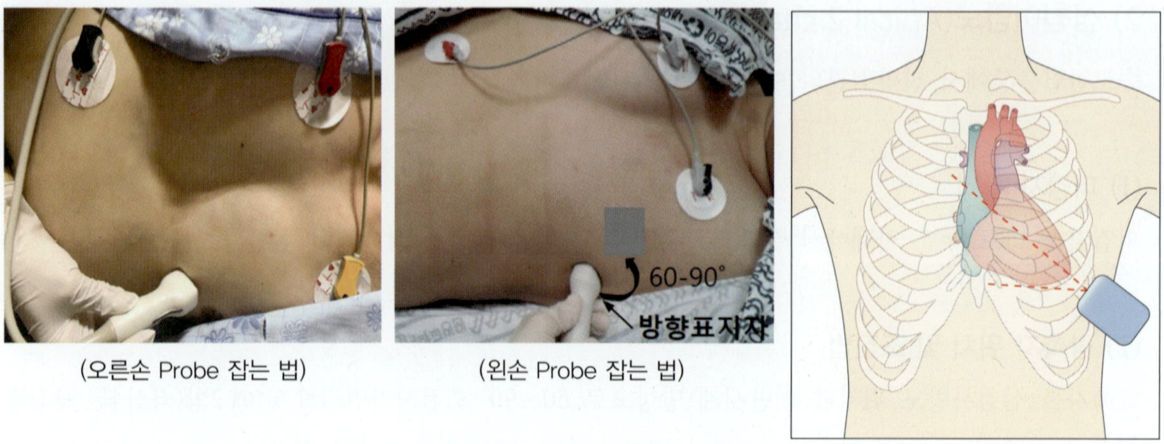

(오른손 Probe 잡는 법)　(왼손 Probe 잡는 법)

그림 5-19. 심첨이방도의 탐촉자 위치

심첨사방도 위치에서 반시계 방향으로 60~90° 회전시킨다.

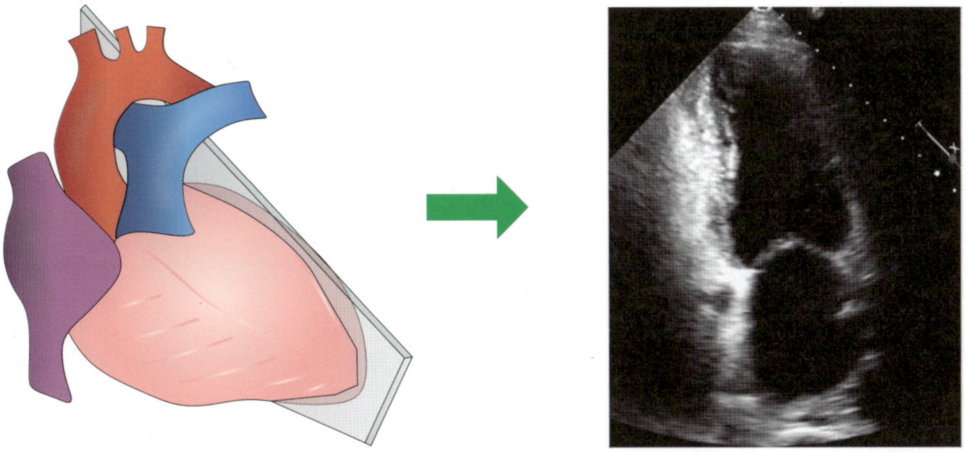

그림 5-20. 심첨이방도(Apical 2 chamber view)

(3) 관찰할 수 있는 구조물

좌심실, 좌심방, 승모판, 좌심방귀, 내림대동맥 등이다(그림 5-21).

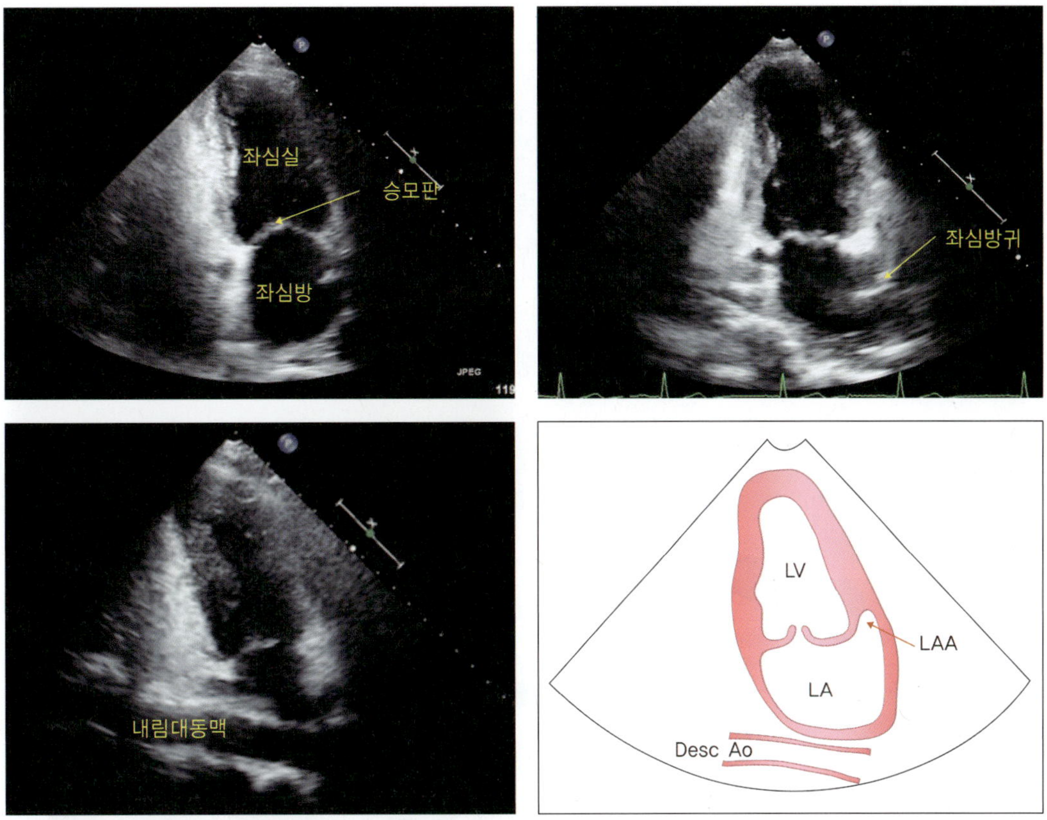

그림 5-21. 심첨이방도 구조

LV (left ventricle, 좌심실), LA (left atrium, 좌심방), LAA (left atrial appendage, 좌심방귀), Desc Ao (descending aorta, 내림대동맥)

(4) 추가로 해야 할 검사

① 색 도플러: 승모판역류 및 협착 평가

(5) 측정해야 할 항목

① 심장 크기 측정: 좌심실, 좌심방의 내경 및 용적 측정

② 심장 두께 측정: 좌심실 심첨 두께 측정

③ 좌심실 벽 운동성 평가

④ 좌심실 수축 기능 평가

⑤ 승모판 모양 및 움직임 평가

⑥ 승모판역류 및 협착 평가

⑦ 좌심방귀에 혈전 유무 관찰 – 심방세동 있을 경우

3) 심첨삼방도(Apical 3 chamber view, 심장끝장축단면도)

(1) 피검자 자세

피검자를 바로 누운 자세에서 왼쪽으로 40° 정도 기울인 자세를 하게 한다

(2) 탐촉자 위치 및 조작법

심첨이방도 위치에서 탐촉자를 반시계 방향으로 더 회전시키면(심첨사방도에서 반시계 방향으로 120~130° 회전) 3방(좌심실, 좌심방, 대동맥판) 단면도를 얻을 수 있고, 대동맥판의 움직임을 관찰할 수 있다(그림 5-22). 정확한 영상을 얻을 때까지 탐촉자의 위치를 조금씩 조절하고, 심장 구조물이 잘 보이게 gain과 depth를 조절하면서 검사를 시행한다.

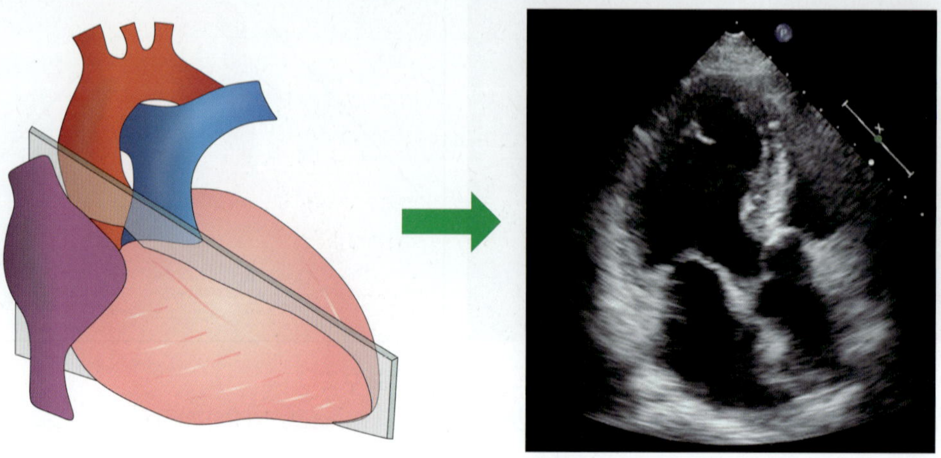

그림 5-22. 심첨삼방도(Apical 3 chamber view)

(3) 관찰할 수 있는 구조물

좌심실, 좌심방, 우심실, 승모판, 대동맥판, 오름대동맥 등이다(그림 5-23).

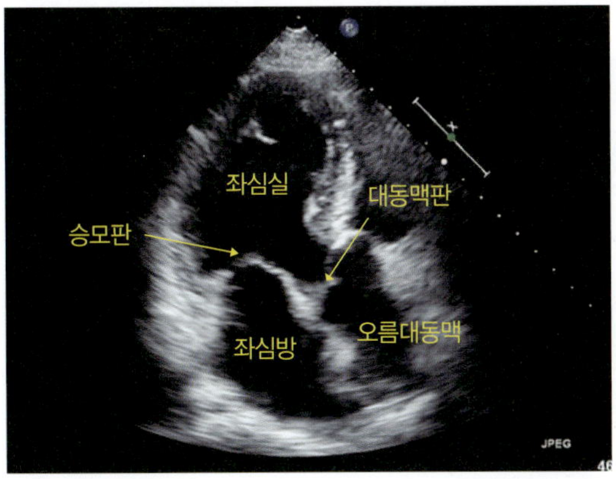

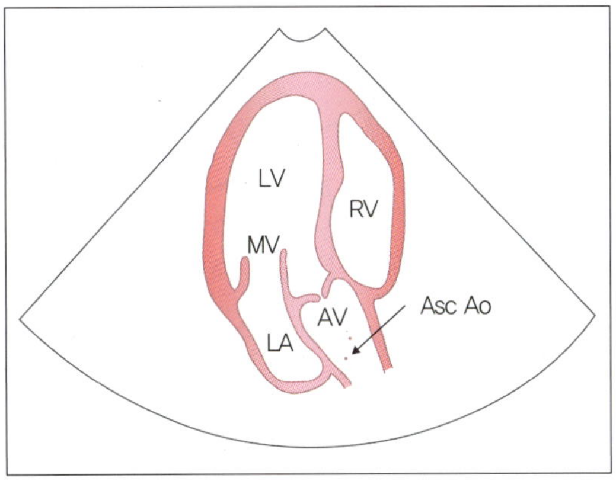

그림 5-23. 심첨삼방도 구조

LV (left ventricle, 좌심실), LA (left atrium, 좌심방), RV (right ventricle, 우심실), MV (miral valve, 승모판), AV (aortic valve, 대동맥판), Asc Ao (ascending aorta, 오름대동맥)

(4) 추가로 해야 할 검사

① 색 도플러: 승모판역류, 대동맥판역류 및 협착 평가, 이상 혈류 및 단락 관찰(심실중격결손)

② 간헐파형 도플러: 좌심실 유출로의 TVI 측정

③ 연속파형 도플러: 승모판역류, 대동맥판역류 및 협착증 평가

(5) 측정해야 할 항목

① 좌심실, 우심실 벽 운동성 평가

② 승모판, 대동맥판 모양 및 움직임 평가

③ 승모판역류, 대동맥판역류 및 협착 평가

④ 좌심실확장 기능 평가

4) 심첨오방도(Apical 5 chamber view)

(1) 피검자 자세

피검자를 바로 누운 자세에서 왼쪽으로 40° 정도 기울여 눕힌 상태에서 검사를 시행한다.

(2) 탐촉자 위치 및 조작법

심첨사방도 위치에서 탐촉자 단면을 위쪽 방향으로 기울이면(tilting) 대동맥판을 관찰할 수 있다(그림 5-25). 대동맥판이 중간에 위치하도록 정확한 영상을 얻을 때까지 탐촉자의 위치를 조금씩 조절하고, 심장 구조물이 잘 보이게 gain과 depth를 조절하면서 검사를 시행한다.

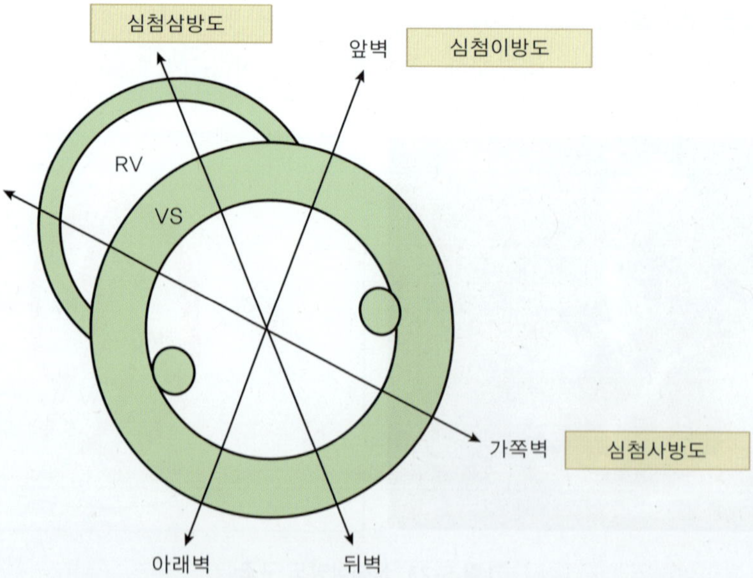

그림 5-24. 복장곁짧은축단면도(유두근 수준)에서 본 심첨 각 단면도

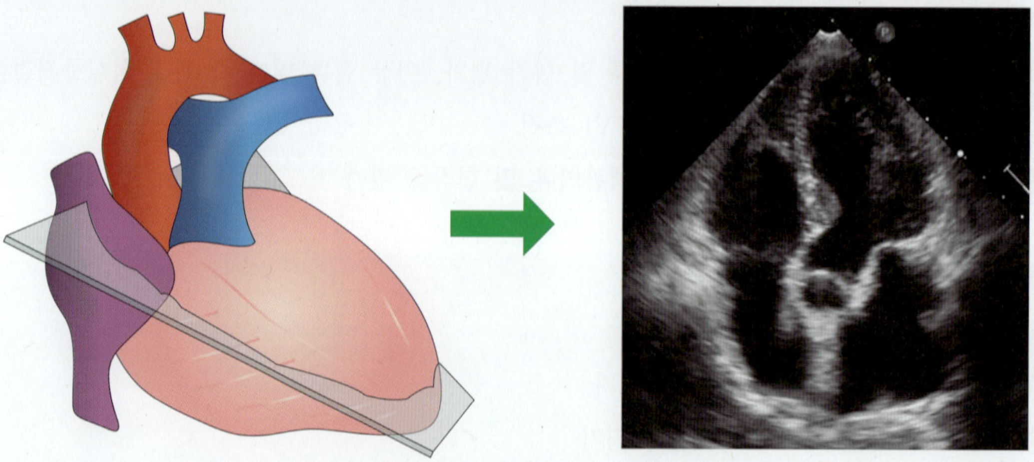

그림 5-25. 심첨오방도(Apical 5 chamber view)

(3) 관찰할 수 있는 구조물

좌심실, 좌심방, 우심실, 우심방, 승모판, 삼첨판, 대동맥판, 대동맥 등이다(그림 5-26).

(4) 추가로 해야 할 검사

① 색 도플러: 대동맥판역류 및 협착 평가, 이상 혈류 및 단락 관찰(심실중격결손)

② 간헐파형 도플러: 좌심실 유출로의 TVI 측정

③ 연속파형 도플러: 대동맥판역류 및 협착 평가

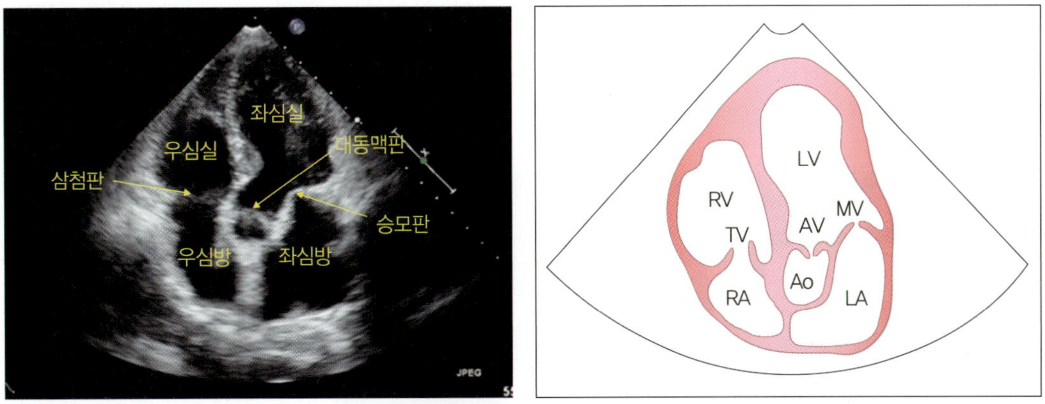

그림 5-26. 심첨오방도 구조

LV (left ventricle, 좌심실), LA (left atrium, 좌심방), RV (right ventricle, 우심실), RA (right atrium, 우심방), MV (mitral valve, 승모판), TV (tricuspid valve, 삼첨판), AV (aortic valve, 대동맥판), Ao (aorta, 대동맥)

(5) 측정해야 할 항목

① 대동맥판 모양 및 움직임 평가

② 대동맥판역류 및 협착 평가

3. 갈비밑창(늑골하부창, Subcostal window)

만성 폐쇄성 폐질환(폐기종, emphysema)이나 기흉(pneumothorax)과 같은 폐질환을 동반한 환자에서는 폐가 과팽창되어 복장곁창이나 심첨창을 통해 심장 구조를 확인하기가 쉽지 않다. 이런 경우 갈비밑창을 통해 심장 구조물을 보다 잘 관찰할 수 있다.

1) 갈비밑 사방도(Subcostal 4 chamber view)–긴축 단면도

심방중격과 초음파 광선이 90°를 이루므로 타원오목 부위에서 심방중격의 소실 없이 완벽하게 관찰할 수 있어 심방중격결손을 가장 정확하게 감별할 수 있는 단면도이다.

(1) 피검자 자세

피검자를 바로누운자세(supine position)에서 무릎을 굽혀 복부의 근육을 확장시킨다(그림 5-27).

(2) 탐촉자 위치 및 조작법

탐촉자를 갈비활 아래의 명치부위에 위치시켜 탐촉자의 단면을 갈비뼈 아래부위로 향하게 하고 약간 위쪽으로 들어올려(tilting) 누르면서 검사한다. 이때 탐촉자의 방향 표지자가 3시 방향을 향하도록 한다(그림 5-27). 정확한 영상을 얻을 때까지 탐촉자의 위치를 조금씩 조절하고, 심장 구조물이 잘 보이게 gain과 depth를 조절하면서 검사를 시행한다.

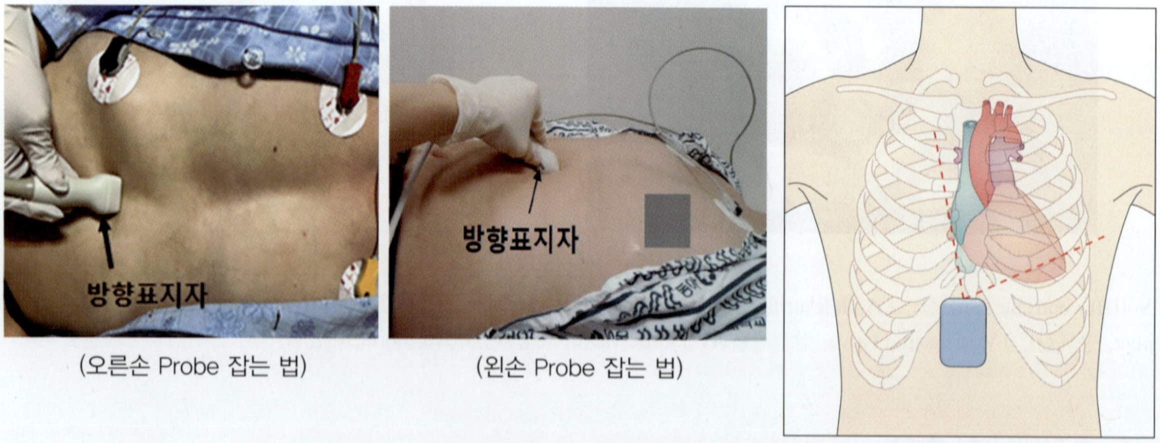

그림 5-27. 갈비밑사방도의 피검자 자세 및 탐촉자 위치
환자를 바로 누운 자세에서 탐촉자의 방향 표지자가 3시 방향을 향하도록 하여 탐촉자를 명치부위에 위치시킨다.

(3) 관찰할 수 있는 구조물

좌심실, 좌심방, 우심실, 우심방, 승모판, 삼첨판, 심방중격 등이다(그림 5-28).

(4) 추가로 해야 할 검사

색 도플러 : 이상 혈류 및 단락 관찰(심실중격결손, 심방중격결손)

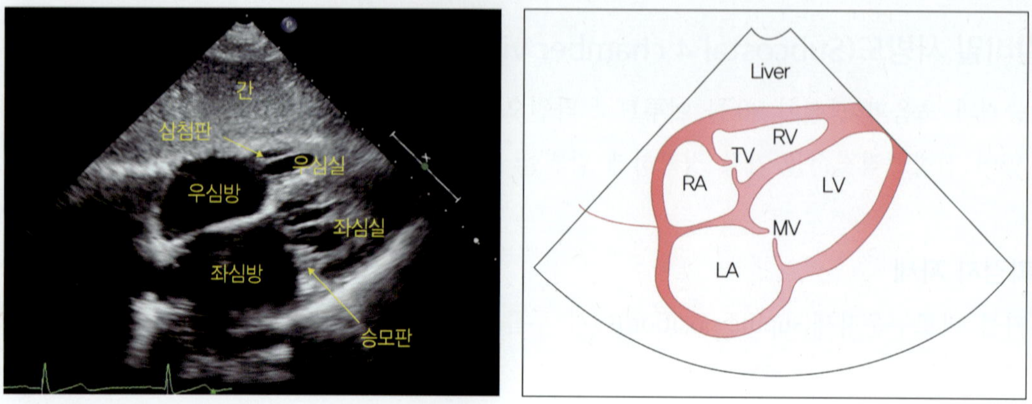

그림 5-28. 갈비밑 사방도 구조
RV (right ventricle, 우심실), RA (right atrium, 우심방), LV (left ventricle, 좌심실), LA (left atrium, 좌심방), MV (mitral valve, 승모판), TV (tricuspid valve, 삼첨판)

(5) 측정해야 할 항목

① 우심실벽 운동성 평가 및 수축 기능 평가

② 이상 혈류 및 단락 관찰(심실중격결손, 심방중격결손)

③ 심장막삼출, 가슴막삼출 평가

※ 좋은 영상을 위한 요령

- 환자가 숨을 들이마신 후(inspiration) 정지한 상태에서 검사를 하면 더 좋은 영상을 얻을 수 있다.
- 심장의 실질조직(판막, 심장벽 등)은 초음파 광선과 수직을 이룰 때 가장 좋은 영상을 나타내므로 심방중격이 초음파 광선과 수직이 되도록 노력한다. 반면에 혈류는 초음파 광선과 평행해야 최대 속도를 구할 수 있다.

2) 갈비밑짧은축단면도(Subcostal short axis view)–아래대정맥 단면도

우심방의 압력을 측정하기 위한 필수적이고 유일한 단면도이다.

(1) 피검자 자세

피검자를 바로누운자세에서 무릎을 굽혀 복부 근육을 확장시킨다.

(2) 탐촉자 위치 및 조작법

탐촉자를 갈비밑사방도 위치에서 반시계 방향으로 90° 회전시켜 탐촉자의 방향표지자가 12시를 향하게 하면(그림 5-29), 아래대정맥과 간정맥을 관찰할 수 있다(그림 5-30). 정확한 영상을 얻을 때까지 탐촉자의 위치를 조금씩 조절하고, 심장 구조물이 잘 보이게 gain과 depth를 조절하면서 검사를 시행한다.

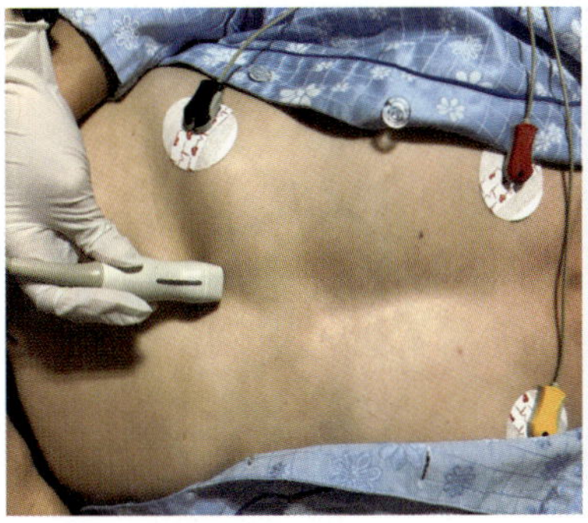
(오른손 Probe 잡는 법)

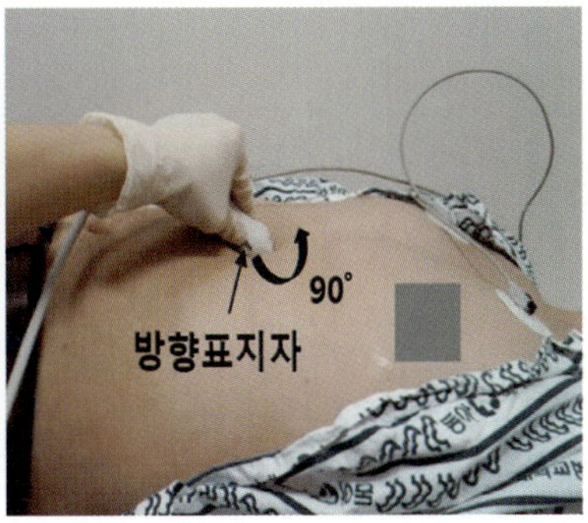

(왼손 Probe 잡는 법)

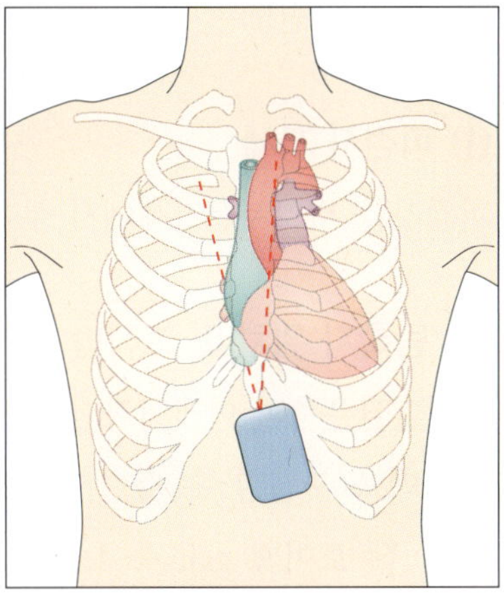

그림 5-29. 갈비밑짧은축(아래대정맥) 단면도의 탐촉자 위치
갈비밑사방도 위치에서 반시계 방향으로 90° 회전시켜 탐촉자의 방향표지자가 12시를 향하게 한다.

(3) 관찰할 수 있는 구조물

아래대정맥, 간정맥(hepatic vein), 우심방 등이다(그림 5-30).

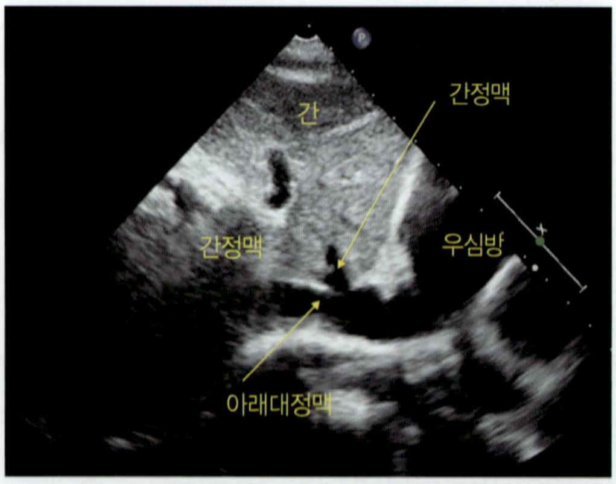

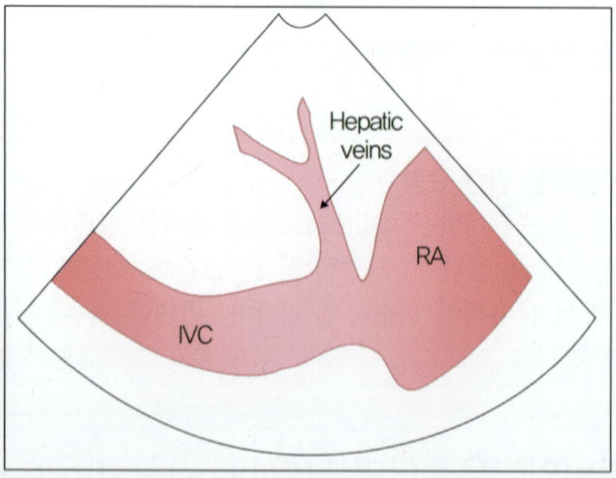

그림 5-30. 갈비밑짧은축(아래대정맥) 단면도 구조
IVC (interior vena cava, 아래대정맥), RA (right atrium, 우심방), Hepatic vein(간정맥)

(4) 추가로 해야 할 검사

간혈파형 도플러: 간정맥의 수축 및 확장 파형 평가

(5) 측정해야 할 항목

① 아래대정맥 크기 측정 및 들숨(흡기, inspiration) 시 수축 기능 평가 – 우심방 압력 간접 측정
② 간정맥 수축 기능 평가

3) 갈비밑짧은축단면도–복부대동맥 단면도

필수적인 단면도는 아니지만 복부대동맥을 관찰할 수 있고, 대동맥의 동맥류 및 박리 평가에 유용하다.

(1) 피검자 자세

피검자를 바로누운자세에서 무릎을 굽혀 복부의 근육을 확장시킨다.

(2) 탐촉자 위치 및 조작법

갈비밑짧은축의 아래대정맥 단면도 위치(그림 5-29)에서 탐촉자의 단면을 아래로 향하게 기울이면 복부대동맥을 관찰할 수 있다. 정확한 영상을 얻을 때까지 탐촉자의 위치를 조금씩 조절하고, 심장 구조물이 잘 보이게 gain과 depth를 조절하면서 검사를 시행한다.

(3) 관찰할 수 있는 구조물

복부대동맥(abdominal aorta)(그림 5-31)

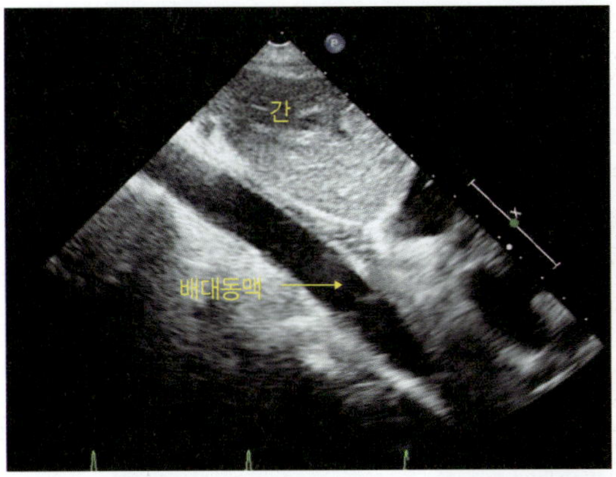

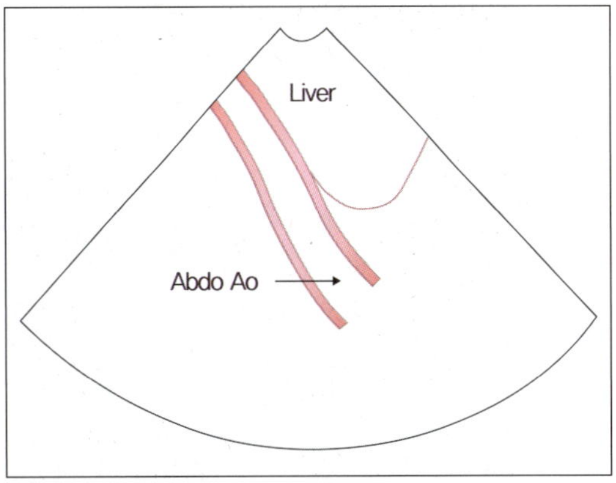

그림 5-31. 갈비밑짧은축(복부대동맥) 단면도 구조
Abdo Ao (abdominal aorta, 복부대동맥)

(4) 추가로 해야 할 검사

① 색 도플러: 복부대동맥 혈류 평가

② 간헐파형 도플러: 대동맥협착(coarctation of aorta) 평가

(5) 측정해야 할 항목

① 복부대동맥 크기, 두께 측정 및 모양 평가(동맥류, 박리 유무 평가)

② 복부대동맥의 혈전 형성 유무 평가

4) 갈비밑짧은축단면도-좌심실 단면도

(1) 피검자 자세

피검자를 바로누운자세에서 무릎을 굽혀 복부의 근육을 확장시킨다.

(2) 탐촉자 위치 및 조작법

탐촉자를 갈비밑사방도 위치에서 반시계 방향으로 45° 회전시켜 탐촉자의 방향표지자가 1~2시 사이를 향하게 하고, 아래쪽 방향으로의 기울기 정도에 따라, 대동맥판, 승모판, 유두근, 심첨수준의 단면도를 각각 얻을 수 있다. 정확한 영상을 얻을 때까지 탐촉자의 위치를 조금씩 조절하고, 심장 구조물이 잘 보이게 gain과 depth를 조절하면서 검사를 시행한다.

(3) 관찰할 수 있는 구조물: 복장곁짧은축단면도와 같은 영상

좌심실, 좌심방, 우심실, 우심방, 승모판, 삼첨판, 대동맥판, 폐동맥판 등이다(그림 5-32).

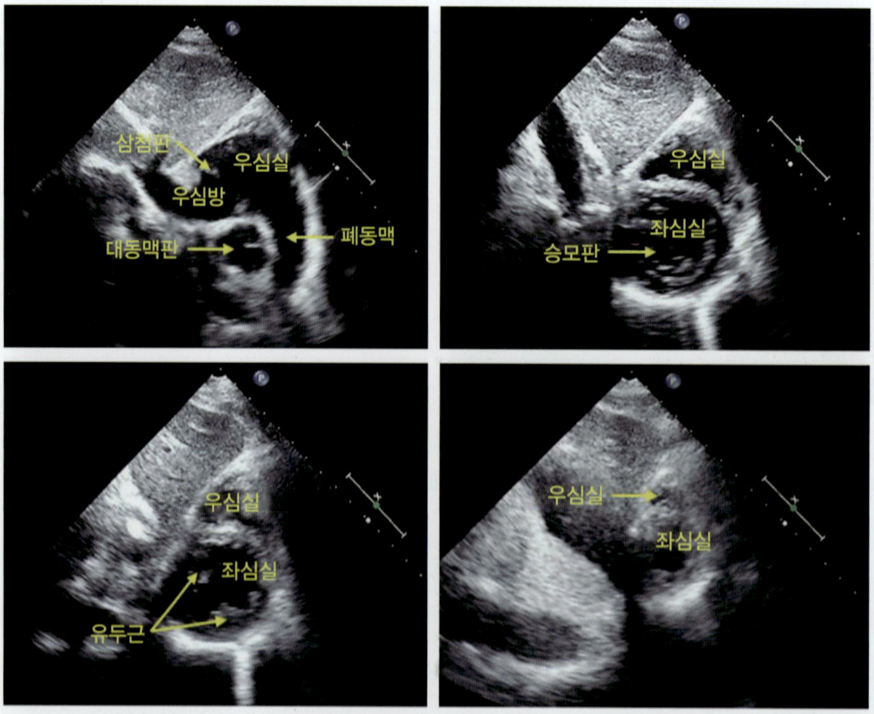

그림 5-32. 갈비밑짧은축(좌심실)단면도

A: 대동맥판 수준, B: 승모판 수준, C: 유두근 수준, D: 심첨 수준

(4) 추가로 해야 할 검사

① 색 도플러: 대동맥판, 삼첨판, 폐동맥판 역류 및 협착 평가, 이상 혈류 및 단락관(심실중격결손, 심방중격결손, 열린동맥관)

② 간헐파형 도플러: 우심실유출로의 TVI 측정

③ 연속파형 도플러: 삼첨판, 폐동맥판 역류 및 협착 평가, 수축기 폐동맥압 측정

(5) 측정해야 할 항목

복장곁짧은축단면도의 영상을 얻을 수 없을 때 이차적으로 실시하고, 복장곁짧은축단면도와 같이 4개의 수준(level)을 통한 단면도를 얻을 수 있다.

① 대동맥판 수준(aortic valve level)

세 종류의 판막을 동시에 관찰할 수 있는 단면도

a. 우심실 유출로 및 폐동맥 크기 및 모양 평가

b. 대동맥판, 삼첨판, 폐동맥판 모양 및 움직임 평가

c. 대동맥판, 삼첨판, 폐동맥판 역류 및 협착 평가

d. 좌심방귀에 혈전 유무 관찰 – 심방세동이 있을 경우

e. 대동맥판 내경 측정–협착이 있을 경우

② 승모판 수준(mitral valve level = basal)

승모판 내경을 측정할 수 있고, 좌심실바닥부위의 모든 벽 운동성을 동시에 관찰할 수 있는 단면도

a. 좌심실바닥부위 벽 운동성 및 수축 기능 평가

b. 우심실바닥부위 수축 기능 평가

c. 좌심실바닥부위 벽 두께 측정

d. 승모판 모양 및 움직임 평가

e. 승모판역류 및 협착 평가

f. 승모판 내경 측정 - 협착증이 있을 경우

③ 유두근수준(papillary muscle level = middle)

좌심실유두근부의 모든 벽 운동성을 동시에 관찰할 수 있는 단면도

a. 좌심실유두근부(중간부) 벽 운동성 및 수축 기능 평가

b. 우심실유두근부 수축 기능 평가

c. 좌심실유두근부 벽 두께 측정

④ 심첨 수준(apical level)

좌심실심첨의 모든 벽 운동성을 동시에 관찰할 수 있는 유일한 단면도

a. 좌심실심첨벽 운동성 및 수축 기능 평가

b. 우심실심첨 수축 기능 평가

c. 좌심실심첨벽 두께 측정

5) 갈비밑짧은축단면도-아래대정맥 및 위대정맥 단면도

필수적인 단면도는 아니지만, 아래대정맥과 위대정맥을 동시에 관찰할 수 있는 단면도이다.

(1) 피검자 자세

피검자를 바로누운자세에서 무릎을 굽혀 복부의 근육을 확장시킨다.

(2) 탐촉자 위치 및 조작법

탐촉자를 갈비밑짧은축(아래대정맥)단면도에서 반시계 방향으로 더 회전시키고 탐촉자의 단면을 환자의 오른쪽 빗장뼈로 향하면서 위로 기울이면 아래대정맥과 위대정맥이 동시에 나오는 단면도를 얻을 수 있다. 정확한 영상을 얻을 때까지 탐촉자의 위치를 조금씩 조절하고, 심장 구조물이 잘 보이게 gain과 depth를 조절하면서 검사를 시행한다.

(3) 관찰할 수 있는 구조물

아래대정맥, 위대정맥, 우심방 등이다(그림 5-33).

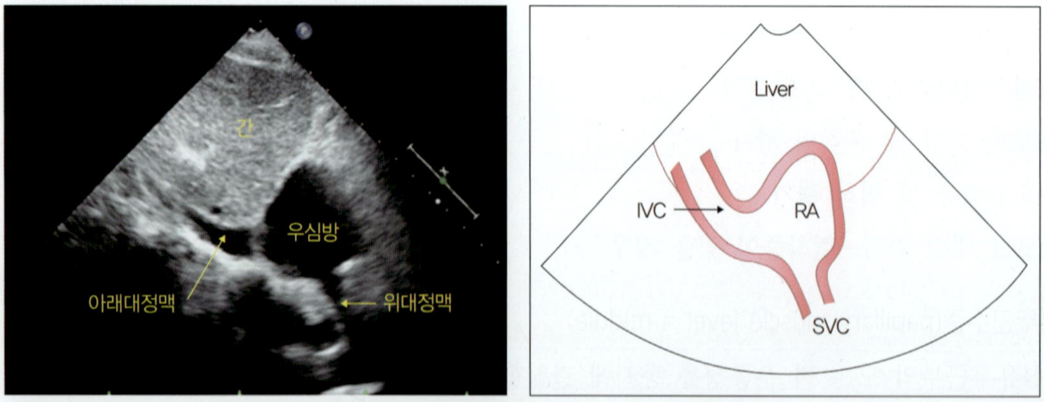

그림 5-33. 갈비밑(아래대정맥, 위대정맥) 단면도
IVC (interior vena cava, 아래대정맥), SVC (superior vena cava, 위대정맥), RA (right atrium, 우심방)

(4) 추가로 해야 할 검사

색 도플러: 아래대정맥 및 위대정맥 혈류 평가

(5) 측정해야 할 항목

아래대정맥, 위대정맥 크기 측정 및 수축 기능 평가

4. 복장뼈위파임창(흉골상부창, Suprasternal notch window)

1) 복장위긴축단면도(Suprasternal long axis view)

대동맥 크기 측정, 대동맥 박리 및 동맥류, 대동맥협착, 대동맥판역류 평가를 위해 중요한 단면도이다.

(1) 피검자 자세

피검자를 바로 누운 자세(supine position)에서 베개를 등 뒤쪽으로 받친 후, 목을 뒤쪽으로젖히고 얼굴은 환자의 왼쪽 어깨 방향으로 향하게 한다(그림 5-34).

(2) 탐촉자 위치 및 조작법

탐촉자를 복장뼈위파임(suprasternal notch) 부위에 위치시키고, 탐촉자의 방향표지자를 1시 방향으로 회전시킨다(그림 5-34).

정확한 영상을 얻을 때까지 탐촉자의 위치를 조금씩 조절하고, 심장 구조물이 잘 보이게 gain과 depth를 조절하면서 검사를 시행한다.

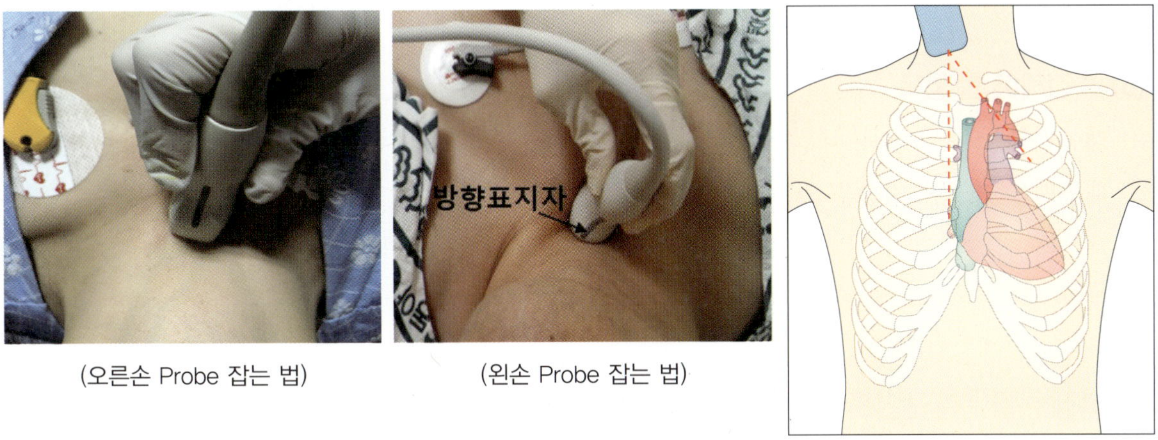

(오른손 Probe 잡는 법) (왼손 Probe 잡는 법)

그림 5-34. 복장위긴축단면도의 피검자의 자세 및 탐촉자 위치
탐촉자를 복장위오목 부위에 위치시키고, 탐촉자의 방향표지자(화살표)를 1시 방향으로 회전시킨다.

(3) 관찰할 수 있는 구조물

대동맥활, 오름대동맥, 내림대동맥, 왼온목동맥, 왼빗장밑동맥, 우폐동맥, 팔머리동맥(innominate artery or brachiocephalic artery) 등이다(그림 5-35).

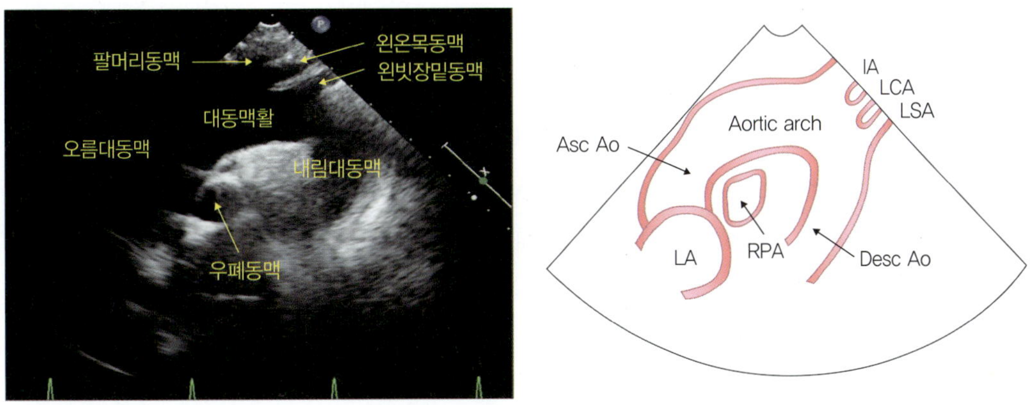

그림 5-35. 복장위긴축단면도 구조
Asc Ao (ascending aorta, 오름대동맥), Aortic arch(대동맥활), Desc Ao (descending aorta, 내림대동맥), RPA (right pulmonary artery, 우폐동맥), IA(무명동맥, 팔머리동맥(brachiocephalic artery)), LCA (left common carotid artery, 왼온목동맥), LSA (left subclavian artery, 왼빗장밑동맥)

(4) 추가로 해야 할 검사

① 색 도플러: 대동맥활, 오름대동맥, 내림대동맥의 혈류 평가

② 간헐파형 도플러: 대동맥판협착 및 역류평가, 대동맥협착(coarctation of aorta) 평가

(5) 측정해야 할 항목

① 대동맥활, 오름대동맥, 내림대동맥의 크기 및 모양 평가: 동맥류, 대동맥박리의 유무 평가. 오름대동맥은 깨끗한 영상을 얻기가 어렵지만, 내림대동맥은 비교적 쉽게 관찰할 수 있다.

② 대동맥 협부의 크기 및 모양 평가: 대동맥협착 유무 평가. 왼빗장밑동맥 아래 부위가 대동맥 협부가 된다.

2) 복장위짧은축단면도(Suprasternal short axis view)

위대정맥이 가장 잘 보이고, 4종류의 폐정맥을 관찰할 수 있는 단면도이다.

(1) 피검자 자세

피검자를 바로누운자세에서 베개를 등 뒤쪽으로 받친 후, 목을 뒤쪽으로 젖히고 얼굴은 환자의 왼쪽 어깨 방향으로 향하게 한다.

(2) 탐촉자 위치 및 조작법

탐촉자를 복장위긴축단면도 위치에서 시계방향으로 90° 회전시켜 탐촉자의 방향표지자가 4시를 향하게 하면(그림 5-36), 4개의 폐정맥(우상폐정맥, 우하폐정맥, 좌상폐정맥, 좌하폐정맥)이 좌심방으로 유입되는 것을 관찰할 수 있는 단면도를 얻을 수 있다(그림 5-37A). 탐촉자를 좀 더 시계 방향으로 회전시키면서 탐촉자의 단면을 피검자의 오른쪽 방향으로 향하도록 각을 주면 위대정맥의 긴축 단면도를 얻을 수 있다(그림 5-37B). 정확한 영상을 얻을 때까지 탐촉자의 위치를 조금씩 조절하고, 심장 구조물이 잘 보이게 gain과 depth를 조절하면서 검사를 시행한다.

(3) 관찰할 수 있는 구조물

대동맥활, 우폐동맥, 위대정맥, 좌심방, 우상폐정맥, 우하폐정맥, 좌상폐정맥, 좌하폐정맥 등이다(그림 5-37).

(4) 추가로 해야 할 검사

① 색 도플러: 위대정맥 혈류 평가, 폐정맥 혈류 평가

② 간헐파형 도플러: 위대정맥 협착 평가

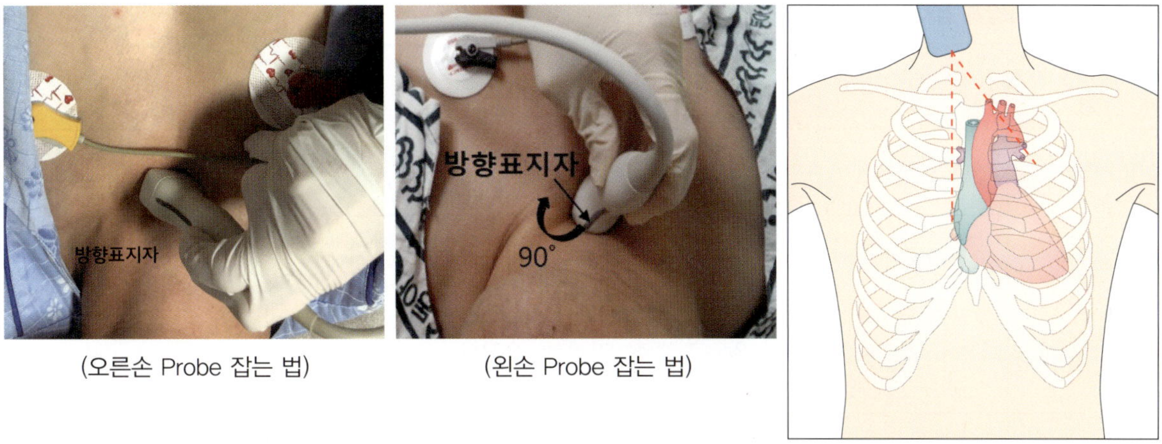

그림 5-36. 복장위짧은축단면도의 탐촉자 위치

복장뼈위파임긴축단면도 위치에서 시계 방향으로 90° 회전시켜 탐촉자의 방향표지자가 4시를 향하게 한다.

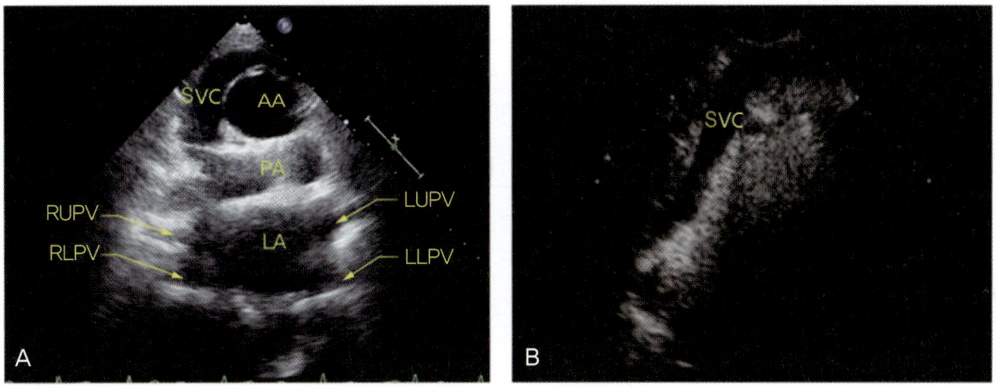

그림 5-37. 복장위짧은축단면도 구조

AA (aortic arch, 대동맥활), SVC (superior vena cava, 위대정맥), PA (pulmonary artery, 폐동맥), LA (left atrium, 좌심방), RUPV (right upper pulmonary vein, 우상폐정맥), RLPV (right lower pulmonaryvein, 우하폐정맥), LUPV (left upper pulmonary vein, 좌상폐정맥), LLPV (left lower pulmonary vein, 좌하폐정맥)

(5) 측정해야 할 항목

① 위대정맥 크기 및 모양 평가

② 우상폐정맥, 우하폐정맥, 좌상폐정맥, 좌하폐정맥 관찰

표 5-1. 심초음파검사 검사의 탐촉자 위치와 심장의 단면도

탐촉자의 위치	심장의 단면도	
복장결	긴축 단면도	좌심실, 좌심방, 승모판, 좌심실유출로, 대동맥판, 대동맥뿌리부위, 오름대동맥, 우심실, 심실중격
	짧은축 단면도	대동맥판 수준: 대동맥판, 삼첨판, 폐동맥판, 폐동맥, 우심실, 우심방, 좌심방 승모판 수준: 좌심실, 우심실, 승모판 유두근 수준: 좌심실, 우심실, 유두근 심첨 수준: 좌심실, 우심실
심첨	사방단면도	좌심실, 우심실, 좌심방, 우심방, 심실 및 심방중격, 승모판, 삼첨판, 폐정맥
	오방단면도	좌심실, 우심실, 좌심방, 우심방, 승모판, 삼첨판, 대동맥판, 대동맥뿌리부위, 오름대동맥
	삼방단면도	좌심실, 좌심방, 승모판, 좌심실유출로, 대동맥판, 대동맥뿌리부위, 오름대동맥, 우심실, 심실중격 등
	이방단면도	좌심실, 좌심방, 승모판
갈비밑	갈비밑 단면도	간정맥, 아래대정맥, 위대정맥 등
복장뼈위파임	복장위 단면도	오름대동맥, 대동맥활, 내림대동맥, 팔머리동맥, 왼온목동맥, 왼빗장밑동맥

초음파검사학 실습보고서

학교명: 학번: 이름:

초음파검사학 실습보고서

학교명: 학번: 이름:

Section

06 M-mode 심초음파(M-mode Echocardiography)

학습목표

1. M–mode 심초음파 검사의 원리를 설명할 수 있다(A).
2. M–mode 심초음파 검사 종류를 설명할 수 있다(A).
3. M–mode 심초음파 검사 측정방법을 설명할 수 있다(A).

M–mode 심초음파는 1960년대 초반부터 사용되었던 최초의 심초음파 검사이며, 제한적으로 심장을 관찰해야 하는 단점이 있지만, 시간 해상력이 좋아 심장의 미세한 움직임을 기록하는 장점이 있어 여전히 중요한 기본적인 심초음파 검사로 이용된다. 2D 심초음파 검사의 2차적 검사이고 복장곁단면도(장축, 단축)에서 M–mode 검사를 한다.

M–mode 심초음파는 초음파 광선(beam)이 고정되어 있고, 초음파 광선의 선상에 있는 심장 구조물의 움직임을 일정한 속도로 시간의 흐름에 따라 나타낸다. 하나의 선상 위에 있는 심장 구조물만 제한적으로 관찰할 수 있는 단점이 있지만, 미세한 움직임을 아주 잘 기록하여2D 심초음파와 함께 여전히 유용한 검사이다(표 6-1). 미세한 움직임을 잘 표현하여 motion을 따서 M–mode 심초음파라 한다. M–mode 심초음파의 우수한 점의 하나는 순간적인 해상력이 높아서 심장의 크기나 판막운동의 변화를 잘 관찰할 수 있다.

수직축은 거리나 깊이를 나타내며 수평축은 시간을 의미한다. M–mode 심초음파를 읽을 경우 화면의 이동속도는 일반적으로 50 mm/초이며, 가로축의 점선간격은 시간을 나타내며, 세로축은 깊이를 나타낸다.

세로방향의 점과 점의 간격은 10 mm이며, 이 점선을 참고로 size marker를 계측할 수 있다(그림 6-1). 또한 심초음파 측정 시 환자의 구조물이 무엇이든 상관없이 탐촉자가 환자의 가슴에 놓여 있기 때문에 그림의 위가 앞, 아래가 뒤를 표현한다. 이는 해부학적이 규칙과 같은데 그림이 위를 향하는 경우 “앞 방향으로 움직인다”라고 표현하며, 아래 방향으로 향하는 경우 “뒤 방향으로 움직인다”라고 표현한다.

M–mode 초음파는 복장곁긴축단면도에서 표지선(cursor)의 위치에 따라 좌심실 내경과 두께를 측정할 수 있는 좌심실 M–mode, 승모판 파형을 측정할 수 있는 승모판 M–mode, 대동맥판 파형과 좌심방 내경을 측정할 수 있는 대동맥뿌리 및 좌심방 M–mode의 3종류 M–mode로 나눌 수 있다(그림 6-2).

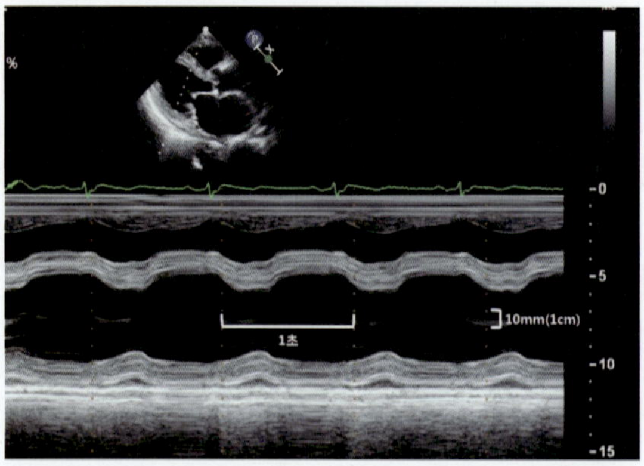

그림 6-1. M-mode 심초음파의 size marker

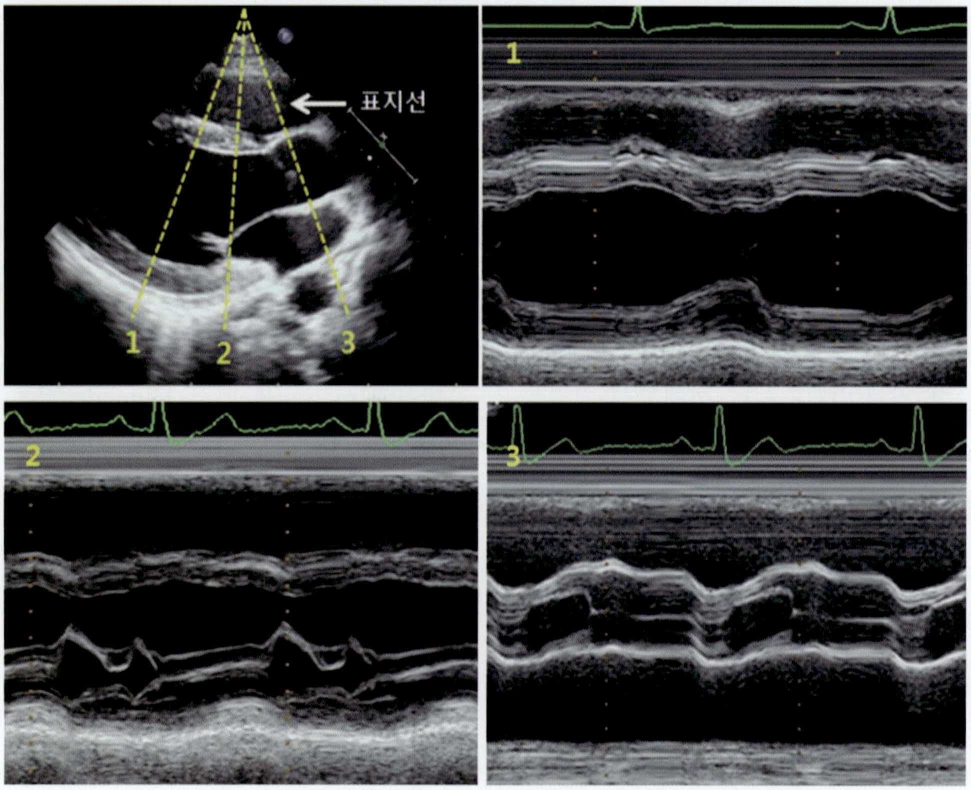

그림 6-2. 복장결긴축단면도의 표지선 위치에 따른 M-mode 종류
1 : 좌심실 M-mode, 2 : 승모판 M-mode, 3 : 대동맥뿌리부위 및 좌심방 M-mode

1. 좌심실 M-mode

복장결긴축단면도또는 복장결짧은축단면도의 기록에서 측정한다. 초음파 광선이 심실중격과 좌심실후벽에 수직으로 입사된 기록에 대해서 측정하면 우심실, 심실중격, 좌심실, 좌심실후벽이 위치한다. 이때 초음파 입사각도가 직각이 아니면 내경과 벽 두께가 과다하게 측정될 수 있다. 우심실은 좌심실

에 비해 상당히 작고 좌심실은 수축에 따라 심실중격은 후방으로 좌심실 후벽은 전방으로 운동하는데, 이는 모두가 좌심실을 중심으로 향하여 수축하는 것이다. 즉 좌심실 내압이 우심실보다 높고 심근량이 많아 좌심실이 중심이 되는 것이다

1) 피검자 자세

피검자를 바로 누운 자세에서 왼쪽으로 60~90° 정도 기울인 자세를 한다(복장곁긴축단면도 자세와 동일).

2) 탐촉자 위치 및 조작법

탐촉자에 적당량의 초음파 겔을 바르고, 탐촉자의 방향표지자(marker)를 11시 방향으로 위쪽으로 향하게 하여 왼쪽 복장뼈의 3, 4번째 갈비사이에 탐촉자를 위치시킨다. 탐촉자의 단면을 피검자의 오른쪽 어깨(심장바닥부)에서 왼쪽 허리(심첨) 방향으로 비스듬하게 설정하면 심장을 세로로 자른 긴축단면도를 얻을 수 있다.

3) 기록 속도

50 mm/s 속도의 일정한 속도로 기록한다.

4) 표지선(Cursor)의 위치

좌심실의 유두근부에서 심실중격과 표지선이 최대한 수직이 되는 부위에 위치시킨다. 수직으로 측정되지 않을 경우 심장의 크기 및 두께가 과다하게 측정될 수 있다. 탐촉자의 위치를 기본 위치에서 한 칸 위쪽의 갈비사이공간으로 이동시키면 심실중격과 표지선을 최대한 수직으로 조절할 수 있다(그림 6-3).

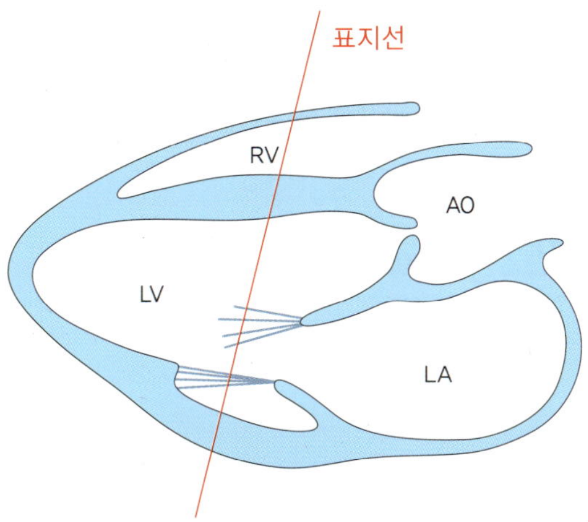

그림 6-3. 좌심실 M-mode의 표지선 위치

LV (left ventricle, 좌심실), RV (right ventricle, 우심실), LA (left atrium, 좌심방), AO (aorta, 대동맥)

5) 측정해야 할 항목

(1) 좌심실, 우심실의 내경 측정

(2) 심실중격 및 좌심실뒤벽 두께 측정

(3) 좌심실 수축 기능 평가(좌심실박출률 측정)

6) 측정 방법(그림 6-4, 표 6-1)

(1) 좌심실 확장기말 내경(left ventricular internal dimension at end-diastole, LVIDd) 확장말기의 좌심실내경은 심전도의 QRS 파형 시작점 또는 R 파형의 정점, 즉 좌심실의 내경이 가장 확장되어 있는 지점에서 심실중격의 끝부분에서 좌심실후벽의 시작부분까지 측정한다.

(2) 좌심실 수축기말 내경(left ventricular internal dimension at end-systole, LVIDs) 심실중격이 아래쪽으로 가장 많이 내려간 부위에서 측정한다. 심실이 수축할 때, 심실중격이 가장 내려간 부위는 좌심실후벽이 위쪽으로 가장 많이 올라간 부위의 바로 앞이다.

(3) 심실중격 두께(interventricular septal wall thickness at end-diastole, IVSd) 확장말기인 심전도의 QRS 파형 시작지점에서 심실중격의 앞면 시작부분에서 뒤면 끝부분(trailing edge)까지 측정한다.

(4) 좌심실후벽 두께(left ventricular posterior wall thickness at end-diastole, LVPWd) 확장말기인 심전도의 QRS 파형 시작지점에서 좌심실후벽의 시작부분에서 좌심실의 심외막의 시작 부분까지 측정한다.

(5) 우심실 확장기말 내경(right ventricular internal dimension at end-diastole, RVIDd) 확장말기의 우심실내경은 심전도의 QRS 시작지점에서 우심실앞벽의 끝 부위에서 심실중격의 앞면 시작부위까지 측정한다.

(6) 좌심실 수축 기능 평가 - 좌심실 박출률(left ventricular ejection fraction, LVEF) 측정확장기말 좌심실내경(LVIDd)과 수축기말 좌심실내경(LVIDs)을 측정한 후, 심초음파 진단 장치에 계산공식이 내장되어 있어 아래 계산식을 자동으로 쉽게 구할 수 있다.

• 정상치: 55～69%

$$EF(\%) = \left[\frac{(LVIDd^3 - LVIDs^3)}{LVIDd^3}\right] \times 100$$

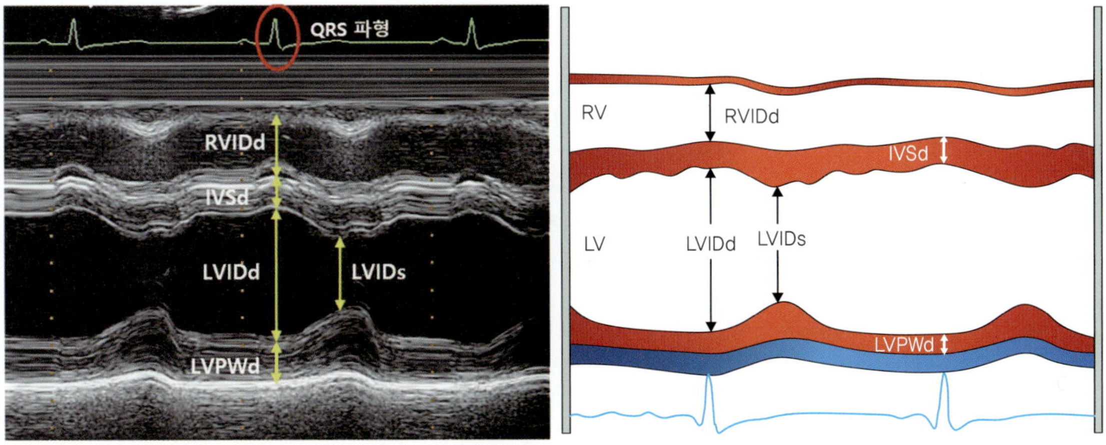

그림 6-4. 좌심실 M-mode 측정 방법

- LVIDd(좌심실 확장기말 내경) 측정: 심전도의 QRS파형 시작 지점 또는 R파형의 정점, 즉 좌심실의 내경이 가장 확장되어 있는 지점에서 심실중격의 끝부분에서 좌심실후벽 시작부분까지 측정한다.
- LVIDs(좌심실 수축기말 내경) 측정: 심실중격이 아래쪽으로 가장 많이 내려간 부위에서 측정한다.
- RVIDd(우심실 확장기말 내경) 측정: 심전도의 QRS파형 시작지점에서 우심실전벽의 끝 부위에서 심실중격의 앞면 시작부위까지 측정한다.
- IVSd(심실중격 두께) 측정: 심전도의 QRS파형 시작지점에서 심실중격의 앞면 시작부분에서 뒤면 끝부분까지 측정한다.
- LVPWd(좌심실후벽 두께 측정): 심전도의 QRS파형 시작지점에서 좌심실후벽의 시작부분에서 좌심실의 심외막의 시작부분까지 측정한다.

2. 승모판 M-mode

승모판은 전첨과 후첨 2개를 가지고 있으며 확장기 동안 2번 크게 열리고 2개의 봉우리를 형성한다. 앞방향(화면상에는 위방향)으로 열린 첨판이 전첨(anterior mitral valve leaflet, AML), 뒤방향(아래방향)으로 열리는 첨판이 후첨(posterior mitral valvel leaflet, PML)이다.

따라서 확장기 동안 전첨은 2봉성 또는 M자형 운동을 보이고 후첨은 W자형 운동을 보인다. 그 이유는 좌심실의 확장에 의한 혈액흡입(심실충만기)과 좌심방의 수축(심방수축기)으로 혈액을 밀어 넣는 2가지 기전에 의해 각각의 승모판의 개방운동이 반영되기 때문에 승모판이 2회 열린 것처럼 보이는 것이다.

승모판 확장기 동안 형성되는 2개의 봉우리 중에서 최초의 봉우리는 E파(early diastolic, 조기 확장기파)라고 부르며, 좌심실로의 혈액유입이 급속히 이루어질 때 형성된다. E파 다음의 2번째 봉우리는 A파(atrial systole, 후기 확장기파)라 하며, 심방 수축에 의해 형성된다. 이후 알파벳 순서에 따라 B, C, D, E, F의 이름을 붙인다. E파가 형성되고 A파가 형성되기 전까지 혈액 유입이 서서히 느려지게 되고, 승모판은 다시 판막 입구가 좁아지도록 되돌아오는(후퇴하는) 움직임을 보이게 되는데 이것을 EF 경사(EF slope), 확장기 판막 후퇴속도(diastolic descent rate, DDR)라고 한다.

EF 경사(DDR)는 급속유입의 효율을 반영하는 지표가 된다. EF 경사가 완만할수록 확장기 판막 후퇴속도가 느림을 나타내며, 승모판협착증이나 확장기능 장애를 의미한다.

승모판이 닫히는 수축기에는 전첨과 후첨의 구별이 없이 선상으로 보인다(그림 6-6).

1) 피검자 자세, 탐촉자 위치 및 조작법, 기록속도

좌심실 M-mode와 동일하다.

2) 표지선의 위치

승모판 전첨과 후첨의 끝부분 및 심실중격과 좌심실후벽의 바닥부위에 위치시킨다(그림 6-5).

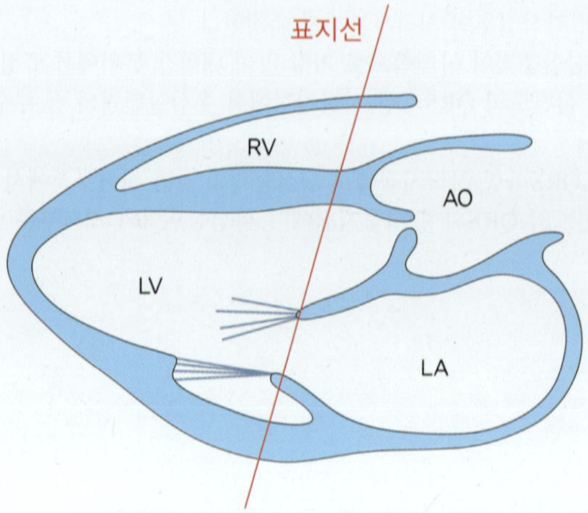

그림 6-5. 승모판 M-mode의 표지선의 위치

3) 관찰 및 측정해야 할 항목

(1) 승모판 두께 측정 및 움직임 평가: 승모판협착증, 폐쇄비대심근병증 평가

(2) 확장기 판막 후퇴속도 측정: EF slope 측정(그림 6-6)

(3) EPSS 측정: 확장심근병증이 있을 경우 측정(그림 6-7)

4) EPSS (E-point septal separation, E점 중격 분리) 측정 방법

EPSS는 승모판 전첨의 E파형과 심실중격의 거리를 나타내는 것으로, 좌심실의 박출률(EF)을 간접적으로 평가할 수 있다. EPSS 측정 방법은 수축기말에 심실중격의 좌심실쪽 지점과 승모판의 E지점 사이의 거리를 측정한다(그림 6-7).

- 정상치: 5 mm 미만

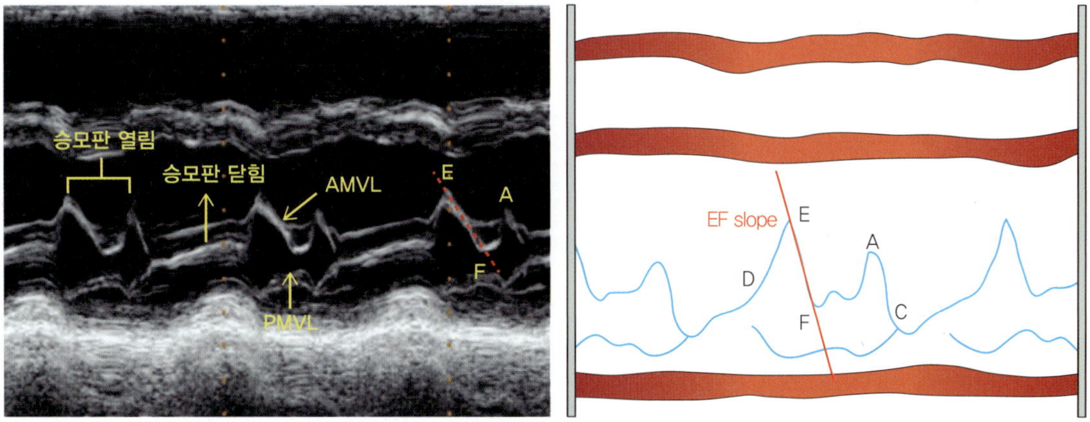

그림 6-6. 승모판 M-mode 측정 방법

승모판 열림은 확장기, 승모판 닫힘은 수축기를 나타낸다. 확장기 때 AMVL(승모판 전첨)은 M자형으로, PMVL(승모판 후첨)은 W자형으로 움직인다. EF slope은 E파 정점에서 F파까지의 기울기를 측정하여 구할 수 있고, 확장기 승모판 후퇴속도 측정을 나타낸다.

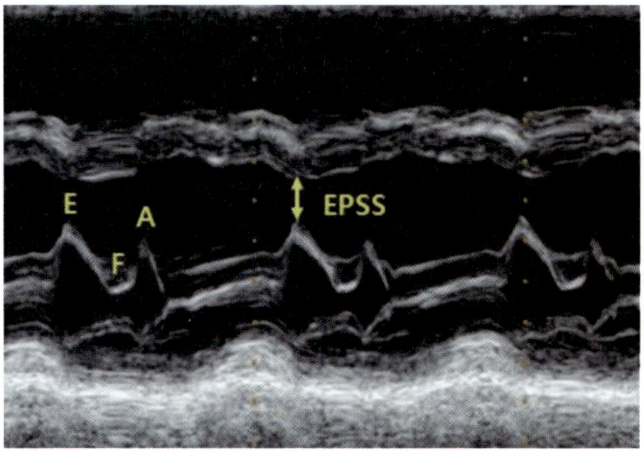

그림 6-7. EPSS 측정 방법

수축기말에 심실중격의 좌심실쪽 지점과 승모판의 E지점 사이의 거리를 측정한다.
EPSS: E – point septal separation

3. 대동맥뿌리(Aortic root) 및 좌심방 M-mode

대동맥은 M-mode 심초음파에서 평행하게 2개의 선으로 보이며, 대동맥 앞(위)에 있는 공간은 우심실 유출로이고 대동맥 뒤(밑)에 있는 공간은 좌심방이다. 대동맥의 내경은 약 30 mm이며, 정상인 경우 우심실 유출로 내경, 대동맥내경, 좌심방 내경은 거의 비슷하다.

대동맥판은 대동맥 내에 있으며, 수축기에 대동맥판이 열리고 좌심실로부터 박출이 종료되면 닫힌다. 대동맥판은 확장기에는 닫힌 상태이므로 1개의 선으로 나타난다. 대동맥판의 개방은 좌심실의 수축시간을 나타내고, 대동맥판은 M-mode 상에서 마름모(다이아몬드)형을 나타낸다.

1) 피검자 자세, 탐촉자 위치 및 조작법, 기록속도

좌심실 M-mode와 동일하다.

2) 표지선의 위치

대동맥 판막 부위에서 대동맥뿌리부위와 수직이 되는 부위에 위치시킨다(그림 6-8).

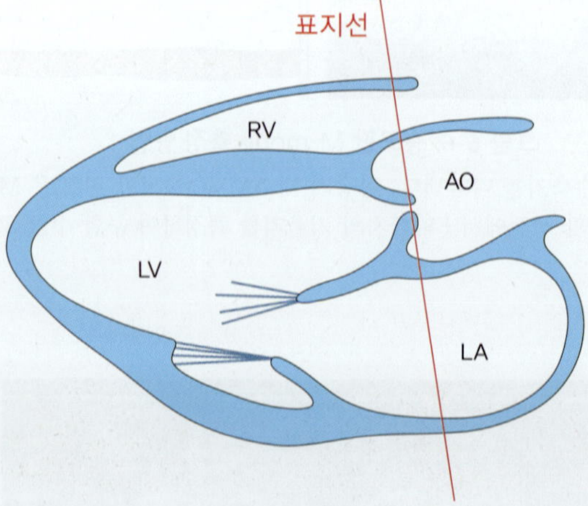

그림 6-8. 대동맥시작 부위 및 좌심방 M-mode의 표지선의 위치

3) 관찰 및 측정해야 할 사항

① 대동맥판 두께 측정 및 움직임 평가: 대동맥판협착 평가

② 대동맥뿌리 부위 및 좌심방내경 측정

4) 측정 방법(그림 6-9, 표 6-1)

내경 측정은 시작부분(leading edge)에서 시작부분(leading edge)까지의 측정을 기준으로 한다.

(1) 대동맥뿌리 부위(aortic root) 내경 측정

확장말기인 심전도의 QRS 파형 시작점에서 측정하고, 대동맥 앞벽의 시작부분에서 대동맥 후벽의 시작부분까지를 측정한다.

(2) 좌심방(left atrium, LA) 내경 측정

수축기말 좌심방이 최대한 확장되어 있는 부위인 좌심방의 전벽이 최대한 위로 돌출된 부위에서 측정하고, 대동맥후벽의 시작부위에서 좌심방후벽의 시작부위까지를 측정한다. 그러나 좌심실과 대동맥 시작부분에 있는 여러 공간적인 변수가 클 경우는 대동맥의 후벽 끝부분을 사용한다.

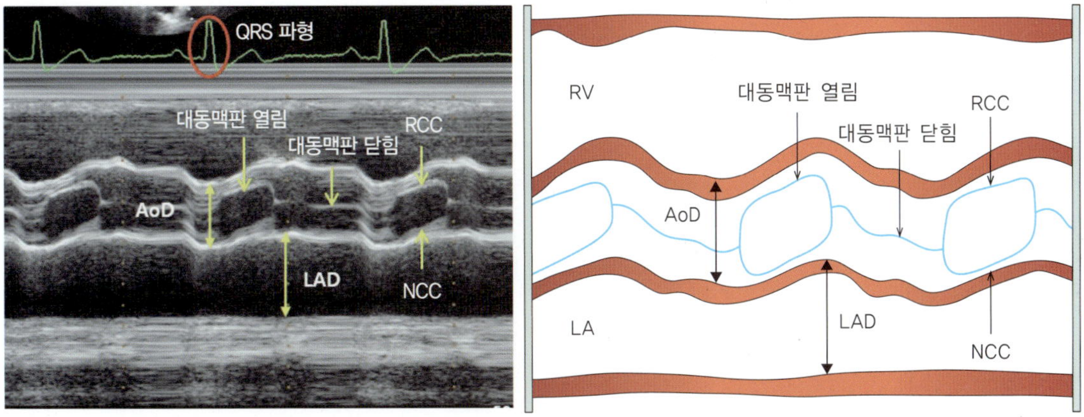

그림 6-9. 대동맥뿌리 부위 및 좌심방 M-mode 측정 방법

- AoD (aortic dimension, 대동맥뿌리부위내경) 측정: QRS 파형 시작점에서 측정하고, 대동맥 전벽의 시작부분에서 대동맥 후벽의 시작부분까지를 측정한다.
- LAD (left atricum dimension, 좌심방 내경) 측정: 좌심방의 전벽이 최대한 위로 올라간 부위에서 측정하고 대동맥 후벽의 시작부위에서 좌심방후벽의 시작부위까지를 측정한다.
- 대동맥뿌리부위와 좌심방의 크기는 정상에서 거의 1 : 1이다. 동맥판의 닫힘은 확장기, 열림은 수축기를 나타낸다. 대동맥판은 열렸을때 마름모형(다이아몬드형)으로 열리고 윗부분은 RCC(우관상동맥첨판), 아랫부분은 NCC(무관상동맥첨판)를 나타낸다.

표 6-1. 우리나라 정상 성인 M-mode 심초음파로 측정한 심장 크기 정상치

구분	정상치(mm)
좌심실 확장기말 내경	49 ± 4.1
좌심실 수축기말 내경	31 ± 3.9
심실중격 두께	9 ± 1.7
좌심실뒤벽 두께	8 ± 1.5
좌심방 내경	36 ± 4.7
대동맥 내경	29 ± 3.7

출처: 심초음파 소위원회, 박승우 외: 한국인에서의 정상 심초음파 검사치 확립에 관한 다기관연구. 순환기 2000; 30: 373–82.

초음파검사학 실습보고서

학교명: 학번: 이름:

Section

07 도플러 심초음파

2D 심초음파, M-mode 심초음파는 심장의 해부학적 · 기능적 정보를 제공하지만 실제로 심장 내부의 혈액이 어떻게 흐르는지 정확히 알 수 없다. 이러한 점에서 도플러 심초음파는 심장 내부의 정상적인 혈류의 흐름과 비정상적인 혈류를 평가하는데 유용하며, 색 도플러 심초음파(color Doppler echocardiography), 간헐파형 도플러 심초음파(pulsed wave Doppler echocardiography), 연속파형 도플러 심초음파(continuous wave Doppler echocardiography), 조직 도플러 심초음파(tissue Doppler echocardiography) 등이 이용되고 있다.

1. 색 도플러 심초음파(Color Doppler echocardiography)

학습목표

1. 색 도플러 심초음파 검사 원리를 설명할 수 있다.
2. 혈류의 종류를 설명할 수 있다.
3. 색 도플러 심초음파 검사 방법 및 임상 응용을 설명할 수 있다.

1) 검사 원리

색 도플러 심초음파는 간헐파형 도플러(pulsedwave Doppler)의 원리를 이용한 검사로 탐촉자에서 발생한 초음파가 적혈구에 부딪쳤다가 다시 반사되어 탐촉자로 돌아올 때, 탐촉자로부터 멀어지면 초음파의 신호가 약해지고, 탐촉자에 가까워지면 신호가 강해진다.

이 신호에 색을 입혀서 혈류의 흐름을 쉽게 관찰할 수 있다. 즉, 탐촉자로 향하는 혈류는 적색으로, 탐촉자에서 멀어지는 혈류는 청색으로 나타나며 세 가지 색상(빨간색, 파란색, 노란색)의 조합으로 정상 혈류와 비정상 혈류를 표현한다. 그러나 초음파 진단장치의 기종에 따라서 다가오는 혈류와 멀어지는 혈류의 색을 바꾸어 나타낼 수 있다.

2) 혈류의 종류

(1) 결흐름(층판류, Laminar flow) (그림 7-1)

① 결흐름은 혈류의 속도, 방향이 일정하여 층을 이루는 정상적인 혈류이다.

② 혈류의 색은 정상적인 경우, 여러 색이 섞이지 않고 도플러 원리를 따라 탐촉자로 향하는혈류는

빨간색, 멀어지는 혈류는 파란색의 단일 색을 나타낸다.

③ 결흐름의 혈류는 포물선 모양의 특징을 가진다. 혈관벽에 가장 가까운 혈류의 속도는 혈관벽과의 저항으로 가장 느리고, 혈관 중심을 지나는 혈류의 속도가 가장 빨라 포물선 모양의 형태를 나타낸다.

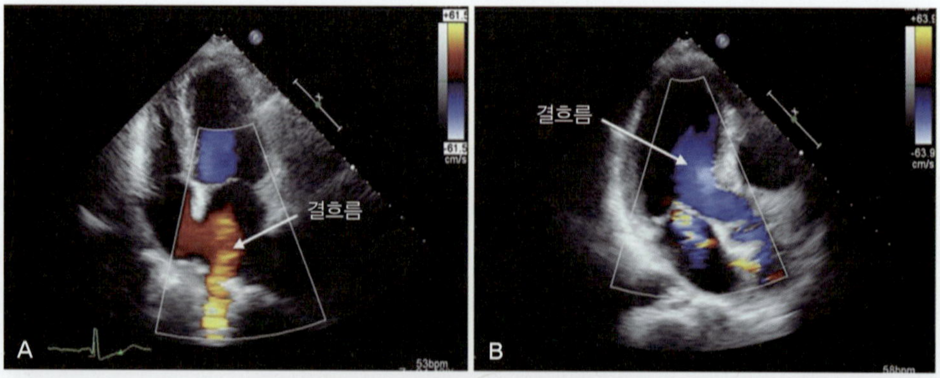

그림 7-1. 결흐름(Laminar flow)

A: (좌심방) 확장 시 폐정맥에서 좌심방으로 들어오는 혈류를 나타내는 것으로 정상적인 결흐름이다. 탐촉자에 가까워지는 혈류이므로 빨간색으로 나타난다.

B: 수축 시 좌심실에서 대동맥으로 나가는 혈류를 나타내는 것으로 정상적인 결흐름이다. 탐촉자에서 멀어지는 혈류이므로 파란색으로 나타난다.

(2) 소용돌이 흐름(와류, Turbulent flow) (그림 7-2)

① 혈류가 좁은 부위를 통과할 때, 혈류의 속도가 빨라져서 통과 전의 속도와 편차가 커지고방향이 불규칙하게 되어 소용돌이치는 비정상적인 혈류가 나타난다.

② 혈류의 색은 빨간색, 파란색, 노란색이 혼합되어 여러 가지 색으로 나타난다.

③ 소용돌이 흐름 유무의 판단은 판막질환, 폐쇄성 질환, 선천성 심장기형 등의 진단에 도움을 준다.

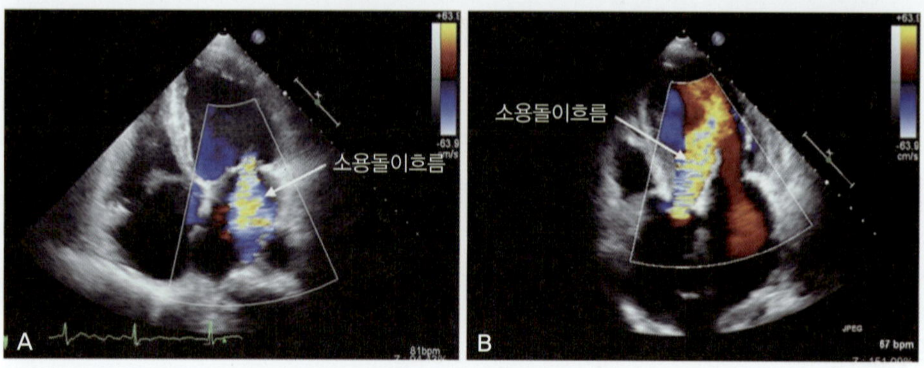

그림 7-2. 소용돌이 흐름(Turbulent flow)

A: 수축 시 좌심실에서 좌심방으로 향하는 승모판역류를 나타내는 것으로, 비정상적인 소용돌이 흐름이다. 탐촉자에서 멀어지는 혈류이므로 파란색이 주로 나타나지만, 속도가 빨라 혼합색(모자이크형)으로 나타난다.

B: 확장 시 대동맥에서 좌심실로 향하는 대동맥판역류를 나타내는 것으로, 비정상적인 소용돌이 흐름이다. 탐촉자에 가까워지는 혈류이므로 빨간색이 주로 나타나지만, 속도가 빨라 혼합색(모자이크형)으로 나타난다.

3) 검사 방법

(1) 색 검사창 조절

색창의 크기를 가로 방향으로 키우면 혈류의 속도가 느려지기 때문에 가로 방향으로는 적당한 크기를 유지하고 세로 방향으로 크기를 키운다(그림 7-3).

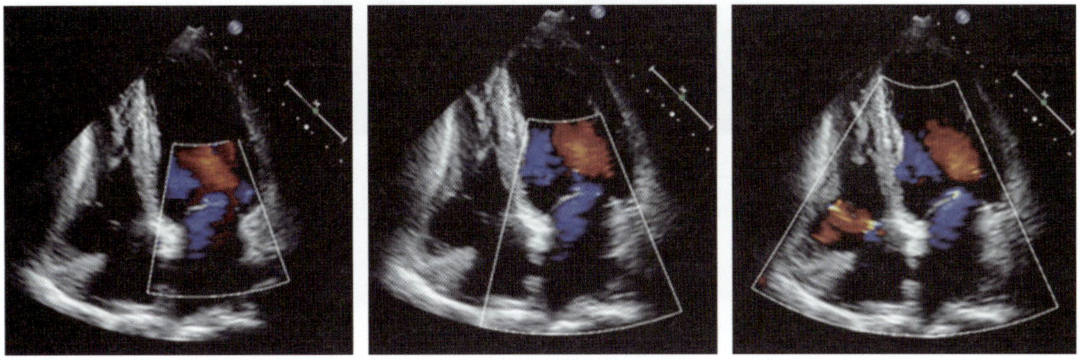

작은 size 색 창 / 적당한 size 색 창 / 큰 size 색 창

그림 7-3. 색 검사창 조절
색 검사창의 크기를 가로 방향으로 키우면 혈류의 속도가 느려지기 때문에 가로 방향으로는적당한 크기는 유지하고 세로 방향으로 크기를 키운다.

(2) 색 gain 조절

색 gain은 심장 내부 혈류량을 표현하는 정도를 나타내는 것으로, 색 gain을 올리면 혈류량이 증가되어 보인다. 적절한 색 gain을 유지하면 판막 역류증을 정확하게 진단할 수 있지만, gain을 너무 올리면 원래 역류량보다 과하게 보일 수 있으므로 주의하여야 한다. 적당한 gain은 보통 50~60% 정도가 바람직한데, 우선 전체 잡음이 나올 때까지 gain을 올리고 다시 서서히 내려 잡음이 사라지는 직후가 될 때가 최적의 gain이다(그림 7-4, 5).

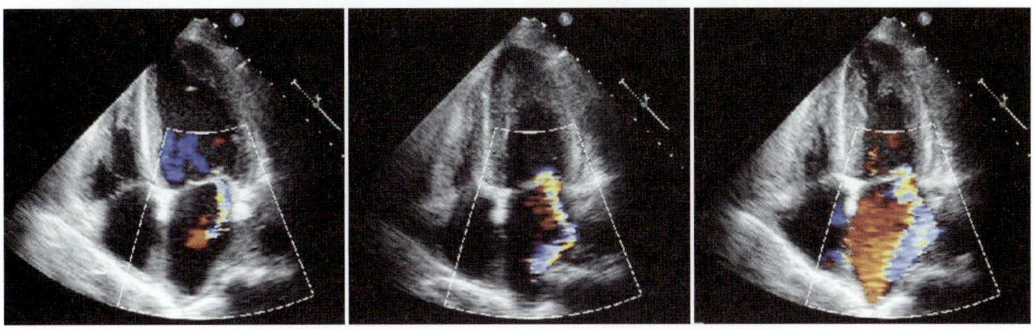

색 gain 30% / 색 gain 65%(적당한 gain) / 색 gain 80%

그림 7-4. 색 gain 조절에 따른 승모판역류량의 변화
색 gain이 너무 낮으면 원래 역류량보다 감소되어 보이고, gain이 너무 높으면 역류량이 많아 보인다. 색 gain은 50~60% 정도로 유지하는 것이 적절하다.

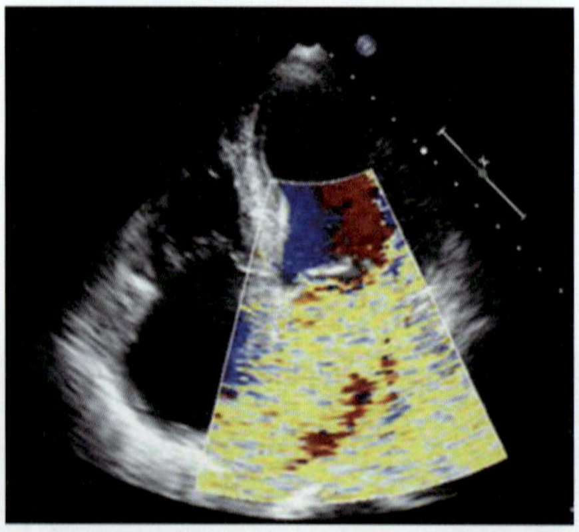

그림 7-5. 높은 색 gain에 의한 잡음현상
색 gain이 너무 높으면 색창 전체에 잡음이 나타난다.

(3) 속도 scale 조절

속도 scale은 일정 속도 이하의 혈류를 걸러주는(filter 해주는) 역할을 하는 것으로 잡음을 제거해 역류가 잘 보이도록 한다.

속도 scale을 너무 올리면 혈류를 지나치게 많이 걸러서 혈류량이 줄어들고, 반대로 낮추면 잡음이 제대로 걸러지지 않아 혈류량이 많아 보인다. 속도 scale은 60~70 cm/s로 조절하는 것이 바람직하다(그림 7-6). 속도 scale을 일정 속도보다 낮추면 잡음이 filter가 되지 않아 역류량이 많아 보인다. 속도 scale은 60~70 cm/s로 조절해준다.

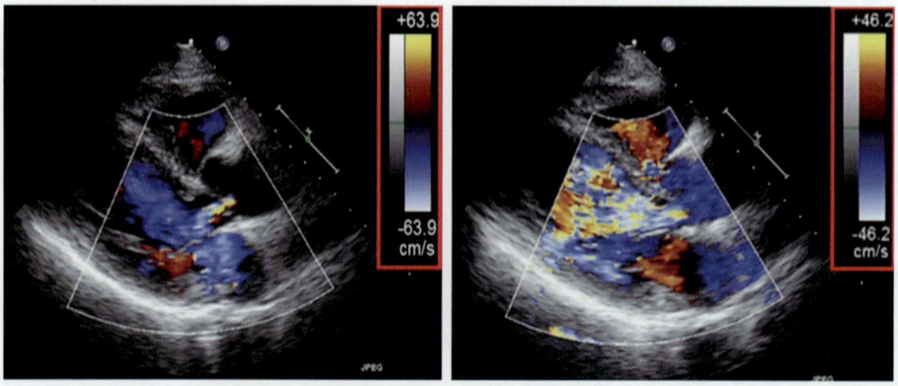

적당한 속도 scale 63 cm/s　　낮은 속도 scale 63 cm/s

그림 7-6. 속도 scale 조절에 따른 대동맥판역류량의 변화
속도 scale을 일정 속도보다 낮추면 잡음이 filter가 되지 않아 역류량이 많아 보인다. 속도scale은 60~70 cm/s로 조절해준다.

4) 임상 응용

(1) 판막의 역류 관찰

검사하고자 하는 판막부위로 검사창을 이동시키고 역류의 끝부분이 충분히 보이도록 검사창의 크기를 조절한다. 역류되는 적혈구의 양이 많을수록 관찰되는 색의 면적이 넓어져서 반정량 적으로 역류의 심한 정도를 평가할 수 있다(그림 7-7A).

(2) 판막의 협착 관찰

검사하고자 하는 판막부위로 검사창을 이동시켜 협착을 관찰한다. 협착이 심할수록 색의 소용돌이가 심해진다(그림 7-7B).

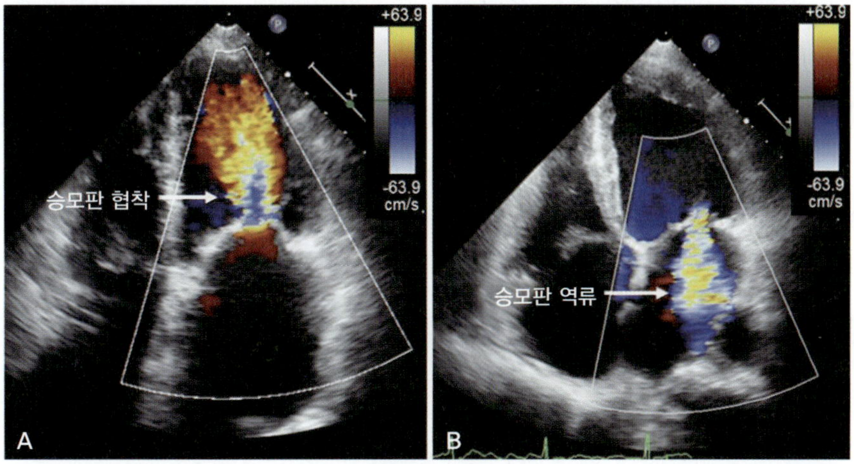

그림 7-7. 판막 협착과 판막 역류
판막이 협착되거나 역류될 때, 혈류의 속도가 빨라져서 소용돌이 흐름이 관찰된다.

(3) 단락(shunt) 관찰

단락은 심장 내 구조물 사이의 결손을 의미하며, 단락이 의심되는 부위로 검사창을 이동시켜 관찰한다.

2. 간헐파형 도플러 심초음파(Pulsed wave Doppler echocardiography, PW Doppler)

학습목표
1. 간헐파형 도플러 심초음파 검사 원리를 설명할 수 있다(A).
2. 간헐파형 도플러 심초음파 검사 방법을 설명할 수 있다(A).
3. 간헐파형 도플러 심초음파 임상 응용을 설명할 수 있다(A).

1) 검사 원리 및 특징

탐촉자에서 발생한 초음파가 적혈구에 부딪쳤다가 다시 반사되어 탐촉자로 돌아올 때, 탐촉자로부터 멀어지면 초음파의 신호가 약해지고, 탐촉자에 가까워지면 신호가 강해지는 기본 도플러 원리로 탐촉자의 하나의 진동자(crystal)에서 간헐적으로 초음파를 내보내고 기다린 후 이 반사파를 수신하는 검사법이다. 즉, 초음파의 송신과 수신을 같은 진동자로 한다.

간헐파형 도플러는 특정한 부위의 혈류의 속도를 측정할 수 있어 표본용적(sample volume)의 개념이 적용되고, 측정하고자 하는 부위에 표본용적을 위치시켜 표본용적 내의 혈류 속도를 측정할 수 있는 특징을 가진다(그림 7-8, 표 7-1).

표본용적 내의 적혈구들의 다양한 속도 측정치는 도플러 파형의 폭으로 나타나기 때문에 좁은 표본용적으로 측정하면 좀 더 초점을 맞추어 특정적인 위치의 속도를 측정하여 파형의 폭이 선명한 파형을 얻을 수 있고, 넓은 표본용적은 넓은 범위에 속도를 나타내어 파형의 폭이 퍼져 보인다.

간헐파형 도플러 파형은 탐촉자로 향하는 혈류는 (+)로 표시되어 바닥선(baseline)의 위쪽에 나타나고, 탐촉자에서 멀어지는 혈류는 (-)로 표시되어 바닥선의 아래쪽에 나타난다.

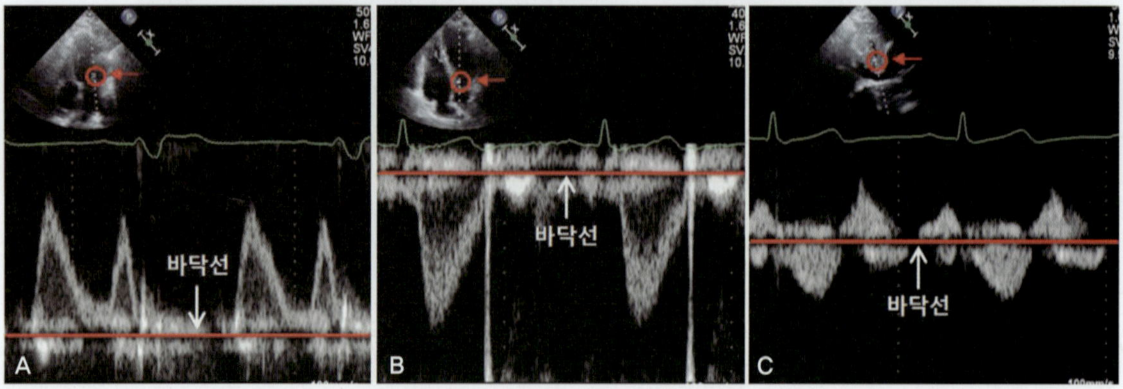

그림 7-8. 간헐파형 도플러 파형의 종류

A: 승모판 유입 혈류의 간헐파형 도플러 파형, B: 좌심실 유출로 간헐파형 도플러 파형, C: 간정맥 혈류의 간헐파형 도플러 파형. 화살표: 표본용적(○표시)

2) 검사 방법

(1) 승모판 유입 혈류(mitral valve inflow)의 속도 측정(좌심실 확장기능 평가)(그림 7-9)

① 승모판을 통한 유입 혈류(좌심실의 확장기 혈류)의 속도를 측정하기 위해 심첨사방도를 구하고, 색 도플러 심초음파 검사를 시행한다.

② 혈류 흐름과 초음파 광선이 평행이 되도록, 즉 혈류 흐름과 표지선이 최대한 일치하게 영상을 조절한다. 혈류의 흐름과 초음파 광선의 각도가 20°가 넘으면 원래 속도보다 낮게 측정된다.

③ 적절한 영상을 얻었으면, 본격적인 간헐파 심초음파 검사를 실시한다.

④ 표본용적 위치는 확장기 동안 승모판이 열릴 때, 판막의 끝 사이 중앙에 위치시킨다(그림 7-10).

⑤ 표본용적 크기는 1~20 mm까지 바꿀 수 있으나 일반적으로 1~2 mm로 설정한다.

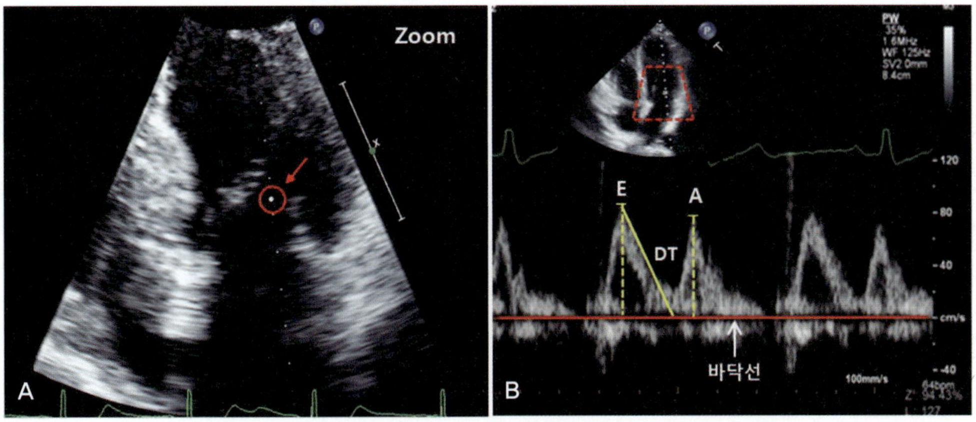

그림 7-9. 승모판 유입 혈류의 속도 측정- 좌심실 확장기능 평가

A: 심첨사방도에서 확장기 동안 승모판이 열릴 때, 두 판막의 끝 사이 중앙에 표본용적(화살표)을 위치시킨다.
B: 승모판 유입 혈류인 E (early diastole) 파형, A (atrial systole) 파형의 최고 속도를 측정한다. E 파형의 최고 속도에서 0이 되는 지점까지의 시간, 즉 감속시간(deceleration time, DT)을 측정한다. 바닥선은 아래쪽부터 3분의 1 지점에 위치하도록 한다.

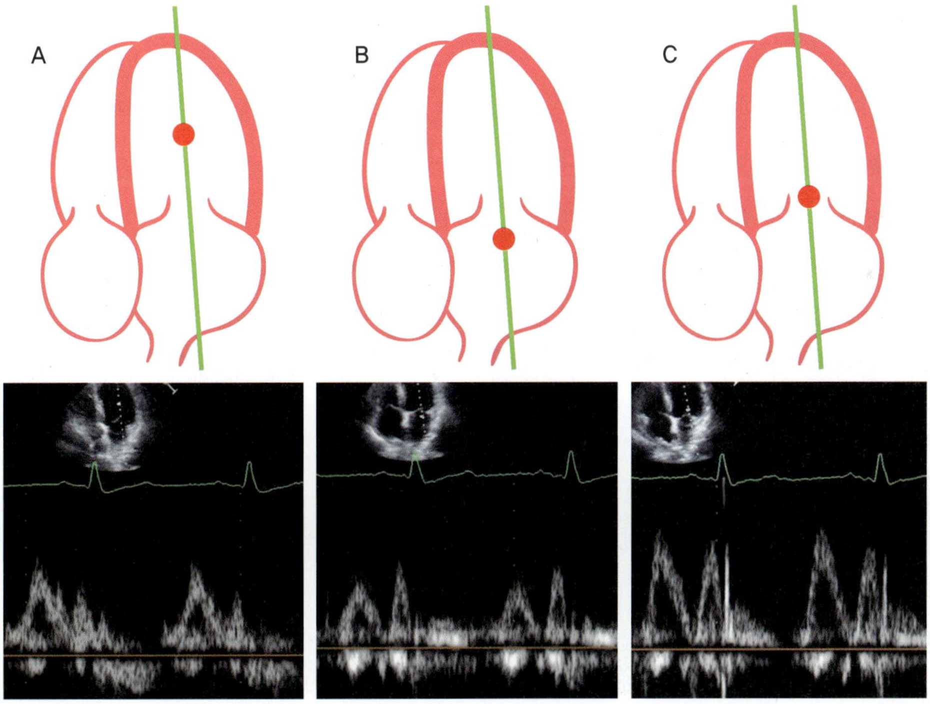

그림 7-10. 승모판 유입 혈류 측정에서 표본용적 위치

A: 표본용적이 원래 위치보다 위로 좌심실에 위치해 있다. B: 표본용적이 원래 위치보다 아래인 좌심방에 위치해 있다. C: 정확한 표본용적 위치
*정확한 표본용적 위치가 아닐 경우는 원래 값보다 낮게 측정된다.

⑥ 기록속도는 50~100 mm/s의 일정한 속도로 기록한다.

⑦ 두 개의 파형이 좌심실의 확장기 동안 바닥선 위쪽으로 나타나고, 두 파형의 최고 속도가 측정될 수 있도록 속도 scale을 조절하면서 바닥선을 아래쪽에서부터 3분의 1 지점으로 이동시킨다.

⑧ 첫 번째 파형은 확장초기 파형으로 E (early diastole, 조기확장기) 파형이고, 뒤에 나타나는 파형은 좌심방 수축 파형으로 A (atrial systole, 후기수축기파) 파형으로 좌심실의 확장후기를 나타낸다. 각각 파형의 최고 속도를 측정하고, E 파형은 최고 속도에서 0이 되는 지점까지의 시간, 즉 감속시간(deceleration time, DT)을 측정한다.

⑨ 임상적 적용은 좌심실 확장 기능 평가한다.

(2) 좌심실 유출로(Left ventricular outflow tract, LVOT)의 TVI (Time velocity integral, 시간속도적분) 측정(그림 7-11, 12)

좌심실 유출로를 통해 좌심실 수축기 혈류의 속도 적분 값을 나타내는 TVI (time velocity integral) 값을 측정한다. TVI는 단위 시간당 적혈구의 평균 이동거리와도 일치한다.

① 좌심실유출로의 TVI를 측정하기 위해서 심첨오방 또는 삼방도를 구하고, 색 도플러 심초음파 검사를 시행한다.

② 혈류 흐름과 초음파 광선이 평행이 되도록, 즉 혈류 흐름과 표지선이 최대한 일치하게 영상을 조절한다. 혈류의 흐름과 초음파 광선의 각도가 20°가 넘으면 원래 속도보다 낮게 측정된다.

③ 표본용적 위치는 대동맥판에서부터 심첨쪽으로 0.5~1 cm 지점에 위치시킨다.

④ 표본용적 크기는 2~5 mm로 설정한다.

⑤ 기록 속도는 50~100 mm/s의 일정한 속도로 기록한다.

⑥ 한 개의 포물선 모양의 파형이 좌심실의 수축기 동안 바닥선 아래쪽으로 나타나고, 파형의 최고 속도가 나타나도록 속도 크기를 조절하면서 바닥선을 아래쪽부터 3분의 2 지점으로 이동시킨다.

⑦ TVI 값은 파형의 가장자리를 따라 그려주면 심초음파 진단장치 내에 탑재된 계산장치를 통하여 자동으로 계산되어 쉽게 구할 수 있다. 가장자리에 번짐 현상이 있으므로 선명한 선을 따라 그려줘야 한다.

⑧ 임상적 적용은 좌심실의 심박출량 측정, 좌심실 수축 기능 평가한다.

※ 정확한 좌심실 유출로의 위치를 찾는 요령

- 간헐파형 도플러 파형 뒤쪽에 closing click 보여야 좌심실 유출로에 표본용적(표본용적)이 정확히 위치하였다고 할 수 있다.
- 표본용적이 좌심실 유출로 위치보다 아래쪽으로, 즉 대동맥판 안쪽으로 들어갔을 경우는 간헐파형 도플러 파형 앞에 opening click이 보인다.
- 표본용적이 좌심실 유출로 위치보다 위쪽으로, 즉 좌심실쪽으로 위치하였을 경우는 closing click, opening click 둘 다 보이지 않는다.
- 파형의 opening click이 보이면 표본용적 위치를 위쪽으로 이동시켜주고, closing click이 보이지 않으면 표본용적 위치를 아래쪽으로 내리면서 closing click만 보이는 위치를 찾도록 한다.

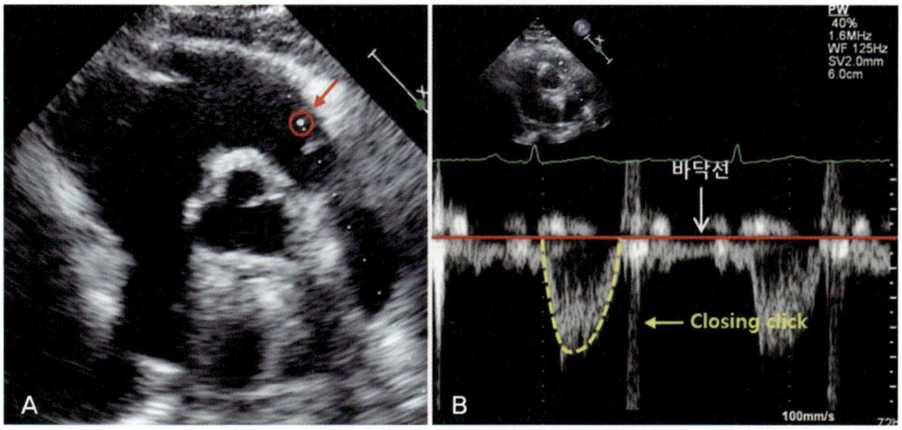

그림 7-11. 좌심실 유출로 TVI 측정

A: 심첨오방도에서 대동맥판에서부터 심장끝 쪽으로 0.5~1 cm 지점에 표본용적(화살표)을 위치시킨다.

B: 바닥선은 아래쪽부터 3분의 2 지점에 위치하도록 하고, 도플러 파형 가장자리의 선명한 선을 따라 그려주면 좌심실 유출로의 TVI 값을 구할 수 있다. 좌심실 유출로의 파형은 파형 뒤쪽에 closing click 보여야 정확한 좌심실 유출로 위치라고 할 수 있다.

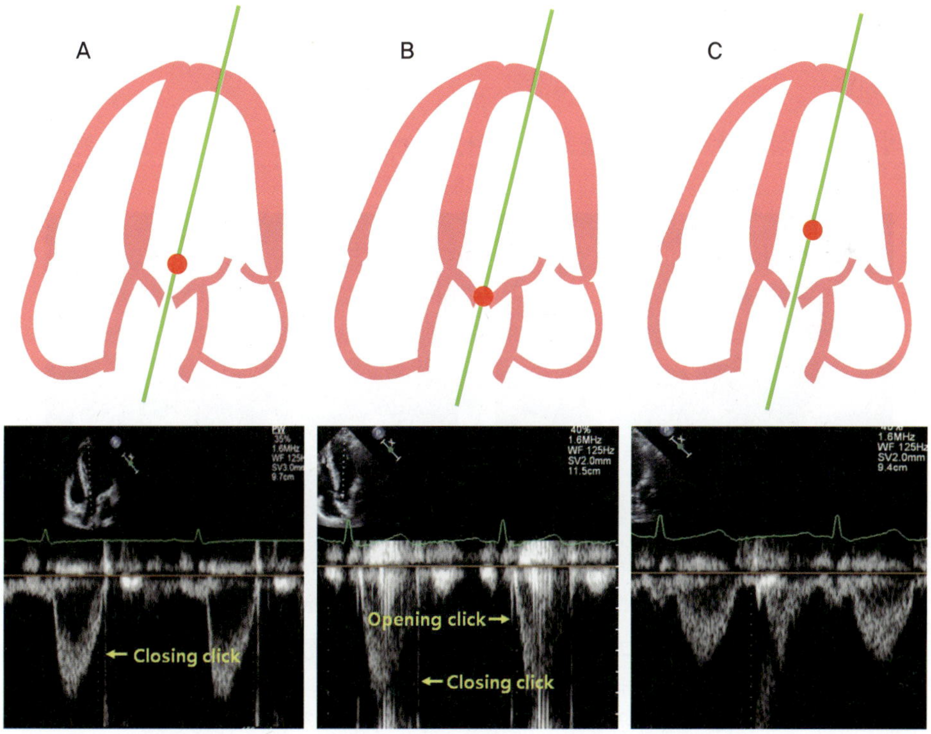

그림 7-12. 좌심실 유출로 TVI 측정에서 잘못된 표본용적 위치

A: 바르게 잡힌 TVI, B: 표본용적(화살표)이 좌심실 유출로 위치보다 아래쪽으로, 즉 대동맥판 안쪽으로 들어갔을 경우로 간헐파도플러 파형 뒤로 closing click과 함께 간헐파형 도플러 파형 앞에 opening click이 보인다.

C: 표본용적(화살표)이 좌심실 유출로 위치보다 위쪽으로, 즉 좌심실쪽으로 위치하였을 경우로 closing click, opening click 둘 다 보이지 않는다.

(3) 우심실 유출로(Right ventricular outflow tract, RVOT)의 TVI (Time velocity integral) 측정(그림 7-13)

우심실 유출로를 통해 우심실 수축기 혈류의 속도 적분 값을 나타내는 TVI 값을 측정한다.

① 우심실 유출로의 TVI 값을 측정하기 위해 짧은축 단면도(대동맥판 수준)를 구하고, 색 도플러 심초음파 검사를 실시한다.

② 혈류 흐름과 초음파 광선이 평행이 되도록, 즉 혈류 흐름과 표지선이 최대한 일치하게 영상을 조절한다. 혈류의 흐름과 초음파 광선의 각도가 20°가 넘으면 원래 속도보다 낮게 측정된다.

③ 표본용적 위치는 폐동맥판으로부터 우심실쪽으로 0.5~1 cm 지점에 위치시킨다.

④ 표본용적 크기는 2~5 mm로 설정한다.

⑤ 기록 속도는 50~100 mm/s의 일정한 속도로 기록한다.

⑥ 한 개의 포물선 모양의 파형이 좌심실의 수축기 동안 바닥선 아래쪽으로 나타나고, 파형의 최고 속도가 나타나도록 속도 크기를 조절하면서 바닥선을 아래쪽부터 3분의 2 지점으로 이동시킨다.

⑦ TVI 값은 파형의 가장자리를 따라 그려주면 심초음파 진단장치 내에 탑재된 계산장치를 통하여 자동으로 계산되어 쉽게 구할 수 있다. 가장자리에 번짐 현상이 있으므로 선명한 선을 따라 그려줘야 한다.

⑧ 임상적 적용은 우심실의 심박출량을 측정한다.

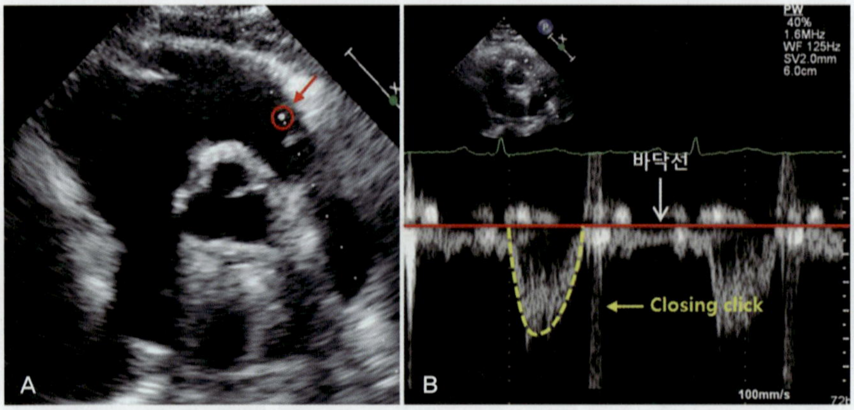

그림 7-13. 우심실 유출로 TVI 측정

A: 복장곁짧은축단면도에서, 폐동맥판으로부터 우심실로 0.5~1 cm 지점에 표본용적을 위치시킨다.
B: 바닥선은 아래쪽으로부터 3분의 2 지점에 위치하도록 하고, 도플러 파형 가장자리의 선명한 선을 따라 그려주면 우심실 유출로의 TVI 값을 구할 수 있다. 우심실 유출로의 파형도 좌심실 유출로 파형처럼 뒤쪽에 closing click을 보여야 정확한 우심실 유출로 위치라고 할 수 있다.

(4) 폐정맥 혈류(Pulmonary vein flow)의 속도 측정(그림 7-14)

① 폐정맥 혈류의 TVI 값을 측정하기 위해 사방도를 구하고, 색 도플러 심초음파 검사를 실시한다.

② 혈류 흐름과 초음파 광선이 평행이 되도록, 즉 혈류 흐름과 표지선이 최대한 일치하게 영상을 조절한다. 혈류의 흐름과 초음파 광선의 각도가 20°가 넘으면 원래 속도보다 낮게 측정된다.

③ 표본용적 위치는 폐정맥 안쪽으로 1~2 cm 지점에 위치시킨다.

④ 표본용적 크기는 2~5 mm로 설정한다.

⑤ 기록 속도는 50~100 mm/s의 일정한 속도로 기록한다.

⑥ 두 개의 파형이 바닥선 위쪽으로 나타나고, 파형의 최고 속도가 나타나게 속도 크기를 조절하면서 바닥선을 아래쪽부터 3분의 1 지점으로 이동시킨다.

⑦ 첫 번째 파형은 수축기 파형(systole, S)이고, 그 뒤에 나오는 파형은 확장기 파형(diastole, D)이다.

⑧ 임상적 적용은 좌심실 확장 기능 평가한다.

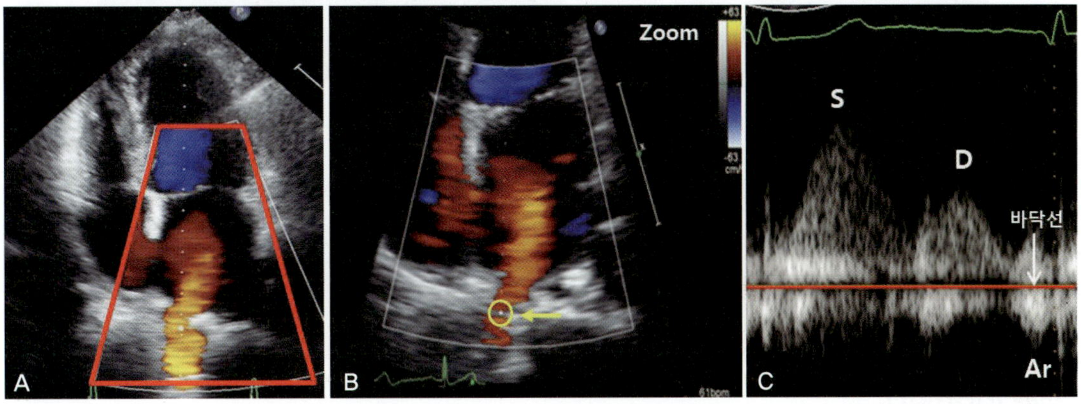

그림 7-14. 폐정맥 혈류의 속도 측정

A: 심첨사방도에서 폐정맥 부위에 색 도플러를 시행한다.
B: 폐정맥 부위를 확대하고, 폐정맥 안쪽으로 1~2 cm 지점에 표본용적(화살표)을 위치시킨다.
C: 첫 번째 파형은 수축기 파형(systole, S)이고, 그 뒤에 나오는 파형은 확장기 파형(diastole, D), 바닥선 아래의 파형은 좌심방 수축에 의한 혈류 역전 파형(atrial reversal wave, Ar)이다.

(5) 간정맥 혈류(Hepatic vein flow)의 속도 측정(그림 7-15)

① 간정맥 혈류의 TVI 값을 측정하기 위해 갈비밑 단축 단면도(아래대정맥 단면도)를 구하고, 간정맥이 잘 보이면, 색 도플러 심초음파 검사를 실시한다.

② 혈류 흐름과 초음파 광선이 평행이 되도록, 즉 혈류 흐름과 표지선이 최대한 일치하게 영상을 조절한다. 혈류의 흐름과 초음파 광선의 각도가 20°가 넘으면 원래 속도보다 낮게 측정된다.

③ 표본용적 위치는 간정맥 안쪽으로 2~3 cm 지점에 위치시킨다.

④ 표본용적 크기는 2~5 mm로 설정한다.

⑤ 기록 속도는 50~100 mm/s의 일정한 속도로 기록한다.

⑥ 두 개의 파형이 바닥선 아래쪽으로 나타나고, 파형의 최고 속도가 나타나도록 속도 크기를 조절

하면서 바닥선을 중앙으로 이동시킨다.

⑦ 첫 번째 파형은 수축기 파형(systole, S)이고, 그 뒤에 나오는 파형은 확장기 파형(diastole, D)이다.

⑧ 임상적 적용은 우심방 압력 간접 측정, 폐색전증 진단을 한다.

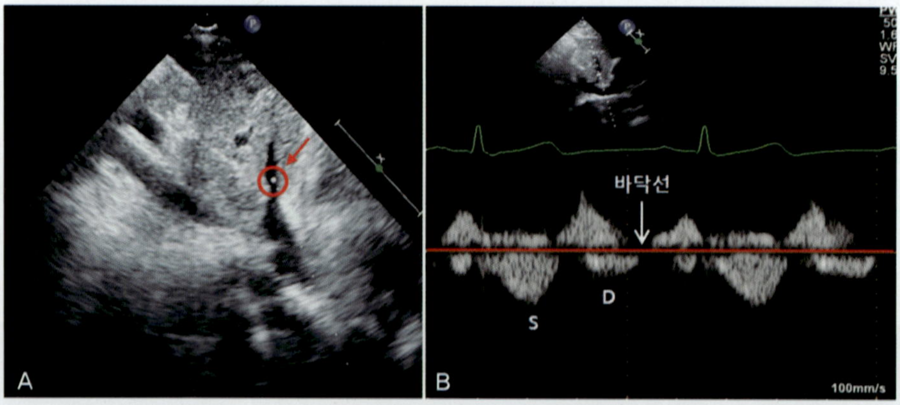

그림 7-15. 간정맥 혈류의 속도 측정

A: 갈비 밑 단축 단면도에서 간정맥 안쪽으로 2~3 cm 지점에 표본용적(화살표)을 위치시킨다.
B: 첫 번째 파형은 수축기 파형(systole, S)이고, 그 뒤에 나오는 파형은 확장기 파형(diastole, D)이다.

3. 연속파형 도플러 심초음파(Continuous wave Doppler echocardiography, CW Doppler)

학습목표

1. 연속파형 도플러 심초음파 검사 원리를 설명할 수 있다.
2. 연속파형 도플러 심초음파 검사 방법을 설명할 수 있다.
3. 연속파형 도플러 심초음파 임상 응용을 설명할 수 있다.

1) 검사 원리 및 특징

연속파형 도플러 심초음파는 간헐파형 도플러 심초음파 검사와 원리는 같지만, 탐촉자가 두 개의 진동자를 가지고 있어 한 개의 진동자는 계속 초음파를 내보내고, 또 다른 진동자는 계속 초음파를 받는다. 즉 송신용 진동자와 수신용 진동자가 별도로 존재한다.

송신과 수신이 달라 연속파형 도플러에 의하여 측정할 수 있는 적혈구들의 최대한계 속도는 펄스반복주파수나 나이퀴스트 한계에 대하여 제한을 받지 않으므로 빠른 혈류의 속도를 측정할 수 있다. 평균적으로 2.5 MHz 탐촉자의 경우 9 m/sec 정도의 높은 속도까지 측정할 수 있어 둘러겹침(앨리어싱, aliasing) 현상을 극복할 수 있다. 또한 초음파 광선의 경로에 있는 모든 혈류의 속도가 함께 나타나 두 구조물 사이의 압력차를 측정할 수 있지만, 위치 정보가 없어 표본용적의 개념이 적용되지 않아 특정 위치에 있는 혈류의 속도를 측정할 수 없다(표 7-1).

2) 검사방법 및 임상응용

(1) 승모판역류(Mitral regurgitation) 평가(그림 7-16)

① 혈류 흐름과 초음파 광선이 평행이 되도록, 즉 혈류 흐름과 표지선이 최대한 일치하게 영상을 조절한다. 혈류의 흐름과 초음파 광선의 각도가 20°가 넘으면 원래 속도보다 낮게 측정된다.

② 기록 속도는 50~100 mm/s의 일정한 속도로 기록한다.

③ 승모판역류가 있을 경우, 한 개의 포물선 모양의 파형이 좌심실의 수축기 동안 바닥선 아래쪽으로 나타나고, 파형의 최고 속도가 표시되도록 속도 scale을 조절하면서 바닥선을 아래쪽부터 3분의 2 지점으로 이동시킨다.

④ 임상적 적용은 파형 유무로 승모판역류의 유무를 평가할 수 있다. 파형의 밀도는 적혈구의 양을 나타내므로, 파형의 밀도로 승모판역류의 중증도를 반정량적으로 평가한다. 파형의 밀도가 높을수록 파형의 색깔이 흰색에 가깝고, 이는 역류되는 적혈구의 양이 많음을 나타낸다.

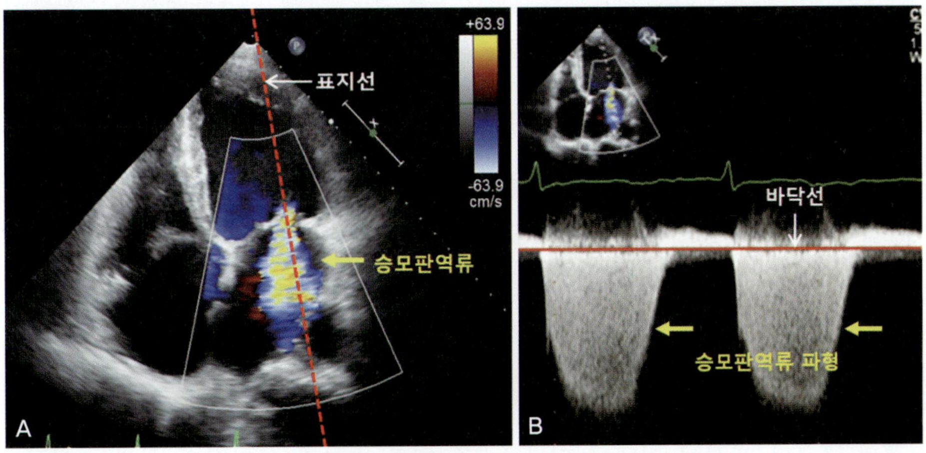

그림 7-16. 승모판역류의 연속파형 도플러 측정 방법

A: 승모판역류의 혈류 흐름과 표지선이 최대한 일치되도록 한다.
B: 승모판역류의 연속파형 도플러 파형은 수축기 동안 바닥선을 기준으로 아래쪽으로 나타나므로, 바닥선을 아래쪽부터 3분의 2 지점으로 이동시킨다.

(2) 승모판협착증(Mitral stenosis) 평가(그림 7-17)

① 심첨사방도에서 좌심방에서 좌심실로 향하는 혈류와 표지선이 일치하도록 하여 연속파도플러를 시행한다.

② 연속파형 도플러로 얻어진 확장기 파형의 가장자리를 따라 그려주면 승모판의 E 파형의 최고속도(peak velocity), 평균압력기울기(mean pressure gradient), TVI 값을 구할 수 있다. 파형의 가

장자리에 번짐 현상이 있으므로 진한 선을 따라 그려주어야 정확한 값을 구할 수 있다.

③ E 파형의 최고속도에서 시작하여 파형의 경사도를 구하면 좌심방과 좌심실의 압력의 차이가 반으로 떨어지는데 걸리는 시간을 나타내는 압력 반감기(pressure half time, PHT)를 구할 수 있다.

④ 압력 반감기(PHT)를 이용하여 승모판 면적을 측정할 수 있다. 압력 반감기가 길어질수록 승모판 면적이 좁아지므로 협착증의 정도가 심하다.

⑤ 임상적 적용은 승모판협착증의 중증도를 평가할 수 있다. 협착이 있을 경우 높은 속도를 나타내며 압력 반감기가 길어진다.

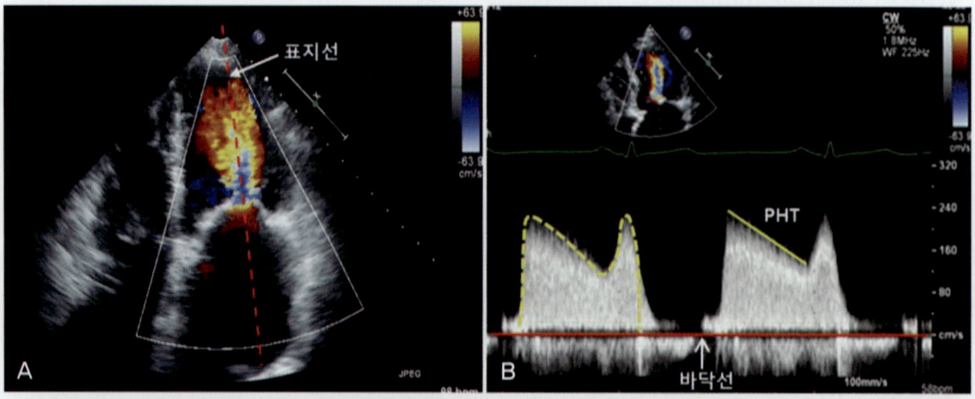

그림 7-17. 승모판 유입 혈류 속도, 압력 반감기(PHT) 측정 방법

A: 승모판 유입 혈류 흐름과 표지선이 최대한 일치되도록 한다.

B: 승모판 유입 혈류의 연속파형 도플러 파형은 확장기 동안 바닥선을 기준으로 위쪽으로 나타나므로, 바닥선을 아래쪽부터 3분의 1 지점으로 이동시킨다. 도플러 파형 가장자리에 번짐 현상이 있으므로 가장자리의 선명한 선을 따라 그려주면 최고 속도, 평균압력차, TVI 값을 구할 수 있고, 파형의 최고 속도에서 시작하여 경사도를 측정하면, 압력 반감기(pressure half, time, PHT)를 구할 수 있다. 정상 리듬에서는 두 개의 파형이 나타나고 첫 번째 파형은 E 파형, 두 번째 파형은 A 파형이다. 속도가 빨라 파형이 넓어 보이는 스펙트럼 확산(spectral broadening) 현상이 나타나 두 개의 파형이 합쳐져 보인다.

PHT: pressure half time(압력반감시간)

(3) 대동맥협착증(Aortic stenosis) 평가(그림 7-18, 19)

① 혈류 흐름과 초음파 광선이 평행이 되도록, 즉 혈류 흐름과 표지선이 최대한 일치하게 영상을 조절한다. 혈류의 흐름과 초음파 광선의 각도가 20°가 넘으면 원래 속도보다 낮게 측정된다.

② 기록 속도는 50~100 mm/s의 일정한 속도로 기록한다.

③ 한 개의 포물선 모양의 파형이 좌심실의 수축기 동안 바닥선 아래쪽으로 나타나고, 대동맥판 협착이 있을 경우, 높은 속도를 나타내므로 파형의 최고 속도가 표시되도록 속도 scale을 조절하면서 바닥선을 아래쪽부터 3분의 2 지점으로 이동시킨다.

④ 대동맥판협착증이 있을 경우, 파형의 가장자리를 그려주면 초음파 기계 내에 탑재된 계산장치를 통하여 자동으로 계산되어 최고 속도(peak velocity), 평균 압력차(mean pressure gradient), TVI 값을 쉽게 구할 수 있다. 파형의 가장자리에 번짐 현상이 있으므로 선명한 선을 따라 그려

주어야 정확한 값을 구할 수 있다.

⑤ 임상적 적용은 대동맥판협착의 중증도를 평가할 수 있다. 대동맥판의 협착이 심할수록 파형은 높은 속도를 나타내고, 최고 속도가 파형의 중간에 형성되며 포물선 모양을 나타낸다.

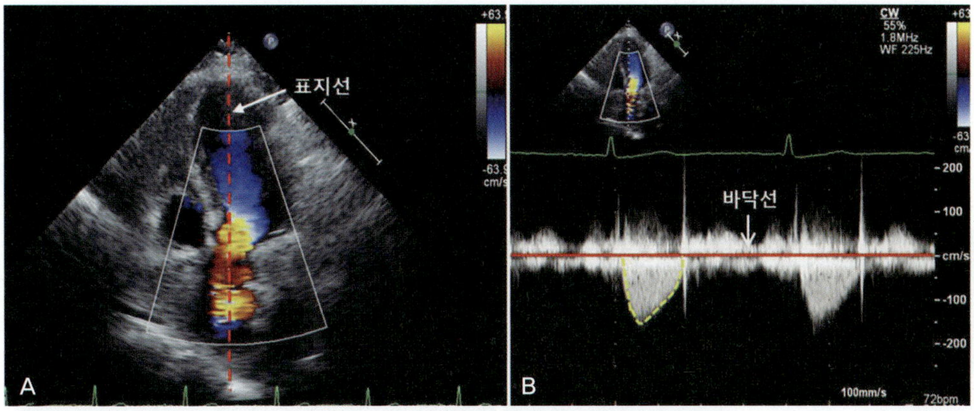

그림 7-18. 대동맥판 유출 혈류 속도 측정 방법

A: 대동맥판 유출 혈류 흐름과 표지선이 최대한 일치되도록 한다.

B: 대동맥판 유출 혈류의 연속파형 도플러 파형은 수축기 동안 바닥선을 기준으로 아래쪽으로 나타난다. 도플러 파형 가장자리에 번짐 현상이 있으므로 가장자리의 선명한 선을 따라 그려주면 최고속도, 평균압력차, TVI 값을 구할 수 있다.

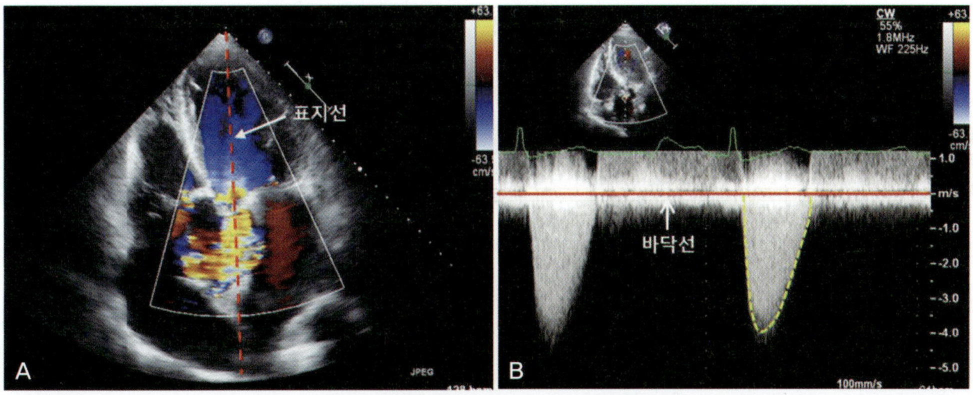

그림 7-19. 대동맥판협착의 대동맥판 유출 혈류 속도 측정 방법

A: 대동맥판 유출 혈류 흐름과 표지선이 최대한 일치되도록 한다.

B: 대동맥판협착증이 있을 경우, 도플러 파형은 높은 속도를 나타내므로 최고 속도가 표시되도록 속도 scale을 조절하고 바닥선을 아래쪽부터 3분의 2 지점으로 이동시킨다. 도플러 파형 가장자리에 번짐 현상이 있으므로 가장자리의 선명한 선을 따라 그려주면 최고속도, 평균압력차, TVI 값을 구할 수 있다.

(4) 대동맥판역류(Aortic regurgitation) 평가(그림 7-20)

① 혈류 흐름과 초음파 광선이 평행이 되도록, 즉 혈류 흐름과 표지선이 최대한 일치하게 영상을 조절한다. 혈류의 흐름과 초음파 광선의 각도가 20°가 넘으면 원래 속도보다 낮게 측정된다.

② 기록 속도는 50~100 mm/s의 일정한 속도로 기록한다.

③ 대동맥판역류가 있을 경우, 한 개의 사각형 모양의 파형이 좌심실확장기 동안 바닥선 위쪽으로 나타나므로, 파형의 최고 속도가 표시되도록 속도 scale을 조절하면서 바닥선을 아래쪽부터 3분의 1 지점으로 이동시킨다. 최고 속도 위치에서 시작하여 파형의 경사도를 측정하면 자동으로 압력 반감기를 구할 수 있다.

④ 임상적 적용은 파형 유무로 대동맥판역류의 유무를 평가할 수 있다. 파형의 밀도는 적혈구의 양을 나타내므로, 파형의 밀도로 대동맥판역류의 중증도를 반정량적으로 평가한다. 파형의 밀도가 높을수록 파형의 색깔이 흰색에 가깝고 역류되는 적혈구의 양이 많음을 나타낸다.

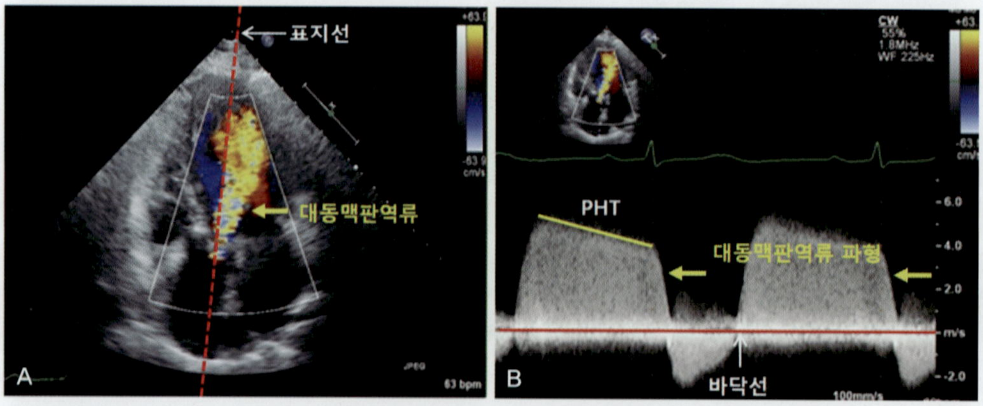

그림 7-20. 대동맥판역류의 연속파형 도플러 측정 방법

A: 대동맥판역류의 혈류 흐름과 표지선이 최대한 일치되도록 한다.
B: 대동맥판역류의 연속파형 도플러 파형은 확장기 동안 바닥선을 기준으로 위쪽으로 나타나므로, 바닥선을 아래쪽부터 3분의 1 지점으로 이동시킨다. 파형의 최고 속도에서 시작하여 경사도를 측정하면, 압력 반감기(PHT)를 구할 수 있다.

(5) 삼첨판역류(Tricuspid regurgitation) 평가(그림 7-21)

① 혈류 흐름과 초음파 광선이 평행이 되도록, 즉 혈류 흐름과 표지선이 최대한 일치하게 영상을 조절한다. 혈류의 흐름과 초음파 광선의 각도가 20°가 넘으면 원래 속도보다 낮게 측정된다.

② 기록 속도는 50~100 mm/s의 일정한 속도로 기록한다.

③ 삼첨판역류가 있을 경우, 한 개의 포물선 모양의 파형이 우심실의 수축기 동안 바닥선 아래쪽으로 나타나므로 파형의 최고 속도가 표시되도록 속도 크기를 조절하면서 바닥선을 아래쪽부터 3분의 2 지점으로 이동시킨다. 파형 유무로 삼첨판역류의 유무를 평가할 수 있다.

④ 파형의 밀도는 적혈구의 양을 나타내므로, 파형의 밀도로 삼첨판역류의 중증도를 반정량적으로 평가한다. 파형의 밀도가 높을수록 파형의 색깔이 흰색에 가깝고 역류되는 적혈구의 양이 많음을 나타낸다.

⑤ 임상적 적용은 파형의 최고 속도를 측정하여 우심방의 압력을 더해주면 수축기 폐동맥압을 구할 수 있다.

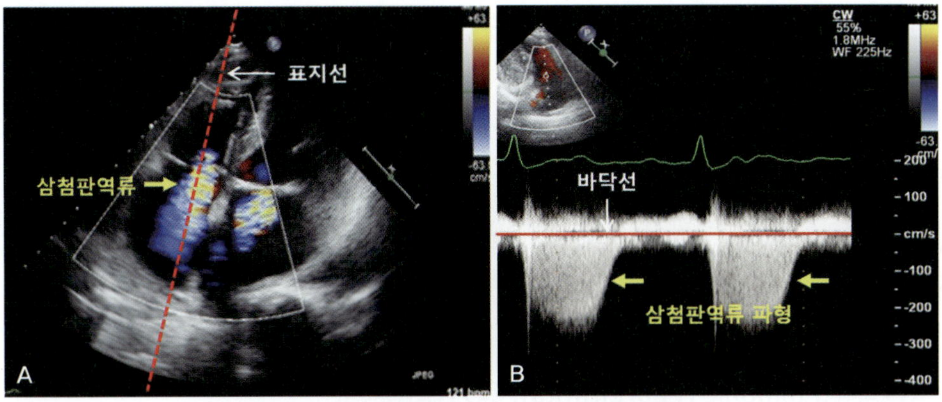

그림 7-21. 삼첨판역류의 연속파형 도플러측정 방법

A: 삼첨판역류의 혈류 흐름과 표지선이 최대한 일치되도록 한다.
B: 삼첨판역류의 연속파형 도플러 파형은 수축기 동안 바닥선을 기준으로 아래쪽으로 나타나므로, 바닥선을 아래쪽부터 3분의 2 지점으로 이동시킨다. 파형의 번짐 현상이 있으므로 최고속도를 측정할 때, 최대한 선명한 선을 측정한다.

(6) 폐동맥협착증(Pulmonic stenosis)의 평가(그림 7-22)

① 혈류 흐름과 초음파 광선이 평행이 되도록, 혈류 흐름과 표지선이 최대한 일치하게 영상을 조절한다. 혈류의 흐름과 초음파 광선의 각도가 20°가 넘으면 원래 속도보다 낮게 측정된다.
② 혈류 흐름과 표지선이 최대한 일치되면 본격적 연속파형 도플러 심초음파 검사를 시행한다.
③ 기록 속도는 50~100 mm/s의 일정한 속도로 기록한다.
④ 한 개의 포물선 모양의 파형이 우심실의 수축기 동안 기본선 아래쪽으로 나타나고, 파형의 최고속도가 표시되도록 속도 크기를 조절하면서 바닥선을 아래쪽부터 3분의 2 지점으로 이동시킨다.

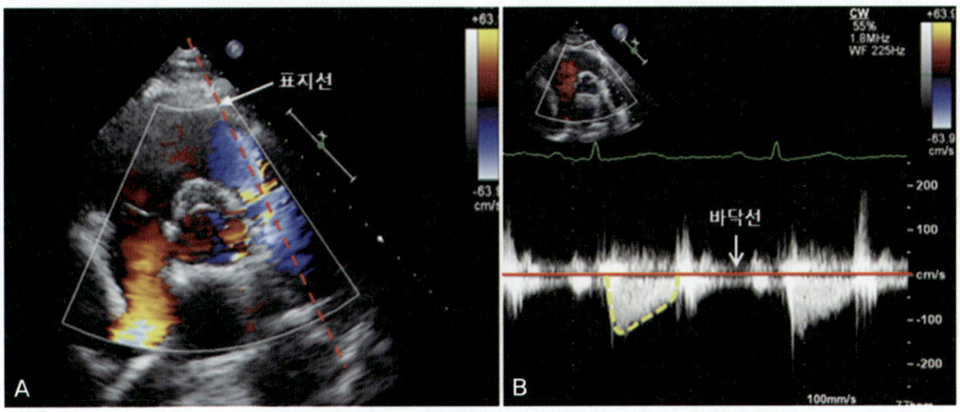

그림 7-22. 폐동맥판 유출 혈류의 연속파형 도플러 측정 방법

A: 폐동맥판협착증의 혈류 흐름과 표지선이 최대한 일치되도록 한다.
B: 폐동맥판협착증의 연속파형 도플러 파형은 수축기 동안 바닥선을 기준으로 아래쪽으로 나타난다. 도플러 파형 가장자리에 번짐 현상이 있으므로 가장자리의 선명한 선을 따라 그려주면 최고속도, 평균압력차, TVI 값을 구할 수 있다. 폐동맥판협착이 있을 경우, 연속파형 도플러 파형은 높은 속도를 나타내므로 최고 속도가 표시되도록 속도 scale을 조절하고 바닥선을 아래쪽부터 3분의 2 지점으로 이동시킨다.

⑤ 폐동맥판협착이 있을 경우, 파형의 가장자리를 그려주면 초음파 기계 내에 탐재된 계산 장치를 통하여 자동으로 계산되어 최고 속도(peak velocity), 평균 압력(mean pressure gradient), TVI 값을 쉽게 구할 수 있다. 파형의 가장자리에 번짐 현상이 있으므로 진한 선을 따라 그려주어야 정확한 값을 구할 수 있다.

⑥ 임상적 적용은 폐동맥판협착이 있을 경우 높은 속도를 나타내고, 폐동맥판협착의 중증도를 평가할 수 있다.

(7) 폐동맥판역류(Pulmonic regurgitation) 평가(그림 7-23)

① 혈류 흐름과 초음파 광선이 평행이 되도록, 혈류 흐름과 표지선이 최대한 일치되게 영상을 조절한다. 혈류의 흐름과 초음파 광선의 각도가 20°가 넘으면 원래 속도보다 낮게 측정된다.

② 혈류 흐름과 표지선이 최대한 일치되면 본격적 연속파형 도플러 심초음파 검사를 시행한다.

③ 기록 속도는 50~100 mm/s의 일정한 속도로 기록한다.

④ 한 개의 사각형 모양의 파형이 우심실확장기 동안 기본선 위쪽으로 나타나고, 파형의 최고 속도가 표시되도록 속도 크기를 조절하면서 바닥선을 아래쪽부터 3분의 1 지점으로 이동시킨다.

⑤ 임상적 적용은 파형 유무로 폐동맥판역류의 유무를 평가할 수 있다. 파형의 밀도는 적혈구의 양을 나타내므로, 파형의 밀도로 폐동맥판 역류증 중증도를 반정량적으로 평가한다. 파형의 밀도가 높을수록 파형의 색이 흰색에 가깝고, 이는 역류되는 적혈구의 양이 많음을 나타낸다. 폐동맥판역류 파형의 최고 속도는 평균 폐동맥압을 나타낸다.

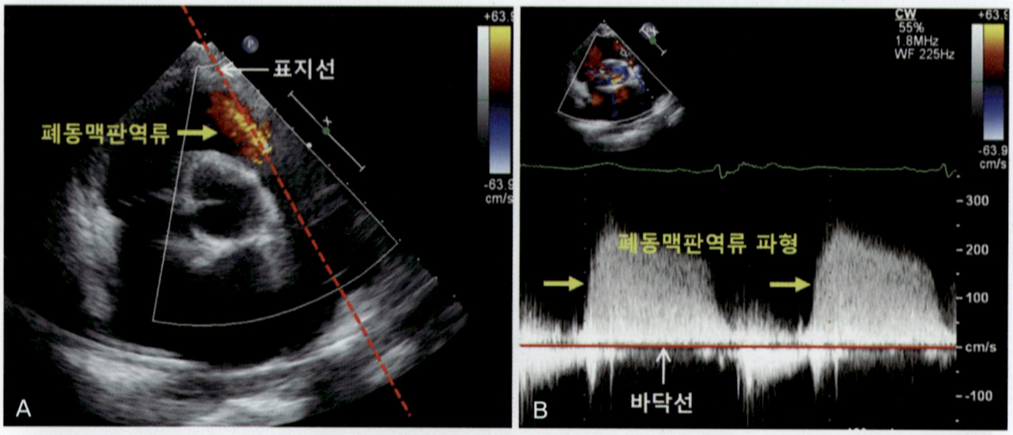

그림 7-23. 폐동맥판역류의 연속파형 도플러 파형

A: 폐동맥판역류의 혈류 흐름과 표지선이 최대한 일치되도록 한다.

B: 폐동맥판역류의 연속파형 도플러 파형은 확장기 동안 바닥선을 기준으로 위쪽으로 나타나므로, 바닥선을 아래쪽부터 3분의 1 지점으로 이동시킨다. 역류가 심할수록 적혈구가 많으므로 파형의 밀도가 높아 밝은 흰색으로 나타난다.

※ 간헐파형 도플러, 연속파형 도플러 심초음파 시행 시 꼭 유의해야 할 사항

- 파형의 바닥선 조절
- 속도 scale 조절
- 혈류 방향과 표지선이 일치하도록 angle로 조절한다.

4. 조직 도플러 심초음파(Tissue Doppler echocardiography)

적혈구의 이동 속도를 측정하는 것이 아니라 심장근육의 움직임 속도를 측정한다. 초음파에 대한 혈류와 심장근육의 반응은 상이하다. 즉, 혈류는 그 움직임이 심장근육보다 훨씬 빠르지 만 초음파를 반사시키는 능력은 미약하다. 반면에 심장근육은 속도는 느리지만 초음파를 훨씬 강력하게 반사시킨다. 이러한 서로 다른 특성을 이용하여 혈류의 초음파 신호를 제거하면 심장근육 조직의 속도를 측정할 수 있게 되고, 이를 이용하여 심장근육의 상태를 평가하는 방법을 조직 도플러 심초음파라 한다(표 7-1).

표 7-1. 심초음파의 표시법

표시법(mode)	특징	응용(질환)
2D 심초음파	• 심장의 형태를 이차원으로 표시한다. • 판막이나 벽 등의 역동적인(dynamic) 움직임을실시간(real time)으로 파악이 가능하다.	• 각종 판막증 진단 • 선천성 심질환 진단 • 허혈성 심질환 진단
M-mode	• 거리 측정이나 시상분석(time interval)의 계측이 뛰어나다.	• 심장크기 및 두께 측정, 박출률(구출률, ejection fraction)
간헐파형 도플러	• 거리 해상력이 있기 때문에 특정부분의 혈류측정이 가능하다. • 혈류의 시상분석이 가능하다. • 빠른 혈류측정이 어렵다.	• 확장기능 평가, 심박출량 측정
연속파형 도플러	• 빠른 혈류의 측정이 가능하다. • 거리해상력이 없기 때문에 혈류측정 위치의 확인이 어렵다.	• 압력차의 측정
색 도플러	• 혈류정보를 알기 쉽게 색으로 2차원 표시 • 화면발생률(frame rate)이 느리다.	• 판막 역류의 정성적인 평가 • 단락 혈류의 확인
조직 도플러	• 심근조직의 속도를 측정한다. • 심근의 상태를 평가할 수 있다.	• 심근속도 측정 • 확장기능 평가
식도경유 심초음파(TEE)	• 흉벽, 폐의 영향을 받지 않는다. • 고주파 탐촉자를 사용할 수 있다. • 전처치가 필요하다. • 관혈적인 검사법이다.	• 각종 판막증 진단 • 선천성 심질환 진단 • 폐기종 • 인공판막의 평가
조영심초음파(심근 contrast)	• 심근의 관류상태를알 수 있다. • 카테터를 심장동맥으로 삽입하여 조영제를 주입한다.	• 허혈성 심질환에서의 허혈 부위 • 혈전 유무 확인

초음파검사학 실습보고서

학교명:　　　　　　　　　　　　학번:　　　　　　　　　　　　이름:

Section

08

심장의 크기 측정

학습목표

1. 심장의 내경 및 두께 측정 방법을 설명할 수 있다(B).
2. 심장의 용적 측정 방법을 설명할 수 있다(B).

1. 2D 심초음파를 이용한 내경 및 두께 측정

1) 좌심실 내경 측정

좌심실은 삼차원 구조로 되어 있어 하나의 단면으로는 정확한 정보를 얻을 수 없으므로 여러 각도에서 분석하여야 한다(그림 8-1).

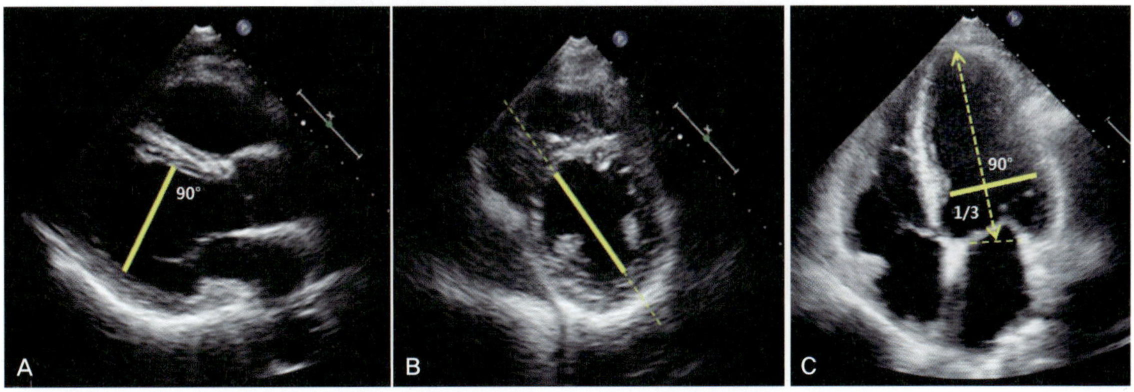

그림 8-1. 2D 심초음파를 이용한 좌심실 내경 측정

A: 복장결긴축단면도에서 좌심실 확장기말 내경 측정. 확장기말 좌심실 내강이 최대한 확장되었을 때, 꼭지근부에서 심실중격과 수직이 되도록 좌심실의 내경을 측정한다.
B: 복장곁짧은축단면도에서 좌심실 확장기말 내경 측정. 좌심실 내강이 최대한 확장되었을 때, 꼭지근부에서 우심실이 포함되도록 측정한다.
C: 확장기말 좌심실이 가장 확장되고 승모판이 닫혔을 때, 승모판고리에서 심첨까지의 장축 길이를 측정하고 장축과 수직이 되도록 3분의 1 지점에서 단축 길이를 측정한다.

① 복장곁긴축단면도

확장기말 좌심실이 가장 확장되었을 때, 꼭지근부에서 심실중격과 수직이 되도록 측정한다.

② 복장곁짧은축단면도

확장기말 좌심실이 가장 확장되었을 때, 꼭지근부에서 측정한다.

③ 심첨사방도

확장기말 좌심실이 가장 확장되고 승모판이 닫혔을 때, 승모판고리에서 심첨까지의 장축 길이를 측정하고 장축과 수직이 되도록 3분의 1 지점에서 단축 길이를 측정한다.

• 정상치: 50 mm 미만

2) 우심실 내경 측정

심첨사방 또는 오방도에서 확장기말 우심실이 가장 확장되고 삼첨판이 닫혔을 때,삼첨판고리에서 심첨까지의 장축 길이를 측정하고 장축과 수직이 되도록 3분의 1 지점에서 단축 길이를 측정한다(그림 8-2).

• 정상치: 40 mm 미만

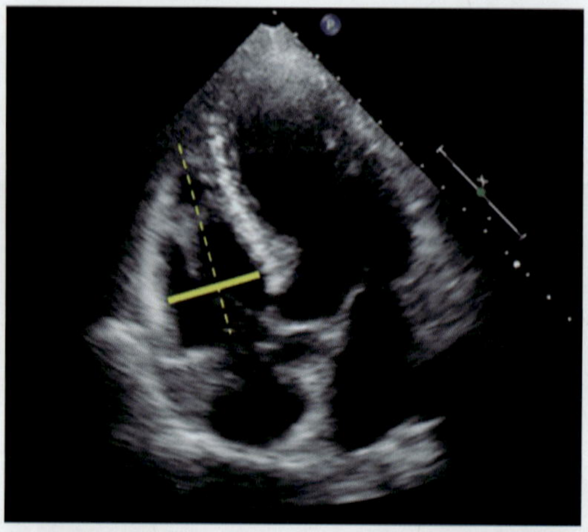

그림 8-2. 2D 심초음파를 이용한 우심실 내경 측정
심첨사방도 또는 심첨오방도에서 확장기말 우심실이 가장 확장되고 삼첨판이 닫혔을 때, 삼첨판고리에서 심첨까지의 장축 길이를 측정하고 장축과 수직이 되도록 3분의 1 지점에서 단축 길이를 측정한다.

3) 좌심방 내경 측정

복장결긴축단면도에서 수축기말 좌심방이 가장 확장되고 승모판이 닫혔을 때, 좌심방 앞벽에 수직이 되도록 측정한다. 정상인에서는 대동맥뿌리부위와 좌심방이 거의 1 : 1 이하이므로 좌심방의 내경이 대동맥뿌리부위의 내경보다 크면 좌심방이 확장되어 있음을 쉽게 알 수 있다(그림 8-3).

• 정상치: 40 mm 미만

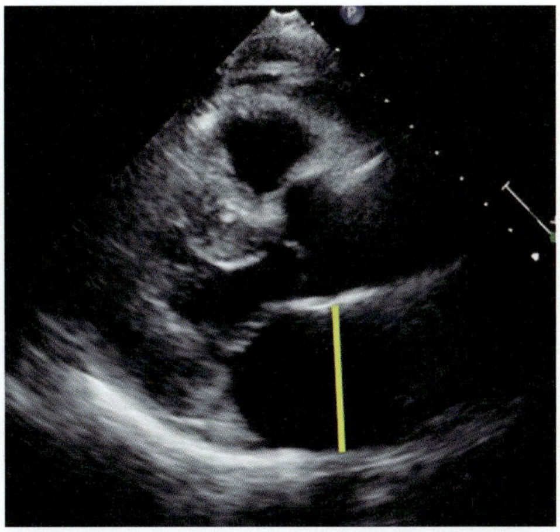

그림 8-3. 2D 심초음파를 이용한 좌심방 내경 측정

복장결긴축단면도에서 수축기말 좌심방 가장 확장되고 승모판이 닫혔을 때, 좌심방 앞벽에 수직이 되도록 측정한다.

※ 좌심실 및 좌심방 내경 측정 시 알아야 할 사항

- 좌심실, 좌심방 내경 측정 시, M-mode를 이용하여 측정하면 비스듬하게 잘린 크기를 얻게 되어 2D 심초음파를 이용하여 측정한 수치보다 크게 측정된다. 따라서 M-mode로 심장의 크기가 크게 측정될 경우는 2D 심초음파로 측정하여 보정해 주어야 한다(그림 8-4).
- 대체로 M-mode 수치가 2D 심초음파 수치보다 5 mm 정도 크게 나온다.

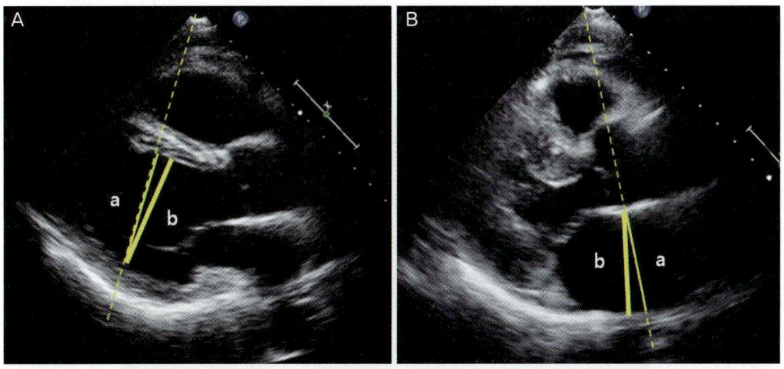

그림 8-4. 심장의 내경 측정 시, M-mode와 2D 심초음파의 측정 차이

A: 좌심실 내경 측정 시, M-mode를 이용한 측정(a)과 2D 심초음파를 이용한 측정(b)의 차이
B: 좌심방 내경 측정 시, M-mode를 이용한 측정(a)과 2D 심초음파를 이용한 측정(b)의 차이

4) 대동맥뿌리부위 내경 측정

복장결긴축단면도에서 확장기말 대동맥뿌리부위가 가장 확장되었을 때, 앞벽과 뒤벽의가장 돌출된 부위를 측정한다(그림 8-5).

- 정상치: 38 mm 미만

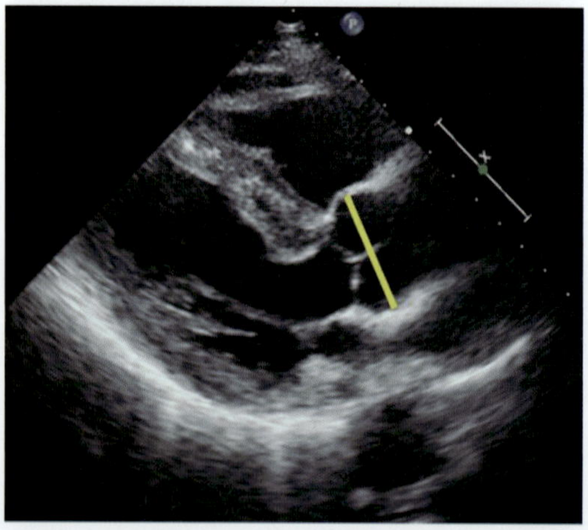

그림 8-5. 2D 심초음파를 이용한 대동맥뿌리부위 내경 측정

복장결긴축단면도에서 대동맥뿌리부위가 가장 확장되었을 때, 앞벽과 뒤벽의 가장 돌출된 부위를 측정한다.

5) 오름대동맥 내경 측정

2D 심초음파의 복장결긴축단면도에서 확장기말 오름대동맥이 가장 확장되었을 때, 오름대동맥 앞벽에 수직이 되도록 측정한다. 복장결긴축단면도의 탐촉자 위치에서 탐촉자의 위치를 한 갈비사이위로 상향 조절하면 오름대동맥이 더 잘 보인다(그림 8-6).

- 정상치: 38 mm 미만

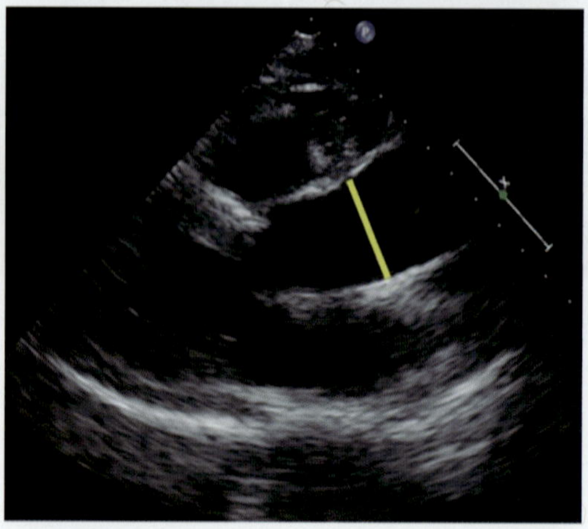

그림 8-6. 2D 심초음파를 이용한 오름대동맥 내경측정

복장결긴축단면도의 탐촉자 위치에서 탐촉자의 위치를 한 갈비사이 위로 상향 조절하고 확장기말 오름대동맥이 가장 확장되었을 때, 오름대동맥앞벽에 수직이 되도록 측정한다.

6) 대동맥활 및 내림대동맥 내경 측정

2D 심초음파의 복장위긴축단면도에서 확장기말에 측정한다(그림 8-7).

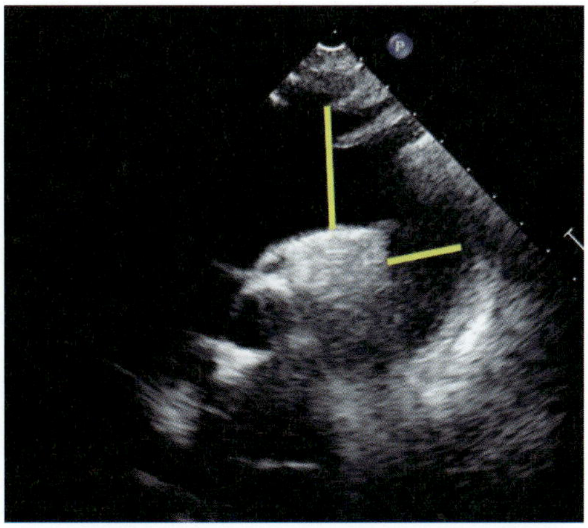

그림 8-7. 2D 심초음파를 이용한 대동맥활 및 내림 대동맥내경 측정
복장위 장축 단면도에서 가장 확장되었을 때 측정한다.

7) 복부대동맥 내경 측정

2D 심초음파의 갈비밑짧은축단면도(복부대동맥 단면도)에서 확장기 동안 복부대동맥이 가장 확장되었을 때, 복부대동맥 앞벽에 수직이 되도록 측정한다(그림 8-8).

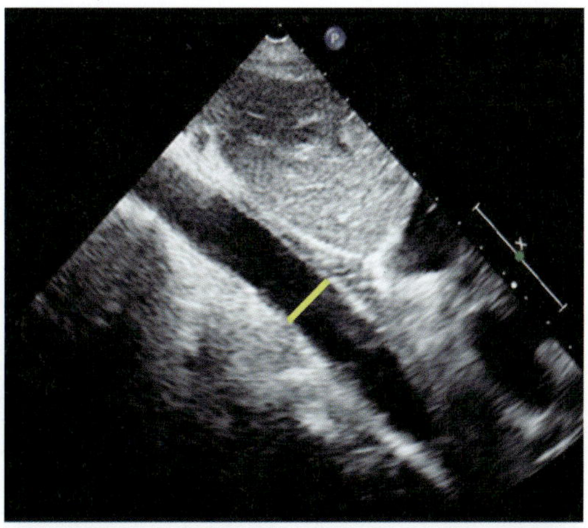

그림 8-8. 2D 심초음파를 이용한 복부대동맥 내경 측정
갈비밑짧은축단면도(복부대동맥 단면도)에서 확장기 동안 복부대동맥이 가장 확장되었을 때, 복부대동맥 앞벽에 수직이 되도록 측정한다.

8) 아래대정맥 내경 측정

2D 심초음파의 갈비밑짧은축단면도(아래대정맥단면도)에서 확장기 동안 아래대정맥이 가장 확장되었을 때, 아래대정맥 앞벽에 수직이 되도록 측정한다(그림 8-9).

- 정상치: 20 mm 이하

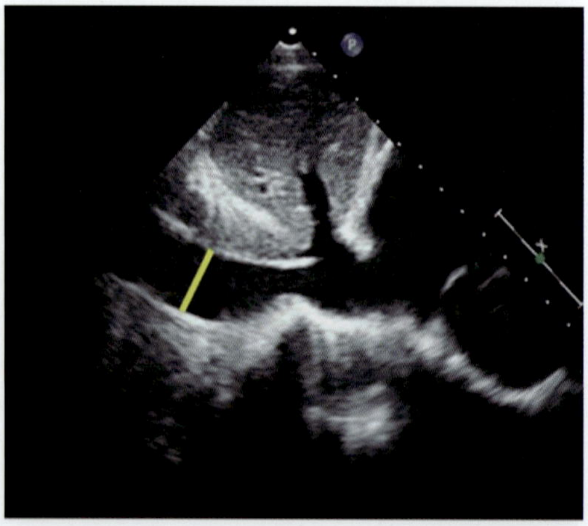

그림 8-9. 2D 심초음파를 이용한 아래대정맥 내경 측정
갈비밑짧은축단면도(아래대정맥단면도)에서 확장기 동안 아래대정맥이 가장 확장되었을 때, 아래대정맥 앞벽에 수직이 되도록 측정한다.

9) 폐동맥 내경 측정

2D 심초음파의 복장결짧은축단면도 대동맥판수준에서 확장기말에 측정한다(그림 8-10).

- 정상치: 21 mm 이하

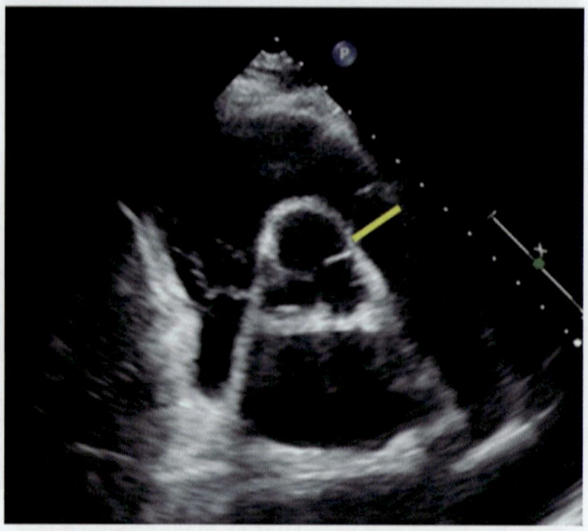

그림 8-10. 2D 심초음파를 이용한 폐동맥 내경 측정
복장결짧은축단면도 대동맥판수준에서 확장기말에 폐동맥이 가장 확장되었을 때 측정한다.

10) 좌심실 유출로 내경 측정

2D 심초음파의 복장결긴축단면도에서 좌심실 유출로 부위를 확대하고, 수축초기 대동맥판이 열렸을 때 측정한다. 측정 부위는 대동맥판의 우관상동맥첨판과 심실중격이 만나는 지점과 대동맥판의 무관상동맥첨판과 승모판의 앞첨판이 만나는 지점 사이의 내경을 측정한다(그림 8-11).

- 정상치: 22 mm 이하

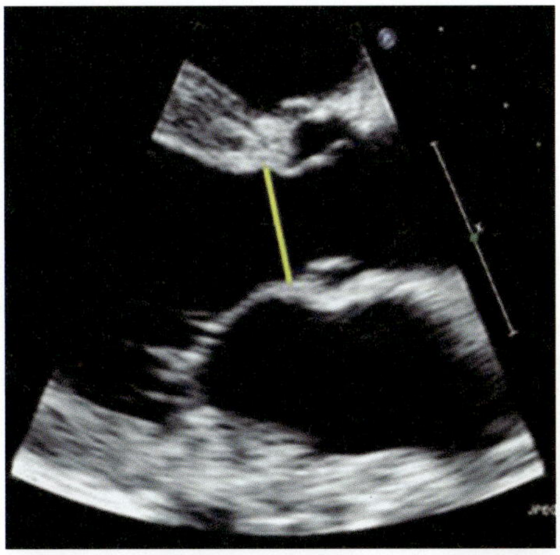

그림 8-11. 2D 심초음파를 이용한 좌심실 유출로 내경 측정
복장결긴축단면도에서 좌심실 유출로 부위를 확대하고, 수축초기 대동맥판이 열렸을 때 측정한다.
측정 부위는 대동맥판의 우관상동맥첨판과 심실중격이 만나는 지점과 대동맥판의 무관상동맥첨판과 승모판의 앞첨판이 만나는 지점 사이의 내경을 측정한다.

11) 우심실 유출로 내경 측정

2D 심초음파의 복장결짧은축단면도 대동맥판수준에서 우심실 유출로 부위를 확대하고, 수축초기 폐동맥판이 열렸을 때 측정한다. 측정 부위는 폐동맥판 위쪽 부위의 내경을 측정한다(그림 8-12).

- 정상치: 23 mm 이하

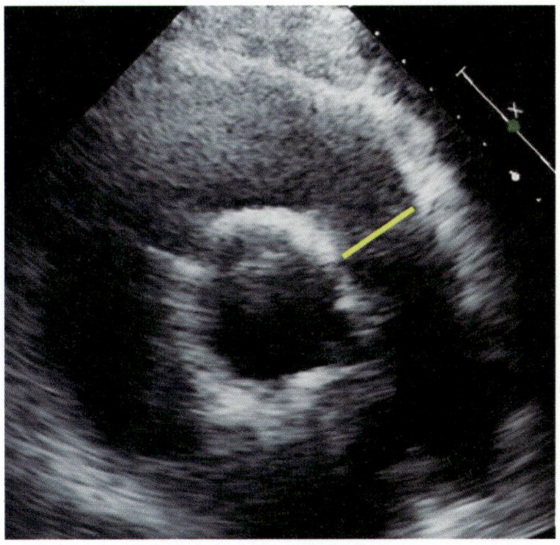

그림 8-12. 2D 심초음파를 이용한 우심실 유출로 내경 측정
복장결짧은축단면도 대동맥판수준에서 우심실 유출로를 확대하고, 수축초기 폐동맥판이 열렸을 때 폐동맥판 위쪽 부위를 측정한다.

12) 승모판고리 내경 측정

2D 심초음파의 심첨사방도에서 승모판고리 부위를 확대하고, 수축초기 심전도의 QRS 파형을 지난 직후, 승모판이 열렸을 때 측정한다(그림 8-13).

• 정상치: 35 mm 이하

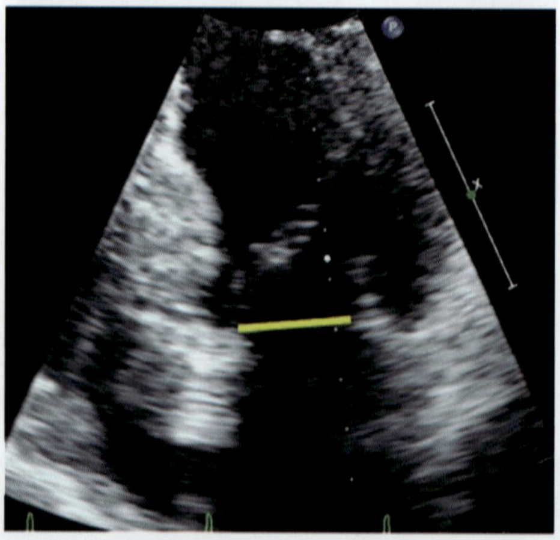

그림 8-13. 2D 심초음파를 이용한 승모판고리 내경 측정
심첨사방도에서 승모판고리 부위를 확대하고, 수축초기 심전도의 QRS 파형을 지난 직후, 승모판이 열렸을 때 측정한다.

13) 삼첨판고리 내경 측정

2D 심초음파의 심첨사방도 및 복장결 우심실 유입로 단면도에서 삼첨판고리 부위를 확대하고, 수축초기 심전도의 QRS 파형을 지난 직후, 삼첨판이 열렸을 때 측정한다.

• 정상치: 28 mm 이하

14) 심실중격 두께 측정

복장결긴축 또는 짧은축단면도에서 확장기말에 좌심실이 가장 확장되고 승모판이 닫혔을 때, 우심실벽을 제외하고 심실중격 두께를 측정한다(그림 8-14).

• 정상치: 10 mm 이하

15) 좌심실뒤벽 두께 측정

복장결긴축 또는 짧은축단면도에서 확장기말에 좌심실이 가장 확장되고 승모판이 닫혔을 때, 좌심실뒤벽 두께를 측정한다(그림 8-14).

• 정상치: 10 mm 이하

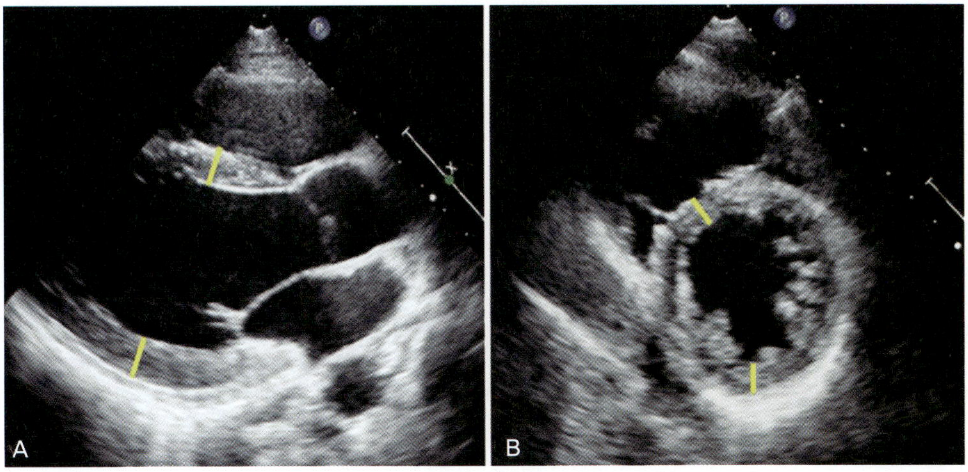

그림 8-14. 2D 심초음파를 이용한 심실중격 및 좌심실뒤벽 두께 측정

A: 복장결긴축단면도, B: 복장결짧은축단면도 확장기말 좌심실이 가장 확장되고 승모판이 닫혔을 때, 심실중격, 좌심실뒤벽 두께를 측정한다. 심실중격의 두께를 측정할 때는 우심실벽이 포함되지 않도록 주의한다.

16) 우심실벽 두께 측정

2D 심초음파의 갈비밑사방단면도(갈비밑긴축단면도)에서 심전도의 QRS 파형 시작점에 있을 때, 우심실벽 두께를 측정한다. 우심실벽은 우심실의 잔기둥 형성과 우심실 바깥막의 지방층들과 구분해야 한다.

- 정상치: 5 mm 이하

2. 용적(Volume) 측정법

심장은 3차원 구조로 되어 있고 타원형의 대칭적인 구조가 아니므로 일부분의 내경측정으로 심장의 크기를 정확하게 평가하는 데 제한점이 있다. 이러한 제한점을 극복하기 위해 용적을 측정한다.

1) 좌심실 용적 측정법

(1) Cube method

① 원리

좌심실이 정육면체라는 기하학적 가정과 국소벽 운동장애가 없다는 가정하에 좌심실의 내경을 이용하여 좌심실의 용적을 구하는 방법이다. M-mode 심초음파의 용적 계산 방법이다.

② 방법

좌심실의 용적을 측정할 때만 적용되고, M-mode 심초음파를 이용하여 확장기말 좌심실 내경과 수축기말 좌심실 내경을 측정한다. 확장기말 용적과 수축기말 용적은 다음과 같은 공식을 이용하여 구한다.

③ 공식

$$V = D^3$$

V (volume): 좌심실 용적, D (dimension): 좌심실 내경

(2) Teichholz method

① 원리

좌심실의 내경을 이용하여 좌심실의 용적을 계산하는 방법이다. 장축이 더 긴 좌심실의 형태를 보다 정확하게 반영하기 위해 교정한 계산 방법이다. M-mode 심초음파의 용적 계산 방법이다.

② 방법

좌심실의 용적을 측정할 때만 적용되고, M-mode 심초음파를 이용하여 확장기말 좌심실 내경과 수축기말 좌심실 내경을 측정한다. 확장기말 용적과 수축기말 용적을 다음과 같은 공식을 이용하여 구한다.

③ 공식

$$V = [7.0 / (2.4 + D)] \times D^3$$

V (volume): 좌심실 용적, D (dimension): 좌심실 내경

(3) Simpson method

① 원리

심장을 같은 두께의 여러 디스크로 분할하여 각각의 디스크 용적을 합하는 방법이다. 국소벽 운동장애가 있는 허혈성 심질환 평가 시 많이 사용된다. 미국심초음파학회에서 권장하는 측정법으로 가장 합리적인 방법이지만, 심장 속막의 경계가 명확해야만 하는 제한점이 있고 실제 심장의 용적보다 과소평가되는 경향이 있다.

② 방법

좌심실의 심첨사방도에서 좌심실 확장기말 용적(left ventricular end-diastolic volume, LVEDV), 좌심실 수축기말 용적(left ventricular end-systolic volume, LVESV)을 측정한다. 같은 방법으로 심첨이방도에서도 확장기말 또는 수축기말 좌심실의 용적을 측정한다(그림 8-15).

- 좌심실 확장기말 용적측정(LVEDV): 좌심실 내강이 최대한 확장되고 승모판이 닫혔을 때(심전도의 QRS 파형이 시작 부위), 승모판고리에서 시작하여 반대쪽 승모판고리까지 좌심실의 심내막을 따라 잔기둥 형성과 꼭지근을 포함시켜 선을 그려준다.
- 좌심실 수축기말 용적측정(LVESV): 좌심실 내강이 최대한 수축하고 승모판이 닫혔을 때(심전도의 T 파형이 끝나는 부위), 승모판고리에서 시작하여 반대쪽 승모판고리까지 좌심실의 심내막을 따라 잔기둥 형성과 꼭지근을 포함시켜 선을 그려준다.

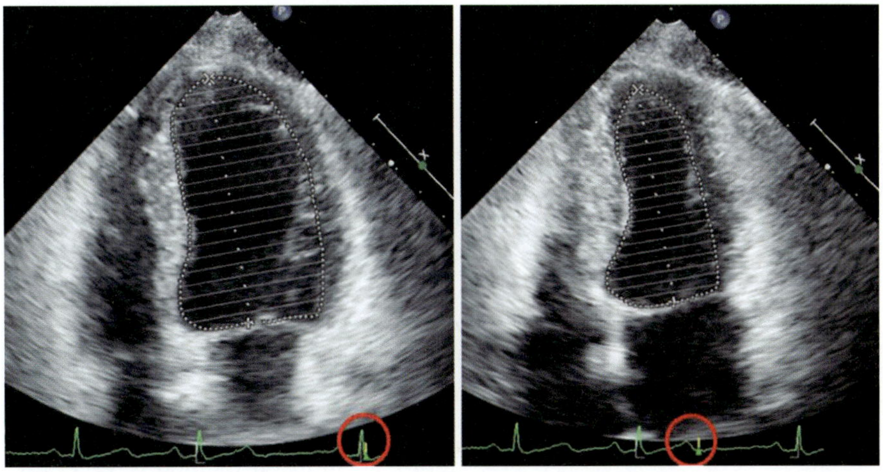

그림 8-15. Simpson method를 이용한 좌심실용적 측정

A: 좌심실 확장기말 용적(left ventricular end-diastolic volume, LVEDV) 측정으로, 심첨사방도에서 좌심실 내강이 최대한 확장되고 승모판이 닫혔을 때(심전도의 QRS 파형 시작 부위) 승모판고리에서 시작하여 반대쪽 승모판고리까지 좌심실의 심내막을 따라 잔기둥 형성과 꼭지근을 포함시켜 선을 그려준다.

B: 좌심실 수축기말 용적(left ventricular end-systolic volume, LVESV) 측정으로, 심첨사방도에서 좌심실 내강이 최대한 수축하고 승모판이 닫혔을 때(심전도의 T 파형 끝나는 부위), 승모판고리에서 시작하여 반대쪽 승모판고리까지 좌심실의 심내막을 따라 잔기둥 형성과 꼭지근을 포함시켜 선을 그려준다.

(4) 면적거리 계산법(Area-Length Method)

① 원리

심장을 퍼진 타원형이라고 가정하고, 면적과 장축길이를 이용하여 용적을 계산하는 방법이다.

② 방법

좌심실의 심첨사방도에서 확장기말 또는 수축기말에 좌심실의 면적(A1)을 측정한다.

- 확장기말 면적측정: 좌심실이 최대한 확장되고 승모판이 닫혔을 때, 승모판고리에서 시작하여 반대쪽 승모판고리까지 좌심실의 심내막을 따라 잔기둥 형성과 꼭지근을 포함시켜 선을 그려준다.
- 수축기말 면적측정: 좌심실이 최대한 수축하고 승모판이 닫혔을 때, 승모판고리에서 시작하여 반대쪽 승모판고리까지 좌심실의 심내막을 따라 잔기둥 형성과 꼭지근을 포함시켜 선을 그려준다.

같은 방법으로 심첨이방도에서도 확장기말 면적 또는 수축기말 좌심실의 면적(A2)을 측정한다. 좌심실의 심첨에서 승모판고리까지 단축 길이에 수직이 되도록 확장기말 또는 수축기말 장축 길이(L)를 측정한다.

③ 공식

$$\text{(Biplane)V} = \frac{0.85 \times A1 \times A2}{L}$$

$$(\text{Singleplane})V = \frac{0.85 \times A2}{L}$$

V (volume): 좌심실 용적, A1: 심첨사방의 좌심실 면적
A2: 심첨이방의 좌심실 면적, A: 심첨사방 또는 심첨이방의 좌심실 면적
L (length): 좌심실 장축 길이

2) 우심실 용적 측정법

우심실이 가장 크게 보이는 단면도(심첨사방도 또는 변형된 심첨사방도)에서 확장기말 우심실이 가장 확장되고 삼첨판이 닫혔을 때, 삼첨판고리에서 시작하여 반대쪽 삼첨판고리까지 우심실의 심내막을 따라 잔기둥 형성과 꼭지근을 포함시켜 선을 그려주면 simpson method로 확장기말 용적을 측정할 수 있다.

3) 좌심방 용적 측정법

(1) Simpson method

심첨사방도에서 수축기말 좌심방이 가장 확장되고 승모판이 닫혔을 때, 승모판 고리에서 시작하여 반대쪽 승모판고리까지 좌심방의 심내막을 따라 선을 그려주면 좌심방 용적을 측정할 수 있다. 좌심방 용적은 심첨이방도, 복장겉긴축단면도에도 측정할 수 있지만, 일반적으로 사방도에서 측정을 하고 좌심방이 가장 커져 보일 때 측정한다(그림 8-16).

- 주의사항: 좌심방의 심내막을 따라 선을 그리는 것이 쉽지 않아, 많은 실수가 발생하며 실제 크기보다 크게 측정되는 경우가 많다. 그러므로 폐정맥과 좌심방귀를 제외하여 좌심방 용적을 측정하고 다른 단면도와 비교하여 평가하는 것도 매우 중요하다.

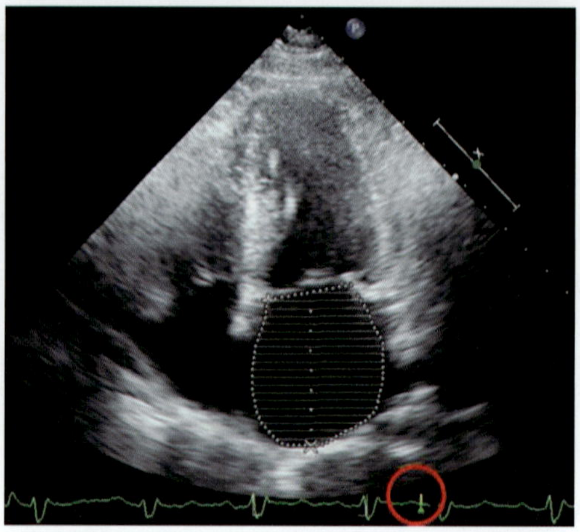

그림 8-16. Simpson method를 이용한 좌심방 용적 측정
심첨사방도에서 수축기말 좌심방이 가장 확장되고 승모판이 닫혔을 때(T 파형이 끝나는 부위), 승모판고리에서 시작하여 반대쪽 승모판고리까지 좌심방의 심내막을 따라 선을 그려준다.

(2) 면적거리 계산법(Area-Length Method)

심첨사방도에서 수축기말 좌심방이 가장 확장되고 승모판이 닫혔을 때, 승모판 고리에서 시작하여 반대쪽 승모판고리까지 좌심방의 심내막을 따라 선을 그려준다. 심첨이방도에서도 면적(A2)을 구하고 좌심방의 장축 길이(L)를 측정한다. 그리고 좌심방의 승모판고리에서 폐정맥 입구까지 단축 길이에 수직이 되도록 장축 길이(L)를 측정한다.

① 공식

$$(\text{Biplane})V = \frac{0.85 \times A1 \times A2}{L}$$

$$(\text{Singleplane})V = \frac{0.85 \times A2}{L}$$

V (volume): 좌심방 용적, A1: 심첨사방의 좌심방 면적
A2: 심첨이방의 좌심방 면적
A: 심첨사방 또는 이방의 좌심방 면적(주로 사방 면적)
L (length): 좌심실 장축 길이

(3) Prolate ellipse method

① 원리

심장을 퍼진 타원형이라고 가정하고, 내경을 이용하여 용적을 계산하는 방법이다.

② 방법

복장곁긴축단면도에서 수축기말 좌심방이 가장 확장되고 승모판이 닫혔을 때, 좌심방의 단축 내경(D1)을 측정한다. 심첨사방도에서 수축기말 좌심방이 가장 확장되고 승모판이 닫혔을 때, 좌심방의 단축 내경(D2)과 장축 길이(D3)를 측정한다(그림 8-17).

③ 공식

$$V = 0.523 \times D1 \times D2 \times D3$$

V (volume): 좌심방 용적, D (dimension): 좌심방 내경

4) 우심방 용적 측정법

심첨사방도에서 수축기말 우심방이 가장 확장되고 승모판이 닫혔을 때, 삼첨판고리에서 시작하여 반대쪽 삼첨판고리까지 우심방의 심내막을 따라 선을 그려주면, simpson method로 우심방 용적을 측정할 수 있다.

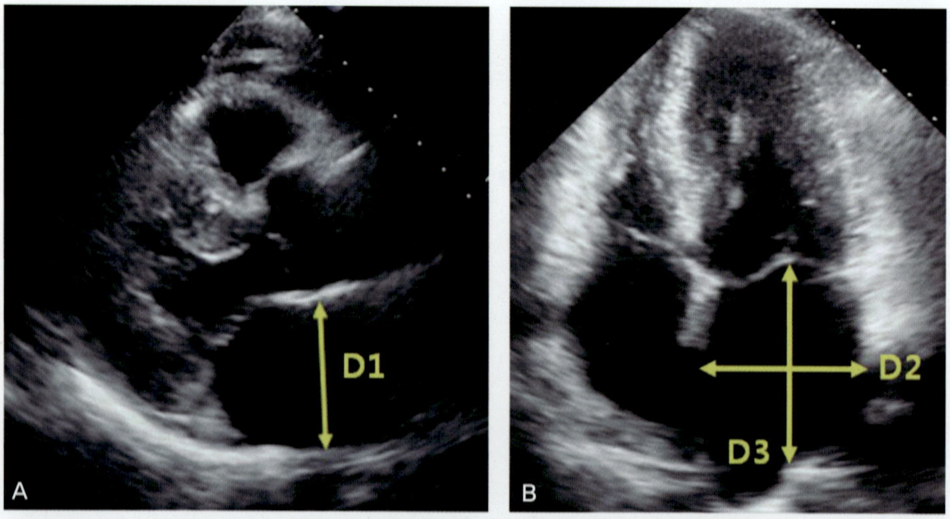

그림 8-17. Prolate ellipse method를 이용한 좌심방 용적 측정

A: 좌심방이 가장 확장되고 승모판이 닫혔을 때, 좌심방의 단축 내경(D1)을 측정한다.

B: 심첨사방도에서 수축기말 좌심방이 가장 확장되고 승모판이 닫혔을 때, 좌심방의 단축 내경(D2)과 장축 길이(D3)를 측정한다.

Section

09 좌심실의 수축 기능 평가

학습목표

1. 좌심실의 수축 기능 평가를 위한 EF 측정법을 설명할 수 있다(B).
2. 좌심실의 수축 기능 평가를 위한 FS 측정법을 설명할 수 있다(B).

좌심실의 수축 기능을 평가하는 것은 심장 질환의 진단, 치료 및 예후의 판정에 중요한 정보를 제공하므로 심초음파 검사에서 가장 중요한 부분을 차지한다. 도플러 영상, 3D 심초음파와 같은 새로운 초음파 기술들을 통하여 심장 기능을 좀 더 정확하게 측정할 수 있게 되었지만, 2D 심초음파가 간단하고 보편적이어서 아직도 우선적으로 많이 사용되고 있다. 좌심실의 수축 기능 평가는 좌심실의 박출 능력을 보는 것으로 좌심실에서 박출되는 혈액량, 즉 심박출량의 평가가 필요하다.

좌심실 수축기능의 정량적 평가로 보통 좌심실의 크기와 용적에 근거하게 되며, 가장 많이 사용되는 방법은 좌심실의 박출률(ejection fraction, EF)이다.

1. 좌심실 박출률(Ejection fraction, EF) 측정법

1) EF 정의

EF (ejection fraction)란, 좌심실의 박출률을 말한다. 수축기 동안 좌심실로부터 빠져 나가는 혈액량을 확장기말 좌심실 용적에 대한 비율로 나타내고 백분율(%)로 표기한다. 1회 좌심실 수축으로 빠져나가는 혈액량을 일회박출량(stroke volume, SV)이라 하고, 확장기말 좌심실 용적(left ventricular end-diastolic volume, LVEDV)과 수축기말 좌심실 용적(left ventricular end-systolic volume, LVESV)의 차로 구할 수 있다.

- 정상치: 55~69%

① 공식

$$SV(ml) = LVEDV - LVESV$$

$$EF(\%) = \frac{SV}{LVEDV} \times 100$$

- SV (stroke volume): 일회박출량
- LVEDV (left ventricular end-diastolic volume): 확장기말 좌심실 용적
- LVESV (left ventricular end-systolic volume): 수축기말 좌심실 용적

2) EF 측정법

(1) M–mode

M–mode를 이용하여 EF를 측정하는 방법은 간단하고 고전적인 방법으로, 보편적으로 가장 많이 이용되는 방법이다. 그러나 좌심실이 대칭적으로 수축할 것이라는 가정을 하는 제한점이 있어 국소적 벽운동 장애가 있을 경우는 정확한 EF 값을 구하기가 어렵다. 좌심실의 내경을 이용하여 용적을 구하는 방법이다(그림 9-1).

- LVIDd (left ventricular internal end–diastolic dimension): 좌심실 확장기말 내경
- LVIDs (left ventricular internal end–systolic dimension): 좌심실 수축기말 내경

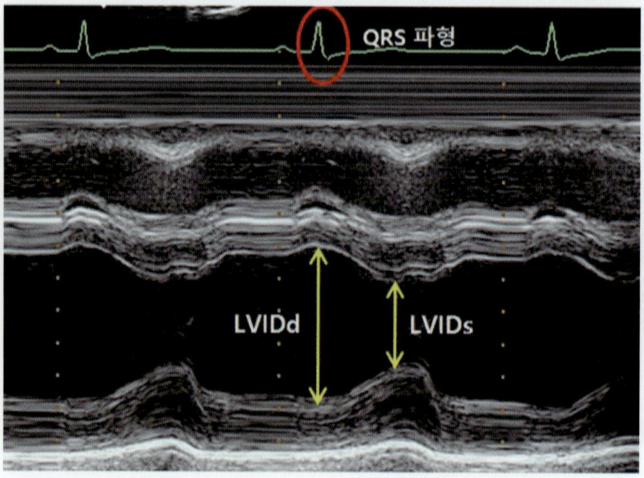

그림 9-1. 좌심실 M-mode를 이용한 EF 측정법

- LVIDd (left ventricular internal end-diastolic dimension, 좌심실 확장기말 내경) 측정: 심전도의 QRS 파형 시작점, 즉 좌심의 내경이 가장 확장되어 있는 지점에서 심실중격의 끝부분에서 좌심실뒤벽의 시작부분까지 측정한다.
- LVIDs (left ventricular internal end-systolic dimension, 좌심실 수축기말 내경) 측정: 심실중격이 아래쪽으로 가장 많이 돌출된 부위에서 측정한다.

① 공식

$$EF(\%) = \frac{LVIDd^3 - LVISd^3}{LVIDd^3} \times 100$$

(2) Simpson method

바닥부위에서 심첨까지 같은 두께의 여러 디스크로 분할하여 각각의 디스크 용적을 합하여 좌심실의 용적을 구하여 EF를 계산하는 방법이다. 미국 심초음파 학회에서 권장하는 측정법으로 좌심실의 모든 벽운동성을 반영하여 국소적 벽운동 장애가 있을 경우에도 유용한 방법이지만, 심장 속막의 경계가 명확해야만 하는 제한점이 있고 실제 심장의 용적보다 과소평가되는 경향이 있다(그림 9-2).

① 공식

- LVEDV (left ventricular end-diastolic volume): 좌심실 확장기말 용적
- LVESV (left ventriclar end-systolic volume): 좌심실 수축기말 용적

$$EF(\%) = \frac{LVEDV - LVESV}{LVEDV} \times 100$$

(3) 도플러 측정법

좌심실 유출로를 원기둥 모양으로 가정하여, 좌심실 유출로의 단면적과 유출로의 혈류의 평균 이동속도(평균 이동거리)를 장축내경으로 하여 좌심실의 유출로를 통하여 빠져나가는 혈류량, 즉 심박출량을 계산한다. 이렇게 측정한 심박출량을 좌심실의 확장기말 용적으로 나누어 주면 EF 값을 구할 수 있다(그림 9-3).

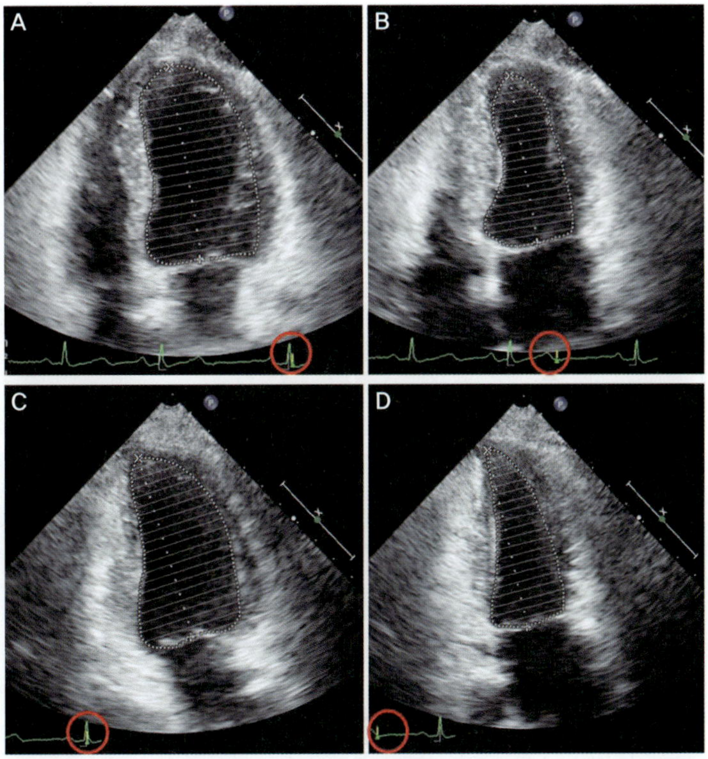

그림 9-2. Simpson **법을 이용한 좌심실** EF **측정법**

A: 심첨사방도에서 좌심실 확장기말 용적(left ventricular end-diastolic volume, LVEDV) 측정으로, 좌심실 내강이 최대한 확장되고 승모판이 닫혔을 때, 즉 심전도의 QRS 파형 시작 부위에서 승모판고리에서 시작하여 반대쪽 승모판고리까지 좌심실의 심내막을 따라 잔기둥 형성과 꼭지근을 포함시켜 선을 그려준다.

B: 심첨사방도에서 좌심실 수축기말 용적(left ventricular end-systolic volume, LVESV) 측정으로, 좌심실 내강이 최대한 수축하고 승모판이 닫혔을 때, 즉 심전도의 T 파형 끝나는 부위에서 승모판고리에서 시작하여 반대쪽 승모판고리까지 좌심실의 심내막을 따라 잔기둥 형성과 꼭지근을 포함시켜 선을 그려준다.

C: 심첨이방도에서 좌심실 확장기말 용적 측정으로, 사방도와 동일한 방법으로 측정한다.

D: 심첨이방도에서 좌심실 수축기말 용적 측정으로, 이방도와 동일한 방법으로 측정한다.

① 방법

• 심박출량 측정

① 복장결긴축단면도에서 좌심실 유출로를 줌으로 확대하여 정지 영상을 얻어 수축 시, 즉 대동맥판이 열렸을 때, 좌심실 유출로의 내경을 측정한다.

② 심첨오방 또는 삼방도에서 좌심실 유출로에 간헐파형 도플러를 시행하여 수축기 동안 좌심실 유출로의 TVI 값을 측정한다. 이때 TVI 값이 좌심실 유출로의 혈류의 평균 이동속도(이동거리)가 된다.

• 확장기말 좌심실 용적 측정

① 복장결긴축단면도에서 확장기말, 즉 좌심실 내강이 최대한 확장되고 승모판이 닫혔을 때, 심실중격과 수직이 되도록 좌심실의 내경을 측정한다.

② 심첨사방도에서 확장기말 좌심실의 심첨에서 승모판고리까지의 장축 길이를 측정한다.

확장기말과 수축기말 용적을 측정하면 장비에서 자동으로 계산되어 EF 값을 구할 수 있다. 사방도의 EF와 이방도의 EF를 평균하면 보다 정확한 EF 값을 구할 수 있다.

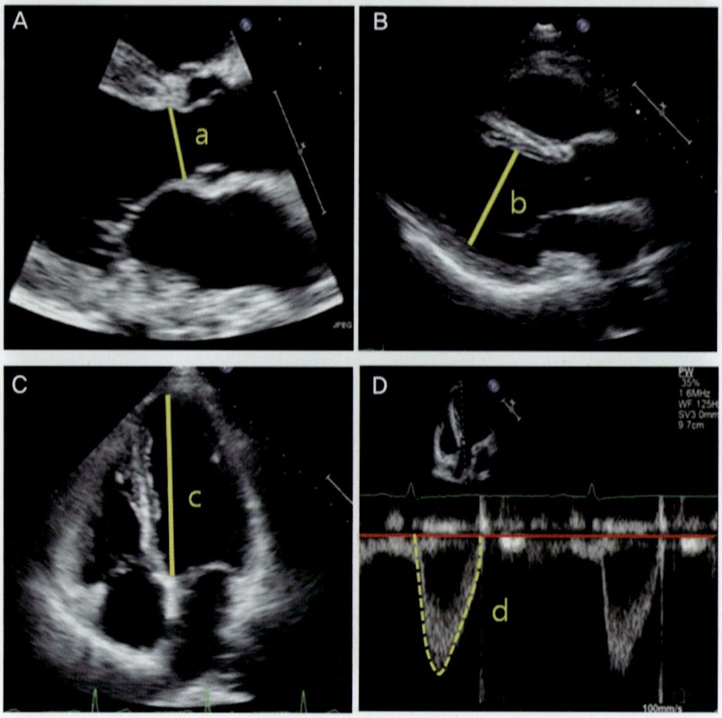

그림 9-3. 도플러 측정법을 이용한 EF 측정법

A: 좌심실 유출로 내경 측정. (a) 복장결긴축단면도에서 좌심실 유출로를 줌으로 확대하여 수축 시 대동맥판이 열렸을 때, 좌심실 유출로의 내경을 측정한다.

B: 좌심실 확장기말 내경 측정. (b) 복장결긴축단면도에서 확장기말 좌심실 내강이 최대한 확장되고 승모판이 닫혔을 때, 심실중격과 수직이 되도록 좌심실의 내경을 측정한다.

C: 좌심실 장축 길이 측정. (c) 심첨사방도에서 확장기말 좌심실의 심첨에서 승모판고리까지의 장축 길이를 측정한다.

D: 좌심실 유출로 TVI 측정. (d) 오방도에서 좌심실 유출로에 간헐파형 도플러를 시행하여 수축기 동안 좌심실 유출로의 TVI 값을 측정한다.

② 공식

- LVOT (left ventricular outflow tract): 좌심실유출로
- SV (stroke volume): 일회박출량
- LVEDV (left ventricular end-diastolic volume): 확장기말 좌심실 용적
- EF (ejection fraction): 좌심실 박출률

- LVOT 단면적 (cm^2) = LVOT 내경^2 × 0.785
- SV (ml) = LVOT 내경^2 × 0.785 × LVOT TVI
- LVEDV (ml) = 좌심실 내경 × 장축길이 × 3.42 − 6
- EF (%) = (SV / LVEDV) × 100

3) Eyeball 방법(육안으로 EF 측정)

2D 심초음파 검사에서 육안으로 수축 기능을 평가하는 방법으로, EF를 구하기 위해 측정해야 하는 많은 수치들의 기술적인 오차를 줄일 수 있으며, 숙련된 검사자인 경우는 신뢰도가 매우 높은 검사법이다. 하지만 초보자에게는 부적절한 방법이고 주관적이라는 단점이 있다.

많은 훈련을 통한 숙련자들 사이에서의 EF 값들은 거의 일치하며, 빠르고 간단한 방법으로 현재 임상에서 가장 많이 활용되고 있다. 육안으로 측정한 EF 값은 정확한 수치로 표시하지 않고, 범위로 표시한다(표 9-1).

표 9-1. 박출률의 범위를 이용한 수축기능 장애단계 평가

수축기능 장애 단계	박출률
과다 수축	70% 이상
정상	55~69%
경도	45~49%
경도 – 중등도	40~44%
중등도	35~39%
중등도 – 중증	30~34%
중증	30% 이하

2. 좌심실 내경 단축률(Fractional shortening, FS) 측정법

좌심실의 수축에 따라 변하는 좌심실 내경의 변화를 백분율(%)로 나타낸 것이다. 즉, 좌심실 확장기말 내경에 대한 확장기말과 수축기말 내경 변화의 비율이다. M-mode를 이용하여 FS를 측정하는 방법은 간단하고 고전적인 방법이지만, 좌심실이 대칭적으로 수축할 것이라는 가정을 하는 제한점이 있어 국소적 벽운동 장애가 있을 경우는 정확한 FS 값을 구하기가 어렵다.

① 측정 방법

복장결긴축단면도에서 M-mode 방법을 이용하여, 좌심실 확장기말 내경과 수축기말 내경을 측정하면, 심초음파 진단장치에서 자동으로 계산되어 쉽게 FS 값을 구할 수 있다.

- 정상치: 28%~41%

② 공식

- LVIDd (left ventricular internal end-diastolic dimension): 좌심실 확장기말 내경
- LVIDs (left ventricular internal end-systolic dimension): 좌심실 수축기말 내경

$$FS(\%) = \frac{\text{LVIDd}-\text{LVISs}}{\text{LVIDd}} \times 100$$

초음파검사학 실습보고서

학교명: 학번: 이름:

초음파검사학 실습보고서

학교명: 학번: 이름:

Section

10 좌심실의 확장기능평가

학습목표

1. 좌심실의 확장과정을 설명할 수 있다(B).
2. 좌심실의 확장기능 평가방법을 설명할 수 있다(B).

정상 확장기능은 안정 시와 운동 시에 압력이 비정상적으로 증가하지 않으면서 심실의 충분한 충만이 일어나는 것을 말한다. 적절한 확장기능으로 인한 충만은 수축 기능이 정상이라면 정상적인 심박출량을 가능하게 하므로 매우 중요하다. 수축 기능이 심장의 펌프능력을 말한다면, 확장기능은 심장의 늘어나는 정도를 말한다.

1. 심실의 확장 기능

그림 10-1은 심장주기와 도플러 파형과의 상관관계를 보여준다. 심실확장기에는 심실로 혈액이 유입되므로 바닥선의 위 방향으로 파형이 나타나며(E파, A파), 심실수축기에는 대동맥으로혈액이 유출되므로 아랫방향으로 파형이 그려진다.

승모판을 통한 도플러 혈류량은 M-mode 심장 초음파에서 볼 수 있는 승모판 앞첨판의 움직임과 비슷하다. 확장기 초기에 재빠른 상승으로 좌심실 급속유입에 의해 E파(early diastolic rapid filling, 조기 확장기파)가 나타나고 뒤이어 유속이 떨어진다. E파 다음에 나타나는 파형은 심방수축과 일치하며 확장기 끝(late diastolic)이라 하고, A파(atrial systole, 후기 확장기파)로 표시한다.

정상 성인의 경우 E파가 A파보다 크고 E/A ratio는 1.6~0.5 전후인데 연령과 함께 E파는 감소하고 A파는 높아지기도 한다(그림 10-2). 또한 좌심실비대, 승모판석회화, 좌심방 확장, 대동맥판경화 등에서는 E파가 A파보다 작게 나타나며, 심방세동에서는 A파가 소실된다.

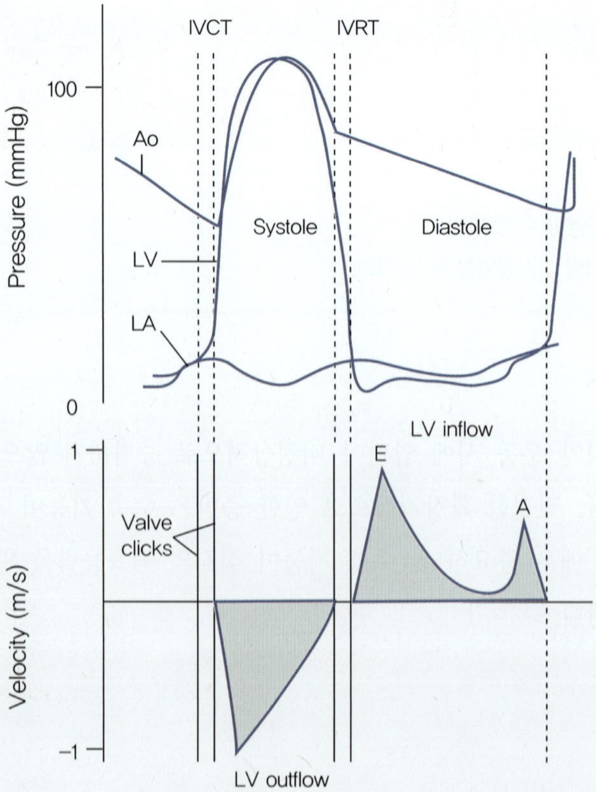

그림 10-1. 심장주기와 도플러 파형의 상관을 나타낸 모식도

AO (aorta, 대동맥), LV (left ventricle, 좌심실), LA (left atrium, 좌심방), IVCT (isovolumetric contraction time, 등용적수축기), IVRT (isovolumetric relaxation time, 등용적확장기)

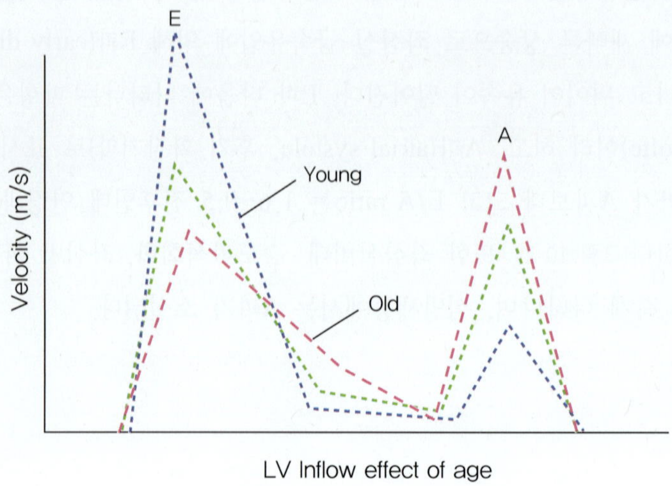

그림 10-2. 연령에 따른 심실 유입 파형의 변화

Young age: E > A, Old age: E < A

2. 심실 확장 과정(그림 10-3)

1) 등용적확장기(Isovolumetric relaxation time, IVRT)

수축이 끝나면 대동맥판이 닫히고, 확장을 위해 승모판이 열리기 직전까지의 시간으로 2개의 판막이 닫히고 혈류의 이동이 잠시 중단되는 단계이다. 이 시기 동안 좌심실의 압력이 떨어지고 확장을 준비하게 된다.

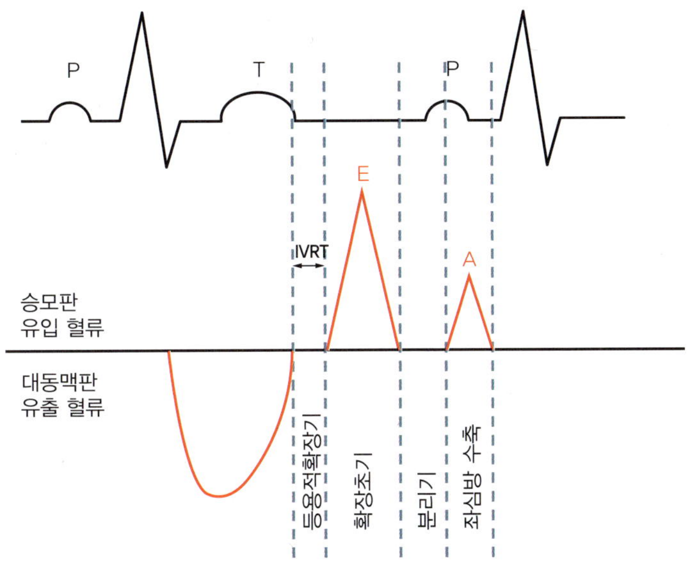

그림 10-3. 확장 과정의 4단계
E: early diastole, A: atrial systole, IVRT: isovolumetric relaxation time

2) 확장초기(Early diastole)

확장 초기에 좌심실은 낮은 압력을 유지하며 탄력적인 반동과 능동적인 확장을 통해 좌심방의 혈류를 끌어들이고 전체 확장의 80%를 차지한다. 이 시기는 승모판 유입로에서 간헐파형 도플러 심초음파를 시행하였을 때 E파형(조기 확장기파형)으로 나타난다.

3) 분리기(Diastasis)

좌심실과 좌심방의 압력이 같아지는 단계로 혈류의 이동이 없다.

4) 좌심방 수축(Atrial systole)

확장후기로 좌심실로 이동하지 않고 남아 있는 혈류를 좌심실로 보내기 위해 좌심방이 수축하는 단계이다. 이 시기는 승모판 유입로에서 간헐파형 도플러 심초음파를 시행하였을 때 A 파형(후기 확장기파형)으로 나타난다.

3. 좌심실의 확장 기능 평가방법

1) 승모판 유입로 속도 측정

(1) E 파형/A 파형 비 측정

① 원리 및 임상적 의의: 승모판 유입로에서 간헐파형 심초음파 검사를 실시하면 E 파형과 A 파형이 나타난다. 확장기 때 좌심실과 좌심방의 압력 차이로 좌심방에서 좌심실로 혈액이 유입되고, 압력차이가 승모판을 통한 혈류 속도에 반영된다.

확장 초기에 탄력적인 반동과 능동적인 확장을 통해 좌심실이 좌심방의 혈류를 끌어들일 때나타나는 것이 E 파형이며, 확장후기에 좌심방이 능동적으로 수축하면서 나타나는 것이 A파형이다.

E 파형과 A 파형의 모양과 속도, E 속도를 A 속도로 나눈 값(E/A의 비)에 따라 확장 기능의 장애를 구분할 수 있다. 정상적으로는 E 속도가 A 속도보다 높다. 확장 기능에 장애가 생기면 좌심실의 충만한 확장이 되지 않아 좌심실의 압력이 충분히 낮아지지 못해 좌심방에서 좌심실로 혈액이 충분이 유입되지 못하여 E 속도가 낮아지고, 충분히 유입되지 못하고 좌심방에 남아 있는 혈액은 좌심방이 수축할 때 이동함으로 A 속도가 상대적으로 높아지게 된다.

② 제한점은 심방세동, 심방조동에서는 A 파형이 없고, 빈맥, 방실 차단의 경우 E 파형과 A파형이 겹쳐서 보일 수 있다. 정확한 값을 얻기 위해서는 정확한 단면도를 구하고, 간헐파형 도플러 영상이 선명하고 정확하게 측정해야 한다.

- 정상치 E/A = 1~2

(2) 감속시간(Deceleration time, DT) 측정

① 원리 및 임상적 의의는 확장기에는 좌심실의 압력이 좌심방보다 낮기 때문에 좌심방의 압력이 좌심실로 유입되는 것이다. 그래서 E 파형의 속도가 0이 된다는 것은 좌심실로 혈액이 유입되면서 좌심실과 좌심방의 압력이 같아진다는 것을 의미한다.

DT는 E 파형의 속도가 0이 될 때까지의 시간을 나타낸다. 확장기능에 장애가 생기면 좌심실의 충만한 확장이 되지 않아 좌심실의 압력이 충분이 낮아지지 못해 좌심방에서 좌심실로의 혈액 유입이 느려져서 DT가 길어진다.

② 제한점: 빈맥, 방실 차단의 경우 E파형과 A파형이 겹쳐서 보일 수 있어, DT를 잴 수 없고, 정확한 값을 얻기 위해서는 정확한 단면도를 구하고, 간헐파형 도플러 영상이 선명하고 정확하게 측정해야 한다.

- 정상치: 160~240 msec

(3) 측정 방법(그림 10-4)

① 승모판 유입로의 속도를 측정하기 위해 복장곁 사방 단면도를 구하고, 색 심초음파 검사를 시행한다.

② 혈류 흐름과 초음파 선이 평행이 되도록, 즉 혈류 흐름과 표지선이 최대한 일치하게 영상을 조절한다. 혈류의 흐름과 초음파 선의 각도가 20°가 넘으면 원래 속도보다 낮게 측정되므로 각도가 20°가 넘지 않도록 한다.

③ 적절한 영상을 얻었으면, 본격적인 간헐파형 심초음파 검사를 실시한다.

④ 표본용적 위치는 확장기 동안 승모판이 열릴 때, 두 판막의 끝 사이에 위치시키고, 표본용적 크기는 일반적으로 1~2 mm로 설정한다. 승모판 유입 혈류의 속도 측정은 표본용적과 그 위치에 따라 측정치가 달라지기 때문에 측정 시 주의해야 한다.

⑤ 기록 속도는 50~100 mm/s의 일정한 속도로 기록한다.

⑥ 두 개의 파형이 좌심실의 확장기 동안 기본선 위쪽으로 나타나고, 두 파형의 최고 속도가 나타나게 속도 크기를 조절하면서 바닥선을 아래쪽에서부터 3분의 1 지점으로 이동시킨다.

⑦ 첫 번째 파형은 확장초기 파형으로 E (early diastole) 파형이라 하고 좌심실의 확장초기에 나타나며 뒤에 나타나는 파형은 좌심방 수축 파형으로 A (atrial systole) 파형이라 하고 좌심실의 확장후기를 나타낸다. 각각 파형의 최고 속도를 측정하고, E 파형은 최고 속도에서 0이 되는 지점까지의 시간, 즉 감속시간(deceleration time, DT)을 측정한다.

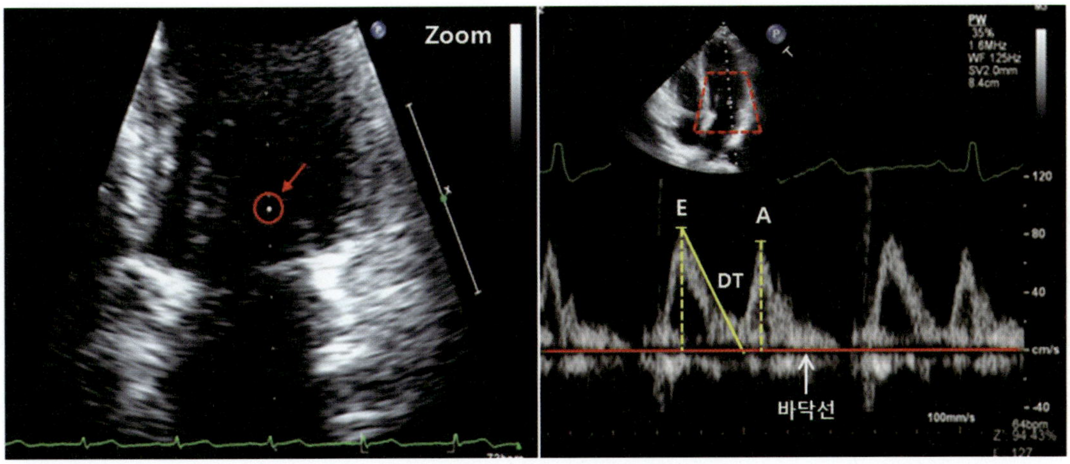

그림 10-4. 승모판 유입 혈류의 속도 측정

A: 심첨사방도에서 승모판 유입로의 표본용적 위치(화살표). 확장기 동안 승모판이 열릴 때, 두 판막의 끝 사이 중앙에 위치시킨다.

B: 승모판 유입 혈류의 속도 측정. 첫 번째 파형은 확장 초기 파형으로 E (early diastole) 파형이라 하고, 좌심실의 확장 초기에 나타나며 뒤에 나타나는 파형은 좌심방 수축 파형으로 A (atrial systole) 파형이라 하고 좌심실의 확장 후기를 나타낸다. 각각 파형의 최고 속도를 측정하고, E 파형은 최고 속도에서 0이 되는 지점까지의 시간, 즉 감속시간(deceleration time, DT)을 측정한다. 바닥선은 아래쪽부터 3분의 1 지점에 위치하도록 한다.

※ 정확한 측정을 위한 도움말

- 탐촉자의 위치: 승모판 유입 혈류의 방향은 꼭지근의 위치 때문에 정상적으로 좌심실 측벽에서 심첨 방향을 향하게 된다. 이 각도는 심첨에서 20° 정도 바깥쪽 방향이다. 확장성 심근증과 같이 좌심실이 커지면 심장은 더 구형이 되고, 이로 인해 승모판 유입 혈류가 좀 더 바깥쪽을 향하게 된다.
  그래서 정상인 경우 변환기의 최적 위치는 심첨에서 바깥쪽으로 20° 방향이고, 심장이 커질수록 좀 더 바깥쪽에 변환기를 위치시켜야 한다.

2) 등용적확장기(Isovolumetric relaxation time, IVRT) 측정

(1) 원리 및 임상적 의의

수축이 끝나면 대동맥판이 닫히고, 확장을 위해 승모판이 열리지 직전까지, 즉 2개의 판막이 닫히고 혈류 이동이 잠시 중단되는 되는 시간으로 확장을 준비하는 단계이다. 즉, 좌심실의 압력이 낮아져 좌심방으로 들어오는 혈류를 받아들이게 된다.

확장 기능의 장애가 발생하면 좌심실의 탄력적인 반동과 능동적인 확장 능력이 떨어지기 때문에 좌심실의 압력이 낮아져 좌심방의 압력과 같아지는 시간인, 등용적확장기(isovolumetric relaxation time, IVRT)가 길어지게 된다.

- 정상치: 90 msec 이하

(2) 측정 방법(그림 10-5)

① 심첨오방도에서 좌심실 유출로와 승모판 앞첨판의 사이에 크기가 1~2 mm인 표본용적을 위치시켜 간헐파심초음파를 시행한다.

② 이때 얻은 파형에서 좌심실 유출로의 파형이 끝나는 지점에서부터 승모판 유입 혈류의 E 파형이 시작되기 직전까지의 사이 시간을 측정하면 등용적확장기를 구할 수 있다.

(3) 제한점

판막질환이 있거나 빈맥이 있을 경우 측정하기가 어렵고 오차가 생길 수 있으므로 절대적인 평가값은 아니며 확장 기능 평가를 위해서는 다른 항목들과 함께 고려해야 한다.

3) 조직 도플러 심초음파

(1) 원리 및 임상적 의의

조직의 속도를 측정하는 도플러 검사법으로, 승모판고리의 속도를 측정하여 심장 내 혈류에 영향을 받지 않고 확장 기능을 평가할 수 있다. 이때 측정되는 승모판고리의 속도는 심장근육 섬유의 길이가 늘어났다가 줄어드는 정도를 측정하는 것으로, 심장의 장축 방향의 움직임을 반영한다.

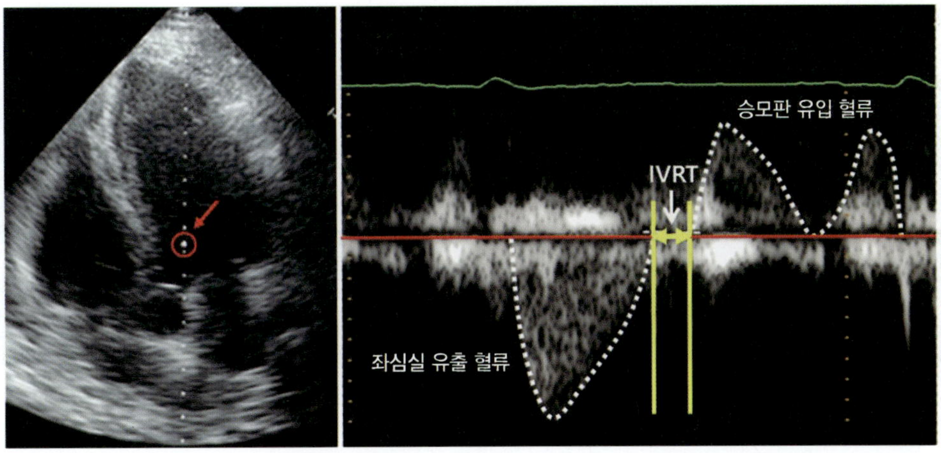

그림 10-5. 등용적확장기(isovolumetric relaxation time, IVRT) 측정

A: 심첨오방도에서 승모판 유입로의 표본용적 위치(화살표). 좌심실 유출로와 승모판 앞첨판의 사이에 표본용적을 위치시킨다.
B: 좌심실 유출로의 파형이 끝나는 지점에서부터 승모판 유입 혈류의 E 파형이 시작되기 직전까지의 사이 시간을 측정한다.

수축기 파형(S′), 확장초기 파형(E′), 확장후기 파형(A′)의 세 개의 뚜렷한 파형이 나타나고 E′ 파형의 속도가 좌심실 확장 기능을 반영한다. 확장 기능의 장애가 진행될수록 E′ 파형의 속도는 낮아진다.

- 정상치: 심실중격 승모판고리의 E′ 속도 –8 cm/s 이상
  좌심실 측벽 승모판고리 E′ 속도 –11 cm/s 이상

(2) 측정 방법(그림 10-6)

① 심첨사방도를 구하고, 조직도플러 심초음파(tissue Doppler imaging, TDI)를 시행한다.

② 심첨사방도에서 심실중격 승모판고리나 측벽 승모판고리에 표본용적을 위치시키고 간헐파형 도플러 심초음파를 시행한다. 표본용적의 크기는 2~5 mm로 설정한다.

③ 기록 속도는 50~100 mm/s의 일정한 속도로 기록한다.

④ 세 개의 파형이 나타나고 파형의 최고 속도가 나타나게 속도 scale을 조절하면서 바닥선을 중앙으로 이동시킨다.

⑤ 첫 번째 파형은 수축기 파형으로 S′(systole) 파형이라 하고 수축기 동안 바닥선 위쪽으로나타나고, 두 번째 파형은 확장초기 파형으로 E′(early diastole) 파형이라 하고 확장초기에 바닥선 아래쪽으로 나타나며 세 번째 파형은 확장후기 파형으로 A′(atrial systole) 파형이라 하고 바닥선 아래쪽으로 나타난다.

⑥ 임상적 적용은 S′ 파형의 최고 속도를 측정하면 좌심실의 수축 기능을 평가할 수 있고, E′ 파형의 최고 속도를 측정하면 좌심실의 확장 기능을 평가할 수 있다.

⑦ 주의사항은 승모판은 심실이 수축하고 확장할 때 상하 움직임이 많아 측정치의 오차가 많이 발생함으로 측정 시, 표본용적을 정확한 승모판고리에 위치시키도록 노력한다.

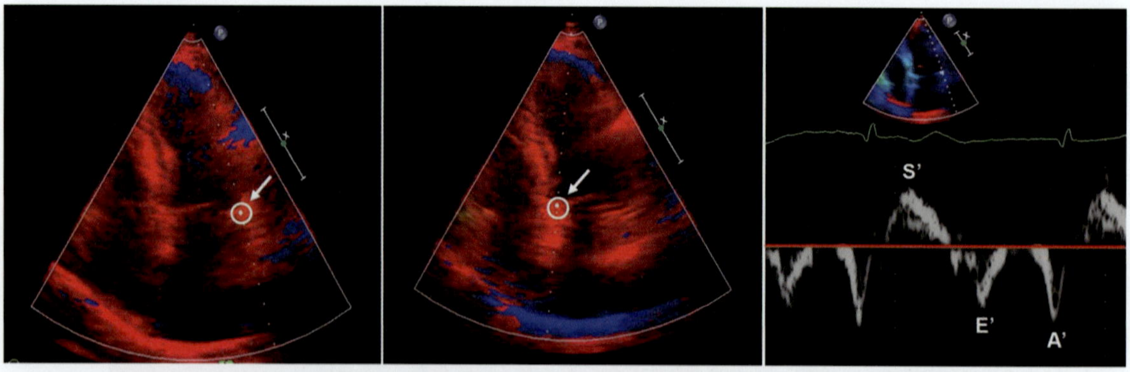

그림 10-6. 조직 도플러 측정

A: 심첨사방도에서 측벽 승모판고리의 조직 도플러 표본용적 위치(화살표)
B: 심첨사방도에서 심실중격 승모판고리의 조직 도플러 표본용적 위치(화살표)
C: 조직 도플러 파형, S′: 수축기 파형, E′: 확장 초기 파형, A′: 확장 후기 파형

4. 폐정맥 유입 속도

1) 원리 및 임상적 의의

혈액은 폐정맥에서 좌심방으로 유입되어 좌심방에 혈액이 충만하게 된다. 그러나 확장 기능의 장애로 좌심방의 압력이 상승하며 좌심방으로의 혈액 유입이 원활히 이루어지지 않아 폐정맥의 속도 변화가 생긴다.

폐정맥 혈류에 간헐파형 심초음파 검사를 실시하면 네 종류의 파형이 생긴다. 두 개의 수축기 파형으로 첫 번째 수축기 파형(first systolic wave, S1)과 두 번째 수축기 파형(second systolic wave, S2)이 나타나고, 그 다음 확장기 파형(diastolic wave, D)이 차례로 나타난다.

수축기 파형은 두 개의 파형이 합쳐져서 하나의 파형으로 나타나기도 한다. 그 다음은 바닥선 아래로 좌심방 수축에 의한 혈류 역전 파형(atrial reversal wave, Ar)이 나타난다. 정상일 경우는 수축기 동안 좌심방의 압력이 낮아지고 폐정맥압이 높아져서 폐정맥에서 좌심방으로 충분한 혈액의 유입이 이루어져서 수축기 파형이 확장기 파형보다 크게 나타난다. 그러나 확장 기능의 장애가 생기면 좌심방의 압력이 높아져서 수축기 파형이 확장기 파형보다 작아지게 되고 심방 혈류 역전 파형도 커지게 된다. 이처럼 폐정맥 속도는 좌심방의 압력을 간접적으로 알 수 있는 지표로 좌심실확장 기능 평가에 도움을 준다.

- 정상치: S/D > 1

2) 측정 방법(그림 10-7)

(1) 폐정맥 혈류의 TVI를 측정하기 위해 심첨사방도를 구하고, 색 도플러 심초음파를 실시한다.

(2) 혈류 흐름과 초음파 선이 평행이 되도록, 혈류 흐름과 표지선이 최대한 일치하게 영상을 조절

한다. 혈류의 흐름과 초음파 선의 각도가 20°가 넘으면 원래 속도보다 낮게 측정된다.

(3) 적절한 영상을 얻었으면, 본격적인 간헐파형 심초음파 검사를 실시한다.

(4) 표본용적 위치는 폐정맥 안쪽으로 1~2 cm 지점에 위치시킨다. 표본용적 크기: 2~5 mm로 설정한다.

(5) 기록 속도는 50~100 mm/s의 일정한 속도로 기록한다.

(6) 두 개의 파형이 바닥선 위쪽으로 나타나고, 파형의 최고 속도가 나타나게 속도 크기를 조절하면서 바닥선을 아래쪽부터 3분의 1 지점으로 이동시킨다.

(7) 첫 번째 파형은 수축기 파형(systole, S)이고, 그 뒤에 나오는 파형은 확장기 파형(disastole, D)이다.

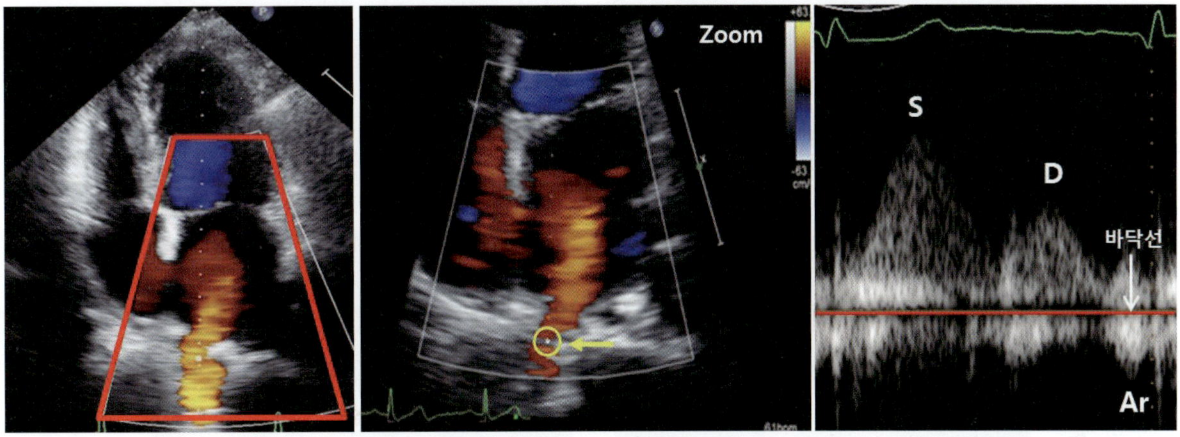

그림 10-7. 폐정맥 유입 혈류의 속도 측정

A: 심첨사방도에서 폐정맥 부위에 색 도플러를 시행한다.
B: 폐정맥 부위를 확대하고, 폐정맥안쪽으로 2~3 cm 지점에 표본용적(화살표)을 위치시킨다.
C: 첫 번째 파형은 수축기 파형(systole, S)이고, 그 뒤에 나오는 파형은 확장기 파형(diastole, D), 바닥선 아래의 파형은 좌심방 수축에 의한 혈류 역전 파형(atrial reversal wave, Ar)이다.

5. 색 M-mode 경사도(Color M-mode propagation velocity, Vp)

1) 원리

승모판을 통한 유입 혈류의 색 M-mode는 시간에 따른 승모판고리로부터 심첨에 이른 속도를 나타낸다. 조기 확장기의 이러한 색 M-mode의 가장자리를 따라 그은 선이 나타내는 기울기를 propagation velocity (Vp)라고 하며 확장기능이 떨어질수록 승모판고리에서 심첨까지의 혈류의 움직임이 느려지므로 Vp는 감소하게 되며 정상의 경우 50 cm/s 보다 커지게 된다.

- 정상치: 50 cm/s 이상

2) 측정 방법(그림 10-8)

(1) 승모판 유입로의 속도를 측정하기 위해 복장결 사방 단면도를 구하고, 색 심초음파 검사를 시행한다.

(2) 혈류 흐름과 초음파 선이 평행이 되도록, 즉 혈류 흐름과 표지선이 최대한 일치하게 한다.

(3) 색 M mode를 시행하고, 속도 지도의 바닥선을 정상 위치에서 위로 올려 위쪽 부분의 나이키스트 한계(Nyquist limit)를 승모판 혈류의 중심부가 파란색을 나타낼 때까지 낮게 조절한다.

(4) 빨간색에서 파란색으로 변화하는 첫 번째 경계에서 경사도(slope)를 측정하다.

(5) 기록 속도: 50~100 mm/s의 일정한 속도로 기록한다.

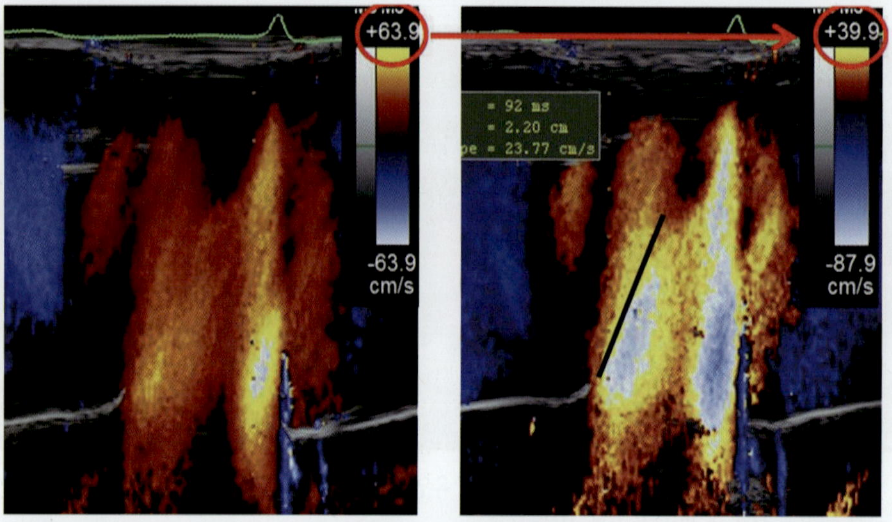

그림 10-8. 색 M-mode 기울기(color M-mode propagation velocity, Vp)

승모판 유입혈류의 색 M mode를 시행하고, 속도 스케일(빨간 원)의 바닥선을 정상 위치에서 위로 올려 위쪽 부분의 나이키스트 한계(Nyquist limit)를 승모판 혈류의 중심부가 파란색을 나타낼 때까지 낮게 조절한다(+63.9 → +39.9). 빨간색에서 파란색으로 변화하는 첫 번째 경계에서 경사도(slope)를 측정한다.

초음파검사학 실습보고서

학교명:　　　　　　　　　　학번:　　　　　　　　　　이름:

초음파검사학 실습보고서

학교명: 학번: 이름:

Section

11 심초음파검사의 이상 소견

학습목표

1. 수축기능 장애와 검사방법을 설명할 수 있다(B).
2. 확장기능 장애와 검사방법을 설명할 수 있다(B).
3. 승모판질환과 검사방법을 설명할 수 있다(B).
4. 승모판협착증 환자의 M-mode를 설명할 수 있다(B).
5. 대동맥판질환과 검사방법을 설명할 수 있다(B).
6. 삼첨판질환과 검사방법을 설명할 수 있다(B).
7. 폐동맥판질환을 설명할 수 있다(B).
8. 심근병증을 설명할 수 있다(B).
9. 식도경유 초음파를 설명할 수 있다(B).

1. 수축기능 장애(Systolic Dysfunction)

1) 원인

관상동맥병이나 심근병증 등으로 좌심실벽 운동이 국소적(regional)으로 또는 전체적(global)으로 장애가 발생하여 좌심실 수축기능의 장애가 발생하게 된다. 심초음파검사 검사에서 수축기능을 평가하기 위해서는 심실벽 운동을 평가하는 것이 매우 중요하다.

2) 심초음파검사 소견

(1) M-mode 소견

손상 받은 좌심실벽의 운동이상증으로 두께 변화와 심장 크기의 변화가 없어 심실중격 또는 뒤벽이 물결을 보이지 않고 직선으로 보인다.

(2) 2D 심초음파검사 소견

① 여러 단면도를 평가하여 좌심실벽운동이상증을 평가한다.

② 심근경색(myocardial infarction)으로 국소벽운동이상증이 있는 경우, 장애가 있는 벽의 께는 충분히 두꺼워지지 않아 정상적인 좌심실벽과 구분된다. 국소벽운동이상증이 있는 지점이 구겨지는 현상을 보인다.

③ 관상동맥병의 영역에 따른 국소벽운동이상증을 반드시 알고 있어야 한다.

④ 벽이 얇아지고 희고 밝게 보이는 경우는 오래된 심장근육경색을 의미한다.

3) 국소벽운동이상증 평가

(1) 벽운동은 전반적으로 장애가 있는 경우와 국소적으로 장애가 있는 경우가 있다.

(2) 국소벽운동이상증이 있는 경우 수축 시 벽이 두꺼워지는 정도에 따라 단계를 나눈다.

(3) 국소벽운동지수(regional wall motion score index): 각 부분의 벽운동성을 토대로 점수를 합산하는 방법으로, 높은 점수는 더 심한 국소벽 운동이상증을 나타낸다.

심장 해부학적 구조와 관상동맥(심장동맥)의 혈류 공급을 기준으로 좌심실을 16분절(segments)로 나누고(그림 11-1, 표 11-1) 각 분절의 운동상태를 운동성과 수축기의 두꺼워짐(비후)을 기준으로 정상(nomal) 1점, 운동감소증(hypokinesia) 2점, 운동불능(akinesia) 3점, 운동이상증(dyskinesia) 4점, 동맥류(aneurysm) 5점으로 점수화하고 이를 합산한 값을 관찰한 분절수로 나눈 값이 국소벽운동지수이다(표 11-2).

최근 심초음파학회 기준에 따르면 apical cap이 추가되어 총 17분절로 벽운동을 평가한다(그림 11-2).

국소벽운동지수 = 국소벽 운동이상증 점수 합산 / 관찰되는 분절수

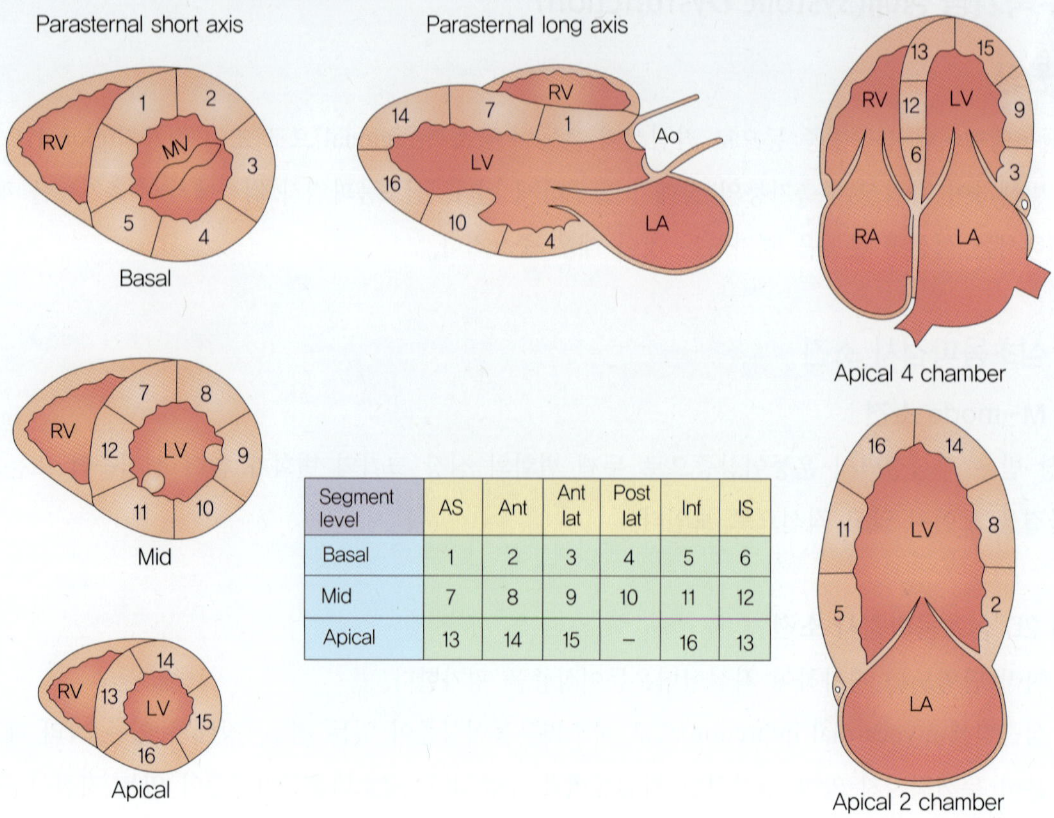

Segment level	AS	Ant	Ant lat	Post lat	Inf	IS
Basal	1	2	3	4	5	6
Mid	7	8	9	10	11	12
Apical	13	14	15	–	16	13

그림 11-1. 심실벽 16분절(segments)

AS: anteroseptum(전중격), Ant: anterior(앞), Lat: lateral(가쪽), Post: posterior(뒤쪽), Inf: inferior(아래), IS: inferoseptum(하중격), Basal: 바닥부분, Mid: 중간부, Apical: 심첨부분, MV: mitral vale(승모판)

표 11-1. 16 분절의 심실명칭

분절	심실벽의 명칭	분절	심실벽의 명칭
1	basal anteroseptum wall	9	mid anterolateral wall
2	basal anterior wall	10	mid posterolateral wall
3	basal anterolateral wall	11	mid inferior wall
4	basal posterolateral wall	12	mid inferoseptum wall
5	postero (infero) basal wall	13	apical septum wall
6	inferobasal septum wall	14	anteroapex wall
7	mid anteroseptum wall	15	later apex wall
8	mid anterior wall	16	infero apex wall

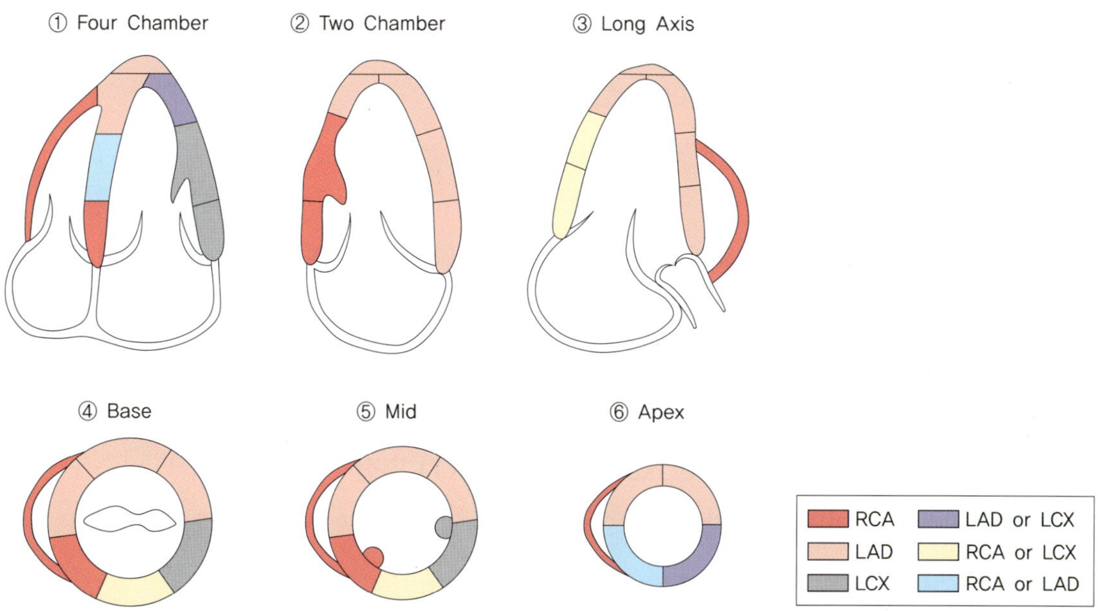

그림 11-2. 심실벽 17분절(segments)

LAD: left anterior descending artery(좌앞내림동맥), LCX: left circumflex artery(좌휘돌이동맥), RCA: right coronary artery(우관상동맥)

표 11-2. 국소벽 운동이상증 점수 평가 방법

운동이상증 단계	평가방법	점수
Normal	수축 시 벽이 30~40% 두꺼워진다.	1
Hypokinesia	수축 시 벽이 1~30% 두꺼워진다.	2
Akinesia	수축 시 벽이 < 10% 두꺼워지거나 전혀 두꺼워지지 않는다.	3
Dyskinesia	수축 시 바깥쪽 방향으로 벽이 움직인다.	4
Aneurysm	수축 시와 확장 시에 운동성 없이 확장되어 있다.	5

2. 확장기능 장애(Diastolic Dysfunction)

1) 원인

좌심실 수축 기능 장애나 고혈압, 또는 판막질환으로 인해 좌심실 충만 압력이 증가하면 확장기능 장애가 발생한다. 확장기능은 정상적인 수축기능을 가능하게 함으로 심초음파검사에서 확장기능 평가는 수축기능 평가와 함께 매우 중요한 영역을 차지한다.

2) 심초음파검사 소견

(1) M-mode, 2D 심초음파검사 소견

초기 확장기능 장애일 경우는 심방의 크기가 정상인 경우가 많지만, 만성 확장기능 장애일 경우는 대부분 심방의 크기가 증가한다.

(2) 승모판 유입로의 간헐파형 도플러 심초음파검사 소견

① 확장기능이 정상일 경우 E 파형의 속도가 A 파형의 속도보다 높지만, 확장장애가 있을 경우(확장장애 type I)는 E 파형의 속도가 A 파형보다 낮다(E/A< 1). 하지만 확장기능 장애가 더 심해져(확장장애 type II 이상) 좌심방의 압력이 올라가면 다시 E 파형의 속도가 A 파형보다 높아져 정상 파형처럼 보인다(그림 11-3, 10).

② DT (deceleration time)가 길어진다(230 msec 이상)(그림 11-4).

(3) 등용적확장기(isovolumetric relaxation time, IVRT) 연장

확장기능의 장애가 생기면, 좌심실의 압력이 좌심방의 압력과 같아지는 시간인 등용적성 이완기가 길어지게 된다(90 msec 이상)(그림 11-5).

(4) 조직 도플러 심초음파검사 소견(그림 11-6, 7, 10)

① 승모판고리의 E' 속도가 낮아진다.

② 심실중격승모판고리 E' 속도는 8 cm/s 이하, 좌심실 측벽 승모판고리 E' 속도는 11 cm/s 이하

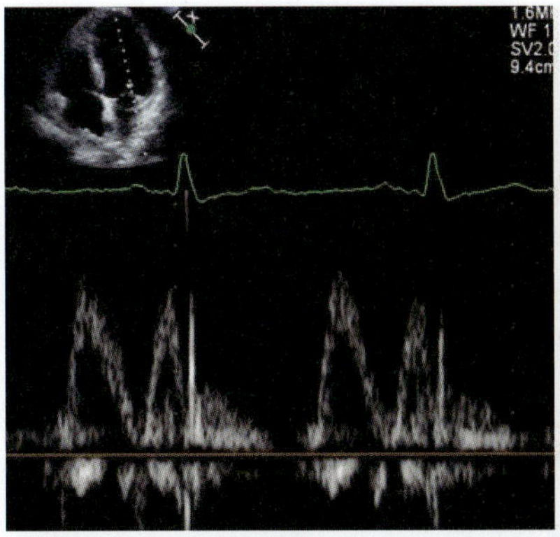

정상

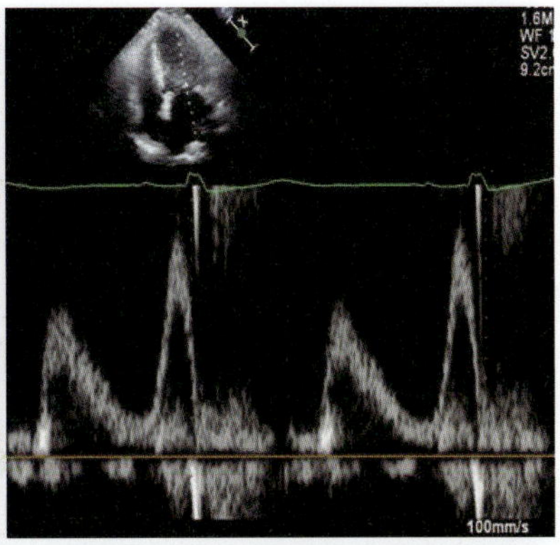

비정상(type I)

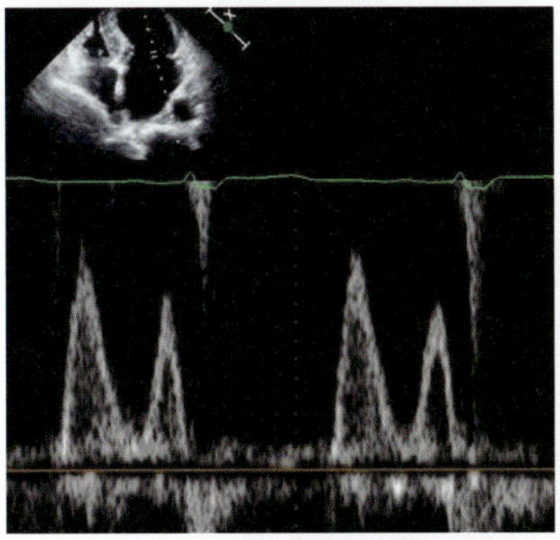

비정상(type II)

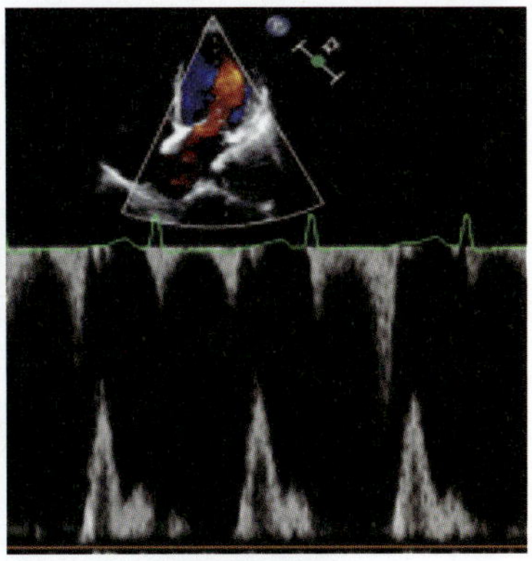

비정상(type III)

그림 11-3. 확장기능 장애 단계에 따른 간헐파형 도플러 심초음파검사 소견

확장기능 장애 type I에서는 E파형의 속도가 A파형보다 낮지만, 장애가 심해질수록 좌심방의 압력 상승으로 정상 확장기능 파형처럼 E 파형의 속도가 A 파형 속도보다 높아진다.

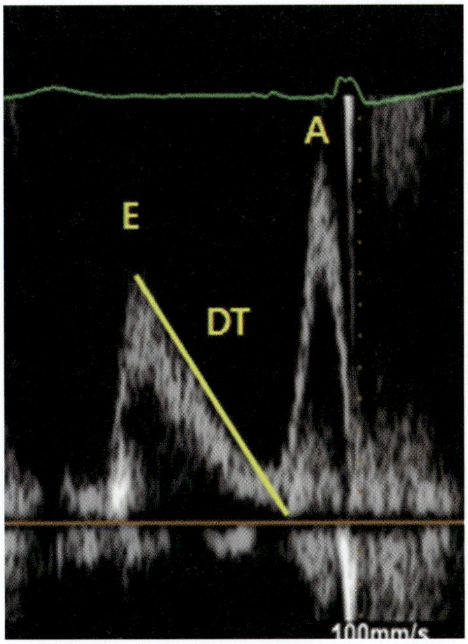

그림 11-4. 확장기능 장애 시 간헐파형 도플러 소견

확장기능 장애 시(type I) E 파형의 속도가 A 파형보다 낮고, DT(deceleration time)가 길어진다.

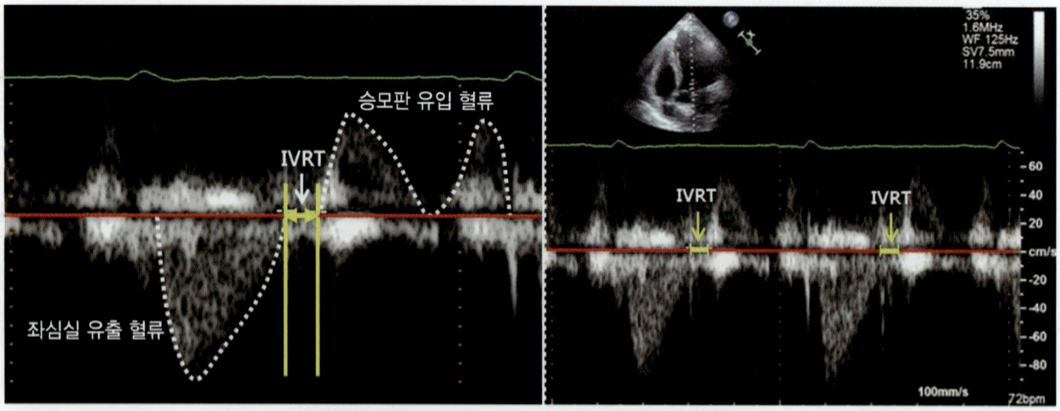

그림 11-5. 확장기능 장애 시 등용적확장기 연장

확장기능 장애 시(type I) 등용적확장기(isovolumetric relaxation time, IVRT)가 90 msec 이상 길어진다.

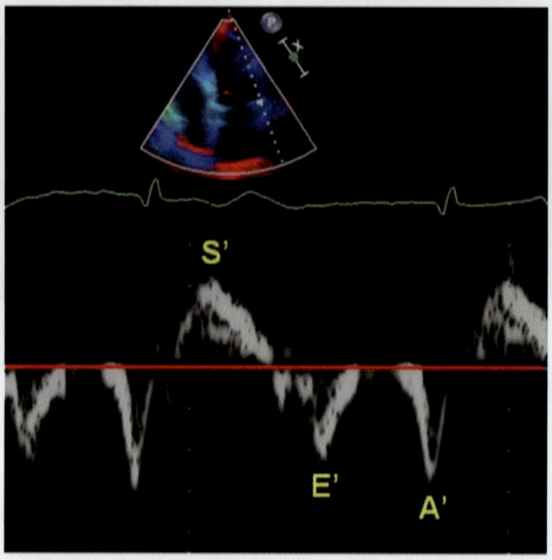

그림 11-6. 확장기능 장애 시 조직 도플러 심초음파검사 소견

확장기능 장애 시승 모판막고리의 E′ 속도가 심실중격 승모판고리의 속도는 8 cm/s, 측벽 승모판고리 속도는 11 cm/s 이하로 낮아진다.

(5) 폐정맥 유입 혈류의 간헐파형 도플러 심초음파검사 소견

확장기능이 정상일 경우는 S 파형이 D 파형보다 크지만 장애가 심해져(확장기능 장애 type II 이상) 좌심방이 압력이 높아질 경우, S 파형이 D 파형보다 작아지고 좌심방 역류 파형(atrial reversal flow, Ar)의 속도가 높아지며, 좌심방 역류 파형의 지속 시간이 승모판 유입 혈류의 A파형 지속 시간보다 길어진다(그림 11-8, 10).

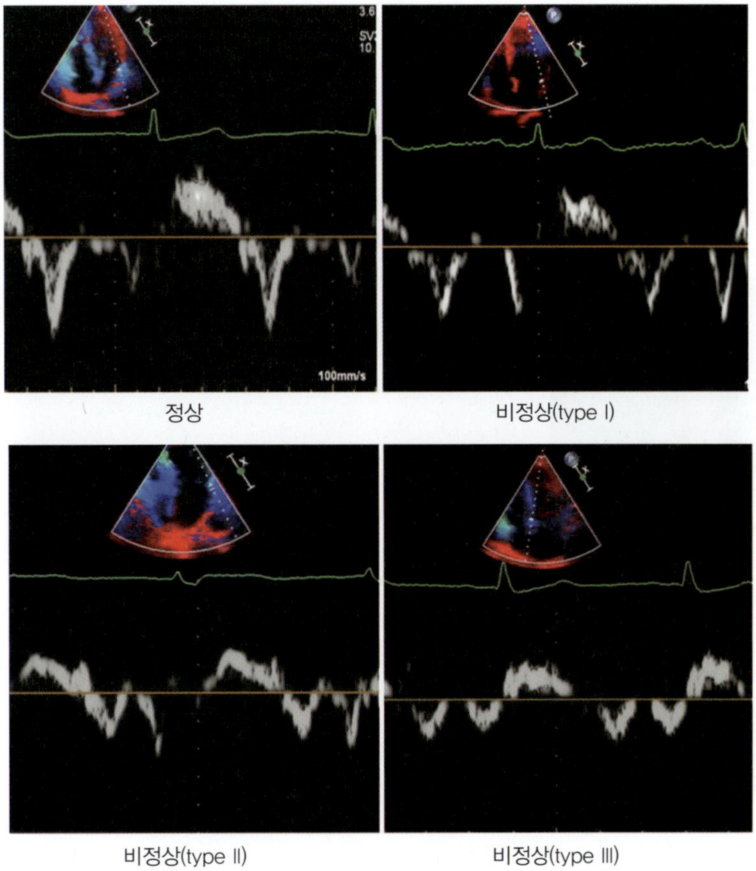

그림 11-7. 확장기능 장애 단계에 따른 조직 도플러 심초음파검사 소견
확장기능 장애 단계가 심해질수록 E′ 파형의 속도가 낮아지고, A′ 파형의 속도는 장애 type I에서는 정상의 A′파형보다 높고, type II 이상에는 A′ 파형의 속도가 다시 낮아진다.

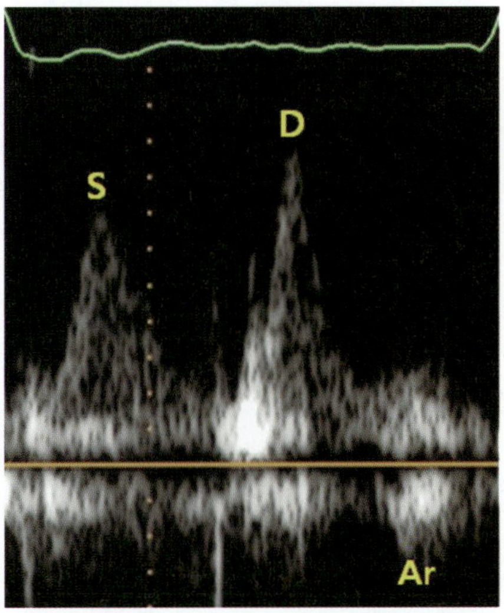

그림 11-8. 확장기능 장애 시 폐정맥 유입 혈류의 간헐파형 도플러 심초음파검사 소견
확장기능 장애 type II 이상에서 좌심방이 압력이 높아질 경우, S 파형이 D 파형보다 작아지고 좌심방 역류 파형(atrial reversal flow, Ar)의 속도가 높아지며, 좌심방 역류 파형의 지속 시간이 승모판 유입 혈류의 A 파형 지속 시간보다 길어진다

(6) 색 M–mode 경사도(color M-mode propagation velocity, Vp)

확장 기능이 정상일 경우는 승모판 유입 혈류의 색 M–mode 경사도(Vp)가 50 cm/s 이상이지만, 확장 기능의 장애가 있을 경우는 승모판고리에서 심첨까지 혈류의 움직임이 느려지므로 색 M–mode 경사도는 감소하게 되며 50 cm/s 이하가 된다(그림 11-9).

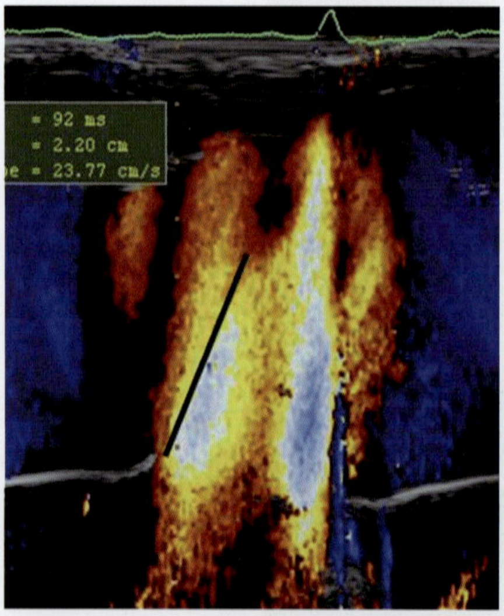

그림 11-9. 확장기능 장애 시 색 M-mode 경사도
확장기능 장애 시 승모판고리에서 심장 끝까지 혈류의 움직임이 느려지므로 승모판 유입 혈류의 색 M-mode 경사도(color M-mode propagation velocity, Vp)가 50 cm/s 이하가 된다.

	Normal	Impaired relaxation (type Ⅰ)	Pseudo normal (type Ⅱ)	Restrictive (type Ⅲ)
승모판 유입 혈류 파형	E A			
E/A	> 1	< 1	1 – 1.5	> 2
DT (msec)	150 – 230	> 230	150 – 230	< 150
IVRT (msec)	< 90	> 90	< 90	< 70
조직 Doppler 파형	A′ E′			
폐정맥 유입 혈류 파형	S D Ar			
	A dur > Ar dur	A dur > Ar dur	A dur < Ar dur + 30 msec	A dur < Ar dur + 30 msec

그림 11-10. 확장기능 장애 단계

3) 그 밖의 확장기능 장애

(1) 심방세동(atrial fibrillation, AF)

① 2D 심초음파검사 소견(그림 11-11)

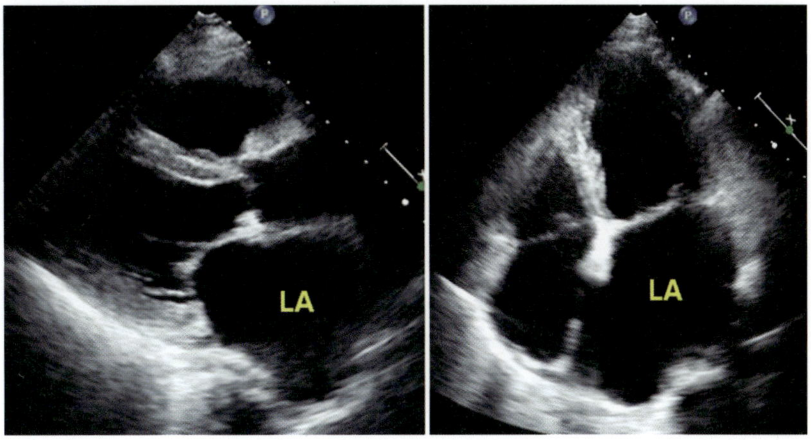

그림 11-11. 심방세동 시 2D 심초음파검사 소견
심방세동 시 좌심방의 확장이 관찰된다. LA: left atrium(좌심방)

② 간헐파형 도플러 심초음파검사 소견

심방세동은 좌심방의 수축이 없는 질환으로 승모판 유입 혈류의 간헐파형 도플러에서는 A파형이 조직 도플러에서는 A′ 파형이 소실되고, 파형들 간의 간격과 속도가 불규칙적이며, 심전도 소견도 비교해본다(그림 11-12, 13).

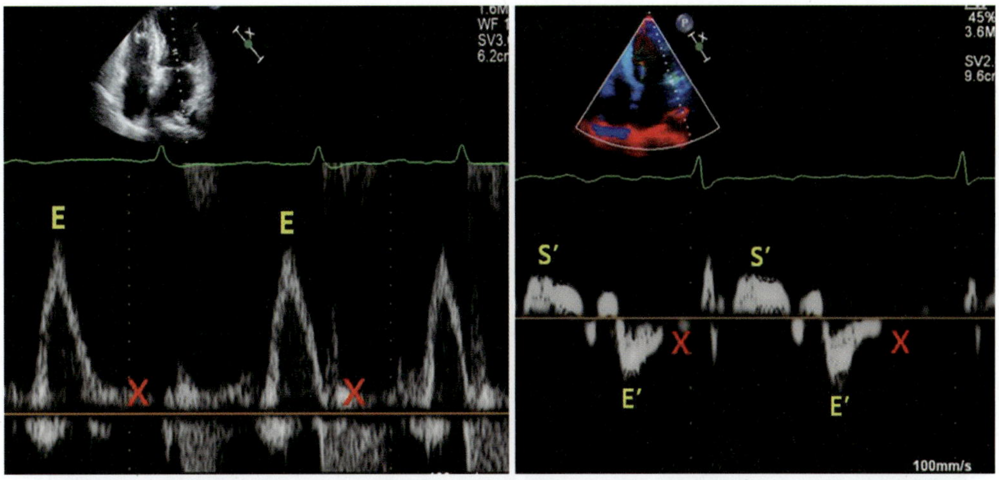

그림 11-12. 심방세동 시 승모판 유입 혈류의 간헐파형 도플러와 조직 도플러 심초음파검사 소견
A: 승모판 유입 혈류의 간헐파형 도플러에서 A파형의 소실(X)이 관찰된다.
B: 조직 도플러에서 A′ 파형의 소실(X)이 관찰된다. 심방세동일 때는 파형의 속도에 변화가 많으므로 한 개 파형만 측정하지 말고 5~10개 파형의 속도를 측정해서 평균을 하는 것이 수치의 정확성을 높인다.

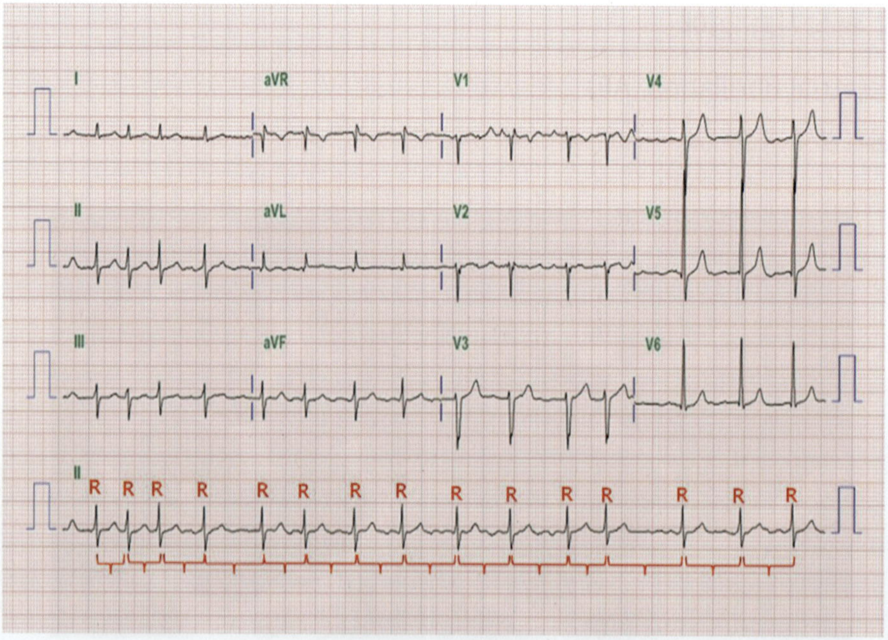

그림 11-13. 심방세동 심전도
심방세동 심전도에서는 RR 간격이 불규칙적이고 P파가 소실되어 있다.

(2) 빈맥

① 간헐파형 도플러 심초음파검사 소견(그림 11-14)

심박수가 빠른 빈맥에서는 수축 시간과 확장 시간이 짧아진다. 따라서 정상 확장단계의 분리기가 없어지고 확장 초기 E 파형과 확장 후기 A 파형이 겹쳐져서 E 파형이 소실되어 보인다. 이때는 기록속도를 100 mm/s에서 150 mm/s로 빠르게 조절하면 겹쳐 있던 E 파형이 분리되어 보여 측정에 도움이 된다.

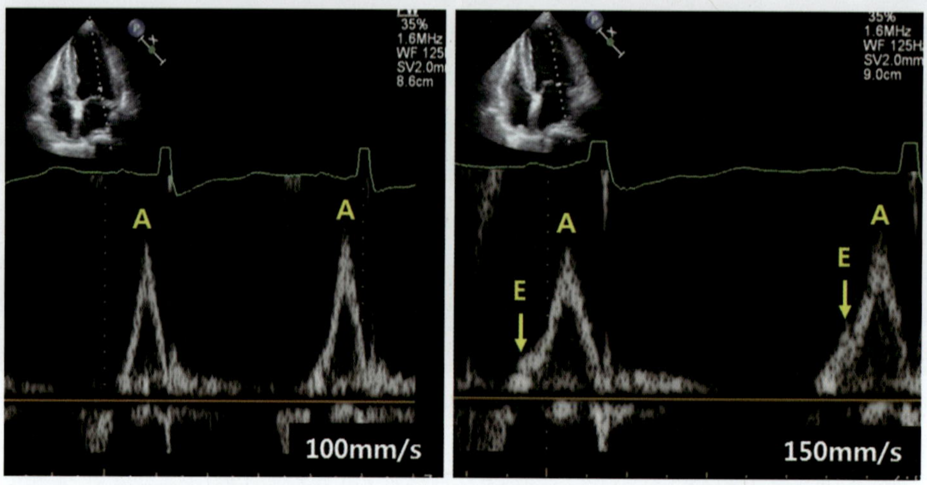

그림 11-14. 빈맥 시 승모판 유입 혈류의 간헐파형 도플러 심초음파검사 소견

3. 승모판협착증(Mitral Stenosis, MS)

승모판협착증(mitral stenosis, MS)은 승모판의 비후 및 석회화로 판막 입구 면적(orifice area)이 좁아져 확장기 동안 좌심방에서 좌심실로의 혈류 이동의 제한된 상태를 뜻한다.

승모판은 좌심방과 좌심실 사이에 위치하는 판막으로, 좌심실로 들어간 혈액이 좌심방으로역류되는 것을 방지하는 역할을 한다. 이러한 승모판이 좁아지는 질환이 승모판협착이다. 좌심방에서 좌심실로 가는 혈액의 흐름이 방해 받아 좌심방이 확장되고, 운동할 때 호흡곤란이 나타날 수 있으며, 악화될 경우에는 안정 상태에서도 호흡곤란이 발생한다.

좌심방의 확장으로 인해 심방세동 등의 부정맥이 발생할 수 있다. 남성보다 여성에서 좀 더 많이 나타나며, 흔히 승모판폐쇄부전증이 함께 동반된다. 이러한 판막질환을 진단하기 위한 첫 번째 단계는 심장 잡음을 청진하는 것이다.

심장청진을 통해 판막질환이 의심되면 질환을 확진하고, 그 중증도를 평가하기 위해 심장 초음파 검사를 시행한다. 심장 초음파 검사는 환자에게 통증 없이 간편하게 사용될 수 있으며, 판막 이상의 종류와 중증도, 심실 기능 이상 유무 및 중증도를 정확히 파악할 수 있어 판막질환의 진단과 치료에서 가장 중요한 검사이다.

1) 원인

(1) 류머티스열(Rheumatic fever): 일반적인 원인

(2) 퇴행성(Degenerative)

2) 승모판협착증에 의한 생리적 변화

좌심방의 압력이 증가하여 좌심방이 확장되고 그로 인해 폐정맥의 압력이 증가하고 폐울혈 및 폐부종이 발생하여 숨이 차게 된다.

3) 류머티스성 승모판협착증의 심초음파검사 소견

(1) M-mode 소견

① 승모판의 비후(0.5 cm 이상) 및 석회화

② EF 기울기(slope) 감소

그림 11-15A에서 볼 수 있듯이 정상인의 확장기 초기인 승모판 후퇴속도(EF 경사)는 가파르다. 그러나 승모판협착의 환자에서는 확장기 초기에 승모판 폐쇄가 보다 천천히 일어나서확장기 중기에 승모판 폐쇄 속도인 EF 경사가 현저하게 감소된다(그림 11-15B). 여기에서 EF 경사는 좌심방을 비우는 속도나 좌심실을 채우는 속도의 기능을 설명한다.

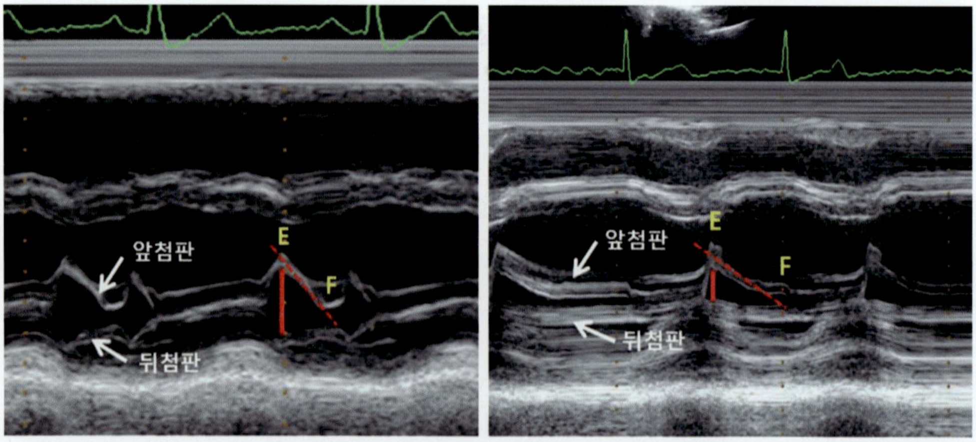

그림 11-15. 승모판협착의 승모판 M-mode 소견
A: 정상 승모판은 비후 및 석회화가 없고 확장기 동안 열림이 정상이다.
B: 승모판협착 시, 비후 및 석회화가 관찰되고 확장기 동안 판막의 열림이 감소되어 있으며EF 기울기도 감소되어 있다.

정상적으로는 좌심방이 재빨리 비워지고, 확장기 중기에 판막은 닫히게 된다. 승모판 협착시에는, 심실을 채우는 것이 느리고 판막은 좌심방과 좌심실 사이의 지속적인 압력에 의해서 열려 있다. 승모판의 EF 경사는 승모판협착의 심한 정도를 판단하는 데 사용된다.

③ 류머티스성 협착 시, 승모판의 양쪽 맞교차(commissure)의 융합으로 움직임의 제한이 발생하여 승모판의 뒤첨판이 앞첨판을 향해 끌려가는 움직임이 관찰된다.

④ 좌심방 확장(그림 11-16)

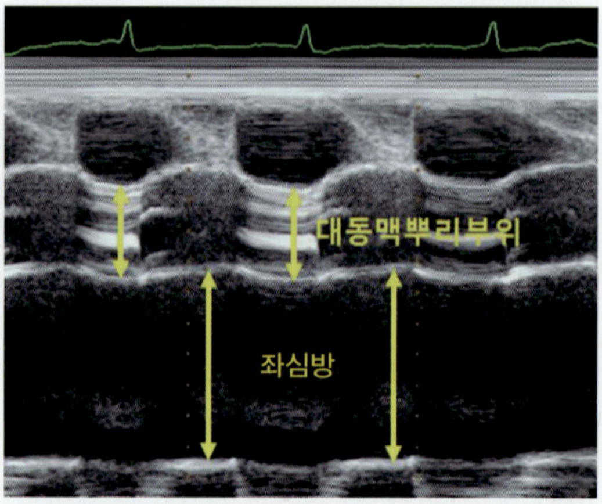

그림 11-16. 승모판협착의 대동맥뿌리부위 M-mode 소견
정상에서는 대동맥뿌리부위와 좌심방의 크기가 거의 동일하지만, 승모판협착 시는 좌심방이 압력의 증가로 좌심방의 확장이 동반된다.

(2) 2D 심초음파검사 소견

그림 11-17은 판막이 두꺼워지고 움직임이 느려진 승모판협착 환자의 2D 심초음파검사 사이다.

① 하키스틱(hockey-stick), 돔형 움직임(doming motion)

류머티스성 협착 시, 판막 움직임의 제한으로, 복장결긴축단면도에서 확장기 동안 승모판의 하키스틱(hockey-stick) 모양 및 돔형 움직임(doming motion)이 관찰된다(그림 11-17A).

② 물고기 입(fish-mouth)

류머티스성 협착 시, 복장곁짧은축단면도 승모판 수준에서 승모판의 양쪽 맞교차의 융합으로 움직임의 제한이 일어나며 이로 인해 확장기 동안 물고기 입(fish-mouth) 모양의 좁아진 승모판 입구(mitral valve orifice)가 관찰된다(그림 11-17B, 18, 19, 20). 퇴행성 승모판의 경우는 비후 및 석회화만 관찰되고 양쪽 맞교차의 융합은 보이지 않는다.

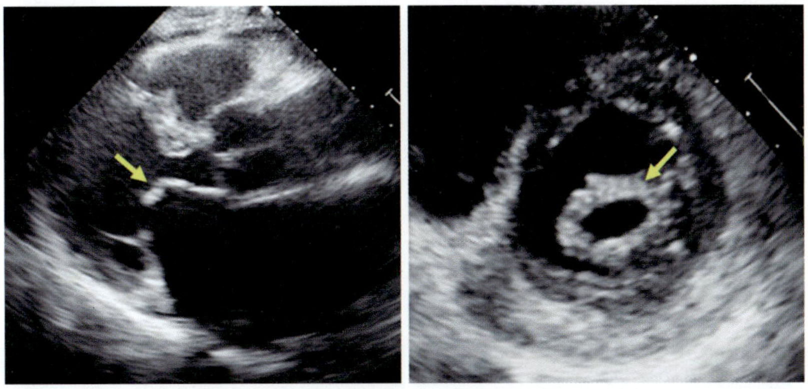

그림 11-17. 승모판협착의 2D 심초음파검사 소견

A: 복장곁긴축단면도에서 확장기 동안 승모판이 열릴 때, 승모판 앞첨판의 하키스틱 및 돔형 움직임(화살표)을 나타낸다. 승모판의 비후 및 석회화가 관찰할 수 있다.

B: 복장곁짧은축단면도 승모판 수준에서 확장기 동안 승모판이 열릴 때, 물고기 입모양(화살표)의 좁아진 승모판 입구를 나타낸다.

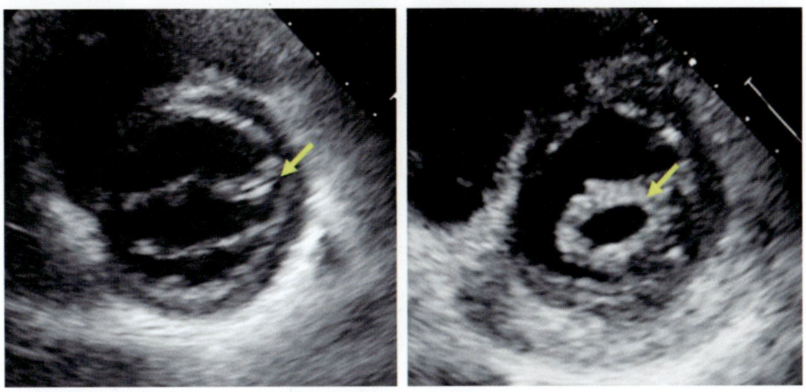

그림 11-18. 정상과 류머티스성 승모판협착 비교

A: 정상인의 복장곁짧은축단면도 승모판수준에서 승모판

B: 류머티스성 승모판협착이 있을 때는 승모판의 양쪽 맞교차의 융합으로 움직임의 제한이 일어나며 이로 인해 확장기 동안 물고기(fish-mouth) 모양의 좁아진 승모판 입구(mitral valve orifice)가 관찰된다.

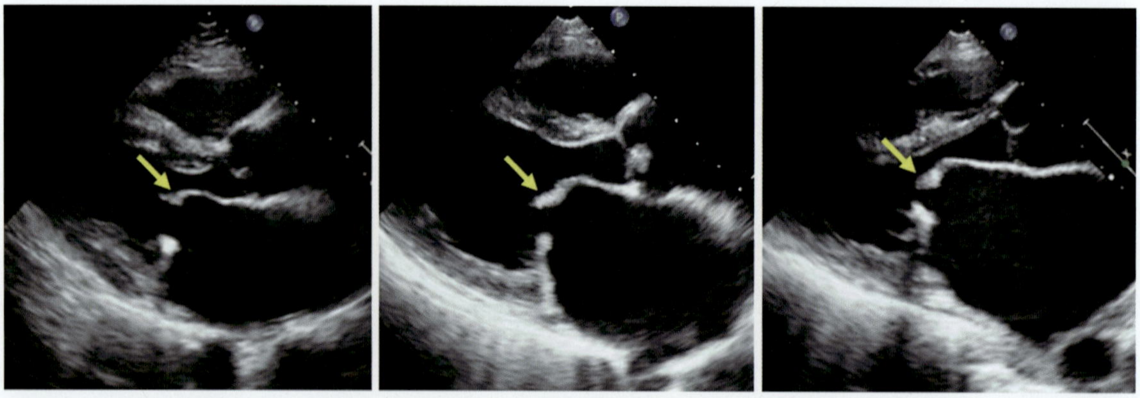

경도 MS　　중등도 MS　　중증 MS

그림 11-19. 승모판협착증의 중증도에 따른 2D 심초음파검사 소견 비교
복장결긴축단면도에서 승모판 앞첨판의 돔형 움직임이 관찰되고(화살표), 협착증이 심해질수록 확장기 동안 판막의 열림 운동이 더 많이 제한된다. MS (mitral valve stenosis, 승모판협착증)

③ 좌심방 확대

승모판 폐쇄로 좌심방의 혈류가 좌심실로 이동하기 위해서는 높은 압력이 필요하고 그로 인해 좌심방의 압력증가로 좌심방이 커진다(그림 11-16, 11-21).

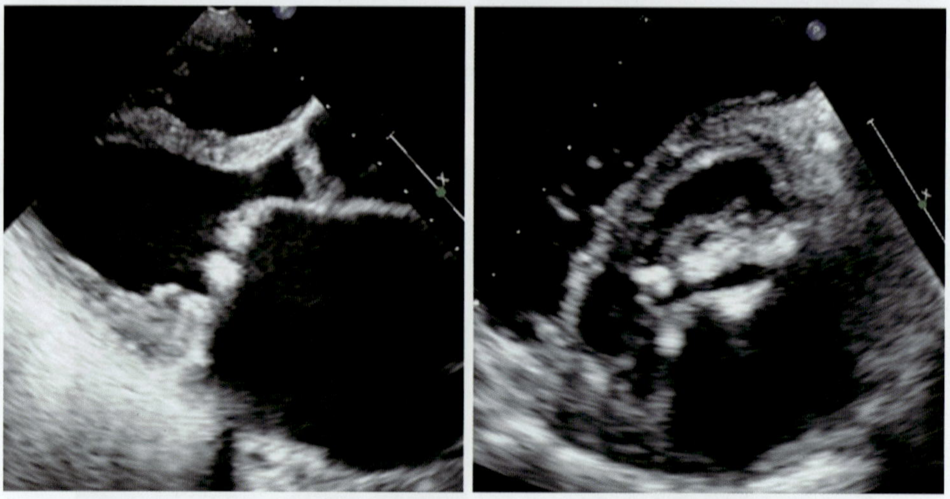

그림 11-20. 석회화가 심한 중증 승모판협착증
A: 복장결긴축단면도 B: 복장결짧은축단면도 승모판 수준
A, B에서 밝은 흰색으로 승모판의 심한 석회화가 관찰된다.

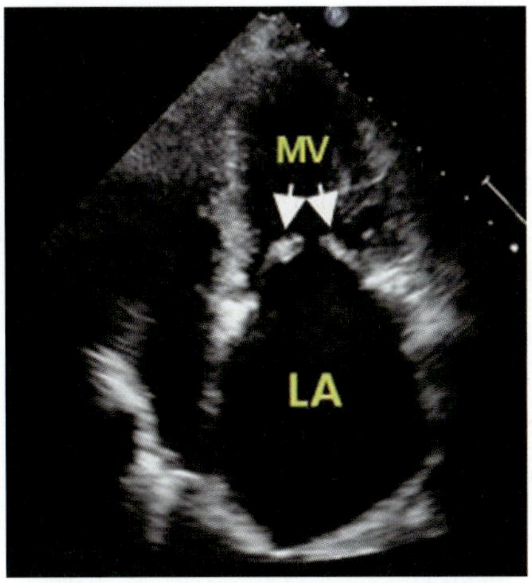

그림 11-21. 승모판협착증에 의한 좌심방 확장
승모판협착 시, 좌심방 압력 증가로 좌심방이 확장되어 있는 것이 관찰된다. 또 승모판의 돔형 움직임도 관찰된다.
LA (left atrium, 좌심방), MV (mitral valve, 승모판)

(3) 도플러 심초음파검사 소견

① 색 도플러

심첨사방도에서 좌심방에서 좌심실로 향하는 혈류의 속도 증가로 인해 특징적인 촛불 모양이 관찰된다(그림 11-22A).

② 연속파형, 간헐파형 도플러

승모판 유입로의 혈류와 일치하도록 연속파형 또는 간헐파형 도플러를 시행하였을 때, 확장기 동안 속도가 높은 파형이 바닥선 위쪽으로 나타나고 정상 리듬에서는 두 개의 파형이 나타나고, 첫 번째 파형은 E 파형, 두 번째 파형은 A 파형이다. 속도가 빨라 파형이 넓어 보이는 스펙트럼 확산(spectral broadening) 현상이 나타나 두 개의 파형이 합쳐져 나타나고 협착이 심할수록 E 파형의 속도가 높다.

③ 연속파형 도플러

승모판 유입로의 혈류와 일치하도록 연속파형 도플러를 시행하였을 때, E 파형의 최고 속도가 1.5 m/s 이상이고, E 파형의 최고 속도에서 감속하는 경사도, 즉 압력 반감기(pressure half time, PHT)가 길어진다(그림 11-22B).

4) 승모판협착증의 중증도 평가 방법

승모판협착증을 평가하기 위해서는 승모판 면적(mitral valve area, MVA)과 압력을 측정하여야 한다. 승모판 면적을 구하는 방법은 planimetry 법과 PHT 공식을 이용하는 2가지 방법이 있다(표 11-3, 4).

표 11-3. 승모판협착의 중증도 평가 방법

측정치	측정 방식	단위
판막 면적(MVA)	압력 반감기(PHT) 공식	cm^2
압력(pressure gradient)	베르누이 법칙	mmHg

MVA : mitral valve area, PHT: pressure half time

표 11-4. 승모판협착의 중증도 분류

등급	PHT (msec)	판막 면적(cm^2)	평균 압력기울기(mmHg)
정상(normal)	30~60	4~6	
경도(mild)	< 147	> 1.5	< 5
중등도(moderate)	147~220	1.0~1.5	5~10
중증(severe)	> 220	< 1.0	> 10

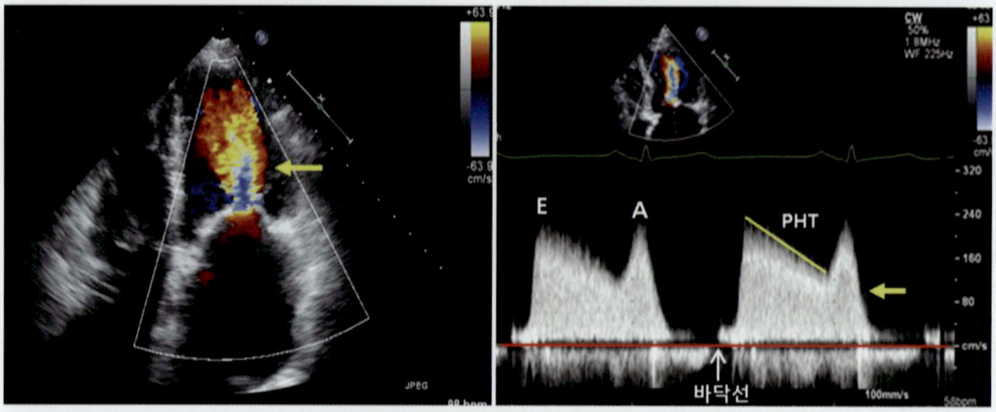

그림 11-22. 승모판협착의 도플러 심초음파검사 소견

A: 심첨사방도에서 좌심방에서 색 도플러를 시행하였을 때, 좌심실로 향하는 혈류의 속도 증가로 인해 특징적인 촛불 모양이 관찰된다(화살표).

B: 승모판 유입로의 혈류와 일치하도록 연속파형 도플러를 시행하였을 때, 확장기 동안 파형이 바닥선 위쪽으로 나타나고 정상 리듬에서는 두 개의 파형이 나타나고 첫 번째 파형은 E 파형, 두 번째 파형은 A 파형이다. 속도가 빨라 파형이 넓어 보이는 스펙트럼 확산(spectral broadening) 현상이 나타나 두 개의 파형이 합쳐져 나타나고 협착이 심할수록, E 파형의 속도가 높고 감속하는 경사도, 즉 압력 반감기(pressure half time, PHT)가 길어진다.

(1) 2D 심초음파검사를 이용한 승모판 입구 면적 측정–Planimetry

① 복장곁짧은축단면도 승모판수준 확장말기 판막이 최대한 열렸을 때 정지화면에서 면적을 측정한다. 이때 판막의 끝부분이 수직으로 잘렸을 때 정확한 면적을 측정할 수 있다(그림 11-23).

② 복장곁긴축단면도에서 판막의 끝이 벌어지는 길이와 같은 길이로 복장곁짧은축단면도에서 판막이 열렸을 때, 판막의 안쪽 가장자리를 따라 그려주면 면적이 자동으로 계산된다(그림 11-24).

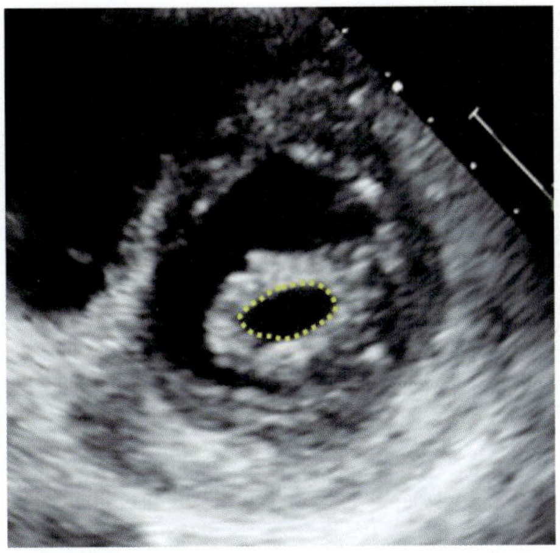

그림 11-23. 승모판 입구 면적 측정
복장곁짧은축단면도에서 판막이 열렸을 때, 판막의 안쪽 가장자리를 따라 그려준다.

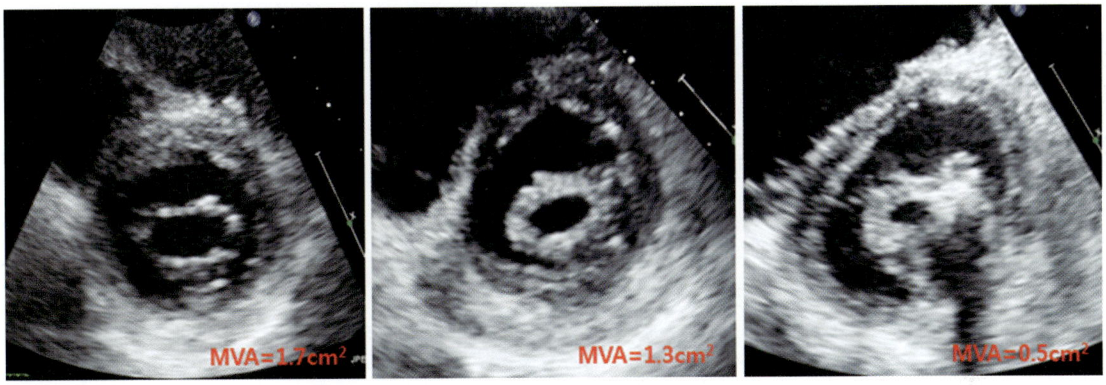

그림 11-24. 승모판협착의 중등도 평가
류머티스성 승모판협착이 심해질수록 판막의 비후와 석회화가 심해져, 확장기 동안 판막의 열림이 제한되어 승모판 입구 면적이 좁아진다. MS (mitral valve stenosis, 승모판협착), MVA (mitral valve area, 승모판 면적)

(2) 연속파형 도플러 심초음파검사를 이용한 승모판 면적 측정–PHT 공식

승모판협착이 심할수록, E 파형의 속도가 높고 감속하는 경사도가 완만하여 압력 반감기(PHT)가 길어진다(그림 11-25).

$$승모판\ 면적(MVA) = 220 / PHT$$

승모판협착에 따른 폐동맥 고혈압은 승모판협착의 중증도 지표가 되면서 환자의 치료 방침을 결정하는 데 중요하다. 승모판협착의 정도가 심할수록 폐동맥 고혈압은 증가한다.

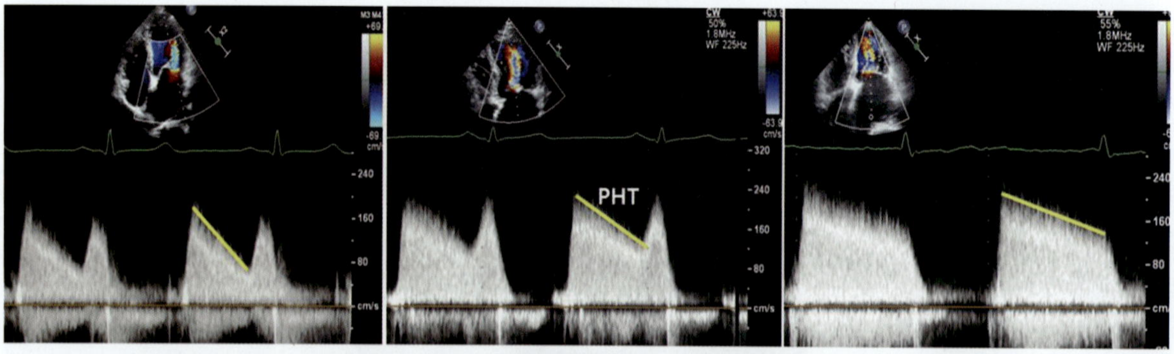

경도 MS 중등도 MS 중증 MS

그림 11-25. 압력 반감기를 이용한 승모판협착의 중증도 평가
승모판협착이 심할수록, E 파형의 속도가 높고 감속하는 경사도가 완만해져 압력 반감기(PHT)가 길어진다. 중증 MS 파형은 심방세동으로 인해 A 파형이 소실되어 있다. MS (mitral stenosis, 승모판협착)

(3) 승모판 심초음파검사 점수

승모판의 두께 정도, 운동제한 정도, 석회화 정도와 판막하 구조의 비후 정도를 점수화하여 승모판의 심초음파검사 점수를 계산하면 경피적 승모판 풍선성형술(percutaneous mitral balloon valvotomy, PMBV)의 적응증과 성공 가능성을 판단하는 데 도움이 된다(표 11-5).

표 11-5. 승모판협착의 중증도 평가를 위한 심초음파검사 점수 산정기준

점수	판막의 비후	석회화	운동 제한	판막 하 비후
1	정상적인 판막 두께 (4~5 mm)	한 부위의 석회화	판막 말단부의 움직임 제한	판막 직하부의 힘줄근에 국한된 경미한 비후
2	판막 말단부 비후 (5~8 mm)	판막 말단에 국한된 산발적인 석회화	판막 기저부의 정상 움직임	힘줄근의 근위부 1/3 정도를 침범한 비후
3	판막 전체 비후 (5~8 mm)	판막 중간부위까지 침범한 석회화	이완기 시 기저부의인 전방 운동	힘줄근의 말단부 1/3까지 침범한 비후
4	판막 전체 심한 비후 (8~10 mm)	판막의 대부분을 침범한 석회화	이완기 시 판막의 움직임이 거의 없음	꼭지근까지 침범한 심한 비후

(4) 승모판협착과 관련된 기타 소견

좌심방의 확장과 확장된 좌심방 또는 좌심방귀(left atrial appendage, LAA)에서 SEC (spontaneous echo contrast)나 혈전을 관찰할 수 있다(그림 11-26).

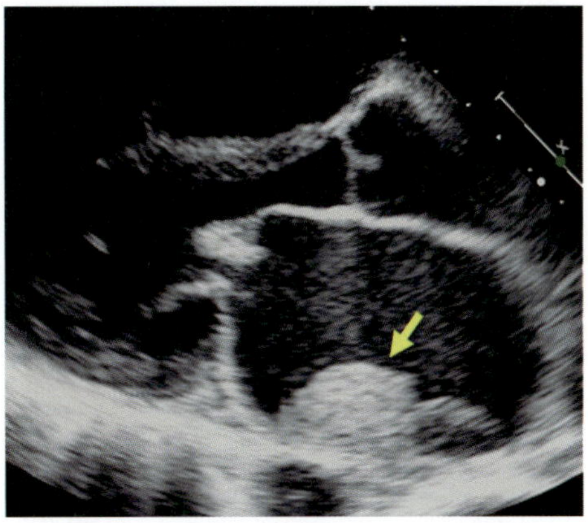

그림 11-26. 승모판협착에 의한 좌심방 혈전형성
중증 승모판협착에서 좌심방내 혈전(화살표) 관찰

4. 승모판역류(Mitral regurgitation, MR)

승모판역류(mitral valve regurgitation, MR)란, 승모판 장치(mitral valve apparatus)의 이상으로 수축기 동안 승모판을 통해 좌심실에서 좌심방을 향해 비정상적으로 혈액이 역행하는 상태를 말한다.

승모판역류 현상은 승모판 폐쇄부전에 의해 발생한다. 정상적으로 판막은 혈액이 심방에서 심실 쪽으로만 흐르도록 하고 역류하지 못하게 하지만, 승모판 폐쇄부전은 승모판이 혈액이 좌심실에서 좌심방으로 역류하지 않도록 막는 기능을 하지 못하는 것이다.

주요 원인은 류머티스성 심장질환, 판막의 선천적 이상이나 판막을 수술할 때 생긴 근육이나 힘줄(tendon)의 손상, 드물게는 심장 속막에 염증이 생기는 심내막염이나 심장의 종양에 의해서도 발생한다. 색 도플러(color doppler)는 승모판역류 환자의 중증도 측정에 중요한 역할을 한다.

1) 승모판 장치 구조

승모판 장치는 다음과 같이 구성되어 있으며, 승모판 장치의 구성 요소 중 하나라도 기능부전이나 해부학적 변화가 생기면 승모판역류가 발생한다(그림 11-27).

(1) 승모판고리(mitral annulus, MA): 말 안장 모양의 타원형

(2) 승모판: 앞첨판(anterior leaflet) 및 뒤첨판(posterior leaflet)의 2개의 첨판으로 구성

(3) 힘줄끈(chordae tendineae): 승모판을 잡아 주는 역할

(4) 유두근(papillary muscle, PM): 좌심실을 움직이는 근육

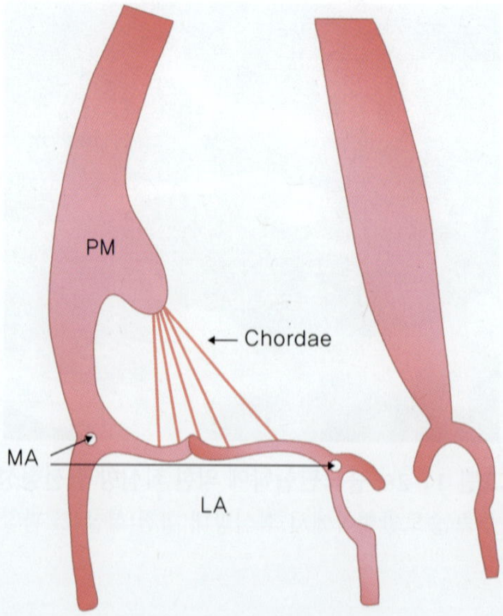

그림 11-27. 승모판 장치 구조
PM (papillary muscle, 유두근), MA (mitral annulus, 승모판고리), chordae(힘줄끈), LA (left atrium, 좌심방)

2) 원인

(1) 일차성(primary)

승모판과 힘줄끈의 구조적, 기능적 이상

① 승모판 탈출(mitral valve prolapse)

② 힘줄끈 파열(flail chordae)

③ 류머티스열(rheumatic fever): 비후 및 석회화

④ 퇴행성(degenerative): 비후 및 석회화

⑤ 승모판고리 석회화(mitral annular calcification) 및 확장(mitral annular dilatation)

⑥ 감염성 심장 속막염(infective endocarditis)

(2) 이차성(secondary)

확장심근병증이나 심근경색으로 인한 합병증으로 승모판 장치들의 구조적, 기능적 이상으로 승모판의 제한적 움직임(tethering motion)으로 역류가 발생한다(그림 11-28).

① 허혈 역류(ischemic): 심근경색(myocardial infarction)에 의한 역류

② 기능적 역류(functional): 확장심근병증(dilated cardiomyopathy)에 의한 역류

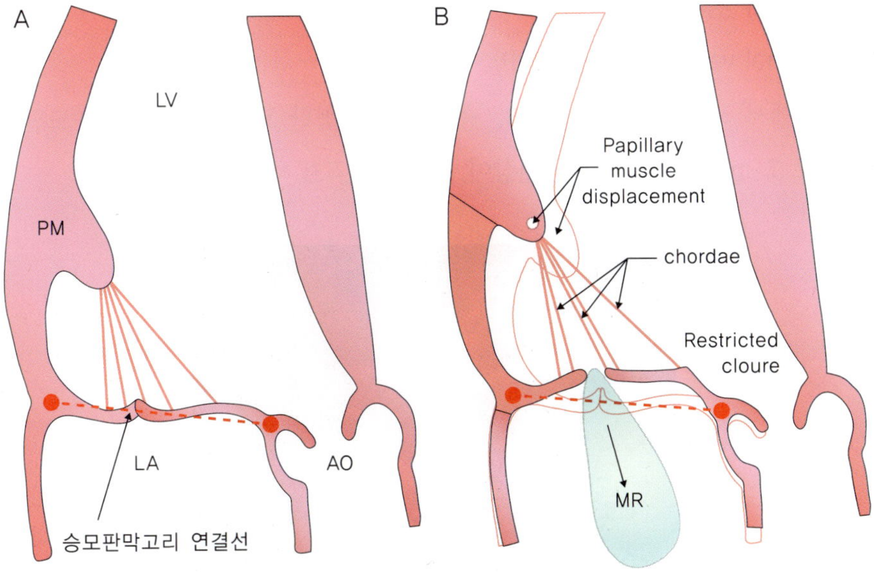

그림 11-28. 승모판역류

A: 정상 승모판 움직임으로 심실 수축 시, 승모판이 완전히 닫히고 승모판고리 연결선까지 승모판이 내려온다.

B: 심근경색이나 확장심근병증일 경우, 심실이 늘어나거나 좌심실뒤벽 운동의 제한으로 심실 수축 시, 유두근이 뒤쪽으로 밀리고 힘줄끈이 당겨져 승모판이 완전히 닫히지 못하고 승모판고리 연결선까지 승모판이 내려오지 못해 승모판역류가 발생한다(제한적 움직임, tethering motion). MR (mitral regurgitation, 승모판역류), PM (papillary muscle, 유두근), chordate(힘줄끈), LV (left ventricle, 좌심실), LA (left atrium, 좌심방), Ao (aorta, 대동맥), leaflet(승모판첨판)

3) 승모판역류에 의한 생리적 변화

(1) 급성 시

심박출량 감소로 호흡 곤란이 오고 좌심실의 과다 수축이 일어난다.

(2) 만성 시

좌심방의 압력이 증가하여 좌심방이 확장되고 그로 인해 좌심실의 압력 또한 증가하여 좌심실의 확장 및 수축 기능 장애가 발생한다. 좌심실의 압력 증가뿐만 아니라 폐정맥의 압력이 증가하여 폐울혈 및 폐부종으로 숨이 차게 된다. 또한 우심실과 우심방이 확장되고 우심실의 수축 기능 장애가 발생할 수 있다.

4) 심초음파검사 소견

(1) M-mode 소견

① 좌심실 확장

② 좌심방 확장

(2) 2D 심초음파검사 소견

① 승모판탈출증(mitral valve prolapse, MVP)

복장결긴축단면도에서 좌심실이 수축할 때, 승모판의 앞첨판 또는 뒤첨판이 승모판고리연결선상에서 좌심방 안쪽으로 2 mm 이상 처지는 현상이 관찰된다(그림 11-29, 30).

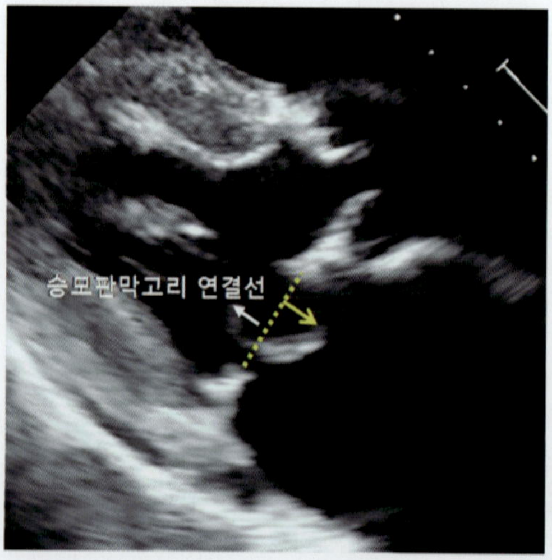

그림 11-29. 승모판탈출증(mitral valve prolapse)

좌심실이 수축할 때, 승모판의 앞첨판이 승모판고리 연결선상에서 좌심방 안쪽으로 2 mm 이상 처지는 현상이 관찰된다.

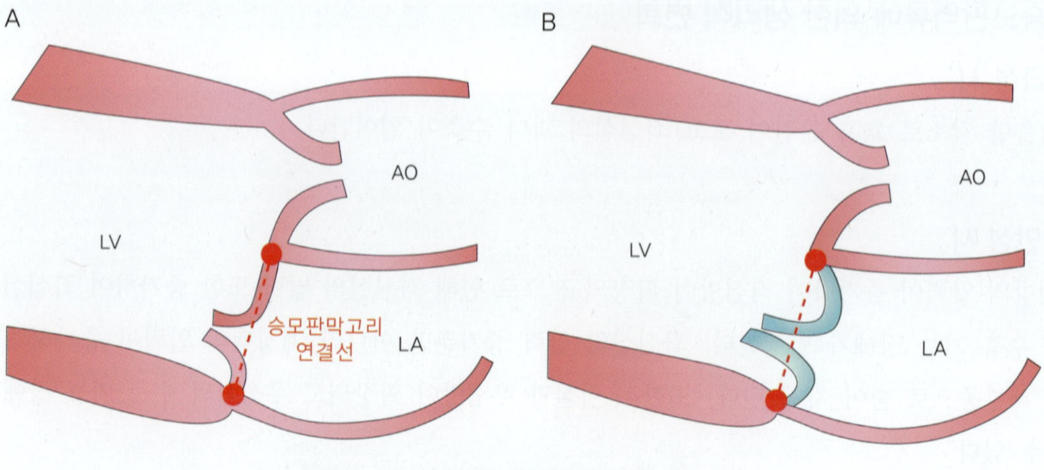

그림 11-30. 정상 승모판과 승모판탈출증 비교

A: 정상 승모판에서는 수축 시 승모판이 닫힐 때, 판막이 승모판고리 연결선상까지 내려온다.

B: 승모판탈출증(mitral valve prolapsed, MVP)에서는 승모판의 앞첨판 또는 뒤첨판이 승모판 연결선상에서 좌심방 안쪽으로 2 mm 이상 들어간다.

LV (left ventricle, 좌심실), LA (left atrium, 좌심방), Ao (aorta, 대동맥)

② 하키스틱(hockey-stick), 돔형 움직임(doming motion)

류머티스성 역류 시 복장곁긴축단면도에서 확장기 동안 승모판의 하키스틱 모양 및 돔형 움직임이 관찰되고, 승모판협착도 함께 진행된다.

③ 승모판의 비후(0.5 cm 이상) 및 석회화(그림 11-31)

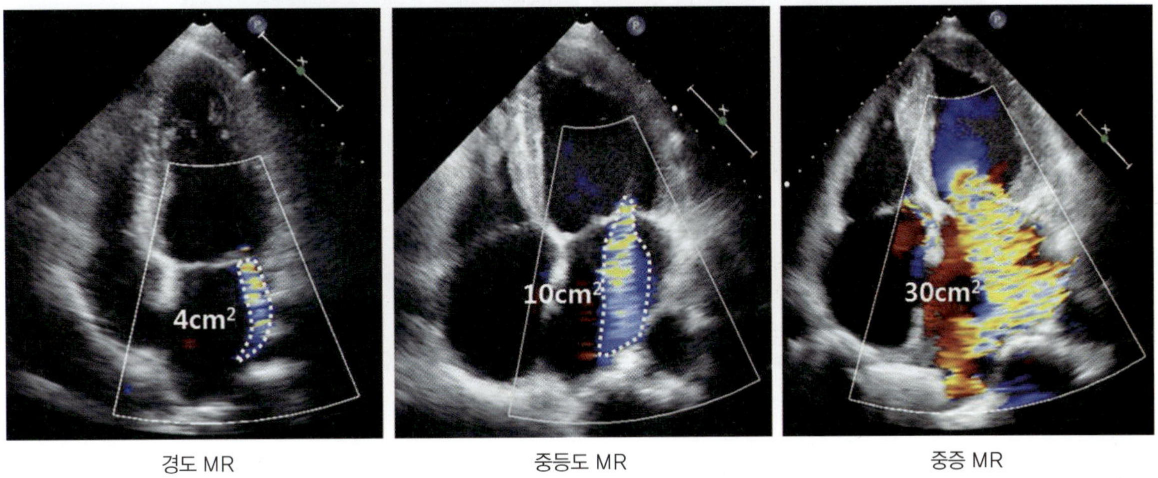

그림 11-31. 퇴행성 승모판 비후 및 석회화

복장곁긴축단면도에서 판막의 비후 및 석회화가 관찰되고, 류머티스성과는 달리 승모판 앞첨판의 돔형 움직임이 관찰되지 않는다.

④ 승모판고리 석회화(mitral annular calcification)

노화에 의한 퇴행성(degenerative) 변화(그림 11-32)

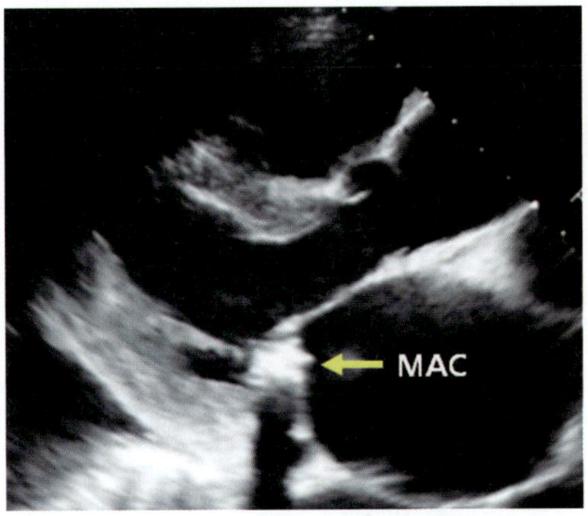

그림 11-32. 승모판고리 석회화

MAC : mitral annular calcification

⑤ 승모판고리확장(3.0 cm 이상)

좌심방 또는 좌심실의 확장으로 발생(그림 11-33)

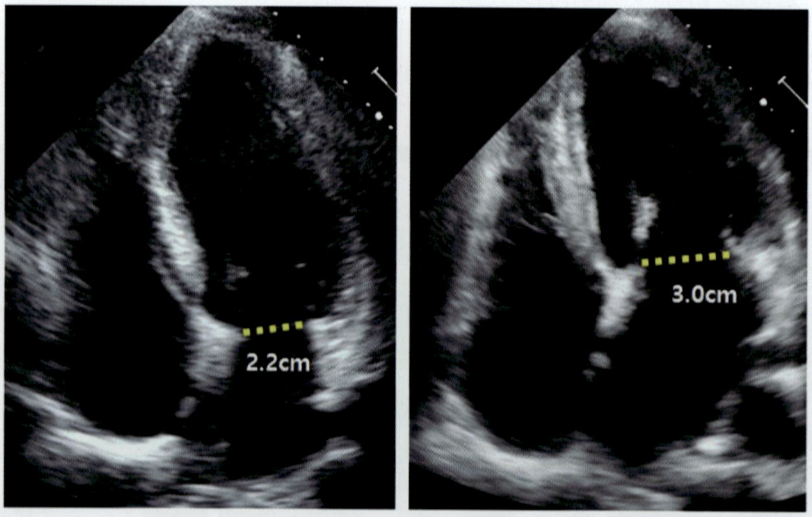

그림 11-33. 승모판고리 확장

A: 정상심장은 승모판고리의 내경이 2.2 cm로 정상이다.
B: 심방세동 심장은 좌심방의 확장으로 승모판고리 내경이 3.0 cm로 확장되어 있다.

⑥ 제한적 움직임(tethering motion)

심근경색으로 좌심실뒤벽의 운동이상증이 있을 경우 또는 확장심근병증으로 좌심실이 확장되어 꼭지근의 위치 변화로 인해 좌심실이 수축할 때, 힘줄끈이 뒤쪽으로 당겨지는 현상이 발생하여 승모판이 텐트 모양으로 위로 들려 올라가 끝부분만 닫히는 제한적 움직임(tethering motion)이 관찰된다. 이는 이차성 역류(허혈 역류, 기능적 역류)의 원인이 된다(그림 11-34).

⑦ 좌심방 및 좌심실 확장

승모판역류로 좌심방의 혈액량이 많아져 압력이 증가하게 되고 그로 인해 좌심방의 크기가 커진다. 좌심방의 압력 증가는 좌심실의 압력 증가도 초래하여 좌심실의 크기도 커지게 된다.

⑧ 좌심실의 과다수축(hyperdynamic)

스탈링 법칙(Starling's law)

※ 스탈링 법칙(Starling's law)이란?

- 심장근 섬유의 길이에 비례하여 수축력이 증가한다는 이론으로, 승모판역류가 생기면 확장 시, 좌심실 내로 들어오는 혈액의 양은 역류된 양만큼 더 증가하여 심장근 섬유의 길이가 길어져 수축력이 증가해 과다수축 현상이 일어나게 된다.

⑨ 좌심실이 수축할 때, 심방중격이 우심방 쪽으로 부풀어 지는것(bulging)이 관찰된다(그림 11-35).

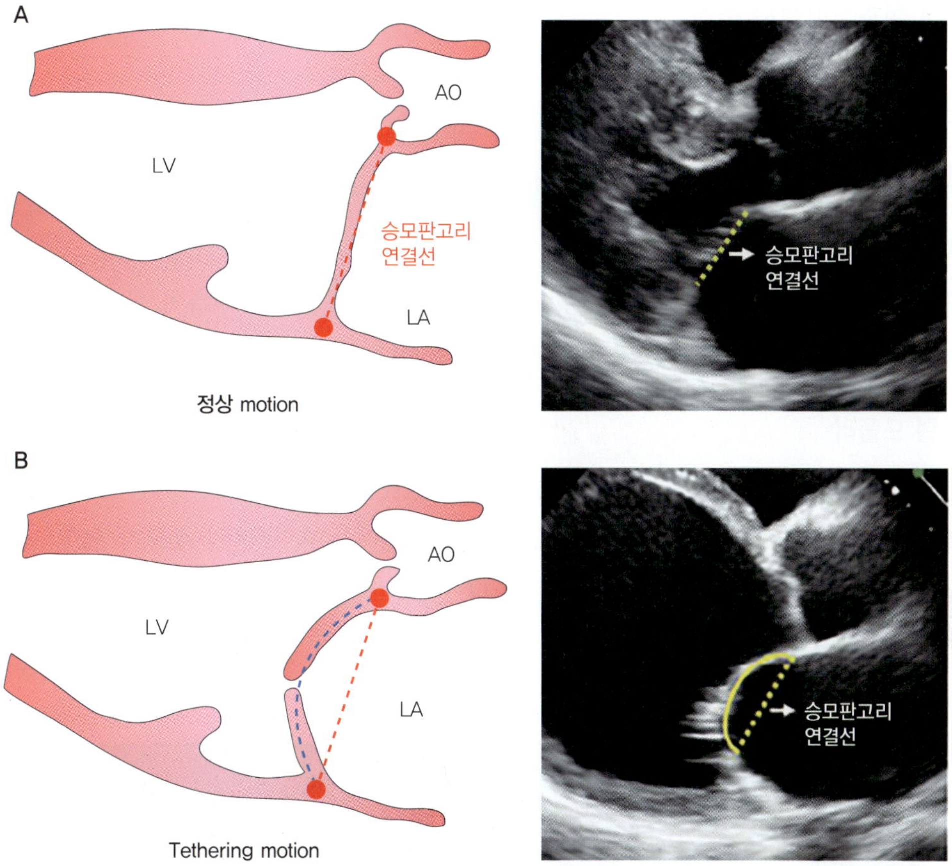

그림 11-34. 제한적 움직임(Tethering motion)

A: 승모판 정상 motion은 수축 시, 판막이 승모판고리 연결선상까지 내려온다.
B: tethering motion은 승모판이 텐트 모양으로 위로 들려 올라가 끝부분만 닫힌다.
LV (left ventricle, 좌심실), LA (left atrium, 좌심방), Ao (aorta, 대동맥)

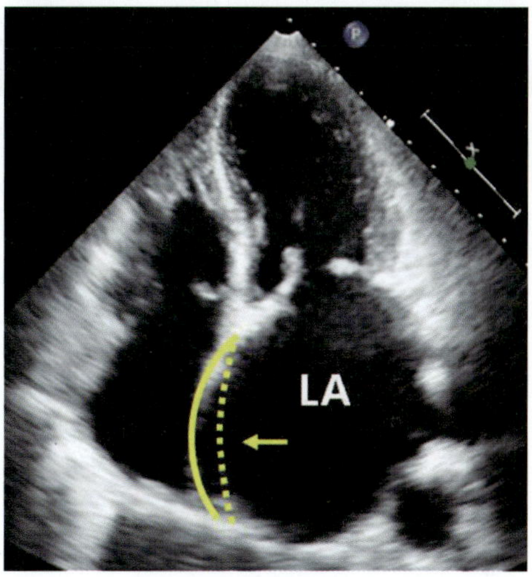

그림 11-35. 승모판역류에 의한 좌심방 확장

승모판역류 시, 좌심방의 압력 증가로 좌심방이 확장되고, 심방중격이 우심방 쪽으로 부풀어진다.
LA: left atrium(좌심방)

(3) 도플러 심초음파검사 소견

① 색 도플러

수축기 동안 승모판을 통해 좌심실에서 좌심방 쪽으로 향하는 파란색의 소용돌이 흐름(turbulent flow)이 관찰된다(그림 11-36A, 37).

② 연속파형 도플러

승모판의 역류방향과 일치하도록 연속파형 도플러를 시행하였을 때, 수축기 동안 바닥선 아래쪽으로 향하는 파형이 나타나고, 파형 유무로 승모판역류의 유무를 평가할 수 있다(그림 11-36B).

③ 간헐파형 도플러

승모판 유입로에 혈류 방향과 일치하도록 간헐파형 도플러를 시행하였을 때, 확장기 동안 바닥선 위쪽으로 E 파형과 A 파형이 나타나고, 경도 승모판역류에서는 A 파형의 속도가 높고, 중증 역류증에서는 역류가 심할수록 E 파형의 속도가 증가한다. 중증 승모판역류일 때는 E 파형의 속도가 120 cm/s 이상이다.

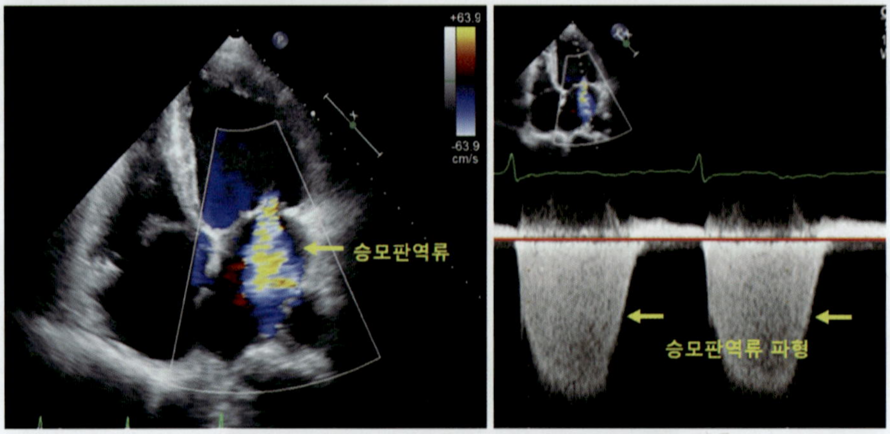

그림 11-36. 승모판역류 도플러 심초음파검사 소견

A: 수축기 동안 승모판을 통해 좌심실에서 좌심방 쪽으로 향하는 파란색의 소용돌이가 관찰된다(화살표).

B: 승모판의 역류방향과 일치하도록 연속파형 도플러를 시행하였을 때, 수축기 동안 바닥선 아래쪽으로 향하는 파형이 나타나고(화살표), 파형 유무로 승모판역류의 유무를 평가할 수 있다.

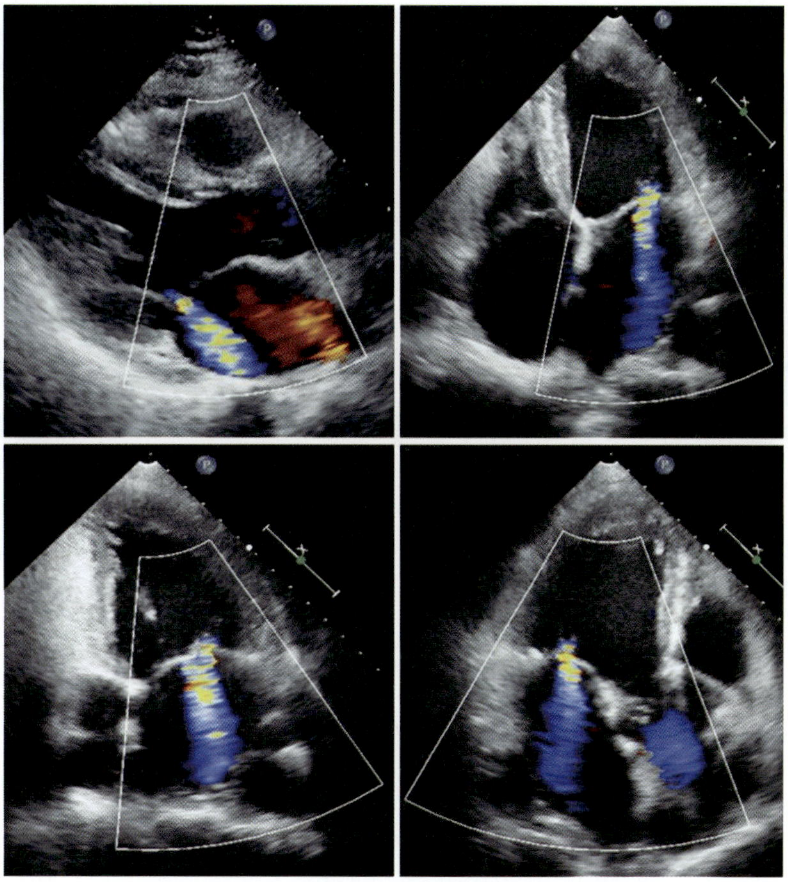

그림 11-37. 승모판역류를 관찰할 수 있는 단면도
A: 복장곁긴축단면도, B: 심첨사방도, C: 심첨이방도, D: 심첨삼방도
각 단면도에서 수축기 동안 좌심방으로 향하는 승모판역류가 관찰된다.

5) 승모판역류의 중증도 평가 방법(표 11-6)

(1) 역류 면적 측정법

역류되는 혈액의 면적을 측정하는 방법으로 임상에서 가장 손쉽게 시행할 수 있는 승모판역 류의 중증도 평가 방법이다.

① 방법

심첨사방도에서 색 도플러를 시행하고 수축기 동안 가장 큰 역류를 포착하여 정지 영상에서 소용돌이뿐만 아니라 파란색을 포함한 최대 넓이의 가장자리를 따라 그려서 면적을 측정한다(그림 11-38).

② 제한점

환자의 혈압, 좌심방의 크기, 색 gain 등에 영향을 받고, 역류가 심방의 벽 쪽으로 향하는 편심성 역류일 경우는 과소평가되는 단점이 있다. 그래서 경도 이상의 역류인 경우에는 반드시 다른 중증도 평가 방법을 동원해야 한다.

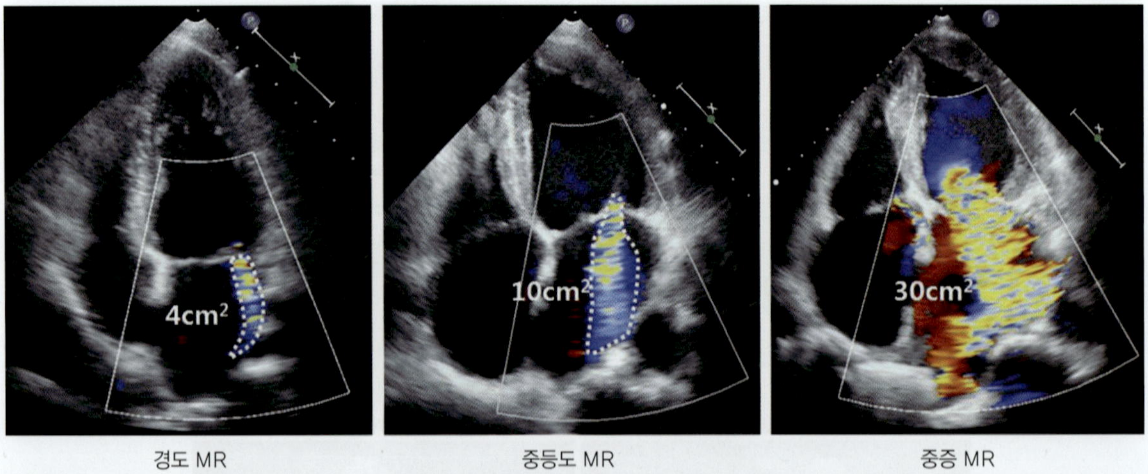

그림 11-38. 승모판역류 면적 측정 방법

심첨사방도에서 색 도플러를 시행하고 수축기 동안 가장 큰 역류를 포착하여 정지 영상에서 소용돌이뿐만 아니라 파란색을 포함한 최대 넓이의 가장자리를 따라 그려서 면적을 측정한다. 면적이 클수록 역류되는 혈액의 양이 많다는 것을 나타내고 승모판역류도 심해진다. MR (mitral regurgitation, 승모판역류)

(2) 역류되는 혈류의 vena contracta width (VCW) 측정

Vena contracta width (VCW)는 역류가 승모판 입구를 지나 형성될 때, 단면적이 가장 좁은 부위를 말한다. 해부학적 판막 입구와 구분하여 생리적 판막 입구라고 불린다. VCW가 클수록 역류가 심하다.

① 방법

복장곁긴축단면도에서 색 도플러를 시행하고, 승모판 부위를 줌(zoom)으로 확대하여 수축기 동안 가장 큰 역류를 포착한다. 정지 영상에서 역류의 가장 좁은 부위를 track ball을 움직여 찾은 다음, 역류의 가장 좁은 부위를 역류 방향과 직각 방향으로 길이를 측정한다(그림 11-39, 40).

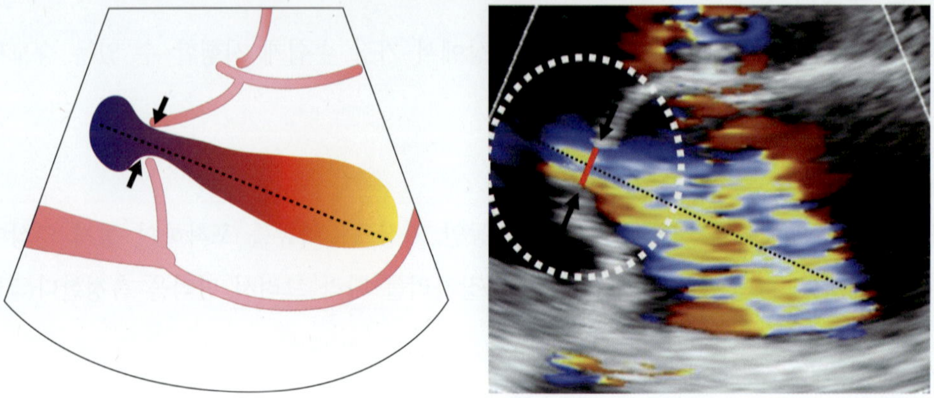

그림 11-39. 승모판역류의 VCW 측정

복장곁긴축단면도에서 역류의 가장 좁은 부위를 역류 방향과 직각 방향으로 길이를 측정하여 VCW(화살표)를 구한다.

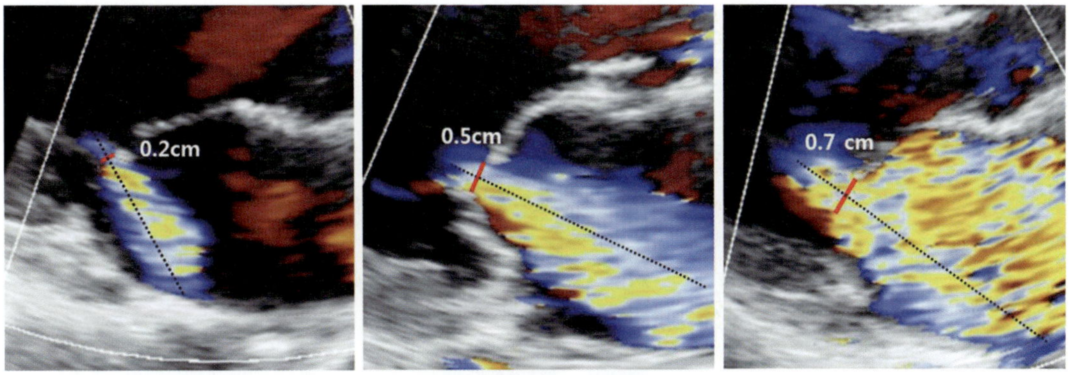

경도 MR　　중등도 MR　　중증 MR

그림 11-40. 승모판역류의 VCW에 의한 중증도 평가
VCW가 클수록 역류가 심함을 나타낸다.

② 제한점

VCW는 수축기 동안 시기에 따라 모양이 달라지므로 측정하는 시기나 위치에 따라 수치가 변동될 수 있고, 여러 개의 역류가 있는 경우 측정 오차가 발생할 수 있다.

(3) 도플러용적 측정법(Volumetric method)

한 번의 수축기 동안 역류되는 혈액의 양을 측정하는 방법이다.

① 원리

심장 내에 구멍이나 역류가 없다면, 좌심실 유출로를 통한 혈류량과 승모판고리를 통한 혈류량은 같아야 한다. 하지만 승모판역류가 있을 경우, 승모판고리를 통한 혈류량이 좌심실 유출로를 통한 혈류량보다 많아지고 그 차이만큼이 승모판을 통해 역류되는 혈액의 양이 되는 것이다.

② 방법

복장결긴축단면도에서 좌심실 유출로를 줌으로 확대하여 정지 영상을 얻어 수축 시, 즉 대동맥판이 열렸을 때, 좌심실 유출로의 내경을 측정한다. 심첨오방 또는 삼방도에서 좌심실 유출로에 간헐파형 도플러를 시행하여 수축기 동안 좌심실 유출로의 TVI 값을 측정한다. 심첨사방도에서 승모판을 줌으로 확대하여 확장 시, 즉 승모판이 열린 직후, 승모판고리의 내경을 측정한다.

심첨사방도에서 승모판을 줌으로 확대하여 승모판의 아래 부분인 승모판고리에서 간헐파형 도플러를 시행하여 확장기 동안 승모판고리의 TVI 값을 측정한다(그림 11-41).

③ 제한점

도플러 용적 측정법은 역류 용적과 역류가 일어나고 있는 판막 입구 면적을 직접 계산하여 평가하는 방법이기 때문에 이론상으로는 가장 이상적인 방법이며, 역류의 방향이 중심성이든지 편심성이든지 상관없이 구할 수 있다는 장점이 있다. 그러나 계산에 시간이 많이 필요하고, 측정하는 검사자의 능력에 따라 오차가 많이 날 수 있다는 단점이 있다.

승모판고리 혈류 용적 = 0.785 ×

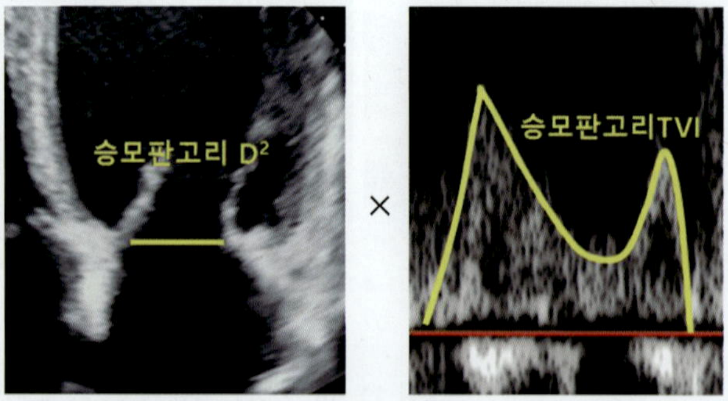

그림 11-41. 승모판역류 용적 측정 방법

심첨사방도에서 승모판을 줌으로 확대하여 확장 시, 즉 승모판이 열린 직후, 승모판고리의 내경을 측정하고, 승모판고리에서 간헐파형 도플러를 시행하여 확장기 동안 승모판고리의 TVI 값을 측정하면 승모판을 통해 유입되는 혈류량을 측정할 수 있으며 좌심실 유출로를 방출되는 혈액량과의 차이를 통해 실제 역류되는 양을 구할 수 있다. D (dimension, 직경), TVI (time velocity integral, 시간속도 적분)

- 좌심실 유출로 일회박출량 = (좌심실 유출로 내경)^2 × 0.785 × 좌심실 유출로 TVI
- 승모판고리 혈류 용적 = (승모판고리내경)^2 × 0.785 × 승모판고리 TVI
- 역류 용적(Regurgitant volume, RV) = 승모판고리 혈류 용적 − 좌심실 유출로 용적
- 역류 분획(Regurgitant fraction, RF) = 역류 용적/승모판고리 혈류 용적 × 100
- 유효 역류 판막 입구 면적(Effective regurgitant orifice area = EROA)
  = 역류 용적/승모판역류 TVI

(4) 가까운쪽 부위(근위부) 등속면 면적법(proximal isovelocity surface area, PISA method)

PISA법이라고 한다. 중등도 이상의 승모판역류의 색 도플러 영상을 보면 판막의 위쪽으로 빨간색과 파란색 간의 둘러겹침(앨리어싱, aliasing)이 일어나는 반구 모양의 근위부 혈류집중구역이 형성되는데 이 구역의 면적을 가까운 부위 등속면 면적(proximal isovelocity surface area, PISA)이라 한다.

① 원리

혈류의 에너지 보존 법칙 및 혈류의 속도가 제한점보다 더 빠르면 색의 둘러겹침이 일어나는 현상을 응용한 방법이다. 즉, 단위 시간당 반구 면적을 지나는 혈류 용적인 PISA 혈류량은 단위 시간당 판막 입구를 지나는 역류 용적인 역류 혈류량(regurgitant flow)과 일치한다는 점이 PISA법의 핵심이다.

PISA법 역시 역류 용적과 역류 판막 입구 면적을 측정하여 중증도를 평가하는 방법이다. 역류가 일어나면 좌심실의 혈액은 좁은 승모판 입구(orifice) 속으로 모이게 되며, 혈류의 속도가 점차 증가하면서 판막 입구를 지날 때 최대 속도가 되고 판막 입구를 지나 먼쪽 부위(원위부)로 갈수록 감소한다. 이러한 혈류의 속도와 색, 형태에 따라 4가지 구역으로 나눌 수 있다.

첫째: 가까운쪽 부위(근위부) 혈류집중 구역(proximal flow convergence)

둘째: 해부학적 판막 입구(anatomical orifice)

셋째: 생리학적 판막 입구(vena contracta)

넷째: 먼쪽 부위(원위부) 역류 구역

② 방법

심첨사방 또는 삼방도에서 승모판을 줌으로 확대한다. 색 도플러를 시행하고 색 도플러 속도 지도의 바닥선을 정상위치, 50~70 cm/s에서 20~40 cm/s 내외로 낮추는 조작을 하면 색 둘러겹침 현상이 유발되고, 이때의 속도가 둘러겹침 속도(aliasing velocity)가 된다.

색 둘러겹침 현상으로 역류의 색깔이 파란색에서 노란색 및 빨간색으로 바뀌고 PISA는 더 커지고 경계가 선명해진다. 수축기 동안 PISA가 되도록 크고 선명하게 형성되는 가장 좋은 둘러겹침 속도 수치를 찾기 위해 여러 번 반복 시도한다. 정지 영상에서 track ball을 이용하여 가장 적절한 PISA를 찾고, 초음파 진행방향을 따라 PISA의 반내경을 측정한다. 이때 판막 입구의 중앙에서 시작하여 반구 표면의 노란색과 파란색의 경계부까지 거리를 측정한다(그림 11-42).

승모판역류에 연속파형 도플러를 시행하여 승모판역류의 최고 속도와 TVI 값을 측정한다.

- PISA 혈류량 = (PISA 반내경)^2 × 6.28 × aliasing velocity
- PISA 혈류량 = 역류 혈류량(유효 역류 판만구 면적(EROA) × 승모판역류 최고속도)
- 유효 역류 판막 입구 면적 = (PISA 반내경)^2 × 6.28 × aliasing velocity/승모판역류 최고속도
- 승모판역류 용적 = 유효 역류 판막 입구 면적 × 승모판역류 TVI

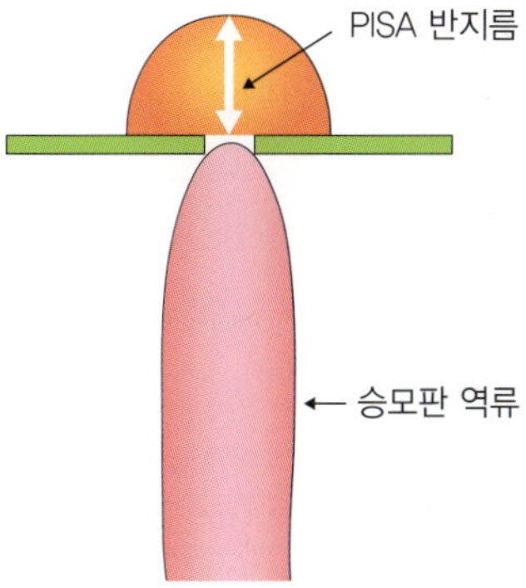

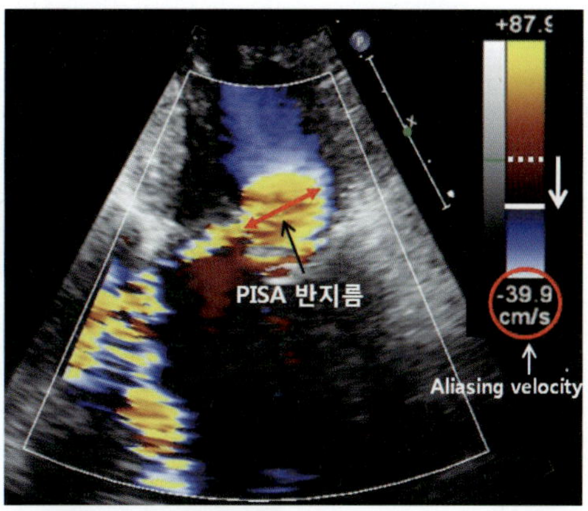

그림 11-42. 승모판역류 PISA 반내경 측정법

승모판을 줌으로 확대한다. 색 도플러 속도 지도의 바닥선을 정상위치(50~70 cm/sec)에서 아래로 내려 아래쪽의 나이퀴스트 한계(Nyquist limit)를 20~40 cm/sec 내외로 낮추고, 초음파 진행방향을 따라 PISA의 반내경을 측정한다.

표 11-6. 승모판역류의 중증도 분류

	경도(Mild)	중등도(Moderate)	중증(Severe)
역류 면적(cm^2)	4 cm^2	4~12 cm^2	12 cm^2 이상
VC width(cm)	0.3 cm 미만	0.3~0.7 cm	0.7 cm 이상
역류 용적(mL)	30 mL 미만	30~60 mL	60 mL 이상
역류 분획(%)	30 % 미만	30~50%	50% 이상
역류 판구 면적(cm^2)	0.2 cm^2 미만	0.2~0.4 cm^2	0.4 cm^2 이상

6) 승모판역류의 중증도 평가를 위한 보조적 소견

(1) 2D 심초음파검사

급성 역류증이 아닐 경우, 좌심방의 확장이 동반되지 않으면 대부분 경도의 역류를 시사한다.

(2) 색 도플러

역류가 좌심방의 뒤벽까지, 즉 폐정맥 부위까지 뻗어 가면 중증의 역류증을 의심할 수 있다(그림 11-43, 44).

(3) 연속파형 도플러

연속파형 도플러 파형의 유무로 역류의 유무를 알 수 있다. 파형의 밀도는 적혈구의 양을 나타내므로 파형의 밀도로 승모판역류의 중증도를 반정량적으로 평가한다. 파형의 밀도가 높을수록 파형의 색이 흰색에 가깝고 역류되는 적혈구의 양이 많음을 나타낸다(그림 11-45).

① 경도: 파형의 밀도가 낮아 옅게 보이고, 포물선 모양을 보인다.

② 중증 : 파형의 밀도가 높아 밝은 흰색을 띄고, 삼각형 모양을 보인다.

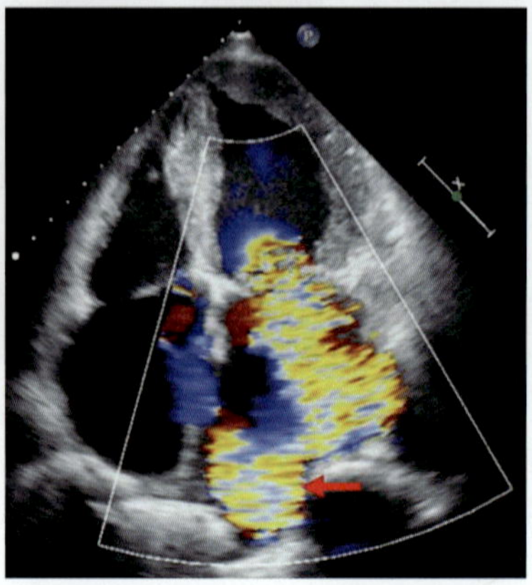

그림 11-43. 색 도플러에 의한 승모판역류의 중증도 평가

복장결긴축단면도에서 색 도플러를 시행하여 승모판 역류의 중증도를 평가한다.

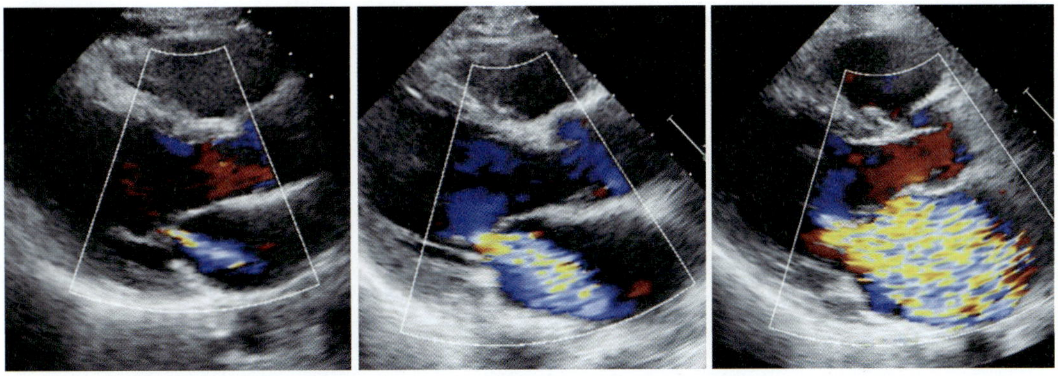

그림 11-44. 색 도플러에 의한 승모판역류의 중증도 평가
복장결긴축단면도에서 색 도플러를 시행하여 승모판역류의 중증도를 평가한다.

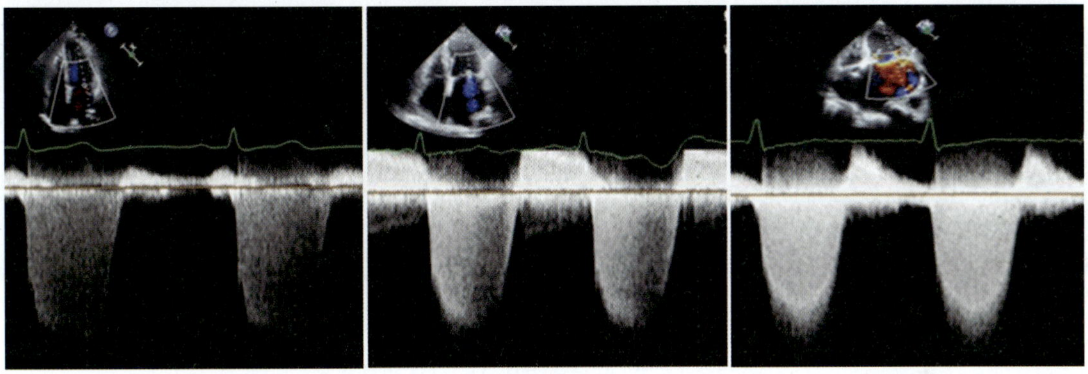

그림 11-45. 승모판역류의 중증도에 따른 연속파형 도플러 파형 비교
승모판역류가 심할수록 적혈구가 많으므로 파형의 밀도가 높아 밝은 흰색으로 나타나고 역삼각형 모양을 띤다. MR(mitral regurgitation, 승모판역류)

(4) 간헐파형 도플러

승모판 유입로 혈류의 E파형과 A파형의 속도로 역류증의 중증도를 반정량적으로 평가한다.

① 경도: A파형의 속도가 높다.

② 중증: E파형의 속도가 120 cm/sec 이상이다.

5. 대동맥판협착증(Aortic stenosis, AS)

대동맥판협착증(aortic valve stenosis, AS)이란, 대동맥판의 비후 및 석화화로 판막 입구 면적이 좁아져 수축기 동안 좌심실에서 대동맥으로의 혈액의 유출이 제한된 상태를 말한다.

3개의 첨판(cuspid)으로 구성되어야 하지만 선천적으로 1개, 2개, 또는 4개인 경우, 세균 감염 이

후 판막에 염증이 생기는 경우, 류머티스를 앓은 경우, 혹은 나이가 들며 판막에 퇴행성변화가 초래될 때 대동맥판협착증이 유발될 수 있다. 주요 증상으로는 흉통, 실신, 호흡 곤란을 들 수 있으며 진단이나 중증도를 평가하는 데 있어 가장 중요한 검사는 심장 초음파 검사이다.

1) 원인

(1) 퇴행성(degenerative): 대동맥판협착증의 대부분의 원인(82%)

(2) 류머티스열(rheumatic fever)

(3) 선천성 이상: 이엽성(bicuspid) 대동맥판, 사엽성(quadricuspid) 대동맥판(그림 11-46)

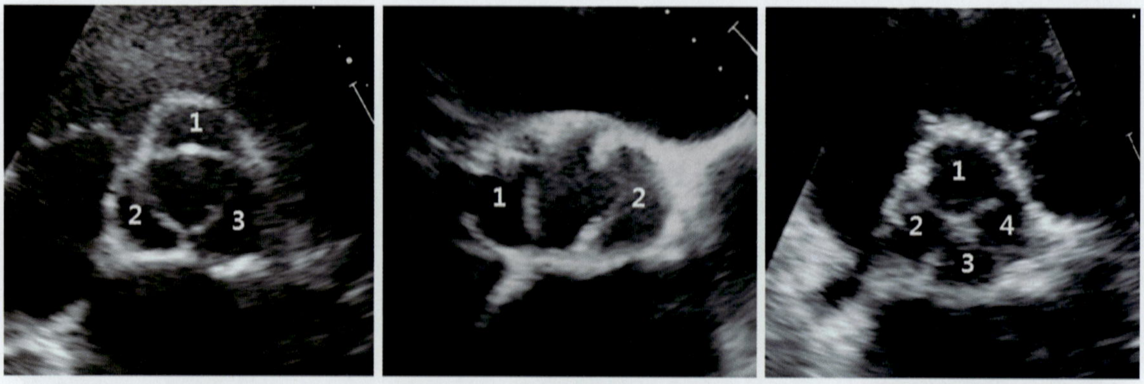

정상 대동맥판 이엽성 대동맥판 사엽성 대동맥판

그림 11-46. 선천성 대동맥판 이상의 종류

2) 대동맥판협착증에 의한 생리적 변화

(1) 급성 시: 좌심실의 압력이 증가하여 좌심실벽이 비대해진다.

(2) 만성 시: 좌심실이 확장되어 좌심실의 수축기능 장애가 발생하고 대동맥뿌리부위 및 좌심방이 확장되며 그로 인해 폐울혈 및 폐부종이 발생하여 숨이 차게 된다.

3) 심초음파검사 소견

(1) M-mode 소견(그림 11-47)

① 대동맥뿌리부위 M-mode에서 대동맥판 비후 및 석회화

② 수축기 동안 대동맥판 열림 감소(1.5 cm 이하)

③ 좌심실벽 비대

④ 대동맥뿌리부위 확장(만성 시)

⑤ 좌심실 확장 및 수축기능 장애(만성 시)

⑥ 좌심방 확장(만성 시)

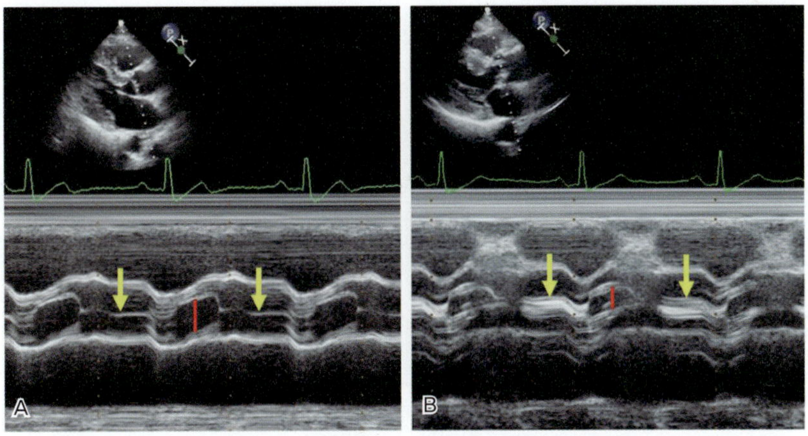

그림 11-47. 대동맥판협착의 M-mode 소견

A: 정상 대동맥판은 닫혔을 때(화살표), 비후 및 석회화가 없고 수축기 동안 열림도 정상이다.
B: 대동맥협착이 있을 때, 대동맥판은 닫혔을 때(화살표), 비후 및 석회화가 관찰되고 수축기 동안 판막의 열림이 감소된다.

(2) 2D 심초음파검사 소견

① 퇴행성 대동맥판 비후 및 석회화: 판막첨판 연결부의 융합은 보이지 않는다(그림 11-48).

② 류머티스성 대동맥판 비후 및 석회화: 판막첨판 연결부의 융합이 관찰되고, 복장결긴축단면도에서 대동맥판의 돔형 움직임(doming motion)이 관찰된다(그림 11-49).

③ 수축기 동안 대동맥판 열림 감소(그림 11-50)

④ 판막 입구 면적 감소: 복장곁짧은축단면도의 대동맥판 수준에서 판막 입구 면적을 측정할 수 있다(그림 11-51).

⑤ 좌심실벽 비대(그림 11-52)

⑥ 대동맥뿌리부위 확장(만성 시)

⑦ 좌심실 확장 및 수축기능 장애(만성 시)

⑧ 좌심방 확장(만성 시)

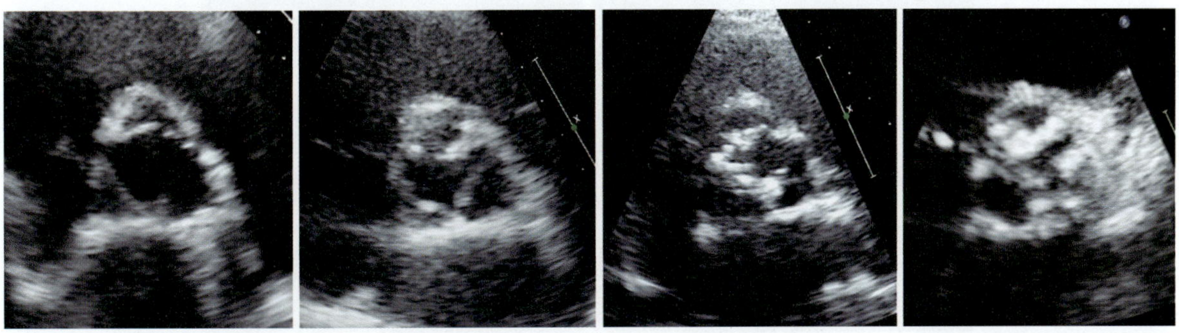

정상 | 경도 석회화 | 중등도 석회화 | 중증 석회화

그림 11-48. 퇴행성 대동맥판협착의 2D 심초음파검사 소견

복장곁짧은축단면도(대동맥판 수준)에서 대동맥판의 연결부의 융합 없이 석회화 및 비후가 관찰된다. 협착이 심할수록, 수축기 동안 대동맥판의 열림이 감소되어 판막 입구의 면적이 감소됨이 나타난다.

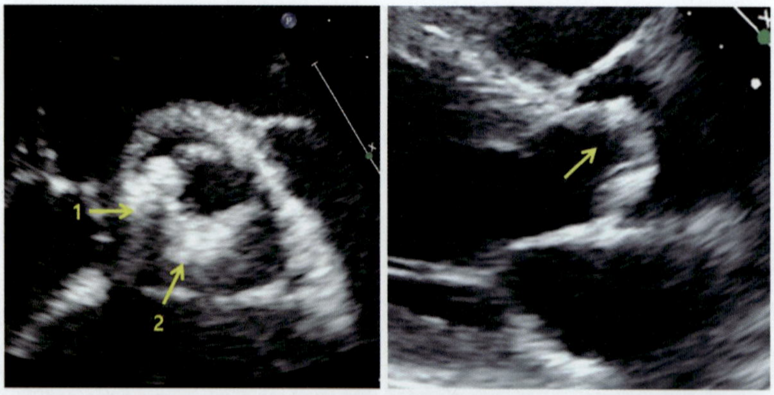

그림 11-49. 류머티스성 대동맥판협착의 2D 심초음파검사 소견

A: 복장결짧은축단면도 대동맥판수준에서 대동맥판의 연결부인 우관상동맥첨판과 무관상동맥첨판의 연결부(화살표, 1), 무관상동맥첨판과 왼관상동맥첨판의 연결부(화살표, 2)의 융합이 관찰된다.

B: 복장결긴축단면도에서 대동맥판의 돔형 움직임이 관찰된다(화살표).

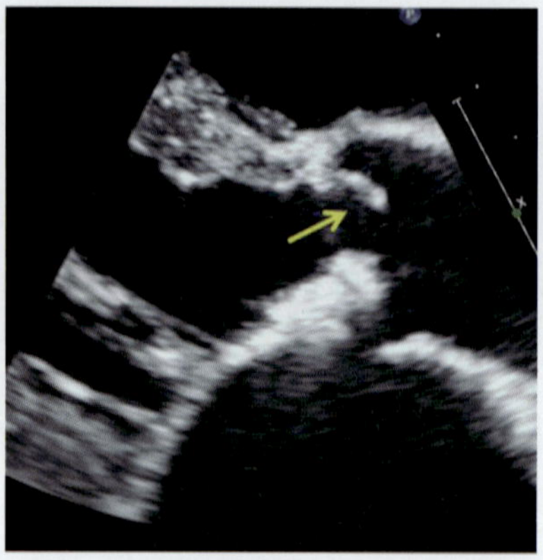

그림 11-50. 대동맥판협착 시 판막의 움직임

대동맥판협착 시 복장결긴축단면도에서 판막의 열림 감소(화살표)를 관찰할 수 있다.

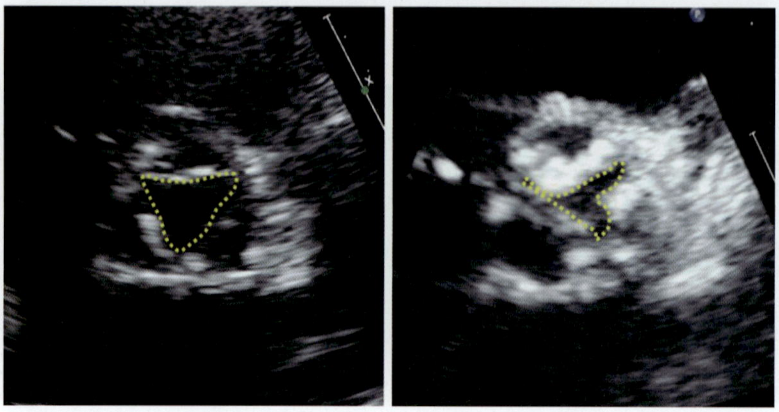

그림 11-51. 대동맥판협착 시 대동맥판 입구 면적

대동맥판협착 시, 복장결짧은축단면도 대동맥판수준에서 대동맥판 입구의 면적을 측정할 수 있고, 협착이 심할수록 판막 입구의 면적이 감소된다.

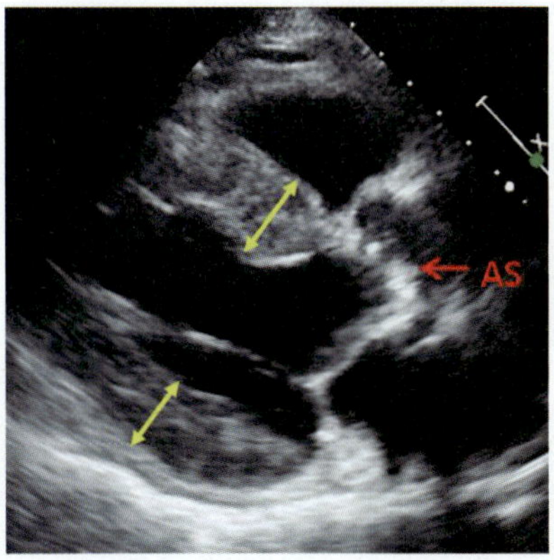

그림 11-52. 대동맥판협착에 의한 좌심실 비대

대동맥판협착 시 좌심실 유출로로 빠져 나가는 혈류의 압력 상승으로 복장결긴축단면도에서 좌심실벽 비대가 관찰된다. AS (aortic stenosis, 대동맥판협착)

(3) 도플러 심초음파검사 소견

① 색 도플러

대동맥판을 지나는 혈류의 심한 소용돌이가 관찰된다(그림 11-53).

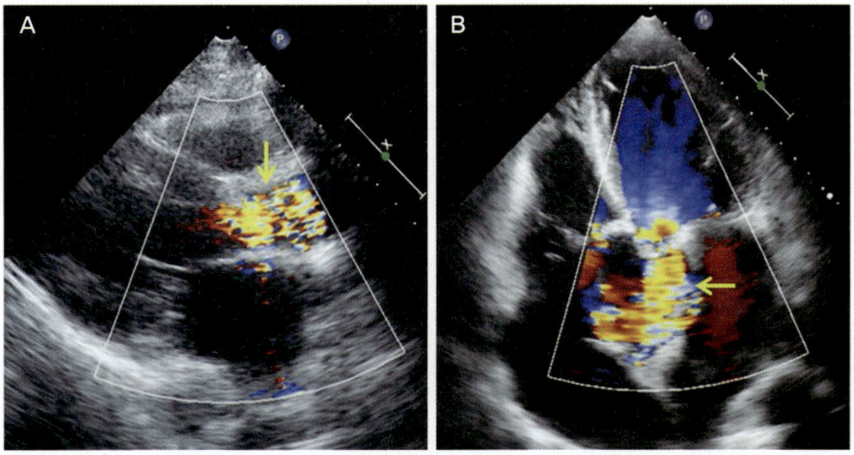

그림 11-53. 대동맥판협착의 색 도플러 심초음파검사 소견

A: 복장결긴축단면도에서 수축기 동안 좌심실 유출로로 빠져나가는 혈류의 심한 소용돌이가 관찰된다.
B: 심첨오방도에서 수축기 동안 좌심실 유출로로 빠져나가는 혈류의 심한 소용돌이가 관찰된다.

② 연속파형 도플러

대동맥판을 통해 빠져나가는 혈류와 일치하도록 연속파형 도플러를 시행하였을 때, 수축기동안 최고 속도가 2 m/s 이상의 파형이 바닥선 아래쪽으로 나타나고, 파형이 넓어 보이는 스펙트럼 확산(spectral broadening) 현상이 보인다. 협착이 심할수록 파형은 높은 속도를 나타내고, 최고 속도가 파형의 중간에 형성되며 포물선 모양을 나타낸다(그림 11-54).

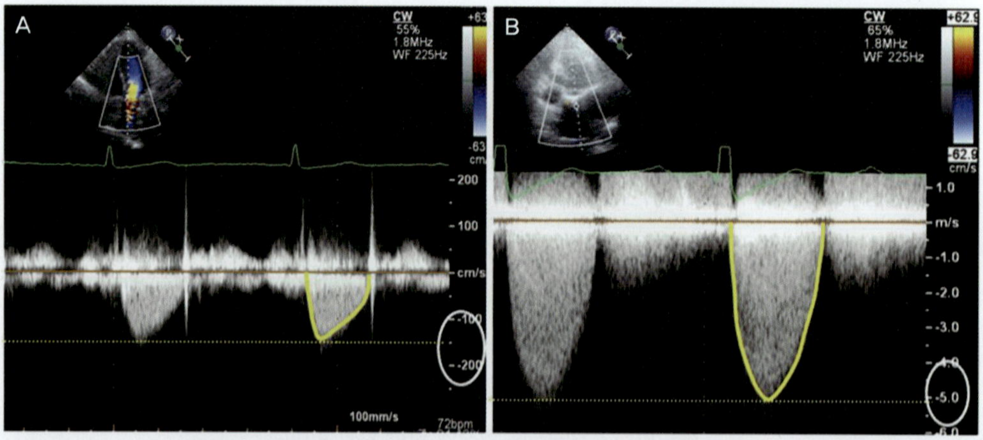

그림 11-54. 대동맥판협착의 연속파형 도플러심초음파검사 소견

A: 정상에서는 연속파형 도플러 파형이 삼각형 모양을 나타낸다(< 2 m/sec).

B: 대동맥판협착이 심할수록 파형은 높은 속도를 나타내고, 최고 속도가 파형의 중간에 형성되며 포물선 모양을 나타낸다.

③ 간헐파형 도플러

대동맥판 주위에 간헐파형 도플러를 시행하였을 때, 속도가 빨라져 둘러겹침(앨리어싱, aliasing) 현상이 발생한다.

4) 대동맥판협착증의 중증도 평가 방법(표 11-7, 8)

(1) 대동맥판 면적(aortic valve area, AVA) 측정

대동맥판협착을 평가하기 위해서는 연속파형 도플러 심초음파검사를 시행하여, 대동맥판 면적(aortic valve area, AVA)과 압력을 측정하여야 한다. 대동맥판 면적은 일반적으로 연속방정식(continuity equation)을 이용하여 구하게 된다(그림 11-55).

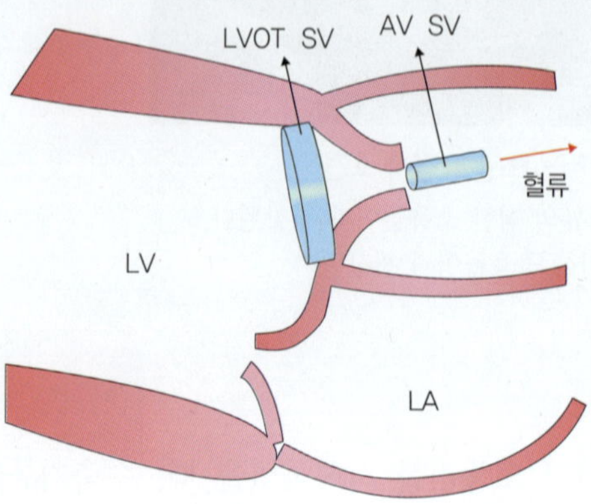

LVOT SV = AV SV
LVOT 면적 X LVOT TVI = AVA X AV TVI
AVA = LVOT SV / AV TVI

그림 11-55. 대동맥판 면적 측정 방법

LV (left ventricle, 좌심실) LA (left atrium, 좌심방), LVOT (left ventricular outflow tract, 좌심실 유출로), AV (aortic vave, 대동맥판), SV (stroke volume, 일회박출량), TVI (time velocity integral, 시간속도적분), AVA (aortic, valve area, 대동맥판 면적)

① 복장결긴축단면도에서 좌심실 유출로를 줌으로 확대하여 정지 영상을 얻어 수축 시, 즉 대동맥판이 열렸을 때, 좌심실 유출로의 내경을 측정한다.

② 심첨오방 또는 삼방도에서 좌심실 유출로에 간헐파형 도플러를 시행하여 수축기 동안 좌심실 유출로의 TVI 값을 측정한다.

③ 심첨오방 또는 삼방도에서 대동맥판을 지나는 혈류와 표지선이 일치하도록 하여연속파형 도플러를 시행한다.

④ 연속파형 도플러로 얻어진 수축기 파형의 가장자리를 따라 그려 주면 대동맥판의 최고 속도(peak velocity), 평균 압력차(mean pressure gradient), TVI 값을 구할 수 있다. 파형의 가장자리에 번짐 현상이 있으므로 진한 선을 따라 그려주어야 정확한 값을 구할 수 있다.

- 좌심실 유출로 일회박출량 = (좌심실 유출로 내경)^2 × 0.785 × 좌심실 유출로 TVI
- 대동맥판 일회박출량 = 대동맥판 입구 면적 × 대동맥판 TVI
- 좌심실 유출로 심박출량 = 대동맥판 입구심박출량
- 대동맥판 면적(AVA) = 좌심실 유출로 일회박출량/대동맥판 TVI

AVA: aortic valve area

표 11-7. 대동맥판협착증의 중증도 평가 방법

측정치	측정 방식	단위
판막 면적(AVA)	연속 방정식	cm^2
압력차(pressure gradient)	베르누이 법칙	mmHg

표 11-8. 대동맥판협착증의 중증도 분류

등급	최고 속도(m/sec)	평균 압력차(mmHg)	판막 면적(cm^2)
경도(Mild)	< 3.0	< 25	< 1.5
중등도(moderate)	3.0 ~ 4.0	25 ~ 40	1.0 ~ 1.5
중증(Severe)	> 4.0	> 40	< 1.0

(2) 연속파형 도플러를 이용한 평균압력 측정

① 경도: 최고 속도가 파형의 앞부분에 형성되어 삼각형 모양의 파형을 보인다.

② 중증: 최고 속도와 평균압력이 높아지며 최고 속도가 파형의 중간에 형성되어 포물선 모양의 파형을 띈다(그림 11-56).

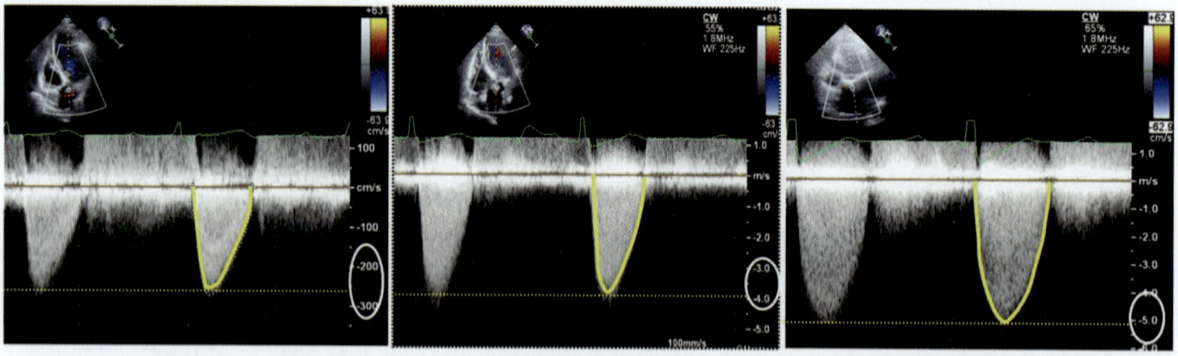

그림 11-56. 연속파형 도플러를 이용한 대동맥판협착의 중증도 평가
대동맥판협착이 심할수록, 파형은 높은 속도를 나타내고, 최고 속도가 파형의 중간에 형성되며 포물선 모양을 나타낸다. AS (aortic stenosis, 대동맥판협착)

6. 대동맥판역류(Aortic regurgitation, AR)

대동맥판역류(aortic valve regurgitation, AR)란, 대동맥판 또는 그 주변 조직의 이상으로 확장기 동안 대동맥판을 통해 대동맥에서 좌심실을 향해 비정상적으로 혈액이 역행하는 상태를 말한다. 즉, 심장의 수축기에 좌심실에서 대동맥으로 나간 혈액이 대동맥 판막의 병변으로 판막이 완전히 닫히지 않아 심장의 확장기에 다시 좌심실로 역류되는 것을 의미한다.

운동 시 호흡곤란, 발작성 야간호흡곤란, 폐부종 등이 발생할 수 있으며 협심증도 간혹 나타나고, 졸도나 현기증은 매우 드문 증상이다. 류머티스성이 가장 흔한 원인이고 그 밖에 대동맥판고리 확장, 동맥경화성 상행 대동맥류, 매독성 상행 대동맥류, 대동맥염, 선천성 판막이상, 감염성 심내막염, 흉부외상 등이 있을 수 있다. 대동맥판역류가 계속되면 좌심실의 운동량은 늘어나고, 이에 대한 보상 기전으로 좌심실비대 및 좌심실확장이 나타나며 병이 계속 진행되면 보상 기전의 한계로 심부전에 빠지게 된다.

1) 원인

(1) 퇴행성 변화(degenerative): 일반적 원인
(2) 류머티스열(rheumatic fever)
(3) 선천성 이상: 이엽성(bicuspid) 대동맥판, 사엽성(quadricuspid) 대동맥판
(4) 대동맥판 탈출(aortic valve prolapse)
(5) 대동맥뿌리부위(aortic root) 확장
(6) 대동맥박리(aortic dissection)
(7) 동맥경화성 변화

2) 대동맥판역류에 의한 생리적 변화

(1) 급성

좌심실의 혈액량이 증가하여 좌심실의 과다 수축 및 좌심실확장기 압력이 증가하여 좌심실이 확장된다. 또한 그로 인한 좌심실의 수축 기능 장애로 심박출량이 감소하여 숨이 차게 되고 뇌조직에 혈액 공급이 부족하여 어지러움이 발생하게 된다.

(2) 만성

좌심실의 압력이 증가하여 좌심실의 비대가 발생하고 그로 인해 좌심실의 수축 기능이 저하된다. 또한 좌심방 및 대동맥뿌리부위의 압력 증가로 좌심방과 대동맥뿌리부위가 확장되고 폐부종 및 울혈로 인해 숨이 차게 된다.

3) 심초음파검사 소견

(1) M-mode 소견

① 대동맥판의 비후 및 석회화
② 승모판의 조기 폐쇄 또는 대동맥판의 조기 개방: 좌심실확장기 압력의 증가를 시사
③ 확장기 동안에 승모판 앞첨판의 떨림 현상(fluttering motion)

(2) 2D 심초음파검사 소견

① 대동맥판의 비후 및 석회화(그림 11-57)
② 대동맥판 탈출(aortic valve prolapse)(그림 11-58)
③ 확장기 동안에 승모판 앞첨판의 열림 제한과 떨림 현상(fluttering motion): 대동맥판역류가 승모판 앞첨판으로 향하는 편심성 역류일 때, 이 역류가 확장기 동안 승모판의열림을 제한하고 떨림 현상을 유발한다(그림 11-59).

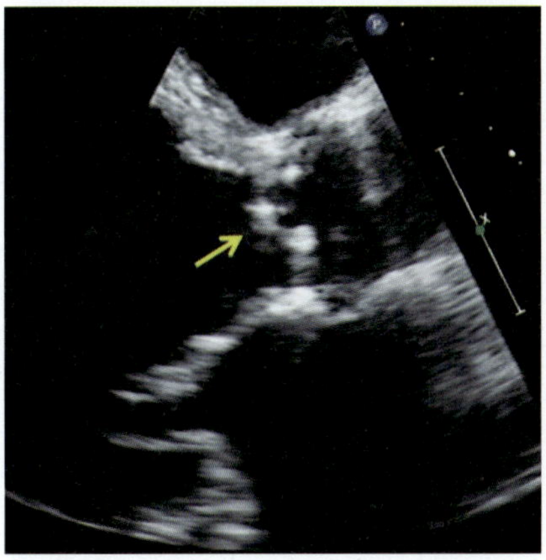

그림 11-57. 대동맥판역류 2D 심초음파검사 소견
대동맥판의 비후 및 석회화(화살표)가 관찰된다.

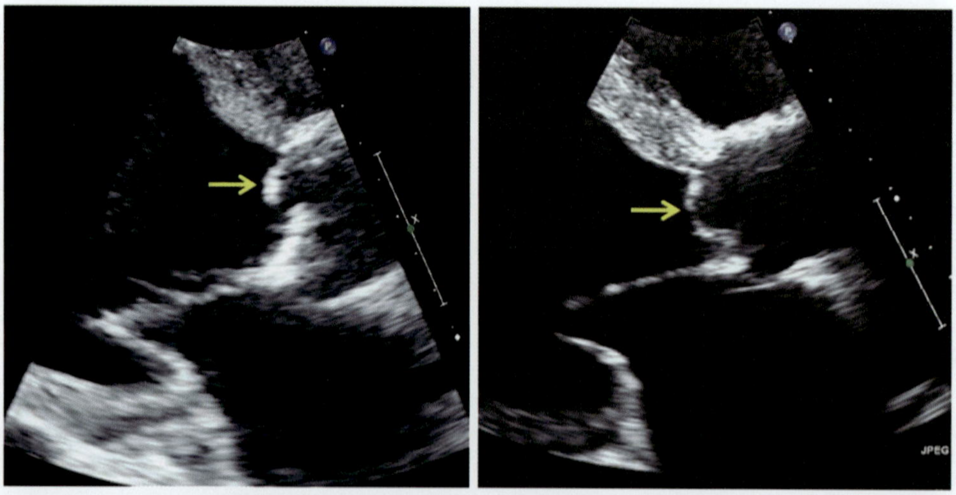

그림 11-58. 대동맥판역류 시 대동맥판의 탈출 소견
대동맥판 우관상동맥첨판(화살표)의 탈출이 관찰된다.

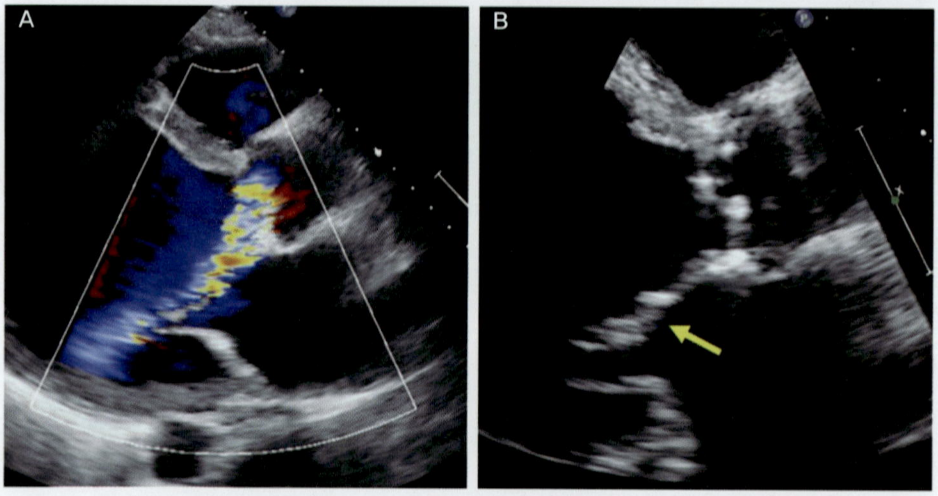

그림 11-59. 대동맥판역류 시 승모판 앞첨판의 떨림 현상(fluttering motion)
A: 복장결긴축단면도에서 색 도플러를 시행하였을 때, 승모판 앞첨판으로 향하는 편심성 대동맥판역류가 관찰된다.
B: 편심성 역류가 승모판의 앞첨판으로 향하여 뻗어감으로 확장기 동안 승모판의 열림 제한이 관찰되고(화살표), 떨림 현상(fluttering motion)을 유발한다.

④ 좌심실 확장(공모양의 좌심실): 좌심실 확장기 혈류 증가로 인한 확장기 압력이 증가한다(그림 11-60).

⑤ 좌심실의 과다 수축(hyperdynamic): 스탈링(Starling's) 법칙

⑥ 좌심실 비대, 좌심실 수축 기능 저하(만성 시)

⑦ 대동맥뿌리부위 확장(만성 시)

⑧ 좌심방 확장(만성 시)

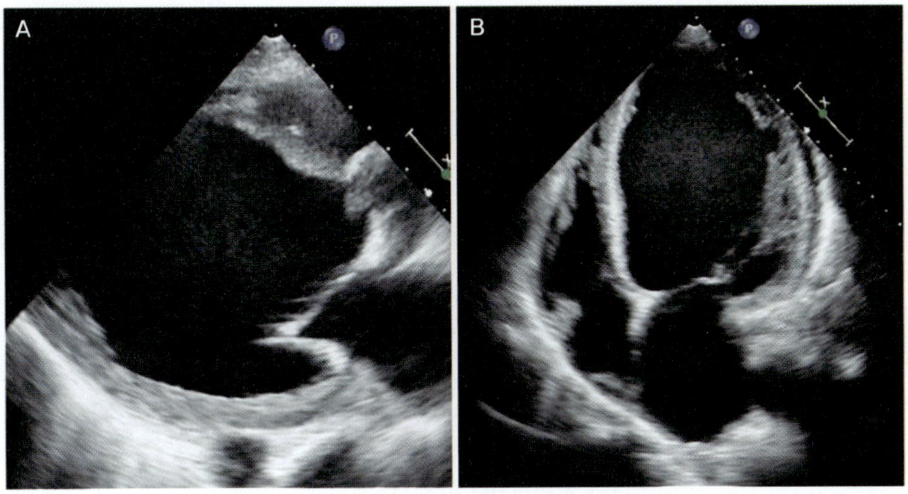

그림 11-60. 대동맥판역류에 의한 좌심실의 확장
A: 복장결긴축단면도에서 좌심실 내경 확장이 관찰된다.
B: 심첨사방도에서 공모양의 좌심실 확장이 관찰된다.

(3) 도플러 심초음파검사 소견

① 색 도플러: 확장기 동안 대동맥판을 통해 대동맥에서 좌심실로 향하는 소용돌이가 관찰된다(그림 11-61A, 62).

② 연속파형 도플러: 대동맥판의 역류 방향과 일치하도록 연속파형 도플러를 시행하였을 때, 확장기 동안 사각형 모양의 파형이 바닥선 위쪽으로 나타난다(그림 11-61B).

③ 간헐파형 도플러: 좌심실 유출로에 간헐파형 도플러를 시행하였을 때, 좌심실 유출로의 최고속도와 TVI 값이 증가된다.

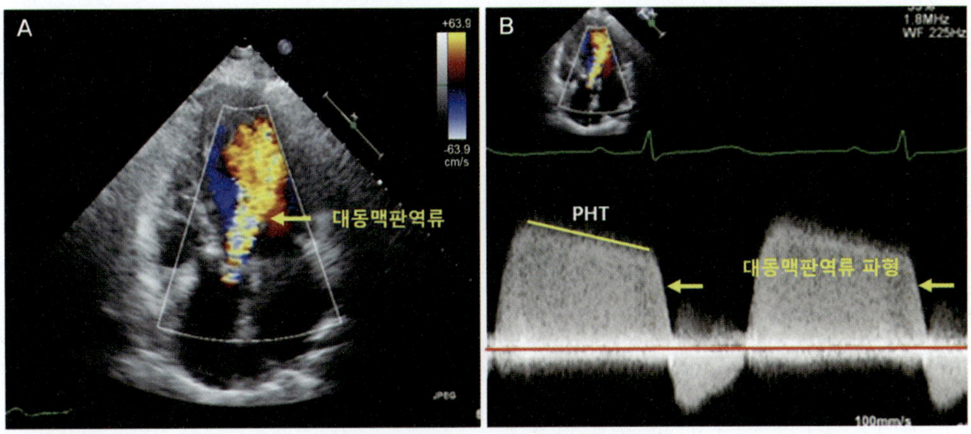

그림 11-61. 대동맥판역류의 도플러 심초음파검사 소견
A: 심첨오방도에서 색 도플러를 시행하였을 때, 좌심실로 향하는 붉은색의 소용돌이가 관찰된다(화살표).
B: 대동맥판의 역류 방향과 일치하도록 연속파형 도플러를 시행하였을 때, 확장기 동안 사각형 모양의 파형이 바닥선 위쪽으로 나타난다(화살표).

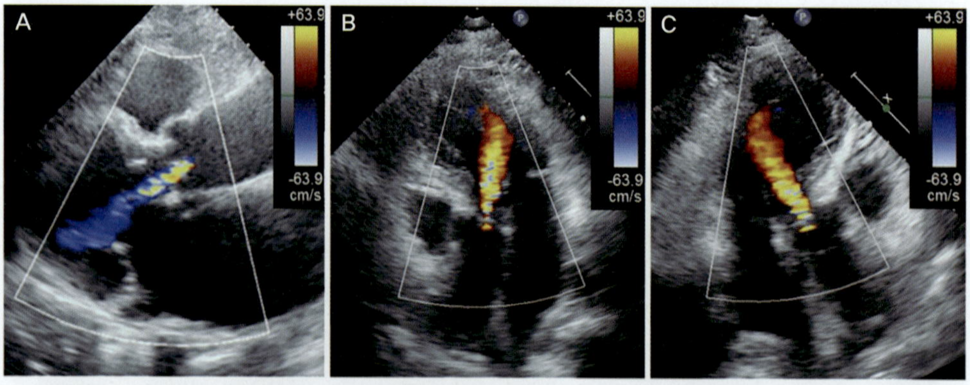

그림 11-62. 대동맥판역류를 관찰할 수 있는 단면도
A: 복장결긴축단면도, B: 심첨오방도, C: 심첨삼방도
각 단면도에서 확장기 동안 좌심실로 향하는 대동맥판역류가 관찰된다.

4) 대동맥판역류의 중증도 평가 방법(표 11-9)

(1) 좌심실 유출로 내경에 대한 역류 폭의 비(Jet width / LVOT width, %)(그림 11-63)

① 복장결긴축단면도에서 색 도플러를 시행한다.

② 대동맥판을 줌으로 확대한다.

③ 확장기 동안 가장 큰 역류를 포착하여, 정지 영상에서 역류가 가장 잘 보이는 시점을 track ball을 움직여 찾는다.

④ 이 시점에서 좌심실 유출로의 내경과 좌심실 유출로에 위치해 있는 대동맥판역류의 폭을 측정하여 역류 폭에 대한 좌심실 유출로 폭의 비를 구하여 백분율로 나타낸다.

표 11-9. 삼첨판역류의 중증도 분류

구분	경도(Mild)	중등도(Moderate)	중증(Severe)
역류 면적(cm^2)	< 5 cm^2	5~10 cm^2	> 10 cm^2
VC width (cm)	불명확	0.7 cm 이하	> 0.7 cm

(2) 역류되는 혈류의 vena contracta width (VCW) 측정

Vena contracta (VC)는 역류가 대동맥판 입구를 지나 형성될 때, 가장 좁은 부위를 말하고, vena contracta의 폭이 클수록 역류가 심하다.

① 방법: 복장결긴축단면도에서 색 도플러를 시행하고, 대동맥판 부위를 줌으로 확대한다. 확장기 동안 가장 큰 역류를 포착하여, 정지 영상에서 역류의 가장 좁은 부위를 track ball을 움직여 찾는다. 역류의 가장 좁은 부위를 역류 방향과 직각 방향으로 길이를 측정한다(그림 11-64).

② 제한점: VCW는 수축기 동안 시기에 따라 모양이 달라지므로 측정하는 시기나 위치에 따라 수치가 변동될 수 있고, 여러 개의 역류가 있는 경우 측정 오차가 발생할 수 있다.

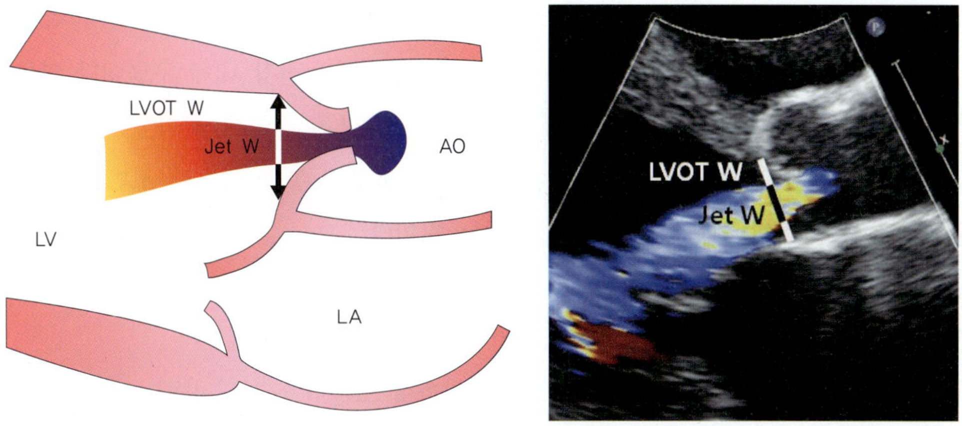

그림 11-63. 좌심실 유출로 내경에 대한 역류 폭의 비(Jet width/LVOT width, %)

복장곁긴축단면도에서 좌심실 유출로의 내경과 좌심실 유출로에 위치에 있는 대동맥판역류의 폭을 측정하여 역류 폭에 대한 좌심실 유출로 폭의 비를 구하여 백분율로 나타낸다.

LV (left ventricle, 좌심실), LA (left atrium, 좌심방), LVOT (left outflow tract, 좌심실 유출로), Ao (aorta, 대동맥), W (width, 폭)

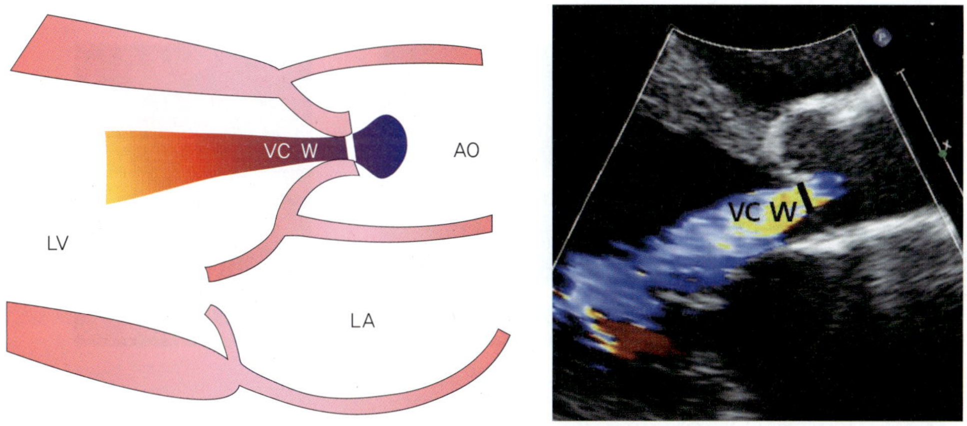

그림 11-64. Vena contracta width (VCW) 측정

복장곁긴축단면도에서 대동맥판 입구를 지나 역류가 형성될 때, 가장 좁은 부위(vena conatracta, VC)의 폭을 측정한다. LV (left ventricle, 좌심실), LA (left atrium, 좌심방), Ao (aorta, 대동맥), W (width, 폭)

(3) 좌심실로 면적에 대한 역류 면적의 비(Jet CSA / LVOT CSA, %)

① 복장곁짧은축단면도의 대동맥판 수준에서 색 도플러를 시행한다.

② 대동맥판을 줌으로 확대한다.

③ 확장기 동안 가장 큰 역류를 포착하여, 정지 영상에서 역류가 가장 잘 보이는 시점을 track ball 을 움직여 찾는다.

④ 이 시점에서 좌심실 유출로를 따라 그려서 면적을 측정하고, 역류되는 혈액의 가장자리를 따라 그려서 면적을 측정하여 좌심실 유출로의 면적에 대한 역류 면적의 비를 구하여 백분율로 나타낸다.

(4) 도플러 용적 측정법(Volumetric method) 그림 11-65)

한 번의 확장기 동안 역류되는 혈액의 양을 측정하는 방법으로 심장 내에 구멍이나 역류가 없다면, 좌심실 유출로를 통한 혈류량과 우심실 유출로를 통한 혈류량은 같아야 한다. 하지만 대동맥판역류가 있을 경우, 좌심실 유출로를 통한 혈류량이 우심실 유출로를 통한 혈류량 보다 많아지고 그 차이만큼이 대동맥판을 통해 역류되는 혈액의 양이 되는 것이다.

① 복장곁긴축단면도에서 좌심실 유출로를 줌으로 확대하여 정지 영상을 얻어 수축 시,즉 대동맥판이 열렸을 때, 좌심실 유출로의 내경을 측정한다.

② 심첨오방 또는 삼방도에서 좌심실 유출로에 간헐파형 도플러를 시행하여 수축기 동안 좌심실 유출로의 TVI 값을 측정한다.

③ 복장곁짧은축단면도 대동맥판 수준에서 우심실 유출로를 줌으로 확대하여 정지 영상을 얻어 수축 시, 즉 폐동맥판이 열린 직후, 우심실 유출로의 내경을 측정한다.

④ 복장곁짧은축단면도의 대동맥판 수준에서 우심실 유출로에 간헐파형 도플러를 시행하여 수축기 동안 우심실 유출로의 TVI 값을 측정한다.

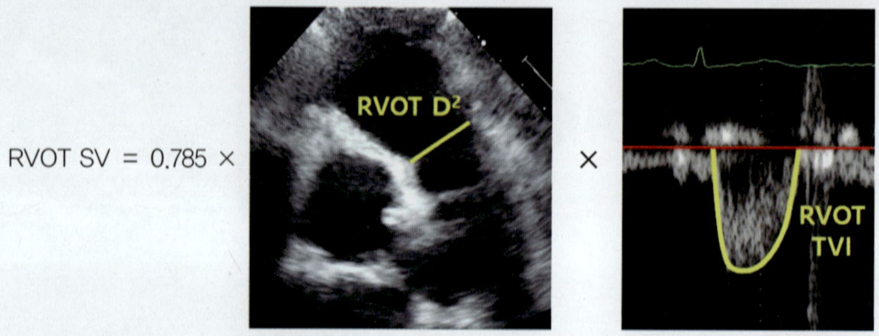

그림 11-65. 대동맥판역류 용적 측정 방법

복장곁짧은축단면도의 대동맥판 수준에서 우심실 유출로를 줌으로 확대하여 정지 영상을 얻어 수축 시, 즉 폐동맥판이 열린 직후, 우심실 유출로의 내경을 측정하고 우심실 유출로에 간헐파형 도플러를 시행하여 수축기동안 우심실 유출로의 TVI 값을 측정한다. RVOT (right ventricular outflow tract, 우심실 유출로), SV (stroke volume, 일회박출량), TVI (time velocity integral, 시간속도적분)

- 좌심실 유출로 일회박출량 = (좌심실 유출로 내경)^2 × 0.785 × 좌심실 유출로 TVI
- 우심실 유출로 일회박출량 = (우심실 유출로 내경)^2 × 0.785 × 우심실 유출로 TVI
- 역류 용적(Regurgitant volume, RV) = 좌심실 유출로 용적 − 우심실 유출로 용적
- 역류 분획(Regurgitant fraction, RF) = 역류 용적/좌심실 유출로 용적 × 100

5) 대동맥판역류의 중증도 평가를 위한 보조적 소견

(1) 2D 심초음파검사

좌심실의 확장이 동반되지 않으면 대부분 경도의 역류증 소견을 보인다.

(2) 색 도플러

역류가 굵고, 좌심실의 심장 끝까지 뻗어 가면 중등도 이상의 역류증을 의심할 수 있다(그림 11-66).

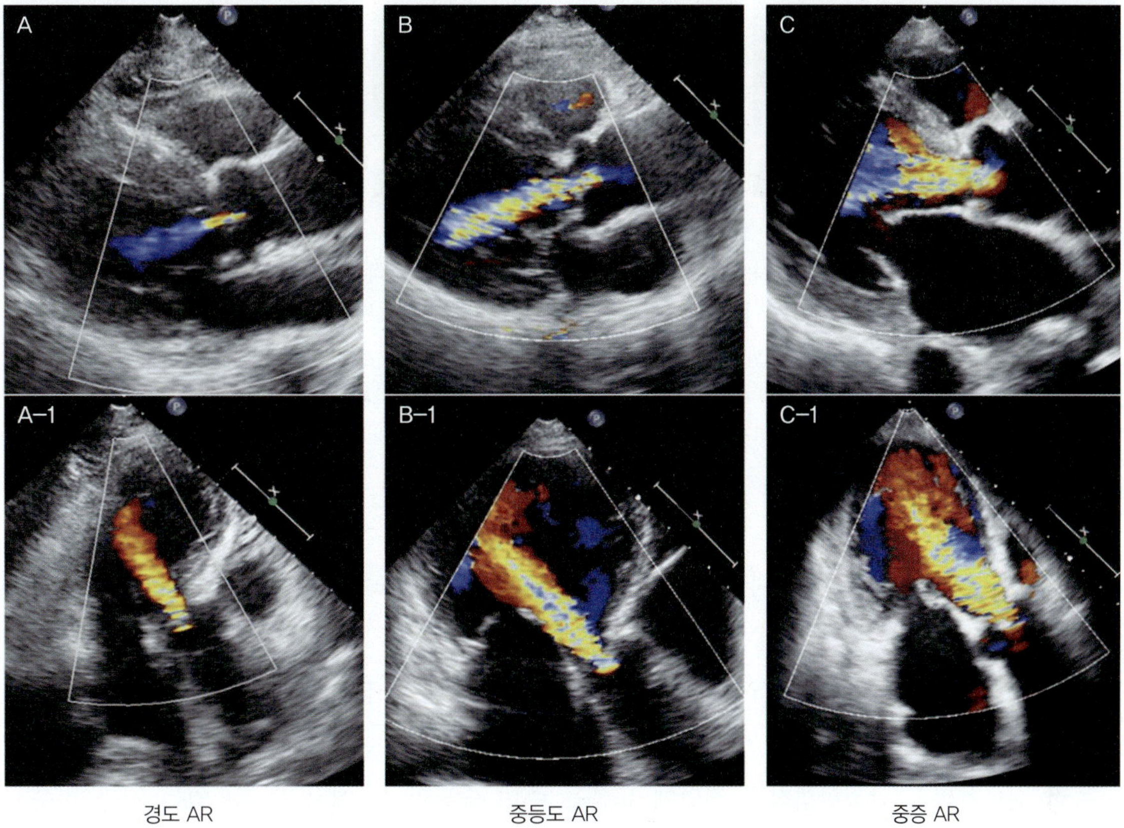

그림 11-66. 색 도플러를 이용한 대동맥판역류의 중증도 평가
A, B, C: 복장결긴축단면도, A-1, B-1, C-1: 심첨삼방도
AR (aortic regurgitation, 대동맥판역류)

(3) 연속파형 도플러

연속파형 도플러 파형의 유무로 역류의 유무를 알 수 있고, 파형의 밀도는 적혈구의 양을 나타내므로, 파형의 밀도로 승모판역류의 중증도를 반정량적으로 평가한다. 파형의 밀도가 높을수록 파형의 색이 흰색에 가깝고 역류되는 적혈구의 양이 많음을 나타낸다(그림 11-67).

① 경도: 파형의 밀도가 낮아 옅게 보이고, 압력 반감기가 길다.

② 중도: 파형의 밀도가 높아 밝은 흰색으로 보이고, 압력 반감기가 짧다(중증: 200 ms 이하).

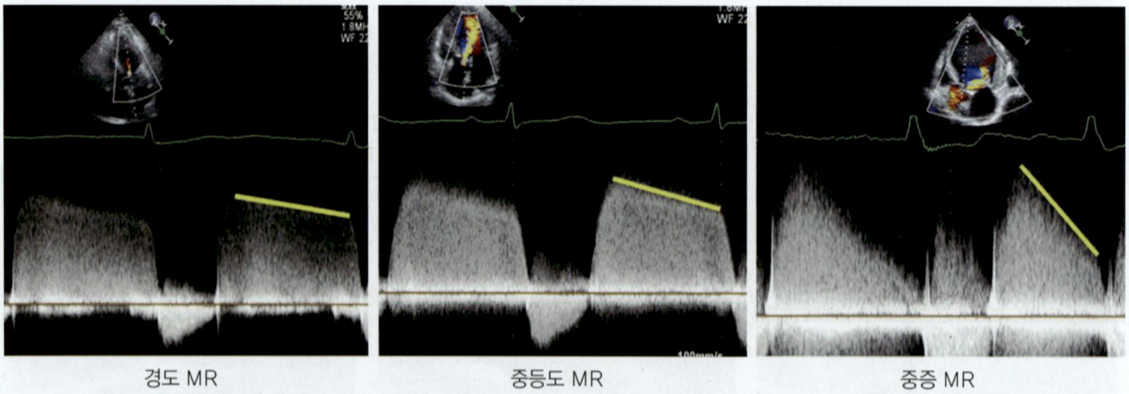

그림 11-67. 연속파형 도플러 파형을 이용한 대동맥판 역류의 중증도 평가

경도의 대동맥판역류는 파형의 밀도가 낮아 옅게 보이고 압력 반감기가 길다. 대동맥판역류의 중증도가 심할수록 밀도가 높아 흰색으로 보이고 압력 반감기가 짧아진다. AR (aortic regurgitation, 대동맥판역류)

7. 삼첨판협착증(Tricuspid stenosis, TS)

다른 류머티스성 협착증에서처럼 류머티스성 삼첨판협착증에서도 돔형 움직임을 심첨사방도에서 관찰할 수 있다(그림 11-68A). 복장결 짧은면에서도 돔형 움직임을 볼 수 있다.

삼첨판협착 환자의 M-mode 소견은 승모판협착과 비슷하고 확장기 경사도 감소, 판막의 비후 및 움직임의 감소를 관찰할 수 있다.

도플러 심초음파도 삼첨판협착의 진단에 도움을 주며 승모판협착에서 볼 수 있는 것과 비슷하다. 삼첨판협착 환자의 도플러 심초음파에서 유속은 정상 최대의 삼첨판 혈류 속도보다 훨씬 더 높다. 연속파형 도플러의 평균 압력차는 삼첨판협착의 심한 정도를 판정하는 데 도움을 준다(그림 11-68B).

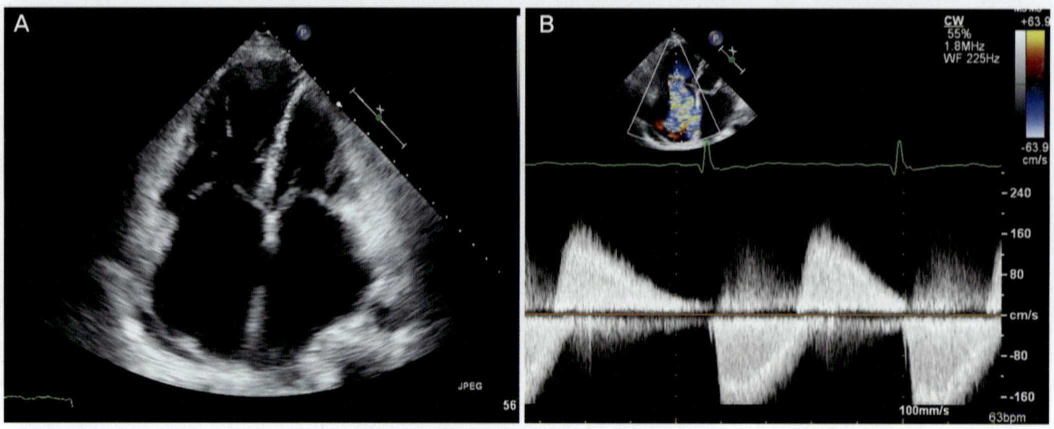

그림 11-68. 삼첨판협착의 심초음파 소견

A: 심첨사방도에서 삼첨판의 비후 및 움직임 감소 및 돔형 움직임 소견이 관찰된다.
B: 연속파형 도플러에서 삼첨판을 통과하는 혈류의 최고 수축기 속도 및 평균 압력차의 증가가 관찰된다.

8. 삼첨판역류(Tricuspid regurgitation, TR)

삼첨판역류(tricuspid regurgitation, TR)란, 삼첨판 또는 그 주변 조직의 이상으로 수축기동안 삼첨판을 통해 우심실에서 우심방을 향해 비정상적으로 혈액이 역행하는 상태를 말한다.

혈액이 우심실에서 우심방으로 역류하는 것으로 왼쪽 심장의 여러 가지 병변으로 인해 폐동맥의 압력이 높아지거나 우심방의 혈류량이 많아지면 삼첨판고리가 확장되고 이로인해 삼첨판 폐쇄부전이 발생할 수 있다. 이러한 원인 외에도 선천적으로 삼첨판의 부전이 동반되는 엡스타인 기형, 류머티스성 병변, 심내막염 등에 의해 발생할 수 있다.

우심실에서 폐동맥으로 가야 할 혈류가 우심방으로 역류하기 때문에 심할 때는 우심실부전의 소견을 보이며 초음파로 진단할 수 있다.

1) 원인

경도 삼첨판역류는 검사자의 80~90%에서 흔히 관찰되고, 대부분 이차성 원인에 의해 발생한다. 중등도 이상의 역류증은 임상적으로 중요하다.

(1) 이차성(secondary)

① 폐고혈압(pulmonary hypertension): 승모판질환, 폐심장(cor pulmonale), 선천성 질환

② 우심실심근경색, 수축 기능 저하

③ 삼첨판고리(tricuspid valve annulus) 확장

④ 인공판막기 삽입

(2) 일차성(primary)

① 엡스타인 기형(Ebstein anomaly)(그림 11-69)

② 류머티스열(rheumatic fever)

③ 삼첨판탈출(tricuspid valve prolapse)

④ 힘줄끈(chordae tendinae) 파열

⑤ 카르시노이드(carcinoid)

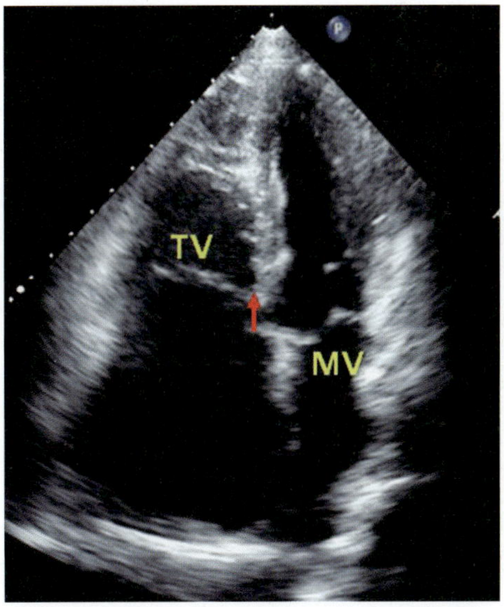

그림 11-69. 엡스타인 기형(Ebstein's anomaly)
엡스타인 기형은 선천성 심질환으로 삼첨판이 승모판보다 1.5 cm 이상 심첨쪽으로 위치한다(화살표).
TV (tricuspid valve, 삼첨판), MV (mitral valve, 승모판)

임상노트

카르시노이드(cardinoid)란?

주로 막창자꼬리에 발생하는 종양, 비교적 경계가 명확한 노란색을 띠는 극히 드물고 침윤성장을 하며, 종양으로서 작은창자, 막창자꼬리를 포함한 위창자관에 흔하지만 어떤 장기에도 생길 수 있다. 조직학적으로 신경내분비세포 기원의 세포로 구성되고 경우에 따라 serotonin을 분비하여 카르시노이드 증후군을 일으킬 수 있다. 악성도는 보통이며, 전이하는 경우도 있다. 원발성 종양은 보통 앵두 크기의 결절이며 황색을 띤 회백색이다. 조직학적으로는 크기가 균등하고 둥근 핵이 있는 작은 종양세포가 집단적으로 증식해 있다. 그 세포질에 도은법이라고 하는 일종의 염색법을 행하면 은을 환원하는 과립이 증명된다. 이 종양세포는 세로토닌이라는 물질을 분비하기 때문에 피부혈관의 확장, 기관지 수축에 의한 천식과 비슷한 발작, 우심기능상실에 의한 심장발작, 설사와 복통 등 특유한 증세를 나타내는 수가 있다.

2) 삼첨판역류에 의한 생리적 변화

우심방의 압력이 증가하여 우심방이 확장되고 우심실의 확장 및 수축 기능 장애가 발생한다. 또한 위대정맥, 아래대정맥, 간정맥의 압력 증가 및 확장이 발생하여 간 비대, 다리, 복부, 온몸 부종이 발생한다.

3) 심초음파검사 소견

(1) 2D 심초음파검사 소견(그림 11-70)

① 우심방 확장

② 우심실 확장

③ 우심실 수축 기능 장애

④ 삼첨판고리 확장(4 cm 이상): 우심방 및 우심실의 확장으로 발생

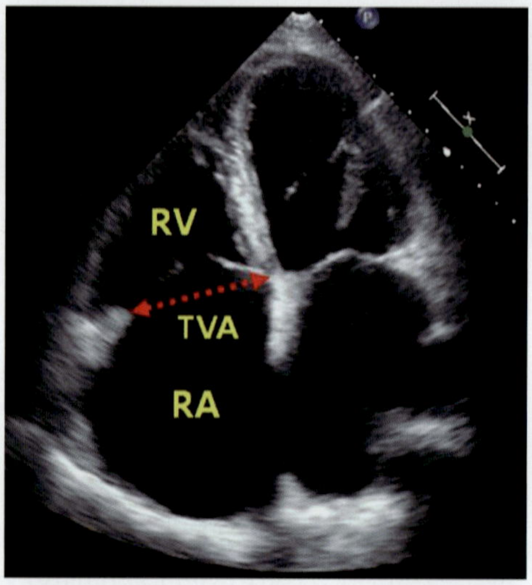

그림 11-70. 삼첨판역류의 2D 심초음파검사 소견

우심방과 우심실의 확장과 삼첨판고리의 확장이 관찰된다.

RV (right ventricle, 우심실), RA (right atrium, 우심방), TVA (tricuspid valve annulus, 삼첨판 고리)

(2) 도플러 심초음파검사 소견(그림 11-71)

① 색 도플러

수축기 동안 삼첨판을 통해 우심실에서 우심방 쪽으로 향하는 파란색의 소용돌이혈류(turbulent flow)가 관찰된다.

② 연속파형 도플러

삼첨판의 역류방향과 일치하도록 연속파형 도플러를 시행하였을 때, 수축기 동안 바닥선 아래쪽으로 향하는 파형이 나타난다.

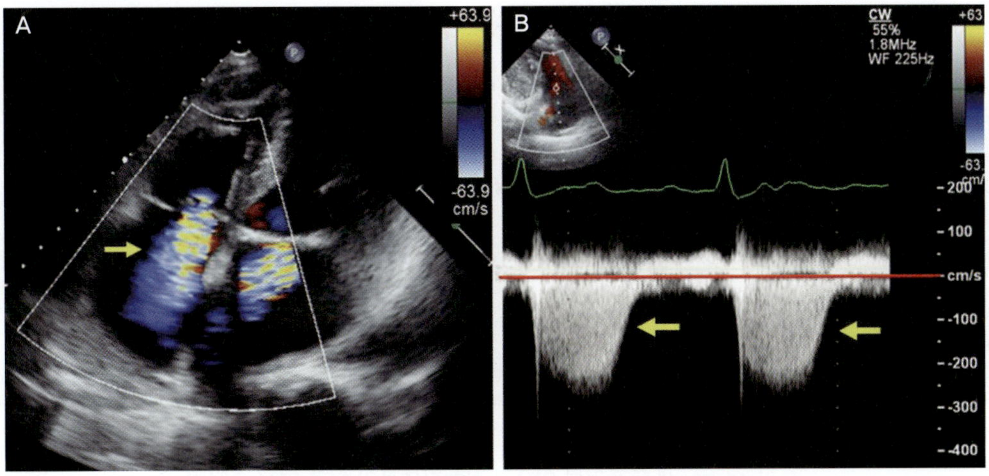

그림 11-71. 삼첨판역류의 도플러 심초음파검사 소견

A: 수축기 동안 삼첨판을 통해 우심실에서 우심방 쪽으로 향하는 파란색의 소용돌이 혈류가 관찰된다(화살표).
B: 삼첨판의 역류방향과 일치하도록 연속파형 도플러를 시행하였을 때, 수축기 동안 바닥선 아래쪽으로 향하는 파형이 나타나고, 파형 유무로 승모판역류의 유무를 평가할 수 있다(화살표).

4) 삼첨판역류의 중증도 평가 방법(표 11-10)

(1) 역류 면적 측정법

역류되는 혈액의 면적을 측정하는 방법으로 임상에서 가장 손쉽게 시행할 수 있는 삼첨판역류의 중증도 평가 방법이다.

표 11-10. 심장막 삼출액의 중증도 분류

등급	특징
매우 경도(Trivial)	수축기에 보이지 않는다.
경도(Mild)	수축기, 이완기 모두 보이고 1.0 cm 이하
중등도(Moderate)	수축기, 이완기 모두 보이고 1.0~2.0 cm
중증(Severe)	수축기, 이완기 모두 보이고 2.0 cm 이상

① 방법: 변형된 심첨사방도 또는 복장결 우심실 유입 단면도에서 색 도플러를 시행하고 수축기 동안 가장 큰 역류를 포착하여 정지 영상에서 소용돌이 혈류뿐만 아니라 파란색을 포함한 최대 넓이의 가장자리를 따라 그려서 면적을 측정한다(그림 11-72).

② 제한점: 환자의 혈압, 좌심방의 크기, 색 gain 등에 영향을 받고, 역류가 심방의 벽 쪽으로 향하는 편심성 역류일 경우는 과소평가되는 단점이 있다. 그러므로 경도 이상의 역류인 경우에는 반드시 다른 중증도 평가 방법을 동원해야 한다.

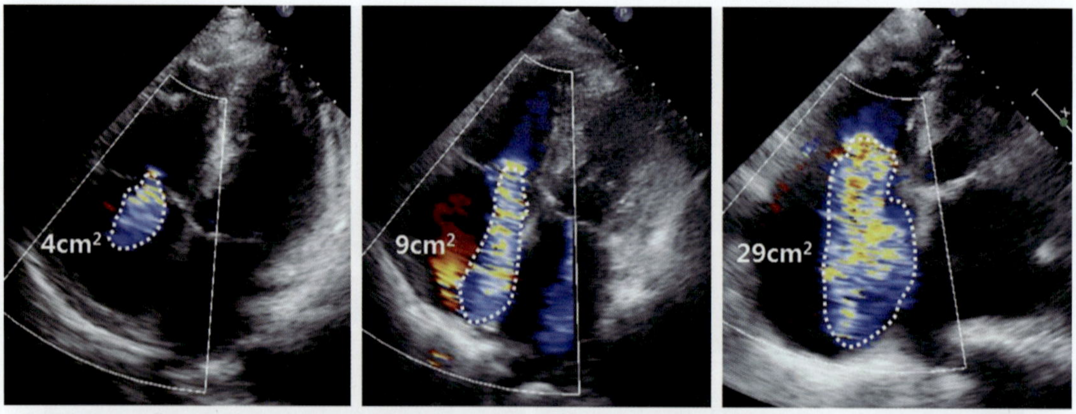

그림 11-72. 색 도플러를 이용한 삼첨판역류의 역류 면적 측정법

변형된 심첨사방도에서 색 도플러를 시행하고 수축기 동안 가장 큰 역류를 포착하여 정지 영상에서 소용돌이뿐만 아니라 파란색을 포함한 최대 넓이의 가장자리를 따라 그려서 면적을 측정한다.

TR: tricuspid regurgitation(삼첨판역류)

(2) 역류되는 혈류의 vena contracta width (VCW) 측정

Vena contracta width (VCW)는 역류가 삼첨판 입구를 지나 형성될 때, 단면적이 가장 좁은 부위를 말한다. VCW가 클수록 역류가 심하다.

① 방법: 변형된 심첨사방도에서 색 도플러를 시행하고 삼첨판 부위를 줌으로 확대한다. 수축기 동안 가장 큰 역류를 포착하여, 정지 영상에서 역류의 가장 좁은 부위를 track ball을 움직여 찾는다. 역류의 가장 좁은 부위를 역류 방향과 직각 방향으로 길이를 측정한다.

② 제한점: VCW는 수축기 동안 시기에 따라 모양이 달라지므로 측정하는 시기나 위치에 따라 수치가 변동될 수 있고, 여러 개의 역류가 있는 경우 측정 오차가 발생할 수 있다.

5) 삼첨판역류의 중증도 평가를 위한 보조적 소견

(1) 2D 심초음파검사

급성 역류증이 아닐 경우, 우심방의 확장이 동반되지 않으면 대부분 경도의 역류증 소견을 보인다.

(2) 색 도플러

역류가 우심방의 뒤벽까지, 즉 폐정맥 부위까지 뻗어 가면 중증의 역류증을 의심할 수 있다.

(3) 연속파형 도플러

연속파형 도플러 파형의 유무로 역류의 유무를 알 수 있고, 파형의 밀도는 적혈구의 양을 나타내므로 파형의 밀도로 승모판역류의 중증도를 반정량적으로 평가한다. 파형의 밀도가 높을수록 파형의 색이 흰색에 가깝고 역류되는 적혈구의 양이 많음을 나타낸다(그림 11-73).

① 경도: 파형의 밀도가 낮아 옅게 보이고, 포물선 모양을 보인다.

② 중도: 파형의 밀도가 높아 밝은 흰색이고, 삼각형 모양을 보인다.

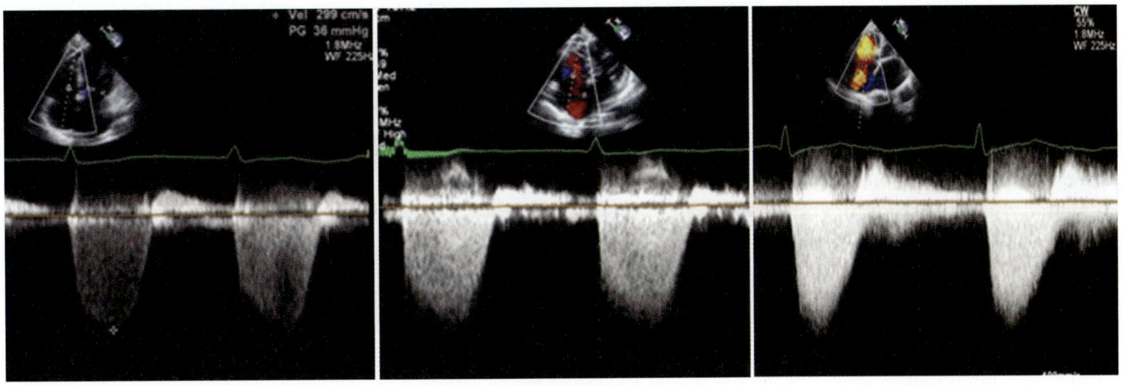

그림 11-73. 삼첨판역류의 중증도에 따른 연속파형 도플러 파형 비교

삼첨판역류가 심할수록 적혈구가 많으므로 파형의 밀도가 높아 밝은 흰색으로 나타나고, 역삼각형 모양을 띤다.
TR (tricuspid regurgitation, 삼첨판역류)

6) 임상적 응용

(1) 수축기 폐동맥 압력(pulmonary artery systolic pressure, PASP) 측정

삼첨판역류에 연속파형 도플러를 시행하여 측정한 최고 속도는 수축기 동안 우심방과 우심실의 압력차를 나타내고, 폐동맥 협착증이 없다는 가정하에 추정되는 우심방의 압력을 더하면 우심실의 수축기압, 즉 수축기 동안의 폐동맥의 최대 압력을 구할 수 있다(그림 11-74).

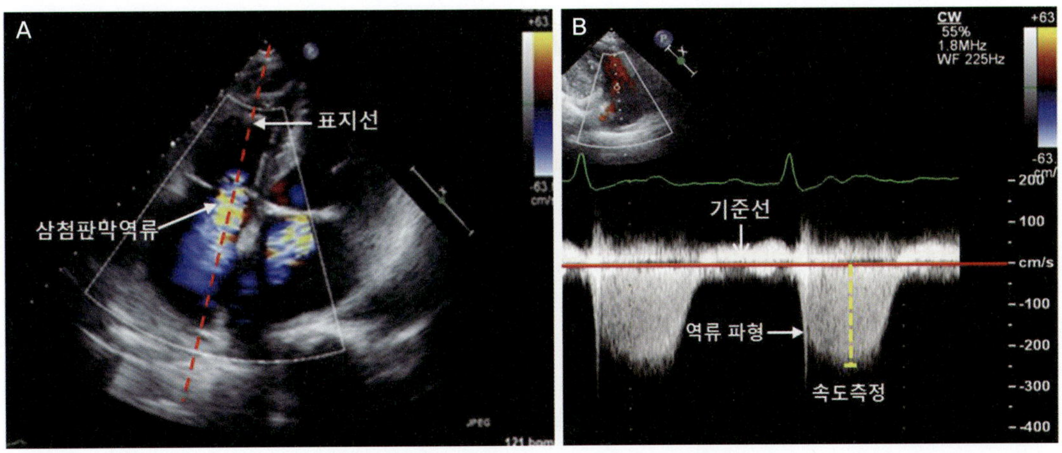

그림 11-74. 삼첨판역류의 최고속도 측정

A: 삼첨판역류의 혈류 흐름과 표지선이 최대한 일치되도록 한다.

B: 삼첨판역류의 연속파형 도플러 파형은 수축기 동안 바닥선을 기준으로 아래쪽으로 나타나므로, 바닥선을 아래쪽부터 3분의 2 지점으로 이동시킨다. 파형의 번짐 현상이 있으므로 최고속도를 측정할 때, 최대한 선명한 선을 측정한다.

- 수축기 폐동맥 압력(mmHg) = (4 × 삼첨판역류 최고 속도2) + 우심방 압력
- 정상치: 30 mmHg 이하

임상노트

폐동맥고혈압(pulmonary hypertension)이란?

폐동맥압이 높은 질환으로 휴식 시 평균 폐동맥압 25 mmHg 이상, 운동 시 평균 폐동맥압 30 mmHg 이상을 보이고 폐동맥압의 상승으로 인해 우심방과 우심실이 커지게 되고 심한 폐고혈압이 경우는 우심실의 압력이 좌심실의 압력보다 높아지게 된다. 심초음파검사로 수축기 폐동맥압을 측정할 수 있고 우심방과 우심실의 기능과 크기를 측정할 수 있다.

폐동맥고혈압은 특별한 원인이 밝혀지지 않은 경우인 "원발성 폐동맥고혈압"과 특정 원인질환에 의하여 이차적으로 발생하는 특정질환 "연관 폐동맥고혈압"으로 나뉜다. 후자에는 유전과 관련된 가족성 폐동맥고혈압, 교원성 혈관질환(전신성 경화증, 진신성 홍반성 낭창 등), 간문맥고혈압, HIV 감염, 선천성 심장질환, 그리고 식욕억제제나 코카인 같은 약물이나 독소로 인해 발생하게 된다. 서서히 호흡곤란이 발생하게 되며 그 외에도 무력감, 전흉부통, 실신, 말초부종, 청색증 등을 보일 수 있다. 손, 발가락이 추위에 쉽게 차가워지고 파랗게 변색되는 레이노드 현상이 올 수 있는데, 이는 교원성 혈관질환으로 발생한 경우 많이 나타난다. 처음에는 천식이라든지 과도한 스트레스에 의한 영향이라든지 하는 오진을 받게 되는 경우가 많아 호흡곤란이 발생하고 평균 2.5년 후에 진단을 받게 된다(그림 11-75).

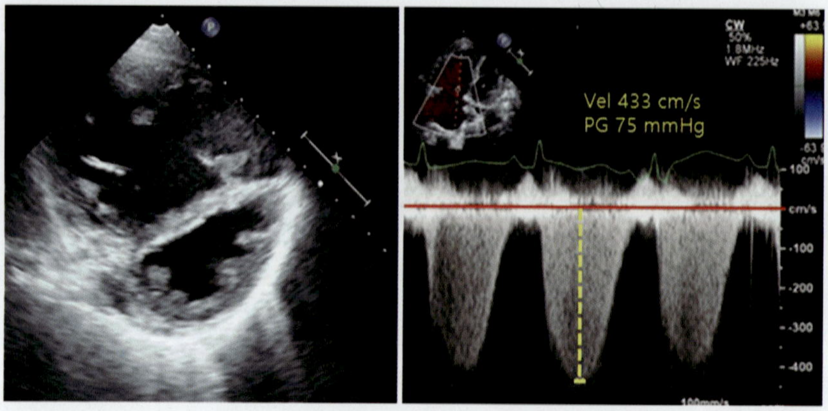

그림 11-75. 폐동맥고혈압 시 심초음파검사 소견

A: 복장곁짧은축단면도(꼭지근 수준)로 우심실이 커져 있고 우심실의 높은 압력으로 좌심실이 눌러져 있는 것을 확인할 수 있다.

B: 연속파형 도플러를 시행하여 우심실과 우심방의 압력차를 측정하여 수축 시 폐동맥압을 측정할 수 있다.

9. 심근병증(Cardiomyopathy)

심장근육질환을 모두 일컫는다.

1) 확장심근병증(Dilated cardiomyopathy, DCMP)

판막질환이나 고혈압이 없이 좌심실이 확장되고 수축 기능의 장애를 보이는 질환을 말한다.

(1) 원인

① 알코올 중독, ② 바이러스 감염, ③ 항암제, ④ 갑상샘질환, ⑤ 유전, ⑥ 만성 빈맥

(2) 심초음파검사 소견

① M-mode

– 좌심실 확장, 좌심실 수축 기능 및 확장 기능 장애(그림 11-76)

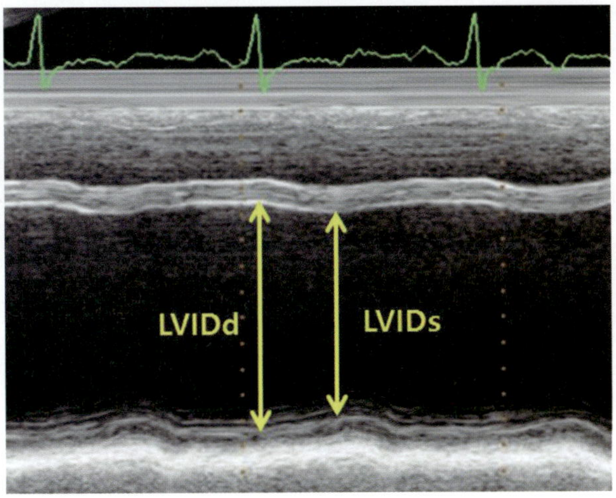

그림 11-76. 확장심근병증의 M-mode 소견

좌심실 확장기말 직경과 수축기말 직경의 확장과 좌심실 박출률(EF)의 감소가 관찰된다.
LVIDd (left ventricular internal end-diasotlic dimension, 좌심실 확장기말 직경), LVIDs (left ventricular internal end-sysoltic dimension, 좌심실 수축기말 직경).

– EPSS (E–point septal seperation) 증가(그림 11-77)

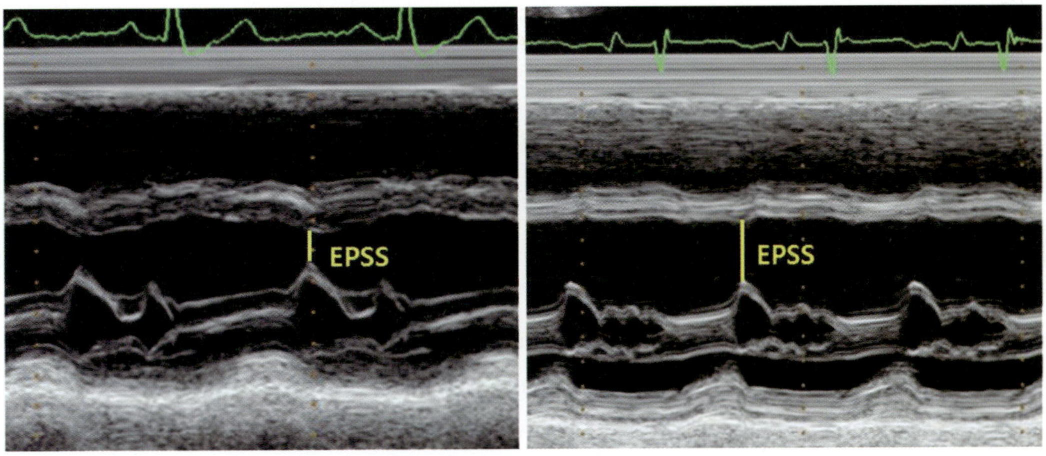

그림 11-77. 확장심근병증의 승모판 M-mode 소견

A: 정상에서는 EPSS (E point septal seperation)가 5 mm 미만이다.
B: 확장심근병증 시 EPSS가 10 mm 이상으로 증가하고 수축기능이 떨어짐을 간접적으로 알 수 있다.

② 2D 심초음파검사 소견(그림 11-78)

- 좌심실 확장(공모양의 좌심실)
- 좌심실 수축 기능 및 확장 기능 장애

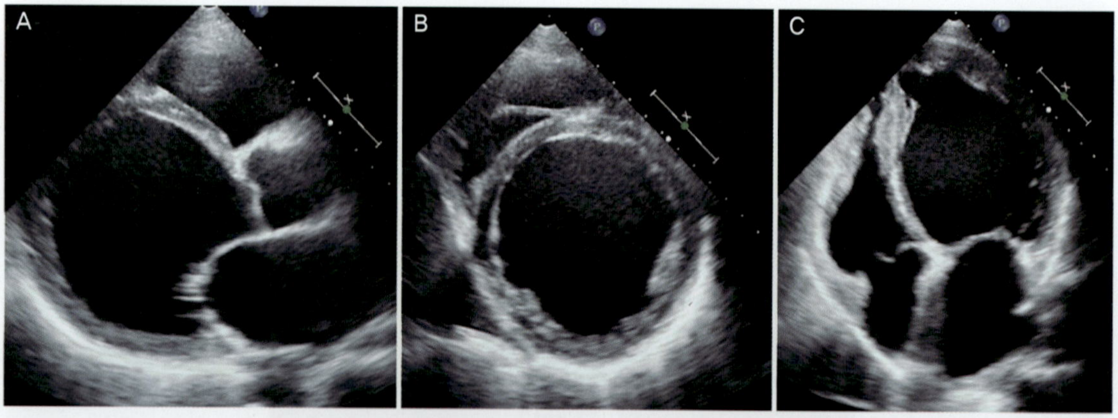

그림 11-78. 확장심근병증의 2D 심초음파검사 소견

A: 복장결긴축단면도, B: 복장결짧은축단면도(꼭지근 수준), C: 심첨사방도 확장심근병증 시이며, 좌심실과 좌심방의 확장이 관찰되고, 공모양의 좌심실이 관찰된다(A, B, C 모두).

③ 색 도플러 소견

- 승모판역류(기능적 역류): 거의 100%
- 삼첨판역류: 90% 이상
- 폐동맥역류: 50% 이상
- 대동맥판역류: 20% 이상

2) 비대심근병증(Hypertrophic cardiomyopathy, HCMP)

고혈압 또는 대동맥판의 협착증이 없이 비대칭적으로 심장근육의 비대를 일으키는 질환이며, 심전도에서는 V_2, V_3부터 T파의 역전이 관찰되고, V_4, V_5, V_6에서 큰 T파의 역전이 관찰되는 특징적인 심전도 소견을 보인다(그림 11-86).

(1) 원인

상염색체 우성 유전질환은 심장근육 단백질의 유전자 돌연변이다.

(2) 종류

좌심실 수축 시 승모판 앞첨판의 심실중격을 향한 움직임(systolic anterior motion, SAM)으로 인해 좌심실 유출로가 폐쇄되는지의 여부에 따라 2가지 유형으로 나뉜다.

① 폐쇄비대심근병증
② 비폐쇄비대심근병증

(3) 심초음파검사 소견

① M-mode

- 비대칭성 심실 비대: 심실중격 두께/좌심실뒤벽 두께 1.3 이상, 심장근육두께 1.5 mm이상(그림 11-79)
- 심실중격 운동성 저하
- 심장근육이 밝아 보이고 반짝거린다(sparkling).
- 폐쇄비대심근병증일 경우 승모판의 수축기 전방 이동(SAM)(그림 11-80)
- 좌심방 확장

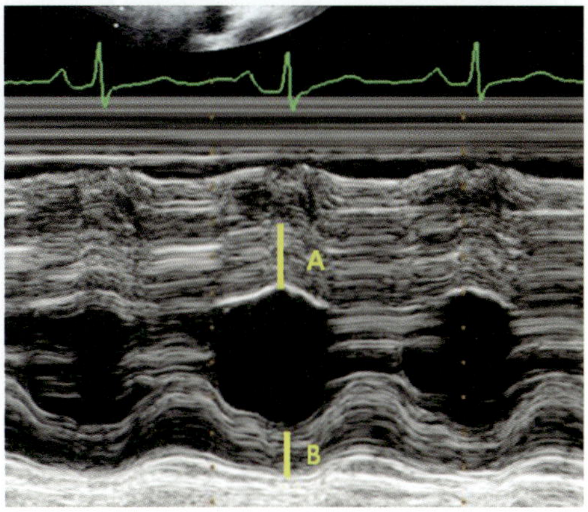

그림 11-79. 비대심근병증의 좌심실 M-mode 소견
비대심근병증 시 심실중격(A)이 심실뒤벽(B)에 비해 1.3배 이상 비대칭적으로 비후된다.

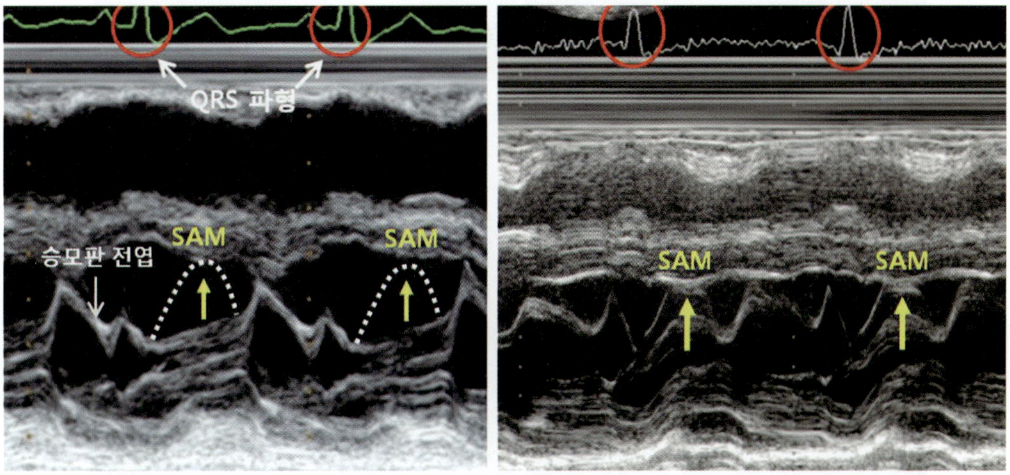

그림 11-80. 폐쇄비대심근병증의 승모판 M-mode 소견
폐쇄비대심근병증 시 승모판 M-mode에서 승모판 앞첨판이 QRS 파형을 지난 수축기 동안 심실중격을 향해 움직이는 SAM (systolic anterior motion)이 관찰된다.

② 2D 심초음파검사 소견

- 비대칭성 심실 비대: 심실중격 두께/좌심실뒤벽 두께 1.3 이상(그림 11-81), 심장근육 두께 1.5 mm 이상(그림 11-81, 82)
- 심실중격 운동성 저하

- 심장근육이 밝아 보이고 반짝거린다(sparkling).
- 폐쇄비대심근병증일 경우 승모판의 수축기 전방 이동(SAM)
- 좌심방 확장

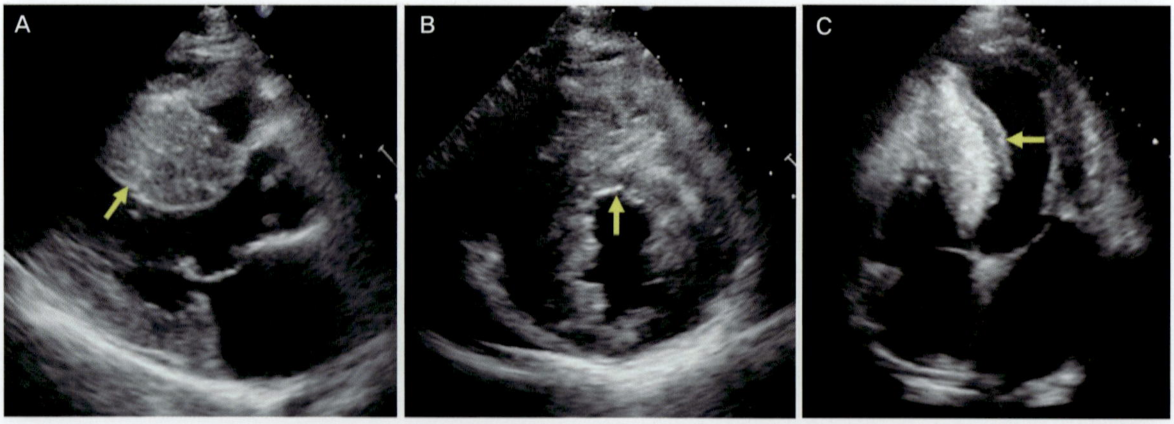

그림 11-81. 비대심근병증

A: 복장곁긴축단면도, B: 복장곁짧은축단면도(꼭지근 수준), C: 심첨사방도. 심실중격의 비대칭적 비후가 관찰된다(화살표).

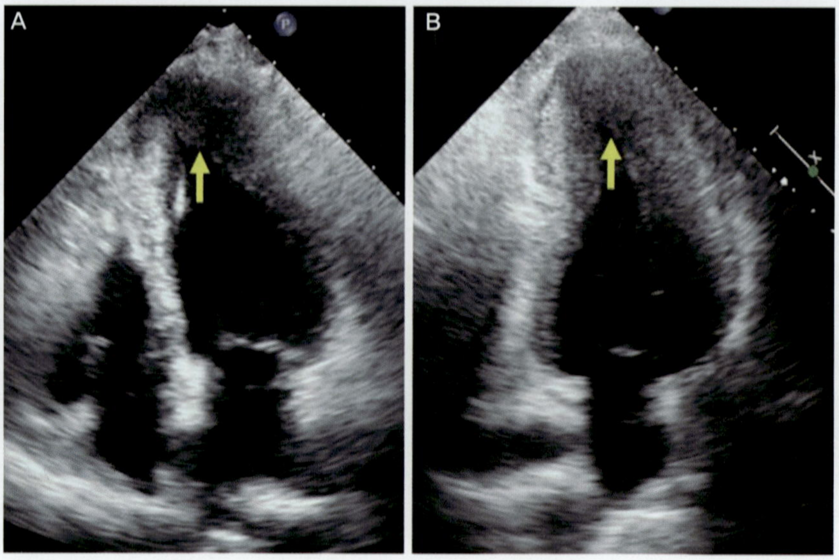

그림 11-82. 심첨부비대심근병증

A: 심첨사방도, B: 심첨이방도.

심첨 외에 다른 심실벽의 두께는 정상이고 심첨만 1.5 cm 이상 비대칭적 비후되어 있다.

임상노트

동심비대(concentric hypertrophy)

비대심근병증과 달리 심실벽이 대칭적으로 비후되어 있다. 고혈압이나 대동맥판협착증으로 나타나고 비대심근병증과과 구별해주어야 한다(그림 11-83).

동심비대 심전도는 심첨부비대심근병증 심전도와 구분해야 한다. V1의 S 파형의 높이와 V5 또는 V6의 R 파형의 높이의 합이 35 mm 이상이면 동심비대로 진단할 수 있다(그림 11-87).

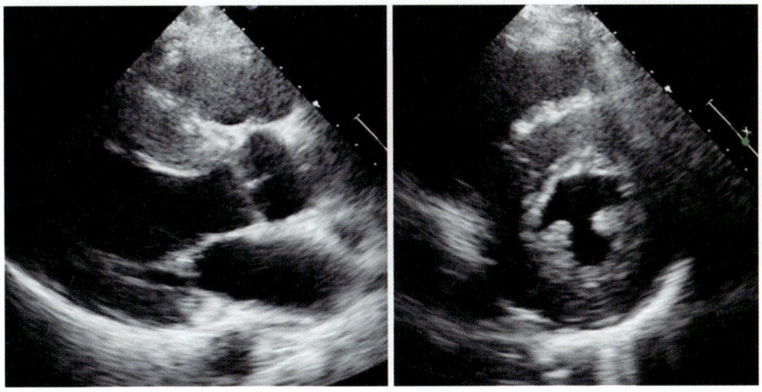

그림 11-83. 동심비대

심실벽이 대칭적으로 비후되어 있다.(A: 심첨사방도, B: 심첨이방도)

③ 도플러 심초음파검사 소견

가. 색 도플러: 폐쇄성일 경우, 좌심실 유출로의 소용돌이 혈류와 승모판역류 관찰(그림 11-84)

나. 간헐파형 도플러: 확장 기능 장애

다. 간헐파형, 연속파형 도플러: 폐쇄성일 경우, 좌심실 유출로의 파형이 단검 모양(dagger shape)(그림 11-85)

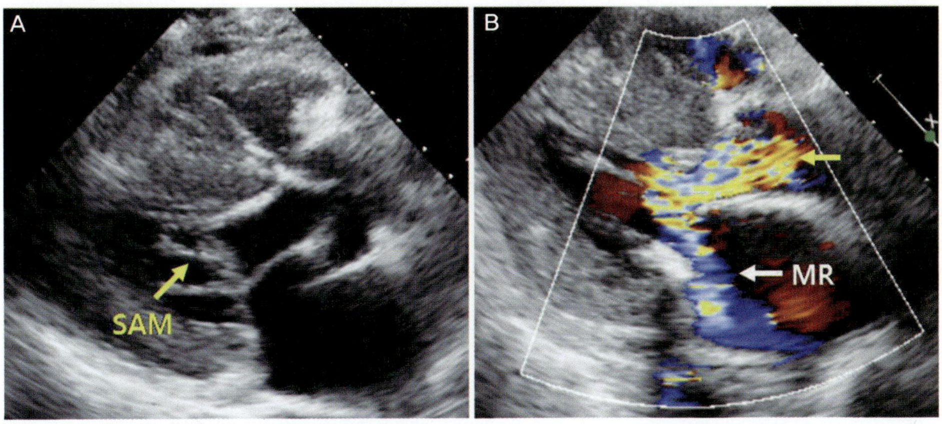

그림 11-84. 폐쇄비대심근병증의 2D 심초음파검사, 색 도플러 소견

A: 복장결긴축단면도에서 수축 시, 승모판 앞첨판이 심실중격으로 움직이는 SAM (systolic anterior motion)이 관찰된다.

B: 색 도플러 시행하였을 때, SAM (systolic anterior motion)에 의한 좌심실 유출로 폐쇄에 의한 소용돌이 혈류(노란색 화살표)와 승모판역류(하얀색 화살표)가 관찰된다. MR (mitral requrgitation, 승모판역류)

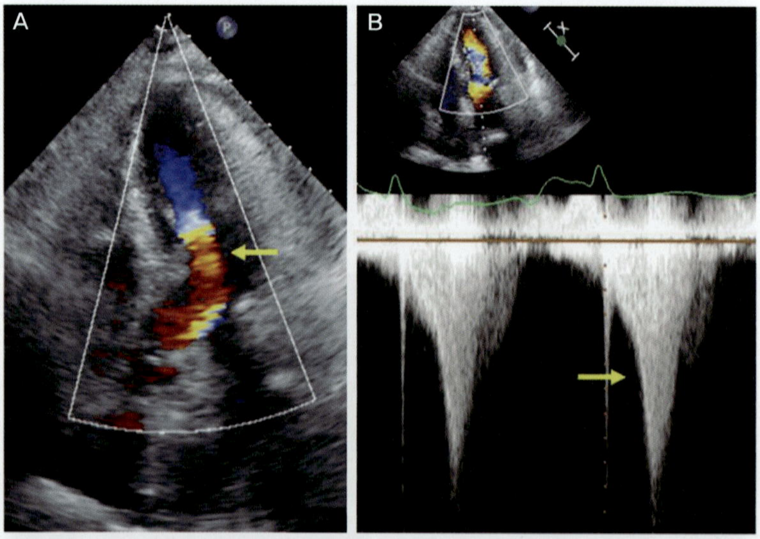

그림 11-85. 폐쇄비대심근병증의 도플러 소견

A: 심첨오방도에서 색 도플러 시행하였을 때, SAM (systolic anterior motion)에 의한 좌심실 유출로 폐쇄로 소용돌이 혈류(화살표)가 관찰된다.

B: 좌심실 유출로의 소용돌이 혈류의 방향과 일치하도록 연속파형 도플러를 시행하면 단검 모양(dagger-shape)의 파형(화살표)이 관찰된다.

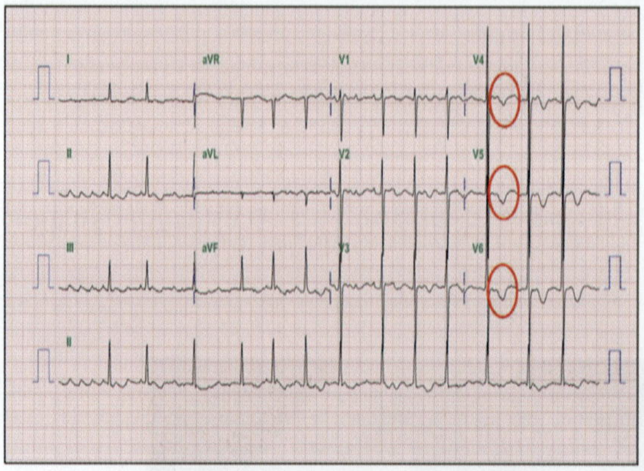

그림 11-86. 심첨부비대심근병증 심전도

심첨부비대심근병증 심전도로 V2, V3부터 T 파의 역전이 관찰되고, V4, V5, V6에서 큰T 파의 역전이 관찰되는 특징적인 심전도 소견을 보인다.

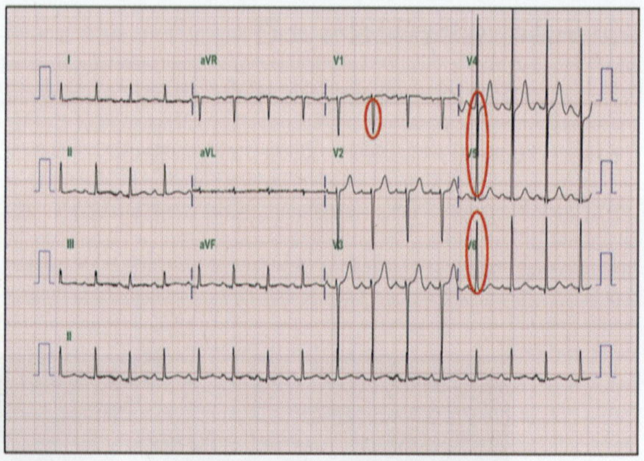

그림 11-87. 동심비대 심전도

동심비대 심전도는 심첨부비대심근병증 심전도와 구분해야 한다. V1의 S 파형의 높이와 V5 또는 V6의 R 파형의 높이의 합이 35 mm 이상이면 동심비대로 진단할 수 있다.

10. 심장막 삼출액(Pericardial effusion)

심장막(pericardium, 심낭)에 비정상적으로 액체가 고이는 질환을 말한다.

1) 심장막(심낭)의 해부 및 생리

심장막은 심장 외부를 둘러싸고 있는 두꺼운 섬유성 막을 말하며, 내장쪽심장막(visceral pericardium)과 벽쪽심장막(parietal pericardium)으로 구분된다. 내장쪽심장막과 벽쪽심장막 사이에는 심장막안이 있으며, 정상적으로 심장이 자유롭게 움직일 수 있게 해주는 소량의 삼출액이 존재한다.

- 정상 심장막액(심낭액): 20~30 mL

2) 심장막의 기능

(1) 탄력성이 풍부한 막으로 심방과 심실의 갑작스러운 확장이나 변형을 방지

(2) 심장의 해부학적 위치를 비교적 일정하게 유지

(3) 심장과 그 주위 구조물 사이의 마찰을 최소화

(4) 감염 확산 방지

3) 심장막 삼출의 원인

심장막에 염증이 일어나 심장막의 삼출액이 증가하게 된다.

(1) 세균이나 바이러스 감염

(2) 갑상샘질환

(3) 콩팥질환

(4) 자가면역질환

4) 2D 심초음파검사 소견

(1) 내장심장막이 벽심장막이이 분리되어 검게 보이는 부위(무에코 공간)가 존재

(2) 심장막 내에 압력이 상승하는 심장막 압전(tampondae)일 때, 심장막 내에서 심장이 부유(swinging) 운동을 한다(그림 11-88).

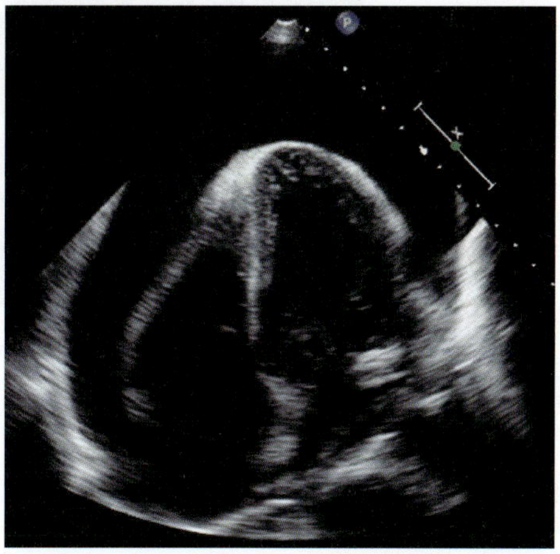

그림 11-88. 심장막 압전
많은 양의 심장막 삼출액이 관찰되고, 심장이 부유 운동을 한다.

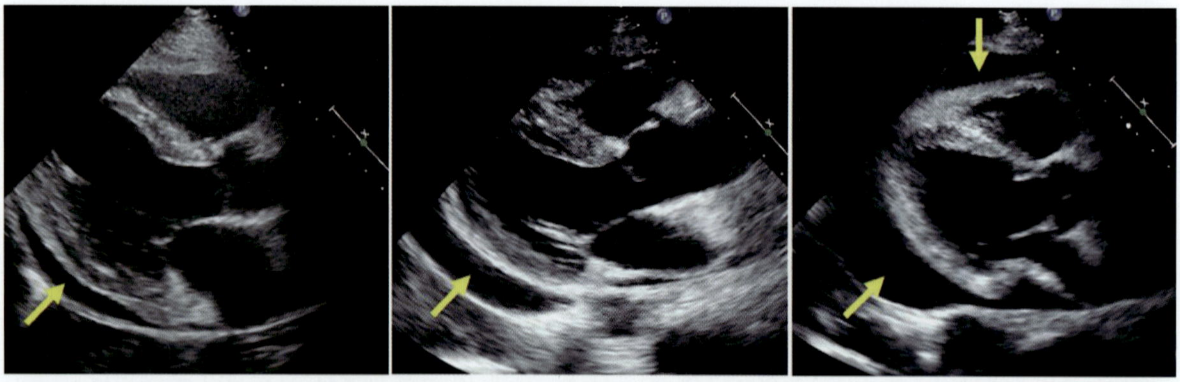

경도 중등도 중증

그림 11-89. 심장막 삼출액의 중증도 평가

경도: 좌심실 뒷면 쪽에 심장막 삼출액이 0.9 cm
중등도: 좌심실 뒷면 쪽에 심장막 삼출액이 1.5 cm
중증: 좌심실 뒷면 쪽에 심장막 삼출액이 2.3 cm, 앞면 쪽에 2 cm 관찰된다.

※ 심장막 삼출액(pericardial effusion)과 가슴막 삼출액(pleural effusion)의 구별 요령

- 심장막 삼출액은 심장막 안의 삼출액이고 가슴막 삼출액은 심장막 밖의 삼출액이다. 2D 심초음파검사상에서 같은 무에코 공간으로 검게 보이므로 식별이 어려운 경우가 많지만, 일반적으로 가슴막 삼출액 내부는 섬유성 물질을 많이 함유하고 있어 구별에 도움이 된다.
- 복장결 긴 단면에서는 심장막 삼출액과 가슴막 삼출액을 쉽게 구별할 수 있다. 구별할 수 있는 요령은 내림대동맥을 기준으로 내림대동맥 앞쪽은 심장막 삼출액이고, 뒤쪽은 가슴막 삼출액이다(그림 11-90).

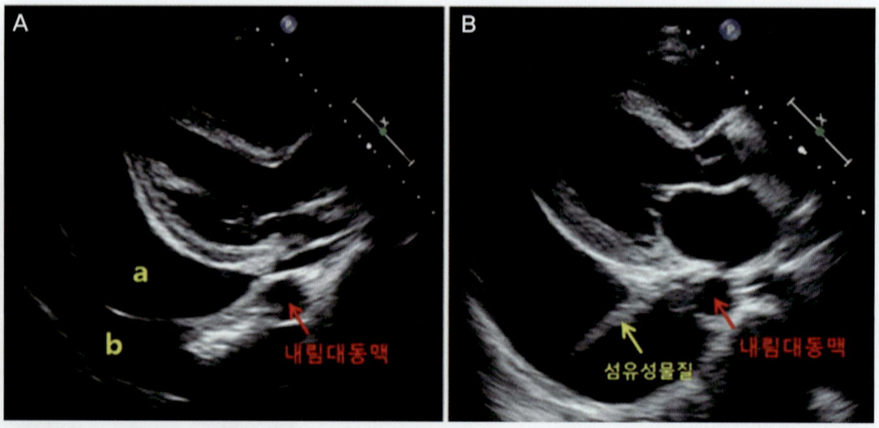

그림 11-90. 심장막 삼출액과 가슴막 삼출액 비교

A: 복장결긴축단면도에서 내림대동맥을 기준으로 내림대동맥 앞쪽은 심장막 삼출액(a), 뒤쪽은 가슴막 삼출액(b)이다.
B: 복장결긴축단면도에서 내림대동맥을 기준으로 내림대동맥 뒤쪽에 위치하는 가슴막 삼출액으로 가슴막 삼출액 안에는 섬유성 물질이 관찰된다.

임상노트

삼출액(effusion, exudate)
염증이 생겼을 때 핏줄이나 미세한 구멍에서 조직이나 체강 속으로 스며 나오는 세포 성분과 액체 성분, 진물이나 고름 따위가 있다. 흉막염이 있을 때 흉막강 속에 물이 고이는 것도 여기에 속한다.

누출액(transudate)
염증을 동반하지 않고 막을 통과해서 또는 조직으로부터 나오는 액상 물질이다.

초음파검사학 실습보고서

학교명: 학번: 이름:

초음파검사학 실습보고서

학교명: 학번: 이름:

초음파검사학

CHAPTER II

목동맥 초음파 검사

Carotid Artery Ultrasound

Section

12 목동맥 초음파검사를 위한 해부생리

학습목표

1. 목동맥의 해부 생리를 설명할 수 있다(A).
2. 죽상동맥경화증을 설명할 수 있다(A).

1. 목동맥의 구조(Anatomy of carotid artery)

목동맥(경동맥, carotid artery)은 뇌로 가는 총 혈류 중 약 80%를 담당한다. 목동맥은 대동맥활(aortic arch)에서 시작한다.

오른온목동맥(right common carotid artery)은 팔머리동맥(brachiocephalic artery)에서 오른빗장밑동맥(right subclavian artery)과 함께 분지하고, 왼온목동맥(left common carotid artery)은 바로 대동맥활에서 분지된다(그림 12-1). 온목동맥은 목의 장축을 따라 주행하며 목빗근을 따라 위쪽으로 주행하다가 주로 셋째-넷째 목뼈 높이에서 속목동맥(internal carotid artery, ICA)과 바깥목동맥(external carotid artery, ECA)으로 분지하는데, 이 부위는 혈류 변화로 인해 소용돌이 흐름(turbulence flow)이 형성되어 죽상경화판(atherosclerotic plaque)이 자주 발생한다.

죽상경화판은 목동맥 분기부(carotid bulb)에 가장 먼저 발생하고 다음으로 속목동맥, 온목동맥 순이며 분기부는 죽상경화증의 발병과 가장 연관이 깊은 부위로 목동맥 검사 시 반드시 관찰해야 하는 부위이다.

바깥목동맥은 속목동맥에 비해 앞쪽, 안쪽으로 주행하여 여러 가지를 내며 얼굴과 머리덮개에 혈류를 공급한다.

속목동맥은 바깥동맥에 비해 혈관의 지름이 같거나 더 굵고 목부위 높이에서는 분지 혈관이 없으며 주로 뒤쪽 심부에 위치해 있다. 이런 해부학적 특징은 초음파 검사에서 속목동맥과 바깥동맥을 구별하는 데 유용하다.

한편 목정맥(경정맥, jugular vein)은 온목동맥의 가쪽으로 주행한다. 양쪽 척추동맥(vertebral artery, VA)은 빗장밑동맥(subclavian artery)에서 기원하여 여섯째 목뼈에서 가로돌기구멍(trans verse foramen)을 통과하는데, 척추동맥 초음파 검사는 초음파 신호가 뼈조직을 통과하지 못하므로 위·아래 가로돌기 사이에서 보이는 혈관만 검사할 수 있다.

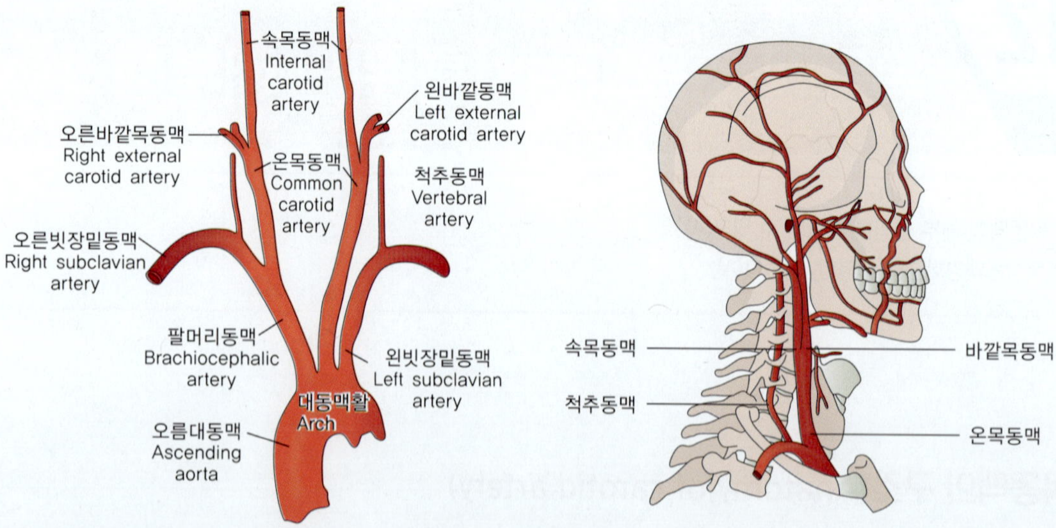

그림 12-1. 목동맥 구조

2. 혈관의 해부생리

혈관은 산소와 영양분을 포함한 혈액을 우리 몸의 각 조직으로 보내고 세포의 에너지 대사로생성되는 이산화탄소와 노폐물을 받아들이는 중요한 역할을 담당한다.

동맥은 산소나 영양분을 함유한 혈액을 심장에서 온몸으로 보내는 혈관으로, 점차 가늘어져 모세혈관으로 이행하며, 여기에서 조직과의 사이에 물질 교환을 하고, 다시 모여 정맥이 되어심장으로 들어간다. 따라서 동맥에 흐르는 혈액은 압력이 높고, 굵은 동맥일수록 혈액이 흐르는 속도가 빠르기 때문에 이들에 적응하여 동맥은 정맥과 다른 발달을 하고 있다.

혈압은 혈액이 심장에서 밀려나올 때의 압력으로 대동맥에서 가장 높고, 가느다란 동맥일수록 낮아진다. 심장이 이완될 때는 심실 내압은 0 mmHg 되는데, 동맥 내압은 결코 0 mmHg이 되는 일이 없다. 이는 혈관벽에 강한 탄력성이 있기 때문에 박동을 했을 때는 확장하여 압력을 늦추고, 심실 확장기에는 수축하여 압력을 유지하기 때문이다. 동맥경화로 인해 탄력성이나빠지면 혈관벽은 확장되지 못하고 저항하게 되어 혈압이 비정상적으로 높아진다.

혈관은 기본적으로 속막-중간막-바깥막의 3개 층으로 이루어져 있다(그림 12-2).

1) 속막(내막, intima)

속막은 혈류가 접촉되는 혈관벽 가장 안쪽의 내벽으로 한 겹의 얇은 상피 세포인 혈관내피세포(endothelial cell)로 이루어져 있다. 아교질섬유(collagen fiber)와 탄력섬유(elastic fiber)로 구성된 얇은 결합조직으로 유리와 같이 매우 균일하고 매끈하다.

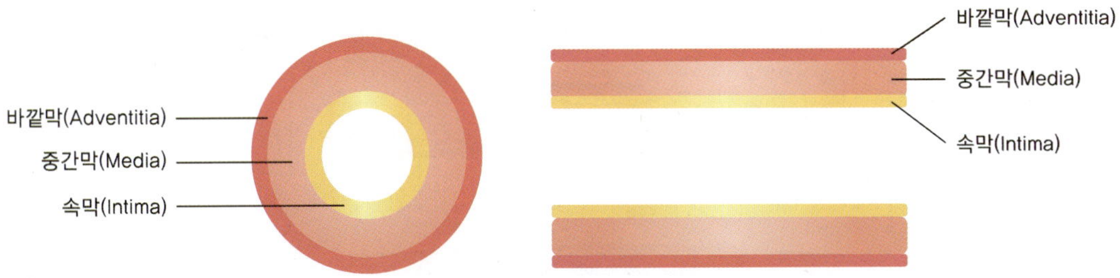

그림 12-2. 혈관 구조

2) 중간막(중막, media)

중간막은 속막 바깥쪽의 두꺼운 근육층으로 민무늬근(평활근, smooth muscle cell) 및 아교질섬유, 탄력섬유로 구성되어 있는 가운데층이다. 이것을 지배하는 자율신경(부교감신경인 미주신경과 교감신경)이 분포하고 있으며 혈관 확장 및 수축을 조절한다.

뇌와 척수에서 오는 명령에 의해 근육이 수축하면 혈관 내강이 좁아져 혈류가 빨라진다. 중간막의 바깥쪽은 결합조직으로 된 바깥막으로 에워싸여 있는데, 굵은 동맥의 경우는 여기에도 탄력섬유가 풍부하게 분포하고 있다.

3) 바깥막(외막, adventitia)

바깥막은 혈관벽의 가장 바깥쪽 벽으로 결합조직, 미세혈관 망으로 구성되어 있다.

3. 죽상경화증(Atherosclerosis)

죽상경화증은 혈관내피세포의 손상으로부터 시작된다. 내피세포가 손상을 받게 되면 혈관의 지질 투과성이 증가하게 되어 지질이 혈관벽에 쌓이게 되고, 혈소판 및 백혈구가 달라 붙어 죽상경화판(atherosclerotic plaque)의 형성이 일어나 혈관벽이 결절 모양으로 두꺼워지고 굳어져 죽상경화증이 진행된다(그림 12-3).

죽상경화라는 용어는 죽상(atheroma)과 경화(sclerosis)의 합성어로서 동맥경화와 혼용되어 사용되고 있다. 죽상경화증은 동맥경화증(arteriosclerosis)의 한 종류로 비교적 큰 혈관에 국소적으로 생기며, 내경의 협착이 진행되면 협심증, 심근경색증 등의 관상동맥질환을 일으킬 뿐만 아니라 뇌혈관의 경색 혹은 출혈 그리고 말초동맥의 폐쇄를 일으킬 수 있다. 병변은 배대동맥에서 가장 많이 발견되며, 그 밖에 관상동맥, 오금동맥, 가슴대동맥, 목동맥 순으로 발견된다.

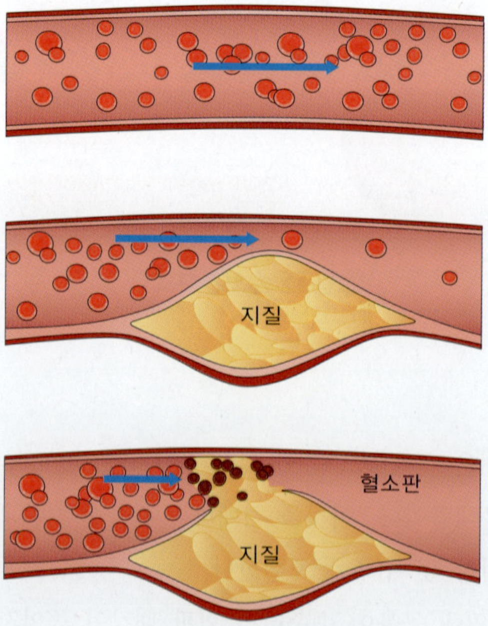

그림 12-3. **죽상경화증**(Atherosclerosis)
A: 정상 혈관, B: 죽상경화판(plaque) 형성, C: 혈전(blood clot) 형성, B, C: 죽상경화증

Section

13

목동맥 초음파의 기본개념

학습목표

1. 목동맥 초음파검사의 임상적 의의를 설명할 수 있다(A).
2. 탐촉자의 선택과 조작방법을 설명할 수 있다(A).
3. 목동맥 초음파의 허상을 설명할 수 있다(A).
4. 목동맥 초음파를 위한 진단장치 조절을 설명할 수 있다(A).

1. 목동맥 초음파검사의 임상적 의의

목동맥은 초음파를 이용하여 쉽게 영상을 얻을 수 있는 동맥으로 목동맥의 죽상경화증의 정도는 뇌졸중(stroke, 중풍)과 같은 뇌혈관 질환의 표지자(marker)일 뿐 아니라 관상동맥질환(coronary artery disease)의 예측 인자로 이미 잘 알려져 있다. 특히 목동맥의 속막–중간막 두께(intima–media thickness, IMT)는 죽상경화성 변화를 잘 반영할 뿐만 아니라 죽상경화판의 존재가 없더라도 장기적인 뇌졸중 혹은 허혈성 심장질환의 발병을 예측할 수 있는 것으로 알려져 있다.

B–mode 초음파 검사는 속막–중간막 두께를 측정할 수 있어 초기의 죽상경화증 병변을 알아볼 수 있고, 석회화된 죽상경화판의 유무 등을 잘 관찰할 수 있기 때문에 최근에 많이 사용되며, 여러 가지 죽상경화와 관련된 연구에서 치료나 관찰의 최종 목표로 사용되고 있다. 또한, 비침습적이고 경제적이며 조영제가 필요하지 않아 반복 검사가 가능하다는 장점이 있다.

죽상경화증은 침범한 혈관에 따라 각각의 증상을 일으키게 되는데, 죽상경화증은 하지동맥에서 간헐적 파행을 일으키며, 목동맥에서는 뇌허혈증을 일으키고, 관상동맥의 경우에는 심근경색증이나 허혈성 심질환을 일으킨다. 이 중 관상동맥의 죽상경화증은 성인에서 중요한 사망 원인이 된다. 이러한 이유로 죽상경화증에 의한 동맥의 변화를 조기에 발견하고, 그 정도를 알아보는 것은 관상동맥 죽상경화증의 예측과 죽상경화증 위험인자의 조절에서 매우 중요하다.

2. 탐촉자의 선택

초음파는 주파수가 낮을수록 투과력과 에너지는 증가하지만 해상력은 감소하고, 반대로 주파수가 높으면 투과력은 감소하고 해상력은 높아지는 물리학적 특성을 가지고 있다. 따라서 뇌혈관 도플러 검사에서는 머리뼈(두개골) 내에 위치한 뇌혈관을 검사하기 때문에 투과력이 높은 2 MHz의 초음파를 이용하고, 심장 초음파는 2.5 MHz 전후, 복부 초음파는 3.5 MHz를 주로 사용한다.

목동맥 초음파는 피부에서 가까운 혈관을 검사하기 때문에 5~12 MHz의 고해상력 선형 탐촉자(linear probe)가 사용된다. 그러나 속목동맥 및 바깥목동맥의 분지 부위(bulb)를 관찰하기 위해서는 7.5 MHz의 탐촉자가 추천된다(그림 13-1).

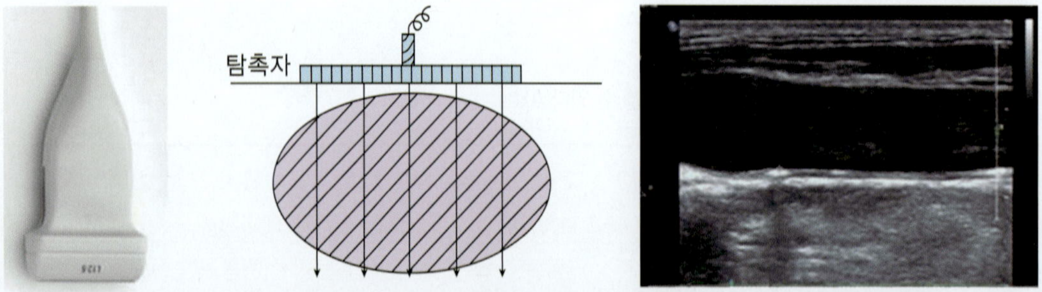

그림 13-1. 목동맥 초음파를 위한 탐촉자의 종류

3. 허상(Artifact)

1) 음향음영(acoustic shadow)

석회화(calcification)가 심한 죽상경화판이 있을 경우, 경화판 뒷부분은 영상이 만들어지지 않아 검게 보이는 음향음영(acoustic shadow) 허상이 나타난다(그림 13-2).

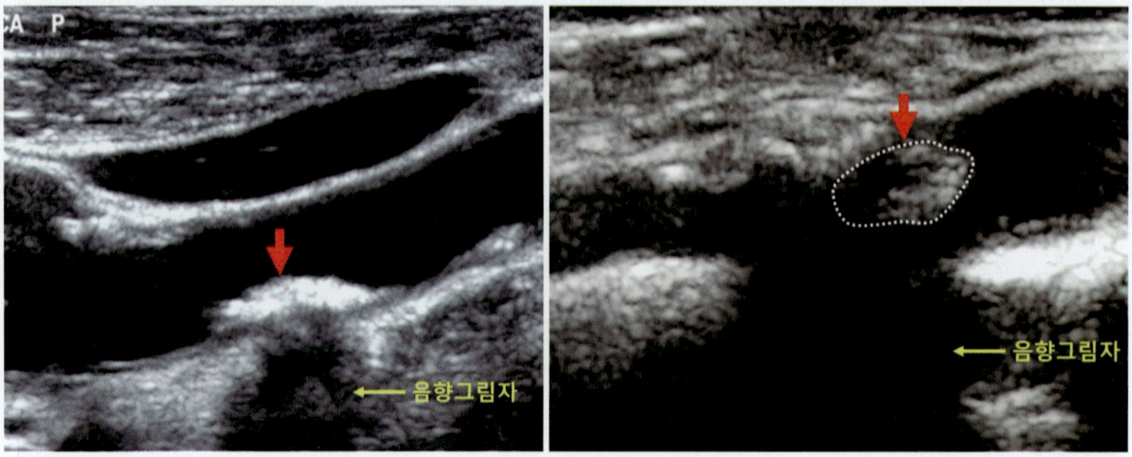

그림 13-2. 음향음영(acoustic shadow)
화살표는 죽상경화판을 가리키며, 그 아래로 음향음영를 보이고 있다.

4. 목동맥 초음파를 위한 진단장치 조절

목동맥 초음파 검사의 조건은 다음과 같다(그림 13-3).

- Frame rate: 40 Hz 이상
- Depth: 3 cm
- Focal zone: 혈관 중앙에 위치
- Harmonic image: 이미지가 좋지 않을 경우 사용

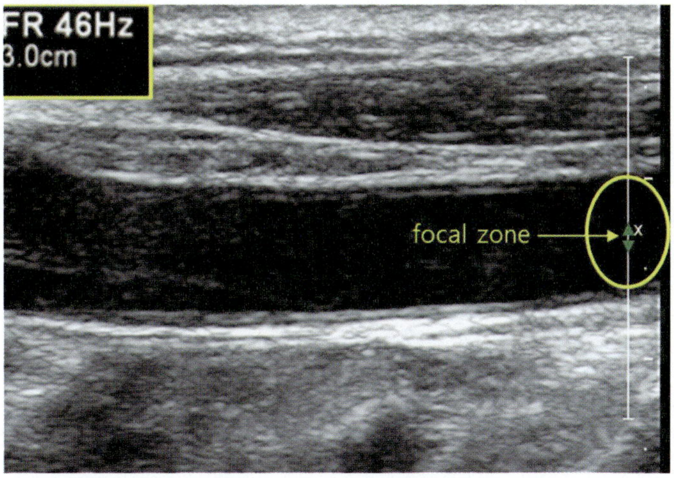

그림 13-3. 초음파 장비 조건

Focal zone은 혈관의 중앙에 위치시키고 frame rate (FR)는 40 Hz 이상, depth는 3 cm로 한다.

초음파검사학 실습보고서

학교명: 학번: 이름:

Section

14 목동맥 초음파 검사방법

학습목표

1. 검사 자세와 검사를 위한 준비사항을 설명할 수 있다(A).
2. 온목동맥, 속목동맥, 바깥목동맥을 구별방법을 설명할 수 있다(A).
3. B mode 검사법 및 IMT 측정방법을 설명할 수 있다(A).
4. Doppler 검사법을 설명할 수 있다(A).

1. 검사를 위한 준비사항

1) 검사 준비

(1) 우선 검사 전 간단한 문진을 해서 증상을 점검하고 뇌졸중의 병력이 있는지를 확인한다. 또한 고혈압, 흡연, 당뇨병, 비정상 지질혈증, 허혈성 심질환이 있는지를 확인하고, 목동맥에서 혈류의 흐름을 촉지 또는 청진으로 사전 확인 후 검사를 시작하는 것이 검사의 정확도를 높이는 데 도움이 된다. 검사 전 양팔의 혈압 측정 시 20 mmHg 이상 차이가 나면 빗장밑동맥의 협착을 의심해야 한다.

(2) 7.5 MHz 선형 탐촉자, 심전도 전극(electrode), 초음파 젤, 인화지를 준비한다.

(3) 목동맥 초음파를 위한 각도기(Meijer arc)를 준비한다(그림 14-1).

(4) 심전도 전극을 좌쪽 어깨(LA), 우쪽 어깨(RA), 좌쪽 허리(LF) 부위에 부착하고 표준 팔다리유도(II 유도)를 모니터링한다.

(5) 피검자의 등록번호, 이름, 키, 몸무게 및 기타 정보(혈압, 진단명, 기저질환) 등을 장비에 입력하고 검사를 시작한다.

2) 피검자 자세 및 탐촉자 잡는 방법

피검자를 반듯이 눕히고(supine position) 목 밑에 작은 베개를 받쳐 목을 펴게 하고(신전, extension), 검사 반대방향으로 머리를 약간 돌린다. 이때 너무 큰 베개를 사용하면 목의 움직임에 제한되어 오히려 검사를 어렵게 할 수 있다(그림 14-2A).

탐촉자를 잡는 방법은 탐촉자의 방향 표지자가 머리 쪽으로 향하도록 하고 탐촉자를 목동맥의 주행과 나란히 위치시키면 긴축단면도를 얻을 수 있다(그림 14-2B).

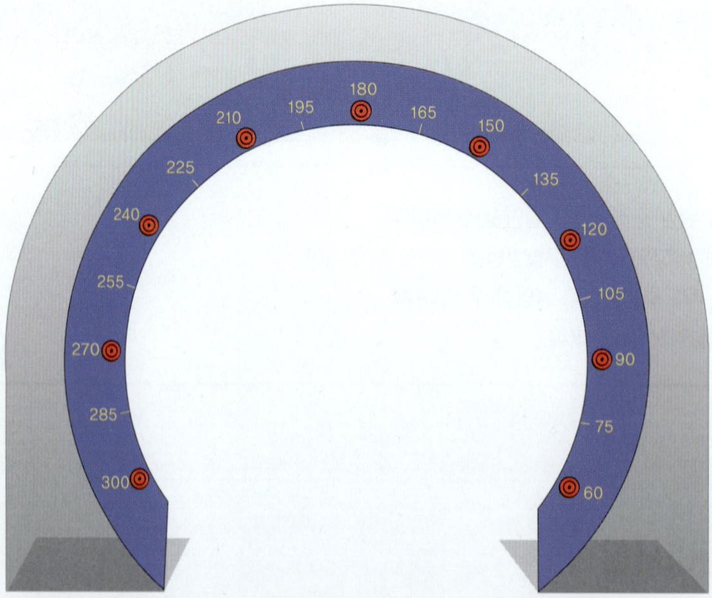

그림 14-1. 각도기(Meijer arc)

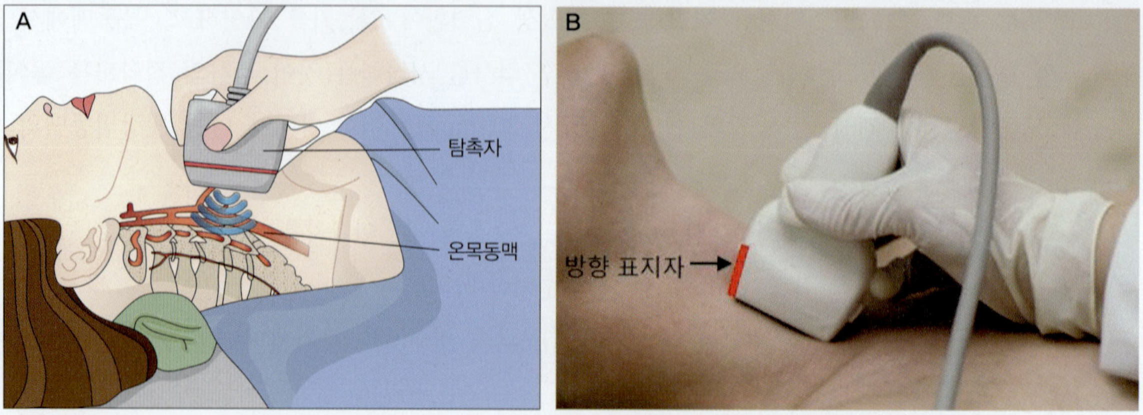

그림 14-2. 목동맥 초음파를 위한 피검자 자세 및 탐촉자 잡는 방법

A: 피검자를 반듯이 눕혀서 목을 펴게 하고, 검사 반대방향으로 머리를 약간 돌린다.
B: 탐촉자의 방향 표지자가 머리 쪽으로 향하도록 하고 탐촉자를 목동맥의 주행과 나란히 위치시키면 긴축 단면도를 얻을 수 있다.

2. B-mode 검사법

검사를 할 때에는, 검사하는 반대쪽으로 피검자의 머리를 45° 돌린 상태에서(그림 14-3A) 탐촉자를 목동맥의 주행과 나란히 위치시키면 B-mode 긴축단면도를 얻을 수 있다(그림 14-3B).

B-mode 검사에서는 검사 혈관과 초음파 투사각이 혈관벽에 수직이 되도록 해야 좋은 해상도를 얻을 수 있다(그림 14-4).

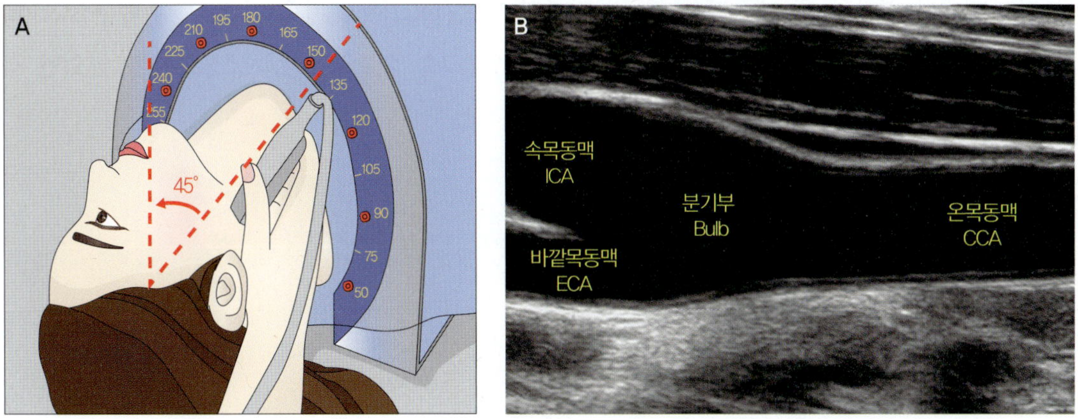

그림 14-3. 탐촉자 조작 방법

A: 검사하는 반대쪽으로 머리를 약간 돌린 상태(45°)에서 탐촉자를 목동맥의 주행과 나란히 위치시킨다.
B: 긴축단면도

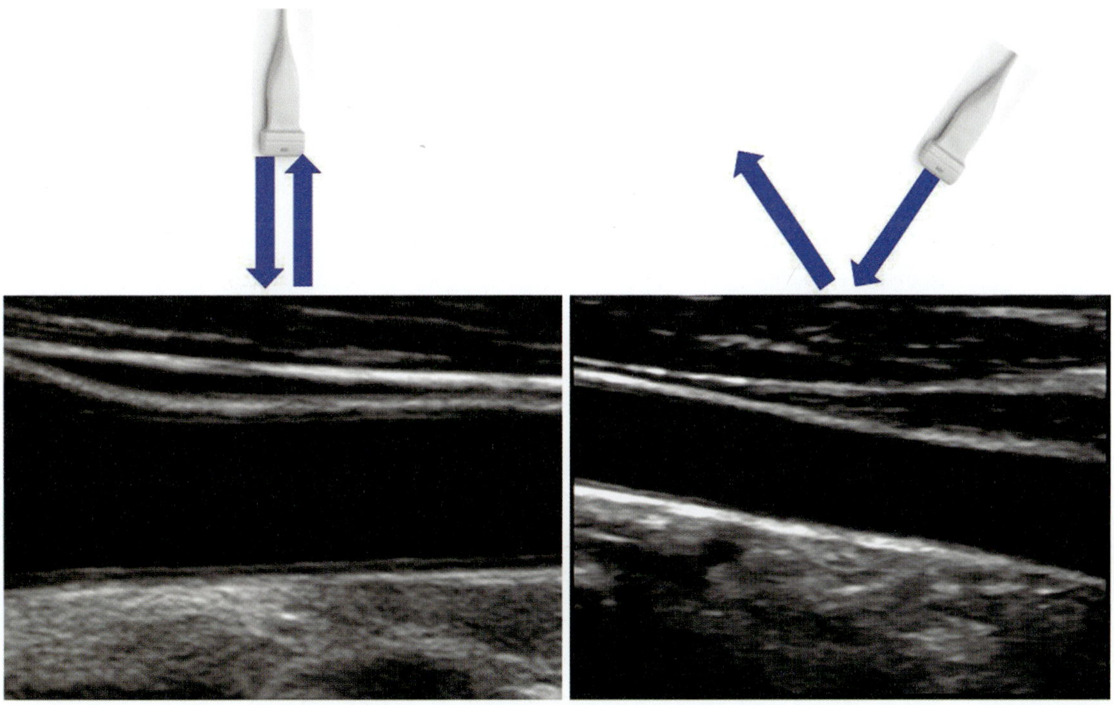

그림 14-4. 초음파 빔 투사각과 혈관의 관계

A: 초음파 빔의 투사각과 혈관이 수직을 이루어 해상력이 좋다.
B: 초음파 빔의 투사각과 혈관이 수직을 이루지 못하여 해상력이 떨어진다.

검사 순서는 온목동맥에서 검사를 시작하여 머리 쪽으로 진행한다. 좌, 우 목동맥을 차례로 검사하는데, 탐촉자를 안쪽이나 바깥쪽으로 틀어서 목동맥 시작부위를 관찰하고, 속목동맥과 바깥목동맥이 분지되는 것을 기록한다. 이때 혈관이 눌려지지 않도록 해야 하고, 동맥벽의 속막-중간막 두께(IMT)가 잘 보이도록 기록한다.

긴축단면도에서 검사를 할 때, 탐촉자는 피검자의 앞쪽(anterior), 가쪽(lateral), 뒤쪽(posterior)으로 여러 각도로 접근해야 죽상경화판을 잘 관찰할 수 있다(그림 14-5, 6, 7). 죽상경화판이 있으면 석회화의 여부, 개수 등을 관찰하여 기록한다.

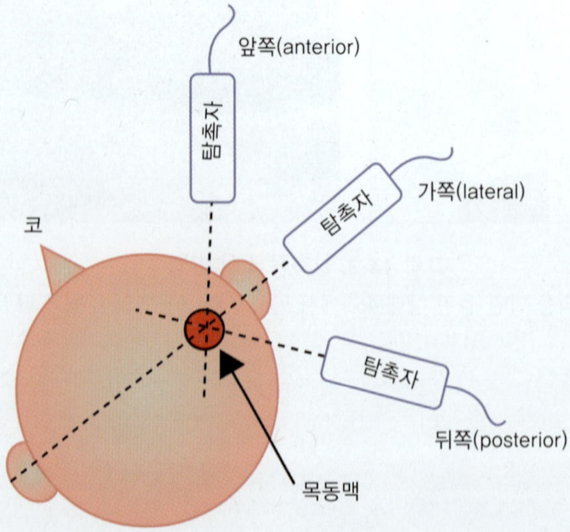

그림 14-5. 탐촉자 접근 방법
탐촉자를 앞쪽, 가쪽, 뒤쪽으로 여러 각도로 접근해야 죽상경화판을 잘 관찰할 수 있다.

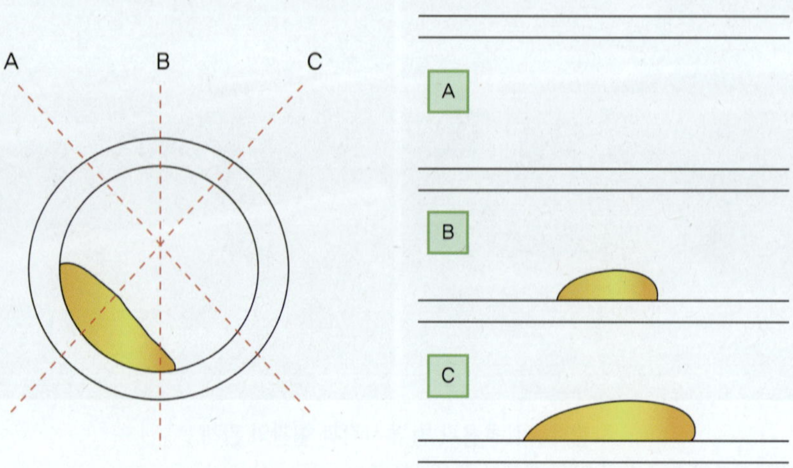

그림 14-6. 탐촉자 접근 방법에 따른 죽상경화판 관찰 소견
탐촉자의 접근 방법에 따라 혈관에 있는 죽상경화판의 관찰 소견이 달라진다.

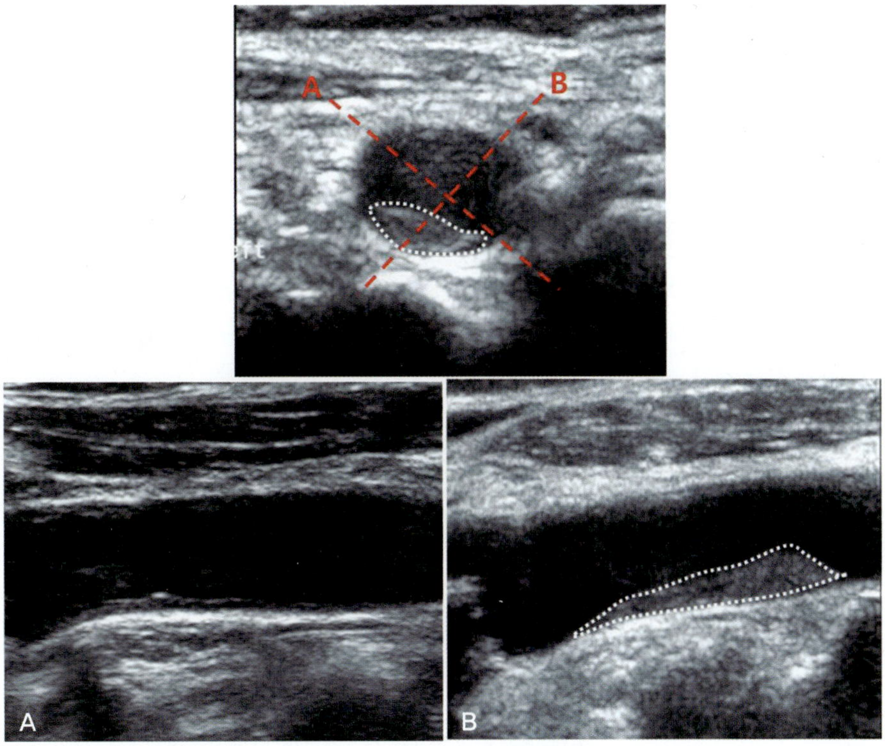

그림 14-7. 탐촉자 접근 방법에 따른 죽상경화판 관찰 증례
위: 짧은축단면도, 아래: 긴축단면도
A: A 방향으로 탐촉자를 접근하면 죽상경화판이 관찰되지 않는다.
B: B 방향으로 탐촉자를 접근하면 죽상경화판(흰색 점선)을 잘 관찰할 수 있다.

B-mode 이미지가 좋지 않아 죽상경화판의 관찰이 어려울 경우, 색 도플러를 이용하면 혈관의 구조와 죽상경화판의 유무를 확인할 수 있다(그림 14-8).

검사자에 따라 검사 순서가 다를 수 있지만 먼저 짧은축단면도를 이용하여 온목동맥 아래에서 부터 위쪽으로 탐촉자를 이동하면서 혈관을 관찰하면 가쪽벽에 위치하는 죽상경화판의 유무를 빨리 확

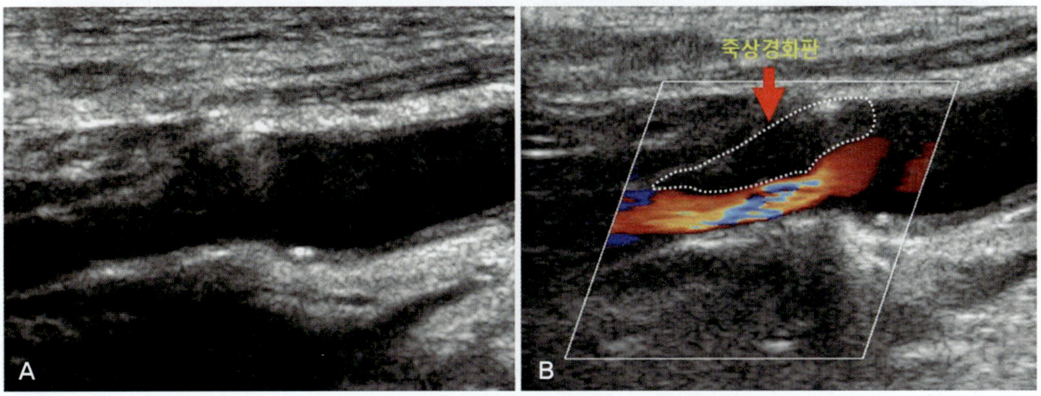

그림 14-8. 색 도플러를 이용한 죽상경화판 확인
A: 이미지가 좋지 않아 B-mode에서 죽상경화판이 관찰되지 않는다.
B: 색 도플러에서 죽상경화판의 유무를 확인할 수 있다.

인할 수 있다.

긴축 단면에서 탐촉자를 정중선(안쪽) 방향으로 90° 회전시키면 짧은축단면도를 얻을 수 있고, 반대로 짧은축 단면을 먼저 검사할 경우에는 짧은축 단면에서 혈관의 상태를 확인 후 탐촉자를 가쪽으로 90° 회전시키면 긴축단면도를 얻을 수 있다. 속막-중간막 두께나 죽상경화판의 측정은대부분 긴축단면도에서 이루어진다. 목동맥 검사를 할 때, 초보자의 경우에는 목정맥이 목동맥과 함께 주행하기 때문에 목정맥을 목동맥으로 오인하는 경우가 있을 수 있는데 목정맥은 심박동에 따른 혈관 박동성이 없고 탐촉자로 압박하면 목동맥과 달리 혈관벽이 쉽게 눌려지며 색 도플러에서 혈관 내강이 파란색으로 표시되므로 쉽게 구별할 수 있다(그림 14-9, 10)

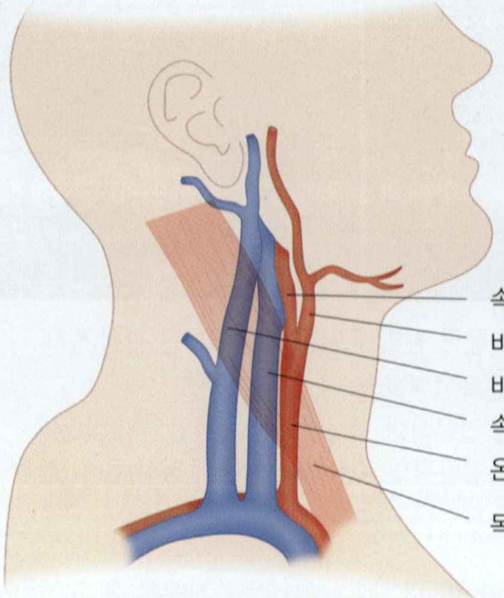

그림 14-9. 목동맥과 목정맥의 해부학적 구조

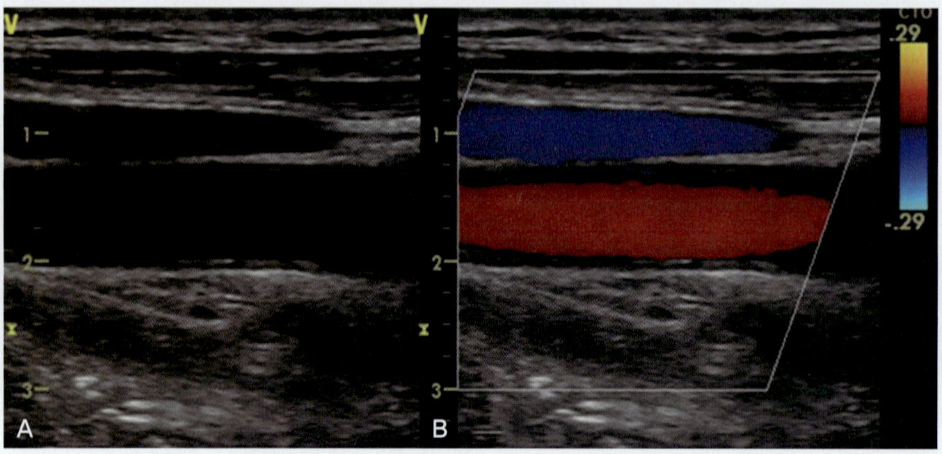

그림 14-10. 목동맥과 목정맥의 구별

A: B-mode 긴축단면도에서의 온목동맥과 목정맥

B: 색 도플러에서 온목동맥은 빨간색, 목정맥은 파란색으로 관찰된다.

3. B-mode에서의 정상 목동맥 소견

1) 온목동맥(common carotid artery)

온목동맥은 비교적 쉽게 그 위치와 크기를 측정할 수 있다. 피부와 평행하게 주행을 한다.

중간 부위의 온목동맥은 피부 방향에 평행하게 주행을 하며 마지막 부분은 분기부를 형성하고속목동맥과 바깥목동맥으로 갈라진다. 특히 마지막 1/3 부위의 분기부위는 동맥경화증이 자주발생하는 부위로 특히 세심하게 관찰해야 하며, 죽상경화판이 심하게 있는 경우에는 정확한 위치의 혈류속도를 측정하기 어려운 경우도 있다(그림 14-11A).

2) 속목동맥, 바깥목동맥(internal carotid artery, external carotid artery)

속목동맥은 바깥목동맥에 비해 뒤쪽 바깥쪽으로 주행한다. 혈관의 크기는 분기부에서는 속목동맥이 크게 관찰되지만 머리 쪽으로 갈수록 두 혈관의 크기는 비슷해진다.

바깥목동맥은 목 부위에 8개의 분지를 내는데 이 분지의 유무로 속목동맥과 바깥목동맥 구별이 용이하다(그림 14-11B).

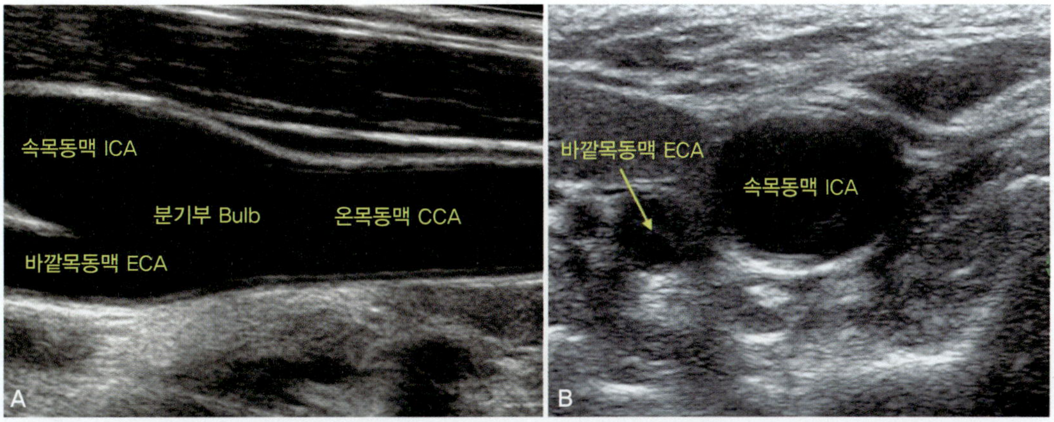

그림 14-11. B-mode에서 정상 목동맥 소견(A: 긴축 단면도, B: 짧은축 단면도)
ICA (internal carotid artery, 속목동맥), ECA (external carotid artery, 바깥목동맥), Bulb(분기부), CCA (common carotid artery, 온목동맥)

4. 혈관 구별법

목동맥 초음파 검사는 온목동맥, 속목동맥, 바깥동맥, 척추동맥을 포함해야 하므로 각 동맥을 정확히 확인하여야 한다. 이 중에서 속목동맥은 죽상경화증이 잘 발생하고 심한 협착이 발견되는 경우 목동맥 속막절제술이나 스텐트 삽입과 같은 치료가 필요할 수 있어서 바깥동맥과의 감별이 중요하다.

속목동맥은 바깥목동맥에 비해서 비교적 혈관 직경이 더 굵고, 뒤바깥쪽 심부에 위치하며 목부위에서의 분지 혈관은 없다(그림 14-11B). 또한 속목동맥은 바깥동맥에 비하여 혈류량이 많고, 뇌실질에 혈액공급을 하기 때문에 혈관의 병변이 없는 경우, 저항이 작은 혈류가 관찰됨으로 이런 특징을 이용하면 감별이 용이하다.

1) 속목동맥의 간헐파형 도플러 파형의 특징(그림 14-12A)

① 혈류량이 많아서 도플러 파형이 진하게 보인다.

② 최고수축기 속도, 확장기말 속도가 바깥목동맥보다 빠르다.

③ 먼쪽 부위의 저항이 작기 때문에 최고수축기와 확장기 초기에 완만한 경사를 보여 수축기 정점이 둥근 모양이다.

2) 바깥목동맥의 간헐파형 도플러 파형의 특징(그림 14-12B)

① 바깥목동맥의 최고수축기 속도와 확장기말 속도는 속목동맥보다 낮고, 최고수축기의 감속기울기가 심하다.

② 관자 두드리기(tapping) 시, 파형의 변화(톱니 모양)가 있다.

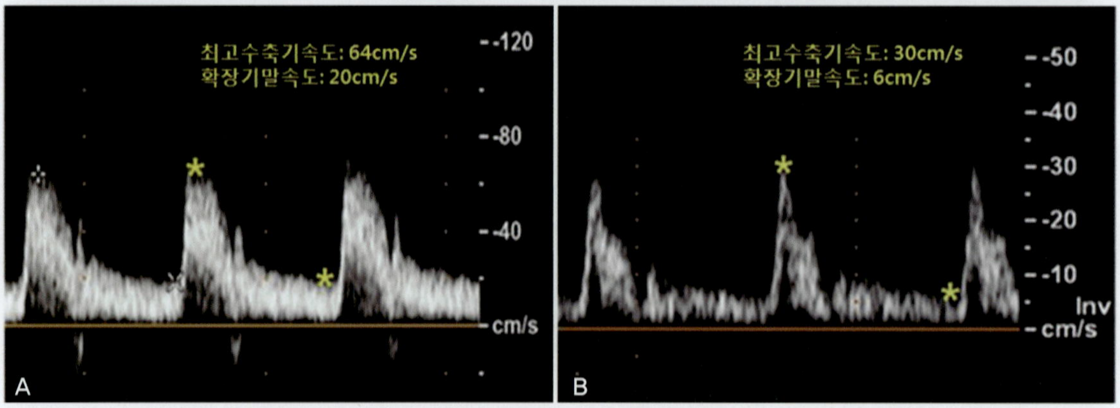

그림 14-12. 속목동맥, 바깥목동맥의 간헐파형 도플러 파형의 특징

A: 속목동맥의 최고수축기 속도, 확장기말 속도가 바깥목동맥보다 빠르고 파형이 진하게 보이며, 최고수축기의 감속 기울기가 완만하다.

B: 바깥목동맥의 최고수축기 속도와 확장기말 속도는 속목동맥보다 낮고, 최고 수축기의 감속 기울기의 경사가 심하다.

5. 목동맥 속막-중간막 두께 측정 방법(Carotid intima-media thickness)

목동맥의 정상적인 혈관벽은 B-mode에서 이중의 밝은 선으로 보인다. 첫 번째 선은 속막(intima)을 나타내고 두 번째 밝고 굵은 선은 바깥막(adventitia)을 나타내며 중간의 검은 부분은 중간막(media)

을 나타낸다(그림 14-13). 이러한 혈관벽의 구조는 온목동맥에서 가장 잘 관찰되는데, 속목동맥에서는 초음파 입사각을 정확히 직각으로 하기 어려워 이중의 선을 관찰하기 어려운 경우도 있다.

목동맥의 속막–중간막 두께(intima–media thickness, IMT)는 B–mode 초음파를 이용하여 측정하며 혈류 접촉면과 속막의 경계선에서부터 중간막과 바깥막의 경계선까지의 거리를 측정한다(그림 14-14, 15).

속막–중간막 두께(IMT)는 초음파 방향에 따라 몸쪽 부위(근위)의 벽과 먼쪽 부위(원위)의 벽에서 측정할 수 있는데 먼쪽 부위 벽의 속막–중간막 두께가 더 정확하다고 알려져 있다. 좌목동맥, 우목동맥은 각각 온목동맥부의 분기부에서 1 cm 부위에서 여러 지점의 측정치를 평균하여 평균 속막–중간막 두께를 구한다.

목동맥의 속막–중간막 두께는 비교적 간단하고 안전하며 정확도와 재현성이 뛰어나 여러 임상 연구에 널리 이용되고 있으며, 특히 죽상경화증 조기 진단의 좋은 지표가 되며, 약제를 이용한 치료 효과를 판정하는 등 다양한 용도로 사용되고 있다.

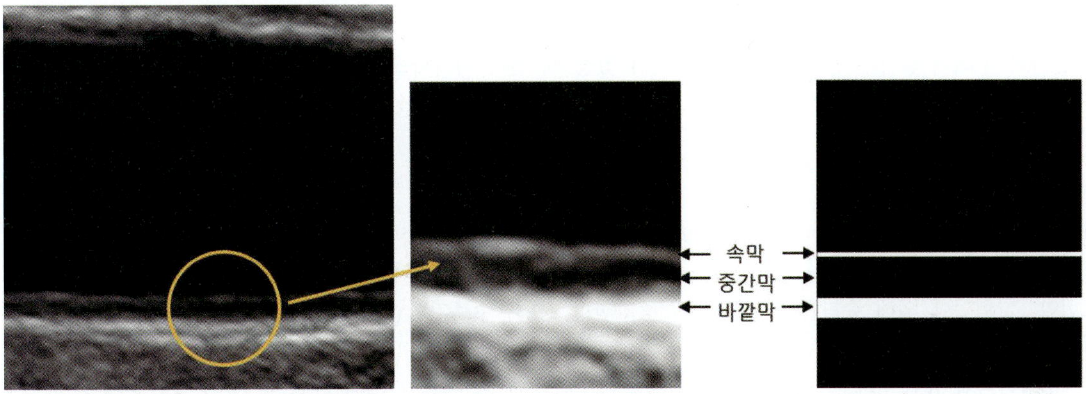

그림 14-13. B-mode에서의 혈관벽의 구조
첫 번째 선은 속막(intima)을 나타내고 두 번째 밝고 굵은 선은 바깥막(adventitia)을 나타내며 중간의 검은 부분은 중간막(media)을 나타낸다.

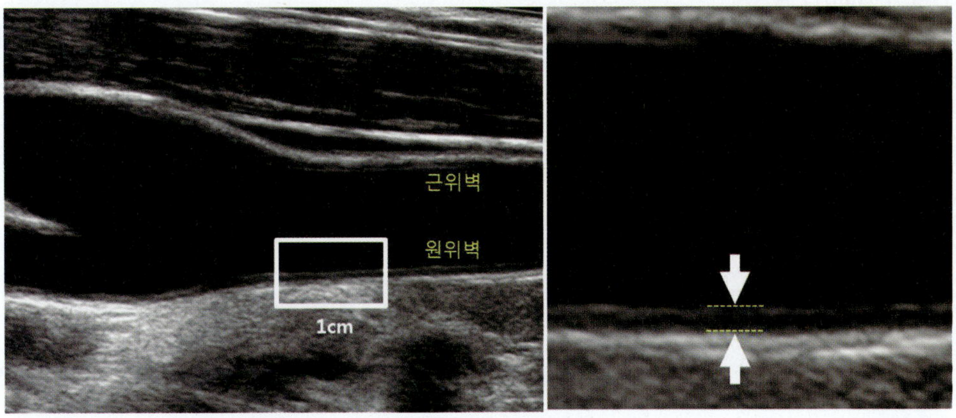

그림 14-14. 목동맥 속막-중간막 두께(IMT) 측정 방법(carotid intima-media thickness)
A: 온목동맥의 분기부에서 1 cm 부위에서 속막-중간막 두께를 측정한다.
B: 혈류 접촉면과 속막의 경계선에서부터 중간막과 바깥막의 경계까지의 거리를 측정한다.

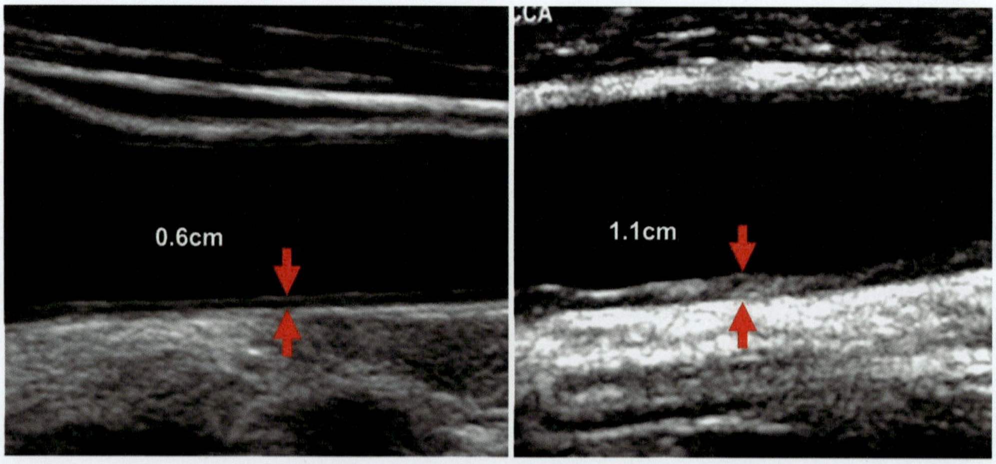

그림 14-15. 목동맥 속막-중간막 두께(IMT) 정상 소견과 비정상 소견
A: 정상 속막-중간막 두께, B: 증가된 속막-중간막 두께

※ 속막-중간막 두께(IMT)의 임상적 의의

속막-중간막 두께의 증가는 동맥 경화 위험인자가 있을 때 빨리 나타나므로, 임상 증상이 나타나기 전에 초기 죽상동맥경화증과 관련이 있다. 하지만 속막-중간막 두께의 증가 없이도 죽상동맥 경화증이 진행되어 경화판, 협착, 혹은 혈관 폐쇄 등이 나타나기도 한다.

※ 속막-중간막 두께의 위험인자

- 연령: 연령이 증가함에 따라 속막-중간막의 두께가 증가한다. 매년 속막-중간막 두께는 0.01~0.03 mm 정도 증가하는 것으로 알려져 있다.
- 고혈압: 고혈압에 의해 속막-중간막 두께의 증가한다. 특히 수축기혈압과 맥압이 속막-중간막 두께의 변화와 관련이 있다고 알려져 있다.
- 고지혈증: 속막-중간막 두께는 총콜레스테롤, 중성지방, 저밀도 지단백 콜레스테롤과 양의 상관관계가 있으며, 고밀도 지단백 콜레스테롤은 음의 상관관계가 있음이 알려져 있다.
- 흡연: 흡연자뿐만 아니라 간접 흡연자도 속막-중간막 두께의 증가를 관찰할 수 있다.
- 당뇨병: 당뇨병 또한 증가된 속막-중간막 두께와 관련이 있음이 밝혀져 있다.

※ 속막-중간막 두께(IMT) 정상치

속막-중간막 두께는 연령과 성별에 따라 차이가 있다. 그러나 어떠한 연령이든 1 mm 이상 시 속막-중간막 두께는 증가된 것으로 간주할 수 있고, 국내 정상 성인의 속막-중간막 두께는 위험인자가 없는 정상인에서 0.7 mm 미만인 경우 정상으로 판단할 수 있다.

6. 색 도플러 검사법(Color Doppler method)

혈관의 협착 유무 및 심한 정도를 평가하고, 죽상경화판의 유무를 확인하기 위해서 색 도플러 검사를 시행한다.

1) 색 상자(Color box) 방향

색 도플러 검사 시, 혈류의 방향과 맞추어 색 상자의 방향을 좌쪽 또는 우쪽으로 각도를 조절한다(그림 14-16).

2) 색 속도 크기(Color velocity scale)

색 속도 크기는 30~40 cm/sec로 조절한다. 색 속도 크기가 너무 높을 경우는 혈류량이줄어 보이고 색 속도 크기가 너무 낮을 경우는 혈류량이 많아 보여 출혈 허상이 나타나서 죽상경화판의 관찰에 방해를 받을 수 있다(그림 14-17).

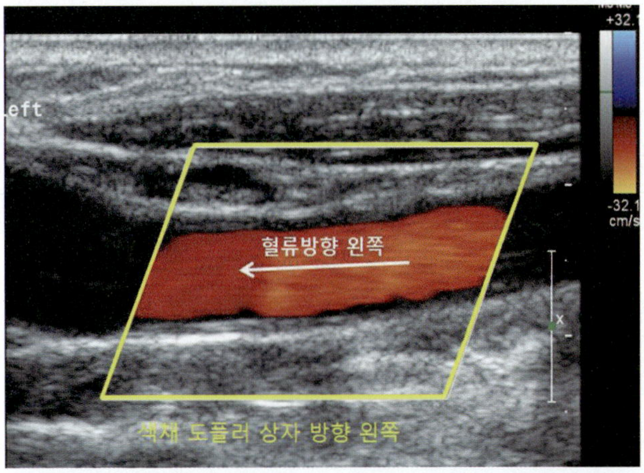

그림 14-16. 색 도플러 상자 방향(color Doppler box)
혈류의 방향과 색 도플러 상자 방향이 일치되도록 한다.

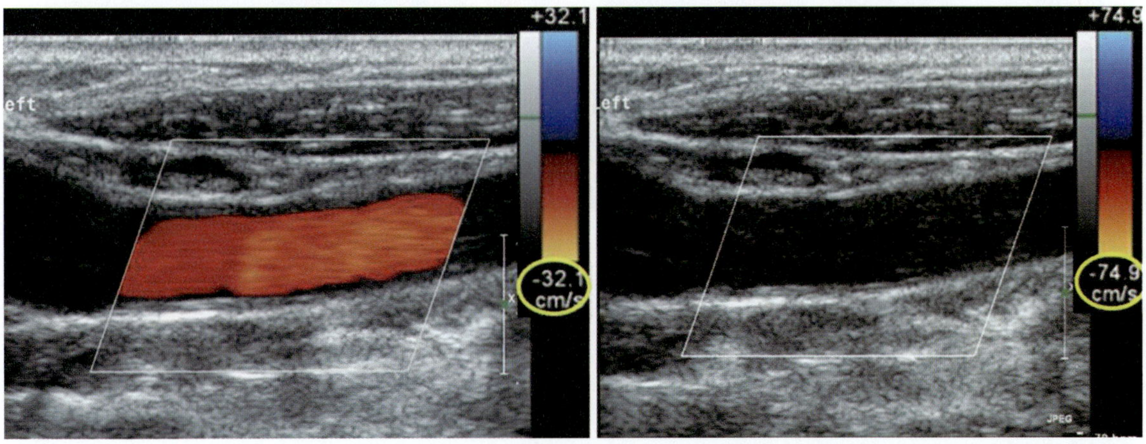

그림 14-17. 색 속도 크기(color velocity scale)
A: 적당한 색 속도 크기 B: 색 속도 크기가 너무 높아 혈류가 보이지 않는다.

3) 색 gain

색 gain은 혈관 내강을 넘지 않는 범위에서 내강 전체가 채색이 되도록 gain을 조절하고 60~70% 적당하다.

색 gain이 너무 낮을 경우는 혈류량이 줄어 보이고 색 gain이 너무 높을 경우는 혈류량이 많아 보여 출혈 허상이 나타나게 되어(그림 14-18), 죽상경화판의 관찰에 방해를 받을 수 있다(그림 14-19).

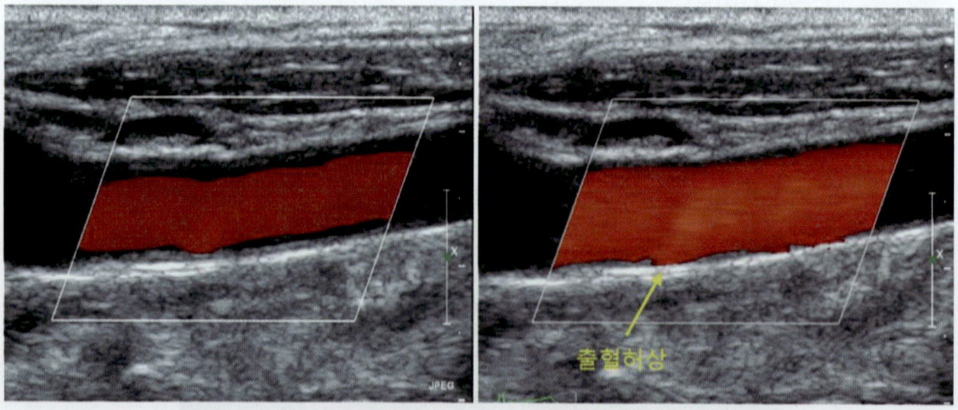

그림 14-18. 색 gain 조절과 출혈 허상

A: 적당한 색 gain(66%)으로 혈류가 내강을 넘지 않는다.
B: 너무 높은 색 gain(85%)으로 혈류가 번져 보여 출혈 허상이 관찰된다.

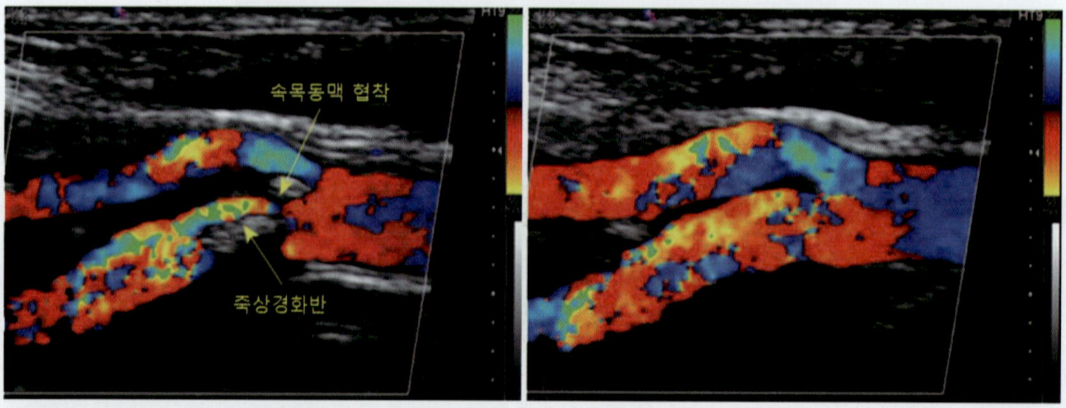

그림 14-19. 색 gain 조절과 죽상경화판 관찰

A: 적당한 색 gain(66%)으로 속목동맥의 협착과 죽상경화판이 잘 관찰된다.
B: 너무 높은 색 gain(85%)으로 혈류가 번져 보여 협착 및 죽상경화판이 관찰되지 않는다.

7. 간헐파형 도플러 검사법(Pulsed-wave Doppler method)

혈관의 협착 정도를 평가하기 위해 간헐파형 도플러를 이용하여 온목동맥과 속목동맥의 최고수축기 속도(peak systolic velocity, PSV)와 확장기말 속도(end diastolic velocity, EDV)를 측정한다.

1) 도플러 각도(Doppler angle)

도플러 검사 시 혈류의 방향과 표본용적(sample volume) 커서(cursor)와의 각도가 60°가 넘지 않도록 하고, 60°가 넘을 경우 오류가 발생하여 최고수축기 속도가 과장된 값을 나타낸다(그림 14-20).

2) 표본용적 위치

표본용적의 위치는 혈관의 중앙에 위치하도록 하고 혈관 가장자리로 표본용적을 위치시켰을 경우는 도플러 파형의 퍼짐 현상(spectral broadening)이 발생할 수 있다(그림 14-21).

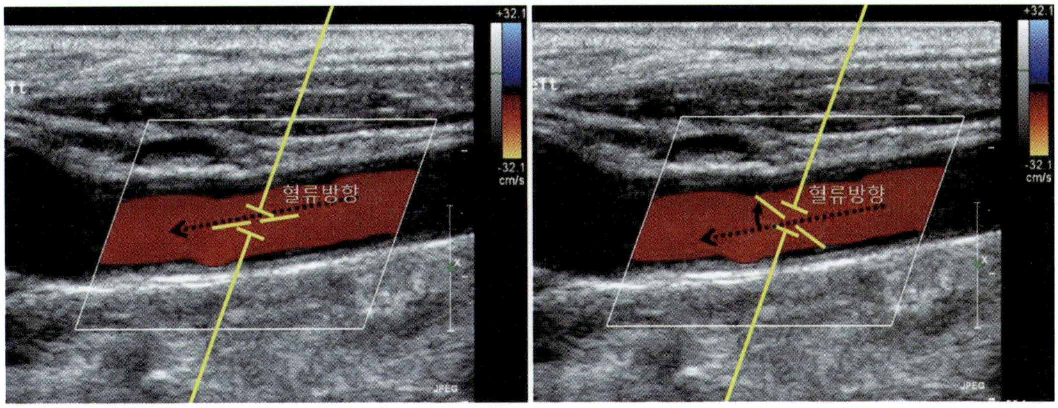

그림 14-20. 도플러 각도(Doppler angle)
A: 혈류방향과 표본용적 커서와의 각도가 일치한다. B: 혈류방향과 표본용적 커서와의 각도가 60°를 넘는다.

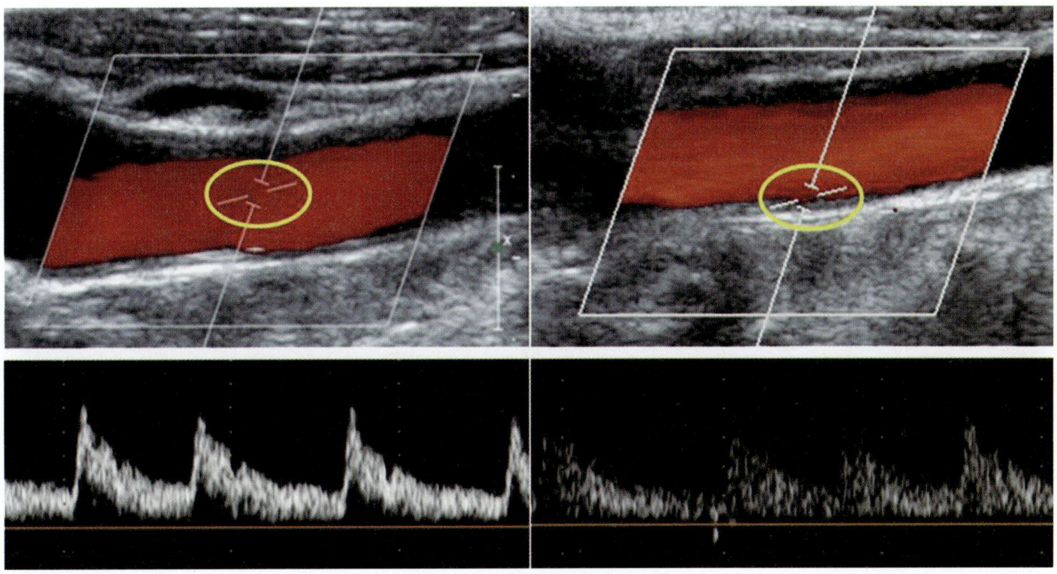

그림 14-21. 표본용적 위치
A: 표본용적이 혈관의 중앙에 위치
B: 표본용적이 혈관의 가장자리에 위치하여 도플러 파형의 퍼짐 현상(spectral broadening)을 관찰할 수 있다.

8. 목동맥 초음파검사 보고서(그림 14-22, 23)

::: 경동맥초음파 검사 보고서 :::

이름		등록번호		성별/나이	M/56	혈압(mmHg)	134/92
적응증	CRVO	BSA(㎡)	134/92	키/몸무게	176/68	시술종류	
의뢰의사		진료과	MI/CI	검사자		판독의사	
검사일	4-27-20	최근검사일	None	입원/외래	외래	병동/병실	외래-MI/CI

◆ CAROTID PLAQUE

	Plaque
Presence	None

◆ CAROTID IMT

	Right (mm)	Left (mm)
CCA	0.7	0.7

◆ DOPPLER ULTRASOUND

Right			Left		
CCA-PSV(cm/s)	PSV	76	CCA-PSV(cm/s)	PSV	88
	EDV	27		EDV	33
ICA(cm/s)	PSV	84	ICA/CCA(PSV)	PSV	63
	EDV	38		EDV	28
ICA/CCA(PSV)			ICA/CCA(PSV)		

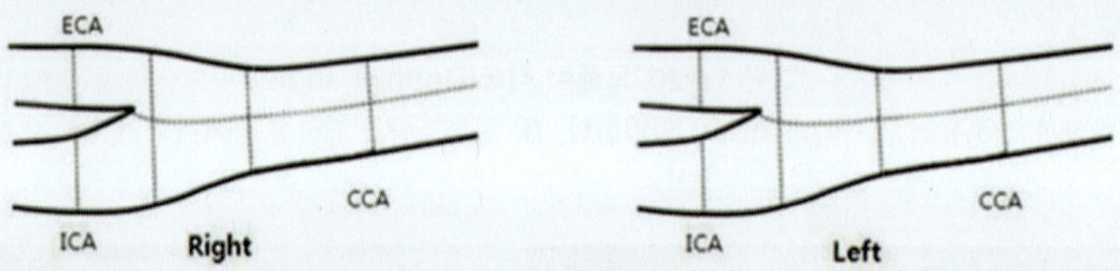

Normal Fibrous Calcified

◆ COMMENTS

No carotid plaque or stenosis
Normal IMT

그림 14-22. 정상 목동맥 초음파 검사 보고서

::: 경동맥초음파 검사 보고서 :::

이름		등록번호		성별/나이	M/62	혈압(㎜Hg)	130/70
적응증	Angina	BSA(㎡)	130/70	키/몸무게	162/67	시술종류	
의뢰의사		진료과	MI/CI	검사자		판독의사	
검사일	4-27-20	최근검사일	None	입원/외래	외래	병동/병실	외래-MI/CI

◆ CAROTID PLAQUE

	Plaque
Presence	Two

Size (mm)		6.5 x 2.4
Location		Lt Bulb
Morphology	Texture	Homogenous
	Characteristics	Calcified
	Surface	Smooth

◆ CAROTID IMT

	Right (mm)	Left (mm)
CCA	0.7	0.7

◆ DOPPLER ULTRASOUND

Right			Left		
CCA-PSV(cm/s)	PSV	85	CCA-PSV(cm/s)	PSV	85
	EDV	25		EDV	34
ICA(cm/s)	PSV	79	ICA/CCA(PSV)	PSV	72
	EDV	32		EDV	36
ICA/CCA(PSV)			ICA/CCA(PSV)		

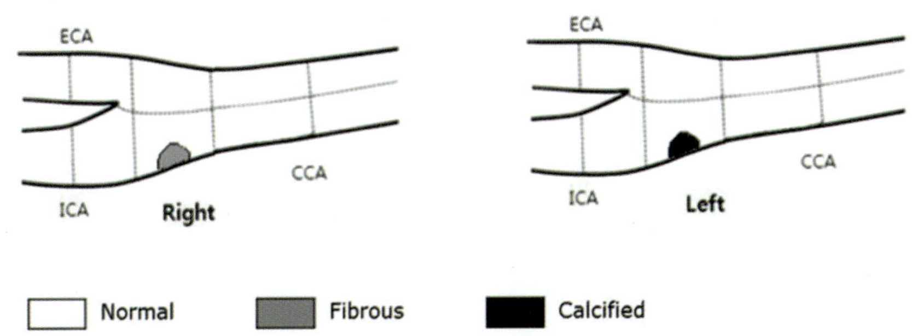

◆ COMMENTS

Two carotid plaques at both bulb
Normal IMT
No carotid stenosis

그림 14-23. 비정상 목동맥 초음파 검사 보고서

초음파검사학 실습보고서

학교명: 　　　　　　　학번: 　　　　　　　이름:

Section

15 비정상 목동맥 초음파 소견

학습목표

1. 죽상경화판의 정의 및 평가 방법을 설명할 수 있다(B).
2. 목동맥 협착 평가 방법을 설명할 수 있다(B).

1. 죽상경화판의 초음파도 소견

죽상경화판(atherosclerotic plaque)은 혈관 내로 돌출한 상태를 나타내며 주위 속막–중간막 두께보다 0.5 mm 또는 50% 이상 혈관 내강으로 돌출되어 있거나, 절대값이 1.5 mm 이상인경우로 정의하고 있다. 한 각도에서만 혈관을 관찰하면 초음파 투사각에 따라 죽상경화판의 크기뿐만 아니라 협착 정도를 과대평가하거나 저평가할 수 있어 반드시 긴축 단면과 짧은축 단면을 포함해서 여러 각도에서 혈관을 검사해야 한다.

죽상경화판은 목동맥 분기점에서 주로 관찰되고 다음은 속목동맥, 온목동맥 순으로 발생하는데 죽상경화판이 관찰되는 경우에는 유의한 협착이 있는지 주의 깊게 관찰하여야 한다.

죽상경화판은 균질한 죽상경화판(homogenous plaque)과 밝고 어두운 초음파 음영이 섞인 비균질한 죽상경화판(heterogenous plaque)의 두 가지 형태로 분류할 수 있다. 비교적 균질한 음영을 보이는 죽상경화판에는 섬유화 경화판(fibrous plaque)과 석회화 죽상경화판(calcified plaque)이 있고 비교적 안정적인 경화판이다.

석회화 죽상경화판은 섬유화 경화판에 비해 아주 밝은 영상을 보이며 석회화 뒤쪽으로 초음파 투과 장애로 그림자 영상이 생기는 음향 그림자(acoustic shadow)가 관찰된다(그림 15-1B).

죽상경화판 내에 초음파 음영이 나타나지 않아 검게 보이거나 아주 약한 초음파 음영이 있는 비균질한 죽상경화판은 경화판 내부에 출혈, 지방, 괴사된 조직이 있는 경우가 많고 쉽게 파열될 가능성이 높아 뇌경색 위험이 있는 불안정한 경화판으로 볼 수 있다(그림 15-2, 3). 그러나 이러한 죽상경화판은 B-mode에서 쉽게 관찰할 수 없으므로 반드시 색 도플러를 이용하여 확인해야 한다.

특히, 죽상경화판 표면에 궤양이나 불규칙한 경계를 보이는 경우는 죽상경화판 상태가 불안정하여 향후 뇌경색 위험이 높은 것으로 알려져 있다. 이러한 죽상경화판의 불규칙한 표면은 색 도플러를 이용하여도 확인할 수 있다.

죽상경화판이 심하여 협착이 의심되는 부위에는 반드시 간헐파형 도플러 검사(pulsed wave Doppler)를 이용하여 혈류속도를 측정하여야 한다.

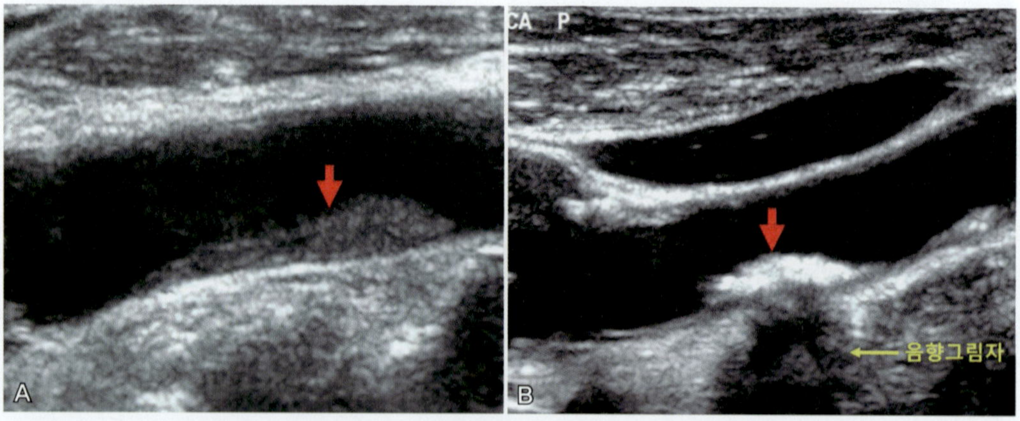

그림 15-1. 균질한 죽상경화판(homogenous plaque)의 특성

A: 섬유화 죽상경화판(fibrous plaque)

B: 석회화 죽상경화판(calcified plaue)으로 경화판 뒤로 검게 보이는 음향그림자가 보인다.

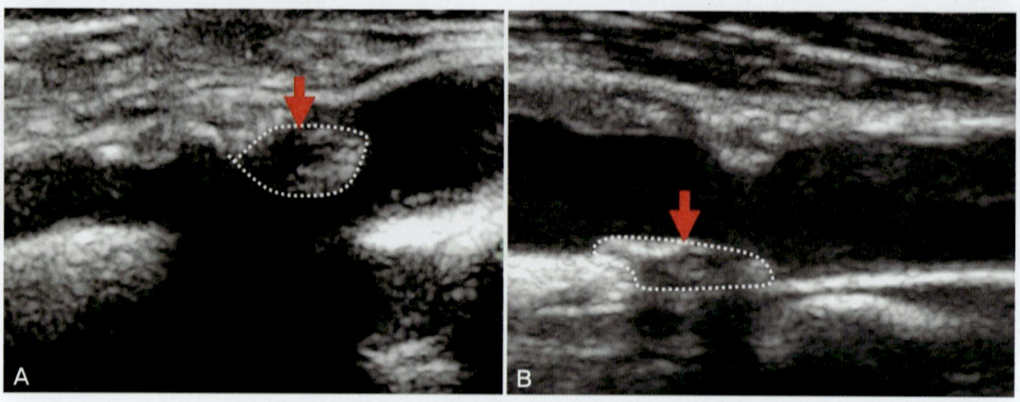

그림 15-2. 비균질한 죽상경화판(heterogenous plaque)의 특성

밝고 어두운 부분이 섞인 비균질한 죽상경화판(붉은색 화살표)

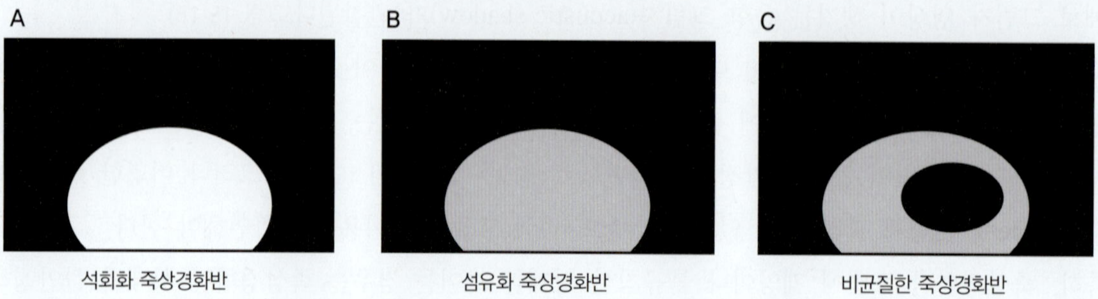

그림 15-3. 죽상경화판(heterogenous plaque)의 종류

A, B: 흰색 또는 회색의 균질한 경화판 C: 회색 경화판 내부에 검은색 부분이 있는 비균질한 경화판

2. 목동맥 협착 평가 방법

목동맥 협착의 특징적 초음파 소견으로는 혈류속도의 증가, 소용돌이 흐름(turbulent flow), 도플러 파형의 확장(spectral broadening) 등이 있는데, 이 중에서 혈류속도가 가장 중요하다(그림 15-4).

간헐파형 도플러 검사를 이용하여 목동맥 내 혈류속도를 측정함으로써 목동맥의 협착을 진단할 수 있다. 혈류속도 측정 시 주의할 점은 혈류 방향과 도플러 측정 각이 60° 이내에 있어야 하는데 만약 60° 이하의 각도에서 측정이 불가능한 경우 실제 혈류속도보다 과하게 나타날 수 있어 측정치를 포기해야 한다.

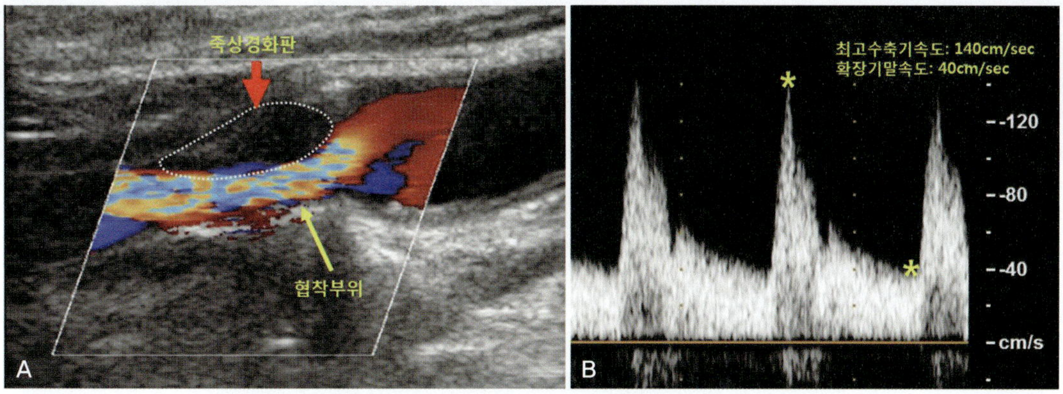

그림 15-4. 목동맥의 협착 시 도플러 소견

A: 협착부위에 소용돌이 흐름(turbulent flow)이 관찰된다.
B: 협착부위에 간헐파형 도플러를 시행했을 때 파형의 확장(spectral broadening)이 관찰되고, 최고수축기 속도와 확장 기말 속도의 상승이 보인다.

측정 시 또 다른 주의할 점은 혈관의 몸쪽 부위의 벽과 먼쪽 부위의 벽의 최고 수축기 속도의 차이가 있으므로 중앙에 표본용적을 위치시킨 후 측정해야 한다.

협착의 평가를 위해서 속목동맥의 최고수축기 속도(peak systolic velocity, PSV) 및 확장기말 속도(end-diastolic velocity, EDV), 온목동맥의 최고수축기 속도를 측정해야 한다. 확장기말 속도는 특히 심한 협착 소견이 있을 때 진단 가치가 있다.

협착의 중등도 평가를 위해서는 속목동맥/온목동맥의 최고수축기 속도 비율[PSV ratio (ICA/CCA)]이 흔히 사용된다.

속목동맥의 최고수축기속도가 100 cm/sec 이상일 때, 그 비율이 3.4 이상이면 70% 이상의협착으로 간주할 수 있다. 하지만 혈류역학상 50% 이하의 협착에는 혈류속도의 변화가 관찰되지 않고(그림 15-5), 90~95% 이상 심한 협착이 있으면 최고수축기 속도가 25 cm/sec 이하일 때가 있으므로 이 평가 방법을 적용하기 힘들다. 이처럼 아주 낮은 속도는 심한 협착을 의심할 수 있으며, 심한 협착이 의심되는 부위의 혈류속도는 협착 전부터 죽상경화판 말단까지 전 부위에서 측정하여야 하며, 이 중 가장 빠른 혈류속도를 선택한다. 또한 90~95% 이상 심한 협착이거나 전체 협착이 있을 경우, 색 도플러 검사에서는 혈액의 흐름이 끊어져 보이는 현상(thud flow)이 관찰된다(그림 15-6).

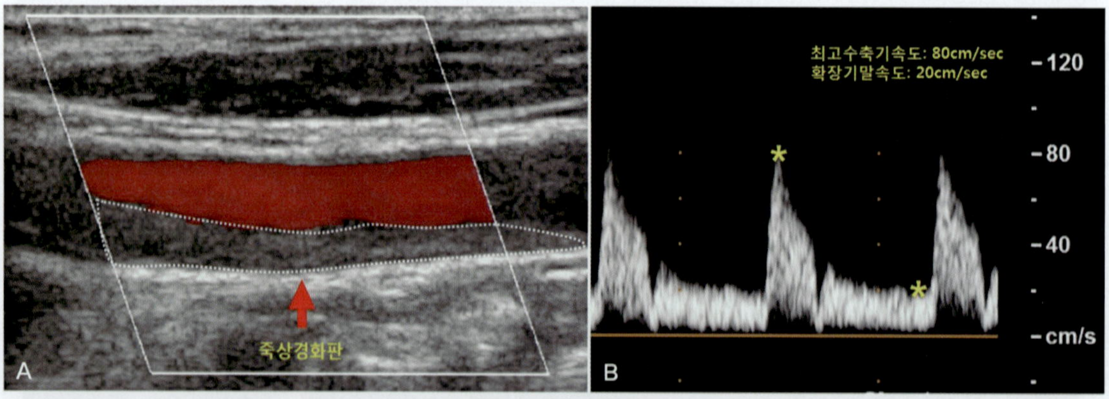

그림 15-5. 약한(mild) 목동맥 협착 시 도플러 소견

A: 목동맥 전체 직경의 50% 협착을 보인다.

B: 50% 협착일 경우 최고 수축기 속도와 확장기말 속도의 상승이 없다.

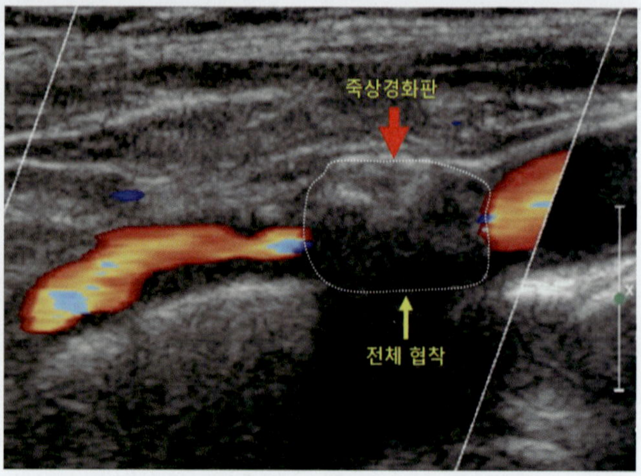

그림 15-6. 목동맥의 전체 협착 시 도플러 소견

90~95% 이상 심한 협착이거나 전체 협착이 있을 경우는 혈액의 흐름이 끊어져 보이는 현상(thud flow)이 관찰된다.

초음파검사학 실습보고서

학교명: 　　　　　　　　학번: 　　　　　　　　이름:

초음파검사학

CHAPTER III

머리뼈경유도플러 검사

Section

16 머리뼈경유도플러 검사를 위한 해부생리

학습목표

1. 뇌혈관 목동맥계를 설명할 수 있다(A).
2. 뇌혈관 척추-뇌바닥 동맥계를 설명할 수 있다(A).
3. 대뇌동맥고리(윌리스고리)를 설명할 수 있다(A).
4. 정상 곁순환로를 설명할 수 있다(A).

1. 뇌혈관 해부학

성인의 뇌(brain) 무게는 체중의 2~3%이며, 뇌 혈류량은 분당 심박출량의 15~20%인 750 ml 정도이며, 산소 소모량은 20%를 사용하고 있다. 만약 약 20초 동안 완전 혈액 공급이 차단되면 의식을 잃게 되고, 4~8분 정도만 지속되면 뇌조직 세포는 영구적 회복 불능 상태에 빠지게 된다. 그래서 뇌는 인체의 어느 부위보다도 곁순환(collateral circulation)이 잘 발달되어 뇌를 보호하고 있다. 곁순환은 어느 부분의 혈류가 모자라면 다른 혈관을 통하여 모자라는 혈류를 보충하도록 되어 있다. 이는 신체의 다른 부위보다 한 혈관이 막힌 경우 다른 샛길을 통해서도 혈액공급이 가능해질 수 있는 비상통로를 확보해 두고 있는 셈이 되며, 이를 곁순환이라 부른다.

머리뼈경유도플러(transcranial doppler, TCD)의 뇌동맥 혈류상태는 머리뼈 속(intra cranial)과 머리뼈 바깥(extra cranial)으로 나눈다(그림 16-1).

뇌의 동맥에서 머리뼈내 뇌 혈류량 공급의 약 2/3는 양쪽 속목동맥(internal carotid artery, ICA)을 통한 앞부분인 속목동맥 순환계로 이루어지며, 나머지 1/3은 양쪽 척추동맥(vertebral artery, VA) 및 뇌바닥동맥(basilar artery, BA)으로 공급되는 뒷부분인 척추-뇌바닥동맥(척추뇌기저동맥) 순환계로 이루어진다(그림 16-1, 5).

대뇌동맥고리(cerebral arterial circle; 윌리스고리, circle of Willis)는 대뇌의 혈류량을 일정하게 유지하기 위하여 속목동맥의 분지인 중(간)대뇌동맥(middle cerebral artery, MCA)과 좌 · 우 앞대뇌동맥(anterior cerebral artery, ACA)을 연결하는 앞교통동맥(anterior communicating artery, AcomA)과 척추동맥(vertebral artery, VA)에서 뇌바닥동맥으로 연결된 뒤대뇌동맥(posterior cerebral artery, PCA)은 뒤교통동맥(posterior communicating artery, PcomA)이 중(간)대뇌동맥과 서로 연결되어 터어키안 주변을 둥그렇게 에워싸는 뇌의 곁순환로이다. 그래서 속목동맥의 가지들은 끝뇌(종뇌)의 앞부분에 혈액을 공급하고, 소뇌와 뇌줄기(뇌간) 및 척수는 척추동맥과 이의 연속인 뇌바닥동맥이 담당한다(그림 16-2, 3).

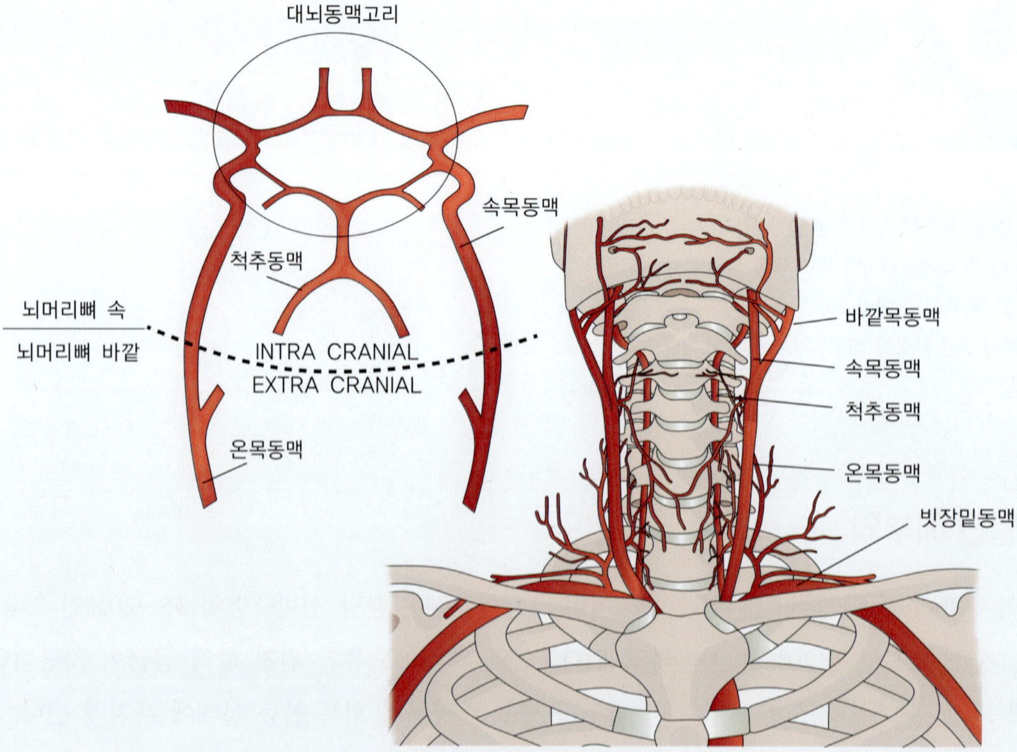

그림 16-1. 머리뼈경유도플러 주요 동맥

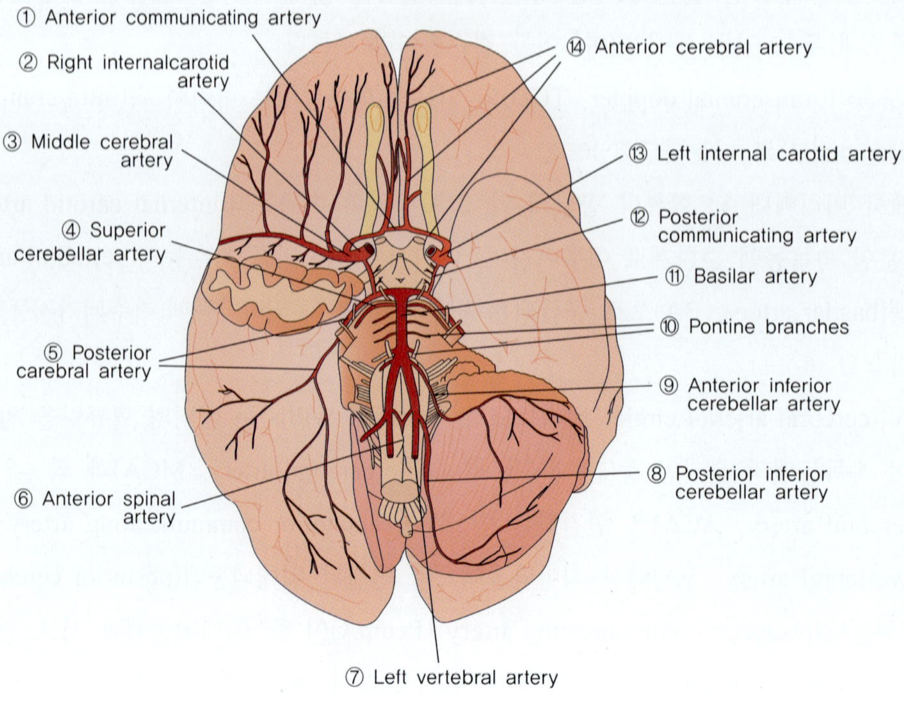

그림 16-2. 뇌 아랫면의 동맥

① 앞교통동맥 ② 우속목동맥 ③ 중(간)대뇌동맥 ④ 위소뇌동맥 ⑤ 뒤대뇌동맥 ⑥ 앞척수동맥 ⑦ 좌척추동맥 ⑧ 뒤아래소뇌동맥 ⑨ 앞아래소뇌동맥 ⑩ 다리뇌가지 ⑪ 뇌바닥동맥 ⑫ 뒤교통동맥 ⑬ 좌속목동맥 ⑭ 앞대뇌동맥

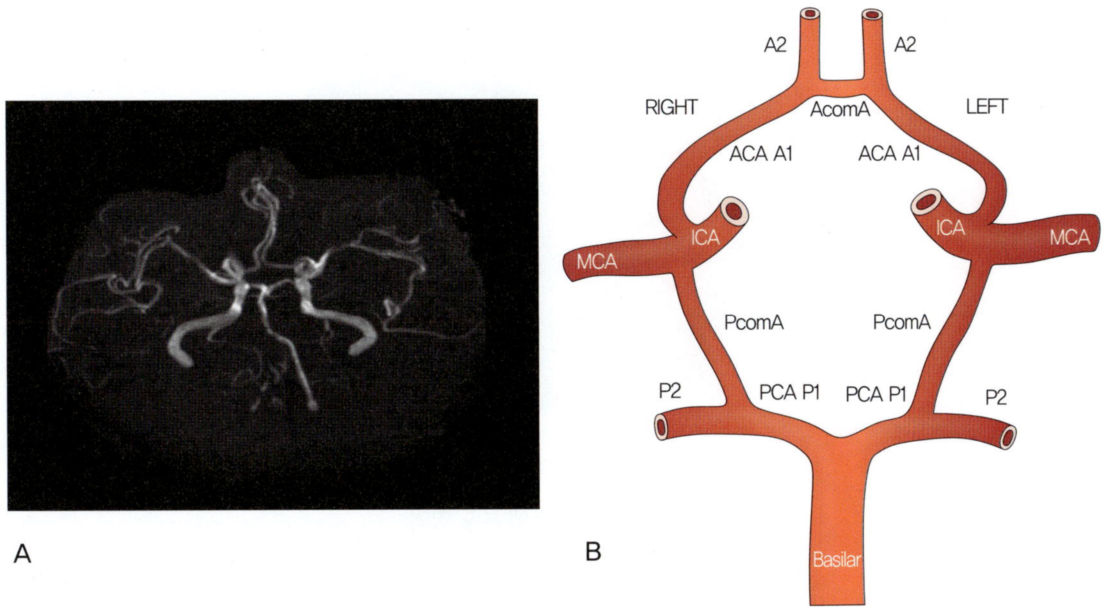

그림 16-3. 대뇌동맥고리의 구조
A: 자기공명혈관조형술, magnetic resonance angiography, MRA B: 대뇌동맥고리 혈관

이들은 머리뼈(두개골) 안으로 들어가서 거미막밑(지주막하) 공간에 위치하며 뒤교통동맥에 의하여 앞·뒤쪽 순환계가 서로 연결되어 있고, 양쪽 속목동맥도 앞교통동맥에 의하여 상호 연결로를 갖고 있어 이를 대뇌동맥고리라 부르고 있다(그림 16-3). 그러나 해부학적 관찰에 의하면 완벽한 대뇌동맥고리를 갖고 있는 정상인은 약 60% 정도이며, 개인에 따라 머리뼈경유도플러는 많은 차이를 보이고 있는 점에 유의하여야 한다.

속목동맥은 온목동맥의 갈림 부위에서 시작되며 그 부위의 속목동맥은 대개 팽대되어 목동맥팽대(경동맥동, carotid sinus)을 형성한다. 속목동맥은 목에서 위로 올라가 머리뼈 바닥에서 측두골 목동맥관을 통하여 머리뼈 안으로 진입하여 해면정맥굴 속을 통과하며 경막을 뚫고 앞침대돌기(anterior clinoid process)의 안쪽으로 출현한다. 거미막을 뚫고 거미막밑 공간으로 들어가 대뇌의 가쪽고랑의 앞쪽 끝부위에서 앞관통질부위를 향하여 뒤로 굽어진다. 이 부위에서 속목동맥은 앞대뇌동맥(anterior cerebral artery, ACA)과 중(간)대뇌동맥(middle cerebral artery, MCA)으로 갈라져서 대뇌반구의 앞 안쪽면과 두정골(마루뼈)를 비롯한 반구 측면에 혈액공급을 담당한다(그림 16-4).

척추동맥은 빗장밑동맥 첫 부분에서 일어나는 갈림으로 목뼈의 가로 구멍을 따라 올라가서 머리뼈안으로 진입하여 양쪽이 만나 뇌바닥동맥을 이루고, 한 쌍의 위소뇌동맥과 뒤대뇌동맥(posterior cerebral artery, PCA)으로 갈라져서 뇌줄기(뇌간)와 소뇌 및 측두엽(관자엽)과 후두엽(뒤통수엽)에 혈액공급을 담당하고 있다.

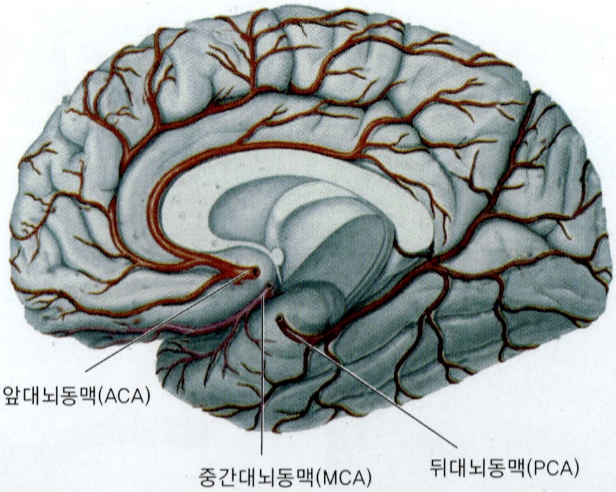

그림 16-4. 대뇌동맥 분포 영역

2. 목동맥계(경동맥계, Carotid system)

1) 온목동맥(총경동맥, Common carotid artery, CCA)

대동맥활에서 세 가지의 주요 혈관인 팔머리동맥, 왼온목동맥 및 왼빗장밑동맥이 직접 분지된다(그림 16-5). 팔머리동맥(brachiocephalic artery)은 대동맥활에서 기시하여 오른온목동맥과 오른빗장밑동맥으로 나뉘며 왼 · 오른온목동맥은 속목동맥과 바깥목동맥으로 갈라진다.

온목동맥(CCA)에서 나뉜 바깥목동맥(외경동맥, external carotid artery, ECA)가지는 8개로 순서대로 위갑상샘동맥, 오름인두동맥, 혀동맥, 얼굴동맥, 후두동맥, 뒤귓바퀴동맥, 표재측두동맥, 위턱동맥 등이 분지된다(그림 16-6).

속목동맥(ICA)은 머리로 올라가서 측두골의 목동맥관(carotid canal)을 S자 형태로 지나 머리뼈안 속으로 들어간다.

2) 속목동맥(내경동맥, Internal carotid artery, ICA)

제4목뼈(경추) 수준에서 온목동맥으로부터 속목동맥과 바깥목동맥으로 갈림되며, 속목동맥은 눈동맥을 분지하고, 앞대뇌동맥과 중(간)대뇌동맥으로 나뉜다. 속목동맥은 아래와 같이 4부분으로 나눌 수 있다.

(1) 대뇌부분(cerebral portion)

경막안 부위로 앞대뇌동맥과 중(간)대뇌동맥으로 갈림되기 전까지의 부위로 목동맥 갈림부(carotid bifurcation)로부터 C1 (terminal segment) 및 C2 (cisternal segment)로 나뉘며(그림 16-7), 그 경계는 속목동맥이 가장 안쪽으로 휜 부위이다. 그 갈림은 아래와 같다.

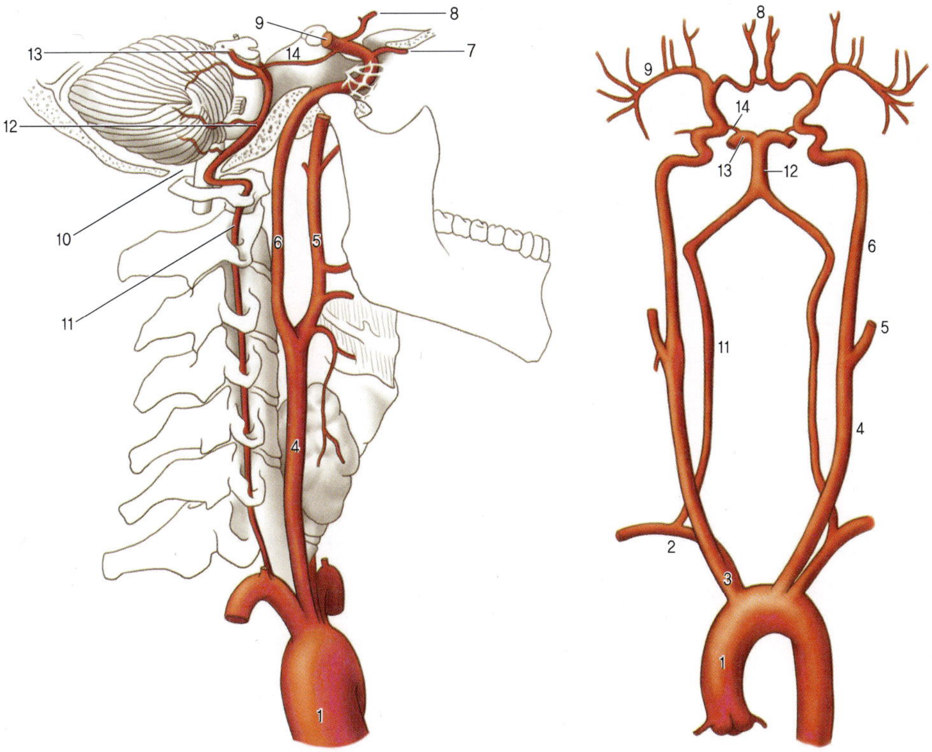

1. 대동맥(aorta)
2. 빗장밑동맥(subclavian artery)
3. 팔머리동맥(brachiocephalic trunk)
4. 온목동맥(common carotid artery)
5. 바깥목동맥(external carotid artery)
6. 속목동맥(internal carotid artery)
7. 눈동맥(ophthalmic artery)
8. 앞대뇌동맥(anterior cerebral artery)
9. 중간대뇌동맥(middle cerebral artery)
10. 큰구멍(foramen magnum)
11. 척추동맥(vertebral artery)
12. 뇌바닥동맥(basilar artery)
13. 뒤대뇌동맥(posterior cerebral artery)
14. 뒤교통동맥(posterior communicating artery)

그림 16-5. 머리와 목의 동맥

① 앞대뇌동맥(anterior cerebral artery, ACA)

- A1 분절(A1 segment, horizontal segment): 앞교통동맥을 만나기까지의 부위
- A2 분절(A2 segment): 앞교통동맥을 만나는 부위부터 뇌들보주위동맥(pericallosal artery)과 뇌들보주변동맥(callosomarginal artery)으로 갈림되기까지의 부위
- A3 분절(A3 segment): A2부위보다 먼쪽부위
- 앞교통동맥(anterior communicating artery, AcomA): 2~5개의 천공동맥이 나온다.

② 중(간)대뇌동맥(middle cerebral artery, MCA)

- M 1 분절(M1 segment, horizontal segment): 속목동맥 갈림부에서 가쪽고랑(Sylvius sulcus, 실비우스구) 내의 이갈림 혹은 삼갈림까지의 부위
- M2 분절(M2 segment, insular segment): 가쪽고랑 내 부위
- M3 분절(M3 segment, opercular segment): 가쪽고랑 밖으로 나온 부위

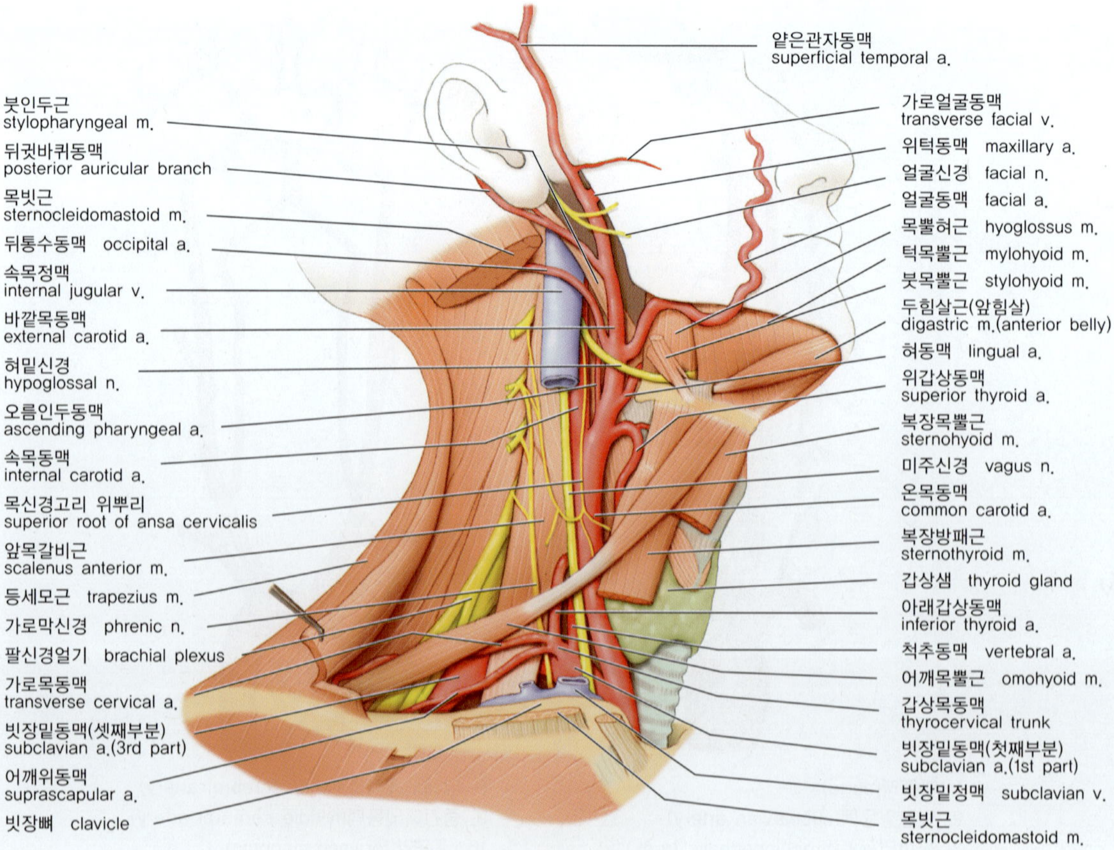

그림 16-5. 머리와 목의 동맥

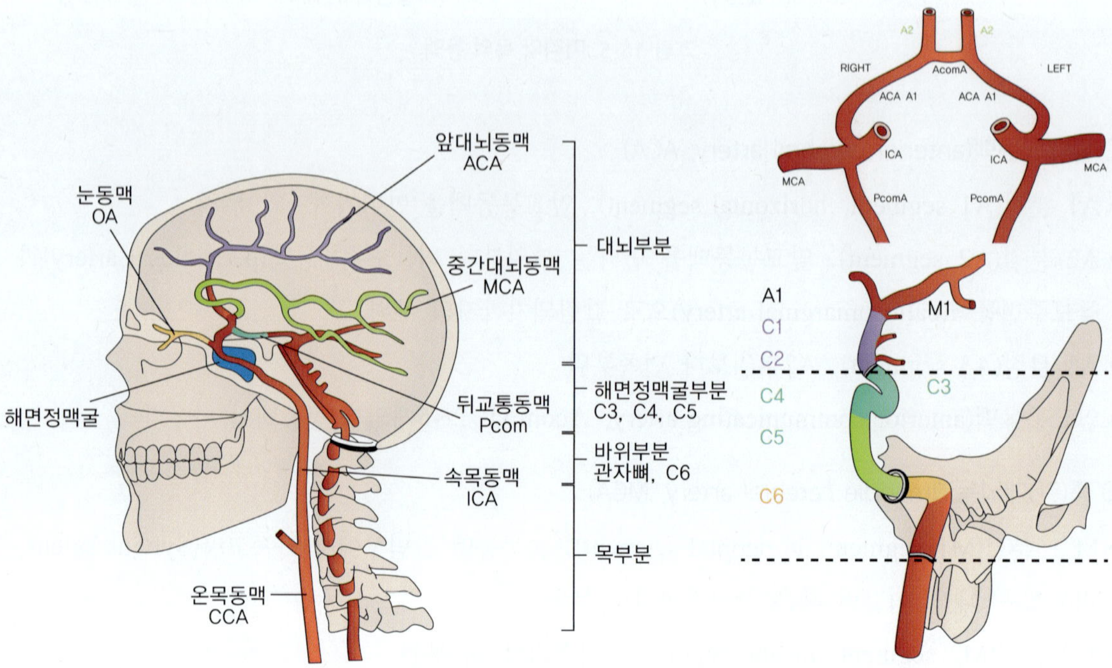

그림 16-7. 목동맥계의 구분

③ 속목동맥 갈림

- 앞맥락동맥(전맥락동맥, anterior choroidal artery)
- 뒤교통동맥(posterior communicating artery, PcomA)
- 위뇌하수체동맥(superior hypophyseal artery)
- 눈동맥(ophthalmic artery)

(2) 해면정맥굴부분(정맥동굴부, cavernous portion)

해면상 정맥동굴을 통과하는 부위이며, 먼쪽부로부터 무릎모양으로 굽은 부위인 C3, 수평부 위인 C4, 수직 부위인 C5로 나눈다(그림 16-8).

(3) 바위부분(추체부, petrous portion)

바위뼈안(추체골 내) 부위로 해면정맥굴 내로 들어가기 앞까지의 부위

(4) 목부분(경부, cervical portion)

바위뼈안 목동맥관(carotid canal)으로 들어가기 앞까지의 부위

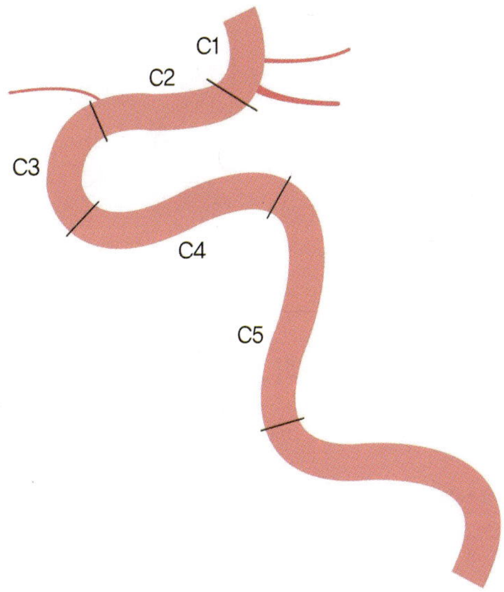

그림 16-8. 속목동맥의 구분

3. 척추뇌바닥동맥계(척추뇌기저동맥계, Vertebrobasilar system)

1) 척추동맥(Vertebral artery, VA)(그림 16-9)

- 제1분절(V1 segment): 빗장밑동맥(subclavian artery)에서 시작하여 제6목뼈 가로돌기구멍(횡돌기공)까지의 부위
- 제2분절(V2 segment): 제1~6목뼈 가로돌기구멍을 통과하는 부위
- 제3분절(V3 segment): 제1가로돌기구멍에서 나와 고리뼈 환추후두막(고리뒤통수막, atlantooccipital membrane)을 통과하여 경막 안으로 들어가기 앞까지의 부위
- 제4분절(V4 segment): 머리뼈 안에서 양쪽 척추동맥이 만나 뇌바닥동맥을 만들기 앞까지의 부위. 앞척수동맥(전척수동맥, anterior spinal artery) 및 뒤아래소뇌동맥(후하소뇌동맥, posteror inferior cerebellar artery, PICA)이 나온다.

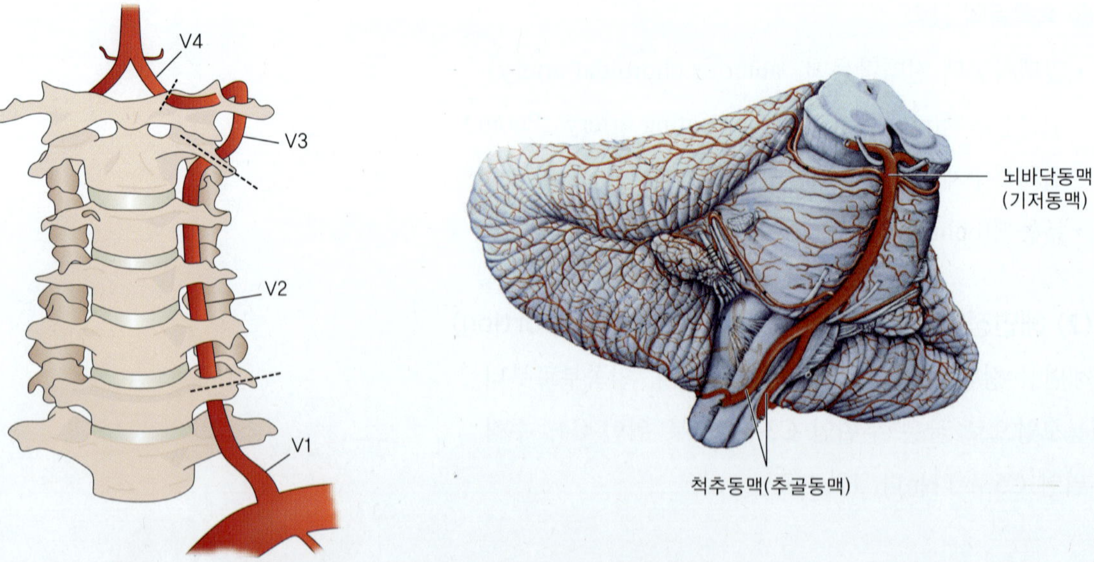

그림 16-9. 척추뇌바닥동맥계

2) 뇌바닥동맥(기저동맥, Basilar artery, BA)

- 앞아래소뇌동맥(전하소뇌동맥, anterior inferior cerebellar artery, AICA)
- 위소뇌동맥(상소뇌동맥, superior cerebellar artery, SCA)
- 뒤대뇌동맥(후대뇌동맥, posterior cerebral artery, PCA)
  - P 1 부위(P1 segment, precommunicating segment): 뇌바닥동맥 갈림으로부터 뒤교동맥을 만나기까지의 부위
  - P 2 부위(P2 segment, ambient segment): 뒤교통동맥 시작부로부터 중간뇌를 싸고 주행하는 부위
  - P 3 부위(P3 segment, quadrigeminal segment): 중간뇌 뒤 네둔덕(사구체) 구조 내에 위치

4. 정상 곁순환로(측부순환로, Collateral circulation)

1) 대뇌동맥고리(Willis circle)를 통한 곁순환

대뇌동맥고리는 앞교통동맥, 앞대뇌동맥, 뒤교통동맥들이 연결된 둥근 모양의 연결 통로인데, 어느 부분의 혈관이 막히면 다른 혈관을 통해서 모자라는 혈류를 보충하도록 되어 있다.

① 앞교통동맥(anterior communicating artery, AcomA) 곁순환

앞 순환영역에서 우반구와 좌반구의 혈류를 연결하는데, 속목동맥의 심한 협착이 있을 때 발달하는 곁순환이다.

② 뒤교통동맥(posterior communicating artery, PcomA) 곁순환

앞 순환영역과 뒤 순환영역의 혈류를 연결하는데, 속목동맥이나 뇌바닥동맥의 협착이 있을 때 발달하는 곁순환 혈관이다. 뇌바닥동맥 협착 시 '속목동맥 → 뒤교통동맥 → 뇌바닥동맥 먼쪽부'의 곁순환 경로가 생긴다.

2) 바깥목동맥을 통한 곁순환

속목동맥의 협착이 심하게 진행하여 대뇌동맥고리를 통한 곁순환이 충분하지 못할 정도가 되면 바깥목동맥을 통한 곁순환이 발달하게 된다.

① 눈동맥 곁순환

속목동맥 사이펀의 무릎부분(genu, C3)이나 침대돌기위(supraclinoid, C4)에 협착이 있을 때 발달하는 곁순환이다. 그러나 눈동맥 시작부보다 먼쪽부에 협착이 생길 때에는 눈동맥 곁순환은 생기지 않는다. 눈동맥 곁순환의 경로들은 다음과 같다.

- 위턱동맥(내상악동맥, internal maxillary artery)을 지나 나비입천장얼기(sphenopalatine plexus)와 벌집동맥(ethmoidal artery)을 거쳐 눈동맥을 통해 속목동맥의 침대돌기위(supraclinoid) 부분에 도달한다.
- 위턱동맥을 아래위턱동맥(하상악동맥, inferior maxillary artery) 또는 위턱동맥(상악동맥, maxillary artery)으로 표기한 문헌들도 있다.
- 표재측두동맥(얕은관자동맥, superficial temporal artery)을 거치고 안와위동맥(눈확위동맥, supraorbital artery)을 거쳐서 눈동맥을 통해 속목동맥의 침대돌기위 부분에 도달한다.
- 위턱동맥(internal maxillary artery)을 지나 중간수막동맥(middle meningeal artery)으로 거쳐 눈동맥을 통해 속목동맥의 침대돌기위 부분에 도달한다.
- 후두동맥(뒤통수동맥, occipital artery)을 통해 뒤쪽 순환계에 도달하는 경로는, 바깥목동맥의 갈림인 후두동맥을 지나 목정맥구멍(jugular foramen)과 관절융기관(condyloid canal)을 통해 머리뼈 안으로 들어가서 뇌수막 갈림(meningeal branch)을 거쳐 뒤쪽 순환계에 도달한다.

3) 연수막을 통한 곁순환

연수막 곁순환(leptomeningeal collaterals)은 앞대뇌동맥, 중(간)대뇌동맥, 뒤대뇌동맥의 겉질갈림 사이에 형성되거나, 바깥목동맥의 뇌수막갈림에 의해서 형성되는 경로이다. 수막동맥의 경로들은 다음과 같다.

- 앞대뇌동맥, 중(간)대뇌동맥, 뒤대뇌동맥의 겉질 갈림 사이
- 바깥목동맥의 갈림인 중간수막동맥(middle meningeal artery)을 지나 가시구멍(foramen spinosum)을 통해 머리뼈 안으로 들어가서 속목동맥 먼쪽부에 도달한다.

• 바깥목동맥의 갈림인 뒤수막동맥(posterior meningeal artery)을 지나 목정맥구멍과 파열구멍(foramen lacerum)을 통해 머리뼈 안으로 들어가서 뒤쪽 순환계에 도달한다.

4) 뇌바닥동맥을 통한 곁순환

속목동맥 협착 시에는 '척추동맥 → 뇌바닥동맥 → 뒤교통동맥 → 속목동맥 사이펀'의 경로가생긴다. 빗장밑동맥 협착 시에는 '대동맥 → 온목동맥 → 속목동맥 → 뒤교통동맥 → 뇌바닥동맥 → 척추동맥 → 빗장밑동맥'의 곁순환이 생긴다.

5) 분수령 구역(Watershed zone)

경계구역(border zone)이라고도 하며, 각 대뇌동맥이 혈류를 공급하는 영역들이 만나는 경계부위를 지칭하고, 전신 저혈압이나 저산소증, 목동맥 협착 등 저관류증이 발생하면 이 부위에서 뇌경색이 발생하기 쉬우며, 이를 분수대 뇌경색 혹은 경계영역 뇌경색이라 한다.

5. 대뇌동맥고리(Cerebral arterial circle)의 변이

대뇌동맥고리의 해부학적 변이는 다양하다(그림 16-10). 특히 뒤교통동맥은 동맥 네트워크에서 가장 변이가 많은 요소이다. 배아 발생 시에 뒤대뇌동맥은 속목동맥의 한 가지로 발생하며나중이 되어서야 척추뇌바닥동맥계로부터 현저한 혈액을 공급받는다. 드물지 않게 속목동맥을뒤대뇌동맥에 연결하는 뒤교통동맥은 뒤대뇌동맥을 뇌바닥동맥에 연결하는 P1 동맥 부분보다더 큰 혈관인데, 이는 검사된 뇌 중 15~40%에서 단독 혹은 쌍으로 존재하며 뒤대뇌동맥의 시작점은 태아에 따라 다르다. 뒤교통동맥은 종종 단독 혹은 쌍으로 형성저하증으로 생성되며(22~53%) 더 드물게는 아예 없는 경우도 있다(0.45~0.90%). 종합적으로, 뒤대뇌동맥의 82%는 일차적으로 뇌바닥동맥으로부터 혈액을 공급받고 11%는 속목동맥으로부터 받으며 7%는 속목동맥과 뇌바닥동맥에서 공급받는다.

대뇌동맥고리 앞부분의 가장 흔한 변이는 가벼운 협착부터 앞대뇌동맥 사이의 평행한 흐름을 막는 실모양의 장애물(string like impediment)에 이르는 앞교통동맥의 형성저하증이며, 이는 검사된 뇌의 대략 13%에서 발견된다. 9~30%는 앞교통동맥이 2개이고 드물게 3개일 수도 있다. 2~12%에서 앞대뇌동맥의 A1 부분은 단독 혹은 쌍으로 형성저하증으로 존재한다. 작은 A1 부분은 일반적인 것보다 더 큰 직경을 가진 앞교통동맥과 연결되는 경향이 있고 원위의 2개의 앞대뇌동맥은 전부 더 크고 반대쪽의 A1과 연결된다.

척추동맥은 해부학적 변이가 자주 일어난다. 왼쪽 척추동맥(평균 내경이 대략 2.3 mm)은 대개 오른쪽 척추동맥(평균 내경이 대략 2.0 mm)보다 더 크다. 45%에서 왼쪽 척추동맥이 더 크고, 21%는 오른쪽 척추동맥이 더 크며, 34%는 두 척추동맥의 내경이 같다. 척추동맥과 뇌바닥동맥의 상부 접합부의 머리뼈내 위치는 개인에 따라 다를 수 있다.

후두쪽 피부 표면으로부터 척추동맥 접합부까지의 거리는 65~95 mm이며, 뇌바닥동맥의 상부까지의 거리는 90~115 mm이다. 결과적으로 90 mm의 깊이면 목이 짧은 환자의 경우에 뇌바닥동맥의 상부에 초음파 검사를 할 수 있고, 다른 환자에서는 할 수 없다. 뇌바닥동맥은 종종 곧은 경로에서 벗어나는데, 57%가 측면으로 5 mm 이상 벗어나고 다른 9%는 구부러져서 한 부분이 아래쪽으로 향한다.

다른 주목할 만한 변이는 속목동맥으로부터 후측 순환에 이르는 가장 일반적이고 일차적인 접합인 삼차신경동맥(trigeminal artery)이다. 성인의 0.1~0.2%에서 삼차신경동맥은 속목동맥으로부터 기 원하고, 해면정맥굴으로 들어가면서 안장(sella turcica)이나 비스듬틀(clivus) 근처의 경막을 통과하고, 앞아래소뇌동맥의 기원과 위소뇌동맥 기원의 사이에서 뇌바닥동맥과 합쳐진다. 삼차신경동맥을 가지고 있는 사람은 종종 형성저하증의 척추뇌바닥동맥과 먼쪽뇌바닥동맥을 가지고 있다.

Variant	Incidence(%)	Illustration	Variant	Incidence(%)	Illustration
Classic circle of willis	18 ~ 20	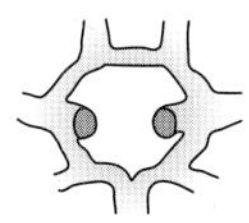	Duplicate A1	1	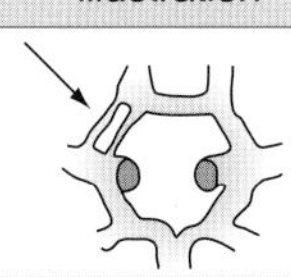
Hypoplasia of one or both PComAs	22 ~ 53	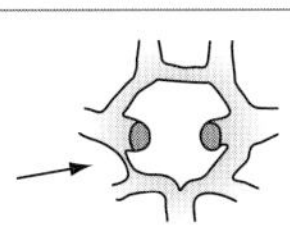	Absent A1	1	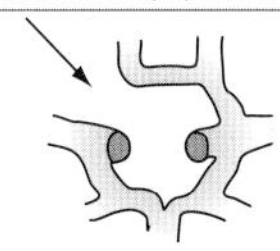
Hypoplasia of P1	15 ~ 40	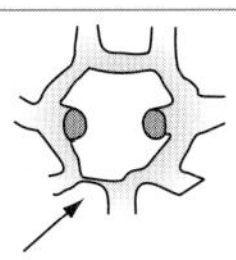	Absent PComA	1	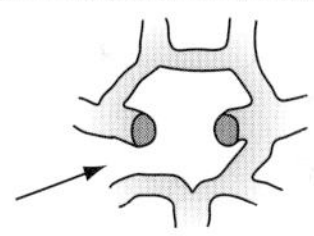
Hypoplasia of AComA	13	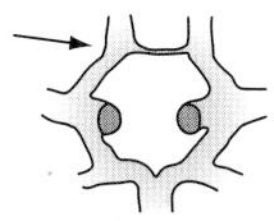	Absent AComA	0.3 ~ 1.0	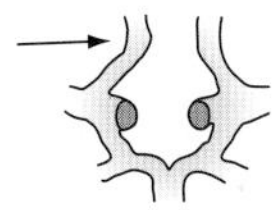
Duplicate or triplicate AComA	9 ~ 40	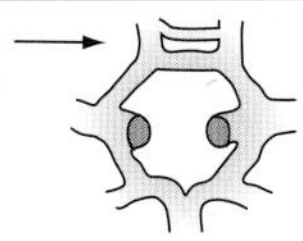	Absent MCA	0.3	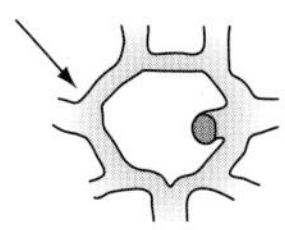
Hypoplasia of A1	2 ~ 12	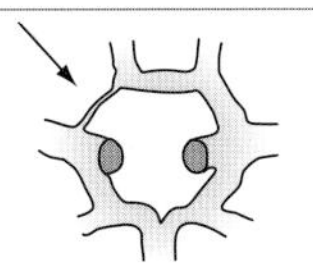	Persistent trigeminal artery	0.1 ~ 0.2	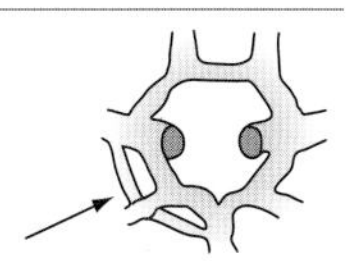
Third ACA arising from AComA	1.5 ~ 10.0	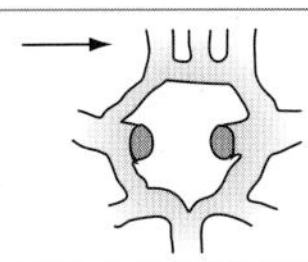			

그림 16-10. 대뇌동맥고리의 다양한 변이

초음파검사학 실습보고서

학교명: 학번: 이름:

Section

17 머리뼈경유도플러 검사의 기본개념

학습목표

1. 초음파의 원리를 설명할 수 있다(A).
2. 도플러 효과를 설명할 수 있다(A).
3. 머리뼈경유도플러 검사의 의의를 설명할 수 있다(A).
4. 머리뼈경유도플러 검사 영향 요인을 설명할 수 있다(A).
5. 머리뼈경유도플러 검사의 장 · 단점을 설명할 수 있다(A).

1. 도플러 초음파와 머리뼈경유도플러 검사의 원리

1) 초음파

초음파는 기계적 진동이다. 즉 물체를 구성하고 있는 입자에 진동을 가하면 진동은 주위로 퍼져나가는데 진동이 퍼져나가는 상태가 음파이다. 일반적으로 음파는 사람이 들을 수 있는 주파수 범위, 즉 20~20,000 Hz 정도를 말하며 이 범위의 주파수를 가청주파수라 하며 이외의 범위의 주파수를 갖는 음파를 넓은 의미에서 초음파라고 한다. 그러나 초음파는 대략 20 KHz~1 GHz의 주파수를 갖는 음파를 말하며 의학 진단용 초음파 주파수 범위는 1~10 MHz 정도이다.

음파를 포함한 모든 파의 진행은 매질의 이동이 아니고 에너지만을 전달하는 것인데 이와 같은 음파의 구성은 다음과 같이 한다(그림 17-1).

(1) 진폭(amplitude)

파동이 가장 높은 곳을 마루, 가장 낮은 곳을 골이라 하는데 그림 17-1에 나타난 바와 같이 파동의 마루에서 골까지의 크기를 진폭이라 하며 이는 파의 강도와 관련된다.

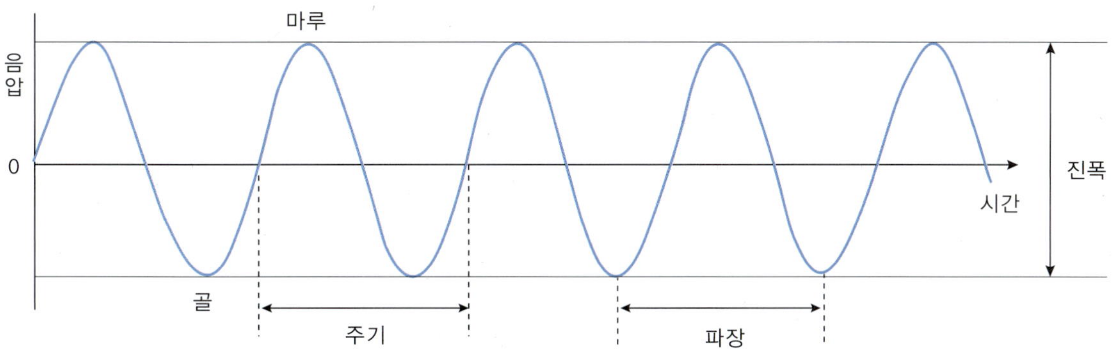

그림 17-1. 음파의 구성

(2) 주파수(frequency, f)

1초 동안에 진동한 cycle의 수를 의미하며 단위는 Hertz (Hz)로 표시한다. 주파수가 높은 고주파는 투과력이 약해지며, 따라서 피검자의 두께가 두꺼운 경우에는 저주파수를 사용한다.

$$\text{주파수}(Hz) = \frac{1}{\text{주기}}$$

(3) 주기(period)

매질의 각 지점이 1회 진동하는 시간, 즉 한 파장이 지나는 데 필요한 시간을 말한다. 즉 처음의 위치에서 골과 마루를 거치는 동안 위상변화를 일으키면서 다시 처음의 위치로 되돌아 올때까지의 시간을 말한다. 또한 1주기 동안 진행된 파동을 1 cycle이라 한다.

$$\text{주기(sec)} = \frac{1}{\text{주파수}}$$

(4) 파장(wave length, λ)

서로 이웃하는 마루와 마루 또는 골과 골 사이의 거리를 파장이라고 한다. 즉 한 점이 1회 진동하는 동안에 파동이 진행한 거리를 의미하며, 거리의 단위는 m, cm, mm로 표시한다. 초음파 검사에서 초음파의 파장이 짧을수록 검출 감도가 높아진다.

$$\text{파장(m)} = \frac{\text{전파속도}(m/sec)}{\text{주파수}(Hz)}$$

$$\text{파장}(\lambda) = \text{전파속도(m/sec)} \times \text{주기(sec)}$$

2) 초음파의 영상 표시 방법

(1) A–mode (amplitude mode, 진폭 표시법)

시간(거리)축상에 반사파의 강도를 파형의 높이, 즉 진폭(amplitude)으로 표시하는 방법이다.

(2) B–mode (brightness mode, 밝기 표시법)

초음파 광선이 구조물을 통과할 때, 구조물에서 반사되는 초음파들을 점으로 표시하는 방식으로, 반사파의 강도를 밝기의 강약으로 표시한다.

(3) M-mode (motion mode, 움직임 표시법)

초음파 광선이 통과하는 선상에 있는 구조물에서 반사되는 초음파를 시간에 따라 기록하는 방식을 말한다.

(4) 도플러(doppler)법

스펙트럼 방식(spectral mode)이라고도 하며, 시간에 따른 혈류 속도의 변화를 나타낸다. 머리뼈경유도플러 검사는 도플러법으로 측정된다.

3) 도플러 효과(Doppler effect)

도플러 효과란 어느 일정한 주파수의 발생원과 관측자 사이에 상대적인 운동이 있을 때 관측 주파수가 발생원의 주파수와 달라지는 현상을 말한다. 이동하는 물체에서 발하는 소리를 정지하고 있는 사람이 들을 때와 반대로 정지한 발음원의 소리를 이동하는 사람이 들을 때는 이동속도가 빠르면 음원의 음정은 일정하더라도 음원과 사람이 가까우면 음정이 높게 들리고, 멀때는 음정이 낮게 들리는 효과이다(그림 17-2).

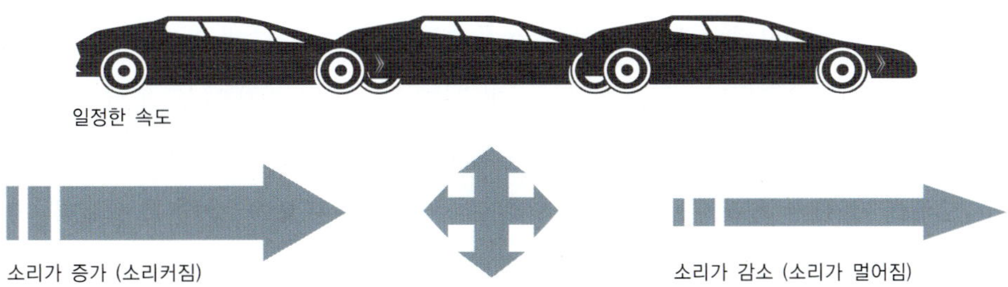

그림 17-2. 도플러 효과(Doppler effect)

$$\Delta f = \frac{2 \cdot f_0 \cdot v \cdot \cos\theta}{c}, \ v = \frac{1}{2} \times \frac{\Delta f}{f_0} \times \frac{c}{\cos\theta}$$

Δf: 전달된 초음파와 반사된 초음파의 주파수 이동(frequency shift)
f_0: 전달된 초음파의 주파수
v: 혈류속도
θ: 전달된 초음파와 혈류방향이 이루는 각도
c: 혈액 내에서 초음파 광선의 속도(1,540 m/sec)

이 효과를 잘 나타내고 있는 소리로는 구급차의 사이렌 소리이다. 사이렌을 울리면서 빠르게 다가왔다 지나가는 경찰차나 소방차는 사이렌 소리가 특이하게 변한다. 다가오는 순간에는 사이렌이 높은 음으로 들리고, 멀어지고 있을 때에는 낮은 음으로 바뀌는 것을 알 수 있는데, 이는 소리(파)를 내는 물체의 운동이나 관측자의 운동에 따라 원래의 소리 형태와 다르게 되기 때문이다. 이러한 일은 일반

적인 파동에 대하여 다 성립하는데 이를 도플러 효과라 한다. 이는 또 기찻길 옆에서 달려오거나 멀어져 가는 기차의 기적소리를 들을 때뿐만 아니라 기차 속에서 마주 달려오는 기차의 소리를 들을 때에나, 심지어 달려가는 기차에서 자신의 기차가 내는 소리가 다르게 들리는 것으로도 확인할 수 있다.

도플러 원리란 음원을 향해 다가오는 물체에 반사된 음파의 주파수는 증가하고 음원으로부터 멀어지는 물체에 반사된 음파의 주파수는 감소하게 되어, 투사한 음파와 반사된 음파의 주파수 변이는 결국 물체의 움직이는 속도에 비례하게 된다(그림 17-3).

머리뼈경유도플러 검사에서 움직이는 목표물은 적혈구이다. 알려진 주파수(f_0)의 초음파 음속을 검사 창에 투과시키면 적혈구에 부딪혀 반사되어 돌아온다. 이 반사되어 돌아온 초음파의 주파수(f_1)는 적혈구가 초음파원을 향해 움직이는 경우 증가하게 된다. 반대로 적혈구, 즉 혈류가 초음파원의 반대 방향으로 움직이는 경우 반사된 초음파의 주파수는 감소한다. 이때 투과시킨 초음파의 주파수(f_0)와 반사되어 돌아온 초음파의 주파수(f_1) 차이를 주파수 이동(frequency shift, Δf) 또는 도플러 변위(Doppler shift, $\Delta f = f_1 - f_0$)라 한다.

주파수 이동은 투과한 초음파의 주파수(f_0), 움직이는 목표물의 혈류속도(v), 그리고 초음파 음속과 목표물이 움직이는 방향 사이에 형성된 각도($\cos\theta$)의 영향을 받으며 다음과 같은 도플러 공식으로 표현된다. 여기서 c는 혈류 내에서 음파의 속도(1,540 m/s)이다.

머리뼈경유도플러(transcranial doppler) 검사의 혈류속도는 도플러 주파수 이동과 도플러 투사 각도(Doppler angle)에 의해 결정된다. 이론적으로 $\cos\theta$값이 1이 되는 0°에서 도플러 주파수 이동은 100%로 가장 정확하게 혈류속도를 반영하겠지만 실제로 생체에서 혈관의 방향으로 초음파를 투사하기 어려우므로 도플러 공식에 의해 측정되는 혈류속도는 실제 속도보다 낮게 측정되며 30° 각도에서는 $\cos\theta$값이 0.86로 약 14% 정도 낮게 측정되고 특히 60°가 넘게 되면 50% 이상 낮게 측정되어 진단적 가치가 별로 없어진다(그림 17-4).

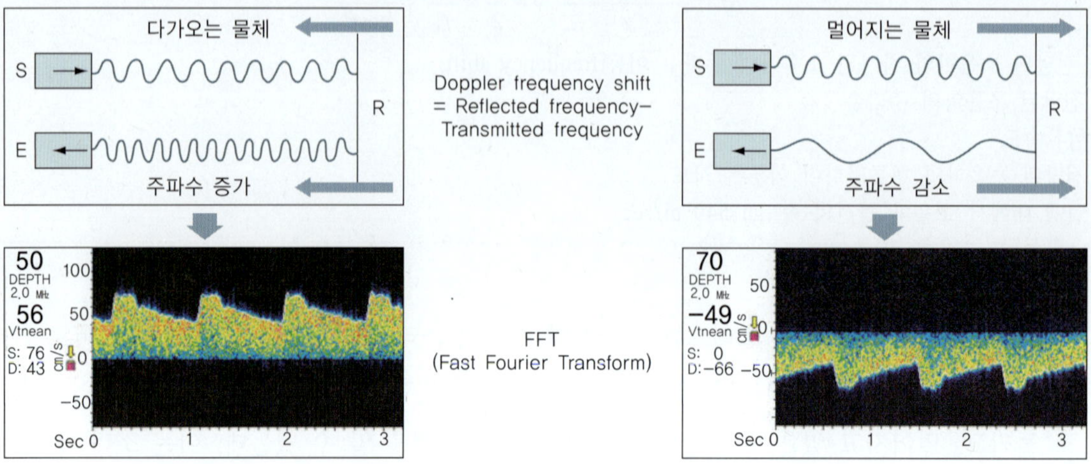

그림 17-3. 도플러 원리

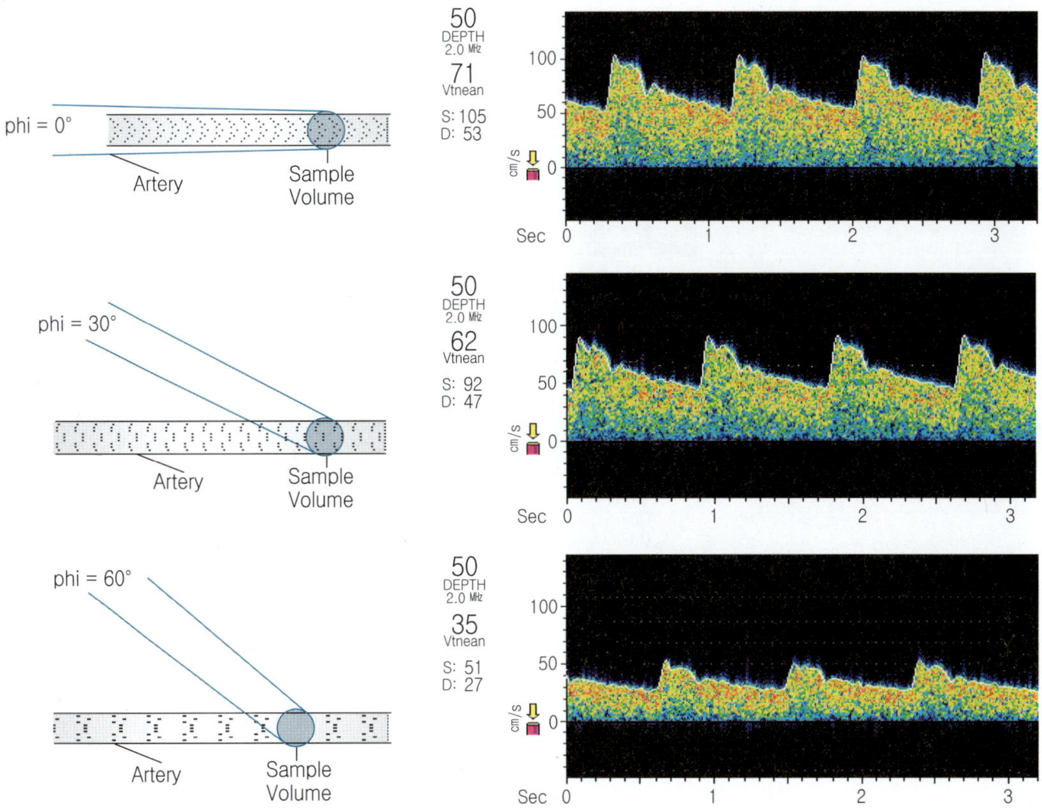

그림 17-4. 도플러 투사각도에 따른 혈류속도의 변화

4) 음향 감쇠(Acoustic attenuation)

음파는 매체를 통과하면서 그 진폭과 강도가 점차 감소하는데, 이 과정은 흡수(absorption), 반사(reflection), 산란(scattering)에 의해 이루어지며 감쇠 정도는 주파수와 통과 길이(path length)로 결정된다. 일반적으로 초음파 주파수가 높을수록 산란, 반사 및 흡수량은 커져 심부까지 초음파가 전달되지 못하므로 머리뼈경유도플러에서는 보통 2 MHz의 낮은 주파수의 초음파를 사용한다. 이는 흡수량은 적고 머리뼈(두개골)를 투과하기 용이하여 보다 깊이 초음파가 도달할 수 있다는 장점이 있기 때문이다.

5) 도플러 초음파 변환 방식

초음파 탐촉자를 통해 전기적 에너지를 초음파 에너지로 변환시키는 방식에는 두 가지 방법이 있다(그림 17-5).

(1) 연속파형 방식(continuous wave mode, CW)

연속파 방식의 변환기는 초음파를 보내는 송신용(transmitting)과 초음파를 받는 수신용(receiving) 2개의 압전결정체로 구성된다.

연속파 방식은 보다 넓은 영역에 초음파를 투사할 수 있어 도플러 영역 내에 있는 혈류의 측정이

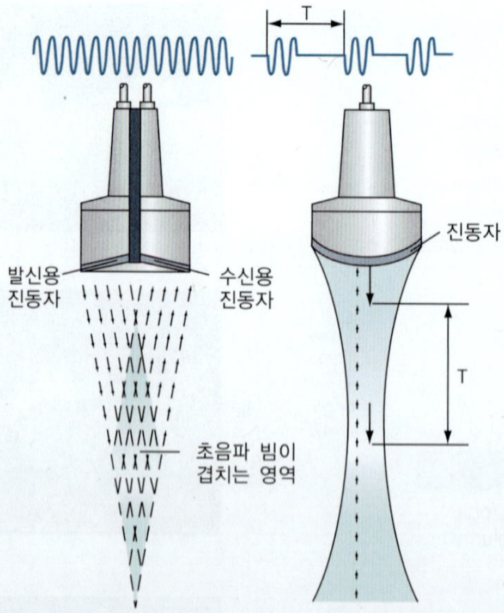

그림 17-5. 연속파 방식(A)와 맥박파 방식(B)

용이하고 맥박파 방식에서처럼 맥동파반복주파수(pulse repetition frequency, PRF)를 사용하지 않으므로 둘러겹침(aliasing, 앨리어싱)의 문제가 없다는 장점이 있다. 반면 투사 영역을 벗어나는 경우 측정이 불가능하며 투사 깊이(depth)나 표본 용적(sample volume)을 조절할 수 없다는 단점을 지닌다.

(2) 맥박파 방식(pulse wave mode, PW)

단속적인 펄스 형태의 전류를 압전진동자(piezoelectric crystal)에 통과시켜 간헐적으로 초음파를 생성하는 방식이다. 초음파 변환기도 송신 및 수신 진동자(crystal)가 하나로 구성되어 있다는 점이 연속파 방식과 구분된다. 맥박파 방식의 장점은 필요한 깊이(depth)를 조절할 수 있고 원하는 표본용적(sample volume)의 혈류속도를 측정할 수 있다는 것이며 가장 큰 단점은 측정 가능한 주파수가 1/2 PRF(맥동파반복주파수, pulse repetition frequency)로 자동적으로 고정되게 되는 나이키스트 한계(Nyquist limit)이다.

표본추출률(sampling rate)가 충분한 경우 파형을 제대로 재현할 수 있지만, 만약 주파수가 너무 빨라 표본추출률(sampling rate)가 충분하지 못한 경우 실제 파형을 재현하지 못하게 되는데 이 현상을 둘러겹침(aliasing, 앨리어싱)이라 한다.

6) 초음파의 생체 안전성

생체에 대한 초음파의 물리적 효과는 비열효과(nonthermal effect)와 열효과(thermal effect)로 나누어 볼 수 있다. 비열효과 중 안정적 공동화(stable cavitation)는 압력 변이와 함께 기포가 진동하는 현상을 말하며 이에 의한 임상적인 유해성은 별로 알려져 있지 않다. 반면 진동의 폭이 커서 기포가 갑자기 소멸하는 일과성 공동화(transient cavitation)에서는 충격파(shock wave)가 발생되어 조직 손상을 일으킬 수 있다. 실제로 이 원리는 결석 쇄석술(lithotripsy)에 활용되기도 한다. 열효과는 초음파 에너지가 전달되는 표면에 발생하는데 발열 정도는 초음파의 강도와 주파수에 의해 좌우된다.

높은 주파수에서는 얕은 부위(표재부)에 주로 가열 현상이 일어나게 된다. 머리뼈경유도플러는 2 MHz의 비교적 낮은 주파수를 사용하므로 장시간 검사할 때 깊은(심부) 혈관 가열 현상의 문제를 고려해야 한다.

공간최고펄스평균(spatial peak–pulse average, SPPA) 강도는 펄스 평균이 최고이거나 특정 지역에서 국소적으로 최고에 있는 초음파 범위 안에서의 펄스 평균 강도의 값을 의미한다. 미국 초음파학회(Bioeffects Committee of the American Institute of Ultrasound in medicine, AIUM)에 의하면 연부조직에서 SPPA 강도가 3,300 W/cm^2 이상의 초음파가 가해질 경우 일과성 공동화 현상이 발생할 수 있는 것으로 알려져 있다. 그러나 실제로 머리뼈경유도플러 검사가 사용하는 맥박파 방식의 초음파 강도(power)는 10~100 W/cm^2 SPPA 내외로 미국초음파학회의 권고치에는 훨씬 미치지 못한다.

공간최고시간평균(spatial peak–temporal average, SPTA) 강도는 초음파의 일시적인 평균 강도가 최고인 곳이나 특정 지역에서 국소적으로 최고인 초음파 강도에서의 일시적인 평균 값을 의미한다. SPTA 강도 100 mW/cm^2(1 W/cm^{2}는 집중 강도) 이하의 초음파검사는 성인과 태아 모두에게 안전한 것으로 알려져 있다.

머리뼈경유도플러검사는 2 MHz 저주파수를 사용하여 측두골을 통하여 이루어지는데 뼈에서 초음파의 감쇠가 크기 때문에 적절한 신호를 얻기 위해서는 더욱 강한 초음파 파워의 출력이 필요하다. 그러나 머리뼈경유도플러검사에서 최고 출력의 초음파 강도를 사용해도 머리뼈에 의해 80%가량 감소하므로 SPTA 강도는 100 mW/cm^2 이하이다.

그러므로 일반적인 머리뼈경유도플러검사에서의 열효과는 문제가 되지 않는다. 그러나 장시간 모니터링검사에서는 골막의 가열이 보고되지는 않았지만 이론상의 위험성은 여전히 남아있다는 것을 고려하여야 한다. 또한 안와경유(눈확경유, transorbital) 검사 시에는 백내장 등 안구의 안전성에 문제가 생길 수 있으므로 초음파의 출력 강도가 17 mW/cm^2 이하 또는 최대 초음파 강도의 10% 이내로 낮춰서 사용할 것을 권장하며 특히 장시간 monitoring 등은 피해야 할 것이다.

> 임상노트
>
> **M-mode 머리뼈경유도플러(M-mode transcranial doppler, TCD)**
>
> M-mode는 motion mode의 약자로 혈관의 한 부분을 스펙트럼으로 띄우는 도플러 모드와는 달리 하나의 탐색자로부터 일직선으로 발사된 초음파의 반사되는 음향을 시간에 따라 기록지를 움직여가며 기록하는 것으로 초음파의 주사 횟수가 높기 때문에 시간에 따른 변화를 관찰(temporal resolution)하는 데 유리하다. 머리뼈내에서 초음파 빔과 혈관이 교차하는 약 10 cm 사이의 대뇌혈관의 혈류를 다가오는 혈류는 적색밴드(red color band)로, 멀어지는 혈류는 청색밴드(blue color band)로 구분하여 보여주는 방식이다.

2. 머리뼈경유도플러(TCD) 검사의 임상적 의의

도플러 방식의 초음파 영상기기를 통하여 외부에서 직접 머리뼈 내에 위치한 뇌혈관의 혈류를 측정하는 검사이다. 초음파가 잘 투과될 수 있는 적절한 측정 부위(window)를 이용하여 여러 뇌혈관의 혈류 속도, 혈류량, 혈류방향 등을 직접 관찰함으로 피검자에게 고통을 주지 않고 간편하게 검사할 수 있다.

1) 뇌졸중 및 뇌혈관 협착의 발견, 허혈성 혈관장애 검사
2) 두부손상 후 뇌압 증가상태 및 예후 평가
3) 머리뼈안내 측부순환 검사
4) 거미막밑출혈에서의 혈관 연축평가, 편두통 및 각종 두통 평가
5) 속목동맥 내피 제거술 및 심장 수술 감시, 뇌사판정, 뇌혈관 기형 진단
6) 색전증, 머리뼈 동맥 협착증, 어지럼증 평가
7) 혈관운동반응성(vasomotor reactivity, VMR)의 평가
8) 션트(shunt)의 확인
9) 기타 영역으로 뇌순환 정지(cerebral circulatory arrest)의 진단

3. 머리뼈경유도플러(TCD) 검사 영향 요인

머리뼈경유도플러 검사에서 측정하는 지표 중 가장 중요한 혈류속도는 혈관의 직경, 혈류량, 혈액의 점도, 이산화탄소 분압, 호흡, 혈압, 심장생리, 수면, 운동, 연령, 성, 병적 소견, 약물 등 다양한 요인들의 영향을 받는다.

1) 혈관 직경(Vessel diameter)

머리의 혈류량이 일정하다면 머리뼈경유도플러 속도와 혈관직경은 서로 반비례한다. 정상인들 사이에서의 혈관 직경에는 많은 차이가 있을 수 있다.

2) 뇌 혈류량(Cerebral blood flow)

혈관직경이 일정하다면 뇌 혈류량은 머리뼈경유도플러 속도와 비례한다. 동 · 정맥기형 피검자에서는 혈관직경의 증가에도 불구하고 뇌 혈류량이 늘어나 영양동맥(feeding artery)에서의 혈류속도가 증가하게 된다. 영양동맥에서는 대개 혈관 저항이 낮기 때문에 박동지수(PI)가 감소하게 된다.

3) 적혈구 용적률(Hematocrit)

적혈구 용적률과 머리뼈경유도플러 속도는 반비례한다. 낫적혈구빈혈(sickle cell anemia)에서는 혈

류속도가 증가하고, 적혈구증가증(polycythemia)에서는 속도가 감소한다. 그러나 적혈구 용적률 수치로 혈류속도를 예측하기는 어렵다.

뇌졸중(stroke)

뇌혈관 질환인 뇌졸중(腦卒中)은 뇌혈관 사고(cerebrovascular accident, CVA), 한방에서는 중풍(中風), 영어로는 스트로크(stroke), 아포플렉시(apoplexy) 등 다양한 용어로 불리는데, 이들 모두 갑자기 쓰러진다는 의미를 갖고 있다. 이는 뇌졸중이 서서히 진행되기보다는 갑자기 시작되는 경우가 더 많은 것이 특징이기 때문이다. 뇌졸중은 기본적으로 뇌에 혈액을 공급하는 혈관이 막히거나 터져서 생기는 질환으로, 혈류를 통한 지속적인 산소 및 포도당 공급이 필요한 국소 뇌조직에 혈류 공급이 중단됨으로써 해당 뇌 조직이 대사 이상을 일으키게 되어 신경학적 기능 장애가 나타나는 질환이다.

뇌졸중은 크게 뇌혈관의 협착이나 폐색에 의한 허혈뇌졸중(ischemic cerebrovascular disease)과 뇌혈관의 파열에 의한 출혈뇌졸중(hemorrhagic cerebrovascular disease)으로 나눌 수 있다.

뇌경색(cerebral infarction)

뇌의 혈관이 막히고 그 앞의 뇌조직이 괴사하게 되는 질환이다. 뇌에 있는 혈관이 막혀 해당 부위의 뇌의 일부가 죽게 되는 질병이다.

뇌출혈(cerebral hemorrhage)

머리뼈내에 출혈이 있어 생기는 모든 변화를 말하는 것으로 '출혈성 뇌졸중'이라고도 한다.

거미막밑출혈 및 혈관연축(vasospasm)

거미막밑출혈은 자발 또는 외상에 의하며 자발성 거미막밑출혈; spontaneous SAH (subarachnoid hemorrhage)의 가장 흔한 원인은 뇌동맥류(약 80%)이다. 뇌동맥류 수술 후 주의해야 할 합병증으로 뇌혈관연축을 들 수 있다. 뇌혈관연축은 출혈 3~4일째부터 나타나기 시작하며 피검자의 사망률에 지대한 영향을 주고 있어 머리뼈경유도플러 검사를 이용한 지속적인 감시가 필요하다.

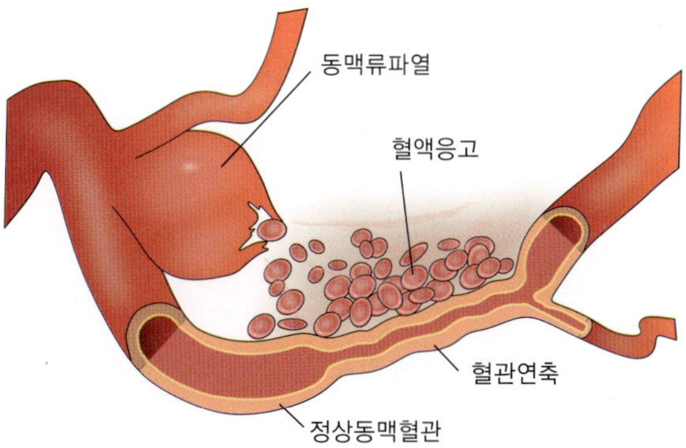

4) 섬유소원(Fibrinogen)

섬유소원 수치와 머리뼈경유도플러 속도는 반비례한다. 이는 섬유소원 수치가 증가하면 혈장의점도(viscosity)가 증가하는 것으로 설명된다. 점도가 높으면 저항이 증가하고 속도는 감소한다.

5) 대사요인

과다환기(hyperventilation) 상태에서는 혈류속도가 감소하고 반대로 저환기(hypo ventilation) 상태에서는 혈류속도가 증가하는데, 이는 이산화탄소 분압(Pco2)의 변화에 의한 영향으로 보인다. 즉 Pco2가 감소하면 세동맥(arteriole)의 수축에 의해 동맥(artery)에서 측정되는 혈류속도는 감소하는 반면, Pco2가 증가하면 반대로 혈류속도는 증가하게 되는 것이다. 그 외에도 불안상태나 인지활동 등에 의한 뇌 활성화 상태에서도 정도는 심하지 않더라도 머리뼈경유도플러 속도는 증가할 수 있으므로 머리뼈경유도플러 검사는 안정상태에서 실시해야 정확한 결과를 얻을 수 있는 것이다.

6) 혈압 및 심박출량

정상적인 자동조절능(autoregulation)이 유지되는 상황에서는 혈압이나 심박출량의 변화가 머리뼈경유도플러 속도에 미치는 영향은 미미하지만, 두부외상이나 질병에 의한 뇌손상으로 자동조절능에 이상이 생긴 경우 직접적인 영향을 받을 수 있다.

7) 몸쪽부(근위부) 혈관 협착

두개외(extracranial) 목동맥이나 빗장밑동맥(쇄골하동맥, subclavian artery)의 협착은 직접적으로 해당 먼쪽부 대뇌동맥고리 혈관들의 속도를 감소시킬 것이나, 결순환으로 사용되는 경우 혈류 방향이 달라지고 혈류속도는 증가할 수도 있다.

8) 먼쪽부(원위부) 혈관 저항

뇌압상승과 같은 혈관 저항이 증가하는 상태에서 혈류속도는 감소하며 동·정맥기형과 같이 혈관 저항이 감소하는 상황에서는 혈류속도는 증가한다.

9) 주기적 변화

정상에서도 특정 혈관의 속도를 5~10분간 지켜보면 속도의 변이가 관찰되는데, 이는 주기적인 뇌압의 변화나 대사상태의 변화 등에 의해 혈류속도가 영향을 받기 때문으로 보인다.

10) 연령 및 성(Age & gender)

연령이 증가함에 따라 혈류량의 감소로 혈류속도도 감소하므로 머리뼈경유도플러 검사 결과를 해석할 때는 반드시 연령이 고려되어야 한다. 또 같은 연령에서는 여자가 남자보다 속도가 약 5%가량 더 빠른데, 이는 혈류저항을 감소시키는 것으로 알려져 있는 에스트로겐의 영향에 기인한 것으로 보인다. 폐경 이후에는 에스트로겐이 줄어들기 때문에 머리뼈경유도플러 속도나 박동지수(PI)에 남녀 차이를 보이지 않는다.

11) 기타 전신질환 및 약물

편두통, 갑상선기능항진증, 빈혈 등의 질환에서 혈류속도가 증가할 수 있다. 특히 편두통은 흔한 질환인 만큼 피검사자의 병력 청취 시 반드시 확인해야 할 사항이며, 젊은 피검자에서 설명할 수 없는 혈류속도의 증가가 있을 때 갑상선 질환의 가능성이 고려되어야 할 것이다. 특히 약물들은 머리뼈경유도플러 속도에 영향을 미치는 것으로 알려져 있다.

4. 머리뼈경유도플러 검사의 장·단점

1) 머리뼈경유도플러 검사의 장점

(1) 안전성

머리뼈경유도플러 검사는 초음파를 이용한 비침습적 검사(noninvasive test)이므로 안전하며 후유증이 없고, 피검자에게 고통 없이 검사할 수 있는 것이 가장 큰 장점이다.

(2) 신속성

머리뼈경유도플러 검사 시간은 보통 30분 이내로 간단하며, 피검자의 증상에 따라 필요한 혈관만 검사할 경우에는 시간이 훨씬 단축될 수 있다. 검사하면서 바로 혈류속도와 도플러 파형을 보면서 결과 확인이 가능하므로 신속하게 치료하는 데 큰 도움이 된다.

(3) 경제성

초음파 검사가 아직 비보험 급여이기는 하지만, 고가의 자기공명영상(magnetic resonance imaging, MRI), 자기공명혈관조형술(magnetic resonance angiography, MRA)에 비해 가격이 저렴하여 피검자에게 경제적이다.

(4) 이동성

장비는 이동이 가능하므로 거동이 불편하거나 인공호흡기를 달고 있는 중환자일 경우 환자의침상 옆에 기계를 이동해놓고 검사할 수 있다.

(5) 반복측정 및 장시간 monitoring 가능

위에 열거한 안전성, 신속성, 경제성, 이동성이 뒷받침되므로 머리뼈경유도플러 검사를 반복 측정하여 머리뼈내 혈관 상태의 변화를 파악할 수 있으며, 장시간 monitoring을 통하여 머리뼈경유도플러 생리를 연구하는 데 중요한 수단이 될 수 있다.

2) 머리뼈경유도플러 검사의 제약점

(1) 협착과 과혈류 상태의 구분

혈류속도의 변화가 혈류량의 변화에 의한 것인지, 아니면 혈관직경의 변화에 기인한 것인지를 구분할 수 없다. 예컨대 앞대뇌동맥의 혈류속도가 증가한 경우 이것이 혈관 협착에 의한 것인지 아니면 반대측 앞대뇌동맥의 무형성으로 인한 혈류량의 증가에 의한 것인지, 또는 동측 중(간)대뇌동맥의 폐색 때문에 앞대뇌동맥이 우회로(collateral)로 작용하기 때문인지 구분할 수 없는 경우가 그것이다.

(2) 혈관의 해부학적 구조

혈관의 해부학적 구조를 확인할 수 없기 때문에 선천적 변이가 있는 경우 결과 해석이 어려워진다. 대뇌동맥고리의 선천적 변이, 한쪽 앞대뇌동맥이나 척추동맥의 저형성(hypopalsia)이나 무형성(aplasia) 등이 그 예이다. 최근에 개발된 TCCD (transcranial color duplex sonography)는 혈관의 해부학적 구조와 혈류속도를 함께 측정할 수 있어 이런 문제들을 해결하는 데 도움이 될 수 있다.

(3) 불량 측두 음향창(Poor acoustic temporal window)

머리뼈의 석회화로 초음파가 투과하지 못하는 불량 측두 음향창으로 인해 적절한 검사 결과를 얻지 못할 수 있다. 특히 고령, 여성, 동양인 및 흑인에서 흔한 것으로 알려진 불량 측두 음향창은 머리뼈경유도플러 검사의 중요한 장애 요인이다.

일측 또는 양측 불량 측두 음향창의 빈도는 60세 이상의 피검자에서 약 10~20% 정도로 나타나며 특히 고령의 여성에서 제약이 큰 것으로 알려져 있다. 이런 불량 측두 음향창을 극복하기 위해 근래에 초음파 조영 증강제(echocontrast agent)가 개발되었고 도플러 변위(Doppler shift)가 아닌 강도(intensity)를 측정해 신호대잡음비(signal to noise ratio)를 높인 power Doppler의 기술이 발전하고 있다.

(4) 검사자에 대한 과도한 기술적 의존

머리뼈내 깊숙한 곳에 위치한 혈관을 탐촉자의 위치와 각도, 도플러 파형과 음향, 주변혈관들과의 관계 등 다분히 경험적인 요소들을 통해 감지해야 하기 때문에 머리뼈경유도플러는 필연적으로 검사자의 기술적 숙달에 의존하는 검사이다. 따라서 숙달되지 않은 검사자의 결과는 신뢰하기 어려우며 검사자들 사이에 결과의 차이가 크게 나타날 수도 있다는 단점이 있다.

Section

18 머리뼈경유도플러 진단장치

학습목표
1. 탐촉자를 설명할 수 있다(A).
2. 머리뼈경유도플러 진단장치를 설명할 수 있다(A).

1. 탐촉자(Probe or transducer)

1) 압전효과

압전효과(Piezoelectric effect)는 전기적인 에너지를 기계적인 에너지로 변형시키고, 기계적인에너지를 전기적인 에너지로 변형시키는 현상을 말한다. 모든 재료가 이와 같은 성질을 지닌 것은 아니고 이와 같은 성질을 지닌 물질을 압전물질이라 하고, 이 압전재료를 탐촉자의 진동자 재료로 사용한다. 압전물질 중 대표적인 물질이 진동자(crystal)로 그림 18-1에서 보는 바와 같이 전류의 방향에 따라 압전재료가 수축과 팽창이 반복되어 초음파가 발생된다. 또한 반대로 초음파가 압전재료의 표면을 진동시키면 이것에 의해 진동자가 신축되어 전극 간에 전압이 발생한다.

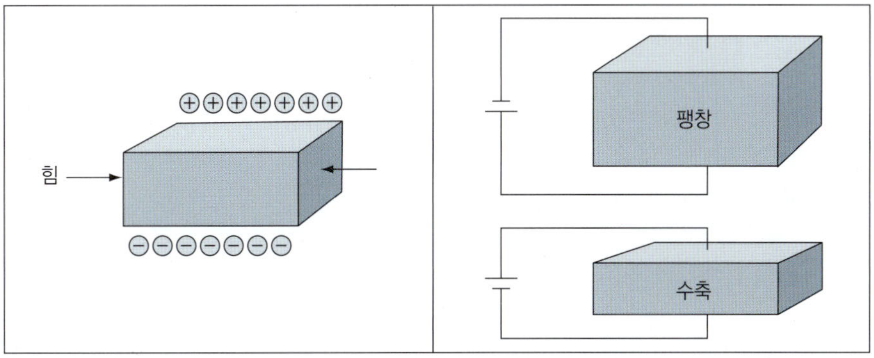

그림 18-1. 압전효과(piezoelectric effect)

2) 탐촉자의 구조

탐촉자의 구조는 사용목적에 따라 달리하여 사용할 수 있는데 일반적으로 사용되는 탐촉자를 기준으로 살펴보면 초음파를 발생시키는 진동자와 펄스폭의 조정 및 불필요한 초음파를 흡수하는 흡음재 그리고 진동자를 보호하기 위한 보호막으로 구성되며 그림과 같이 케이스에 전극을 입힌 구조로 되어 있다(그림 18-2).

그림 18-3은 뇌혈류 초음파 검사에서 주로 사용하는 2 MHz와 4 MHz 탐촉자의 실제 모습이다.

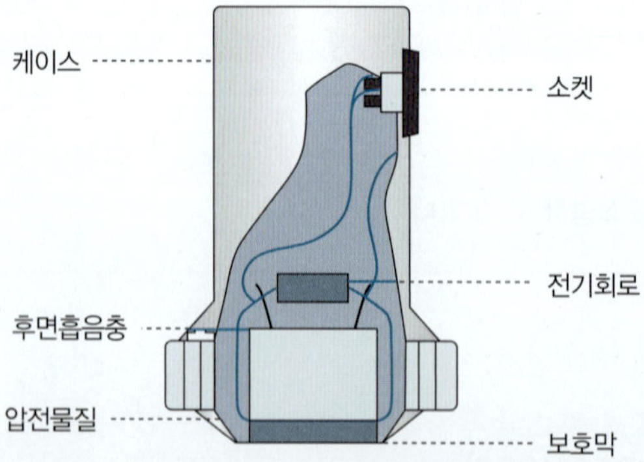

그림 18-2. 탐촉자 구조

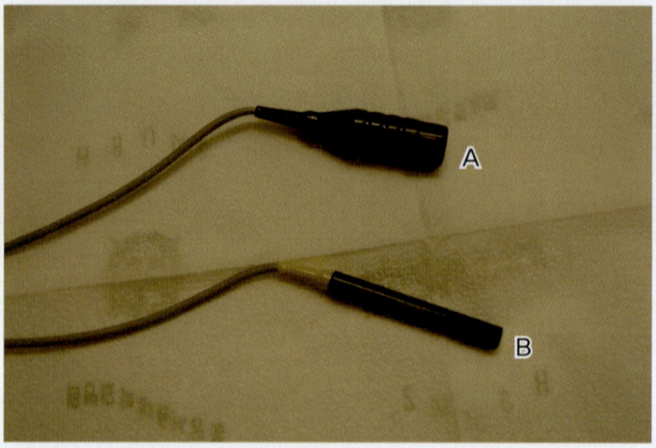

그림 18-3. 머리뼈경유도플러 탐촉자(A : 2 MHz, B : 4 MHz)

- 2MHz 탐촉자는 펄스파 측정 전용 탐촉자(측두경유, 안와경유, 후두밑창에 이용됨)
- 4MHz 탐촉자는 연속파 측정 전용 탐촉자(턱밑창에 이용됨)

2. 머리뼈경유도플러 진단장치

진단장치의 사용법은 병원에 따라 다르지만 기본적으로 전원을 켜고 피검자의 정보를 입력한 후 머리뼈경유도플러와 탐촉자를 선택하는 순서로 시행된다. 각종 조절장치는 혈관의 위치에 따라 depth, gain, power, scale 등의 조절이 필요하다(그림 18-4).

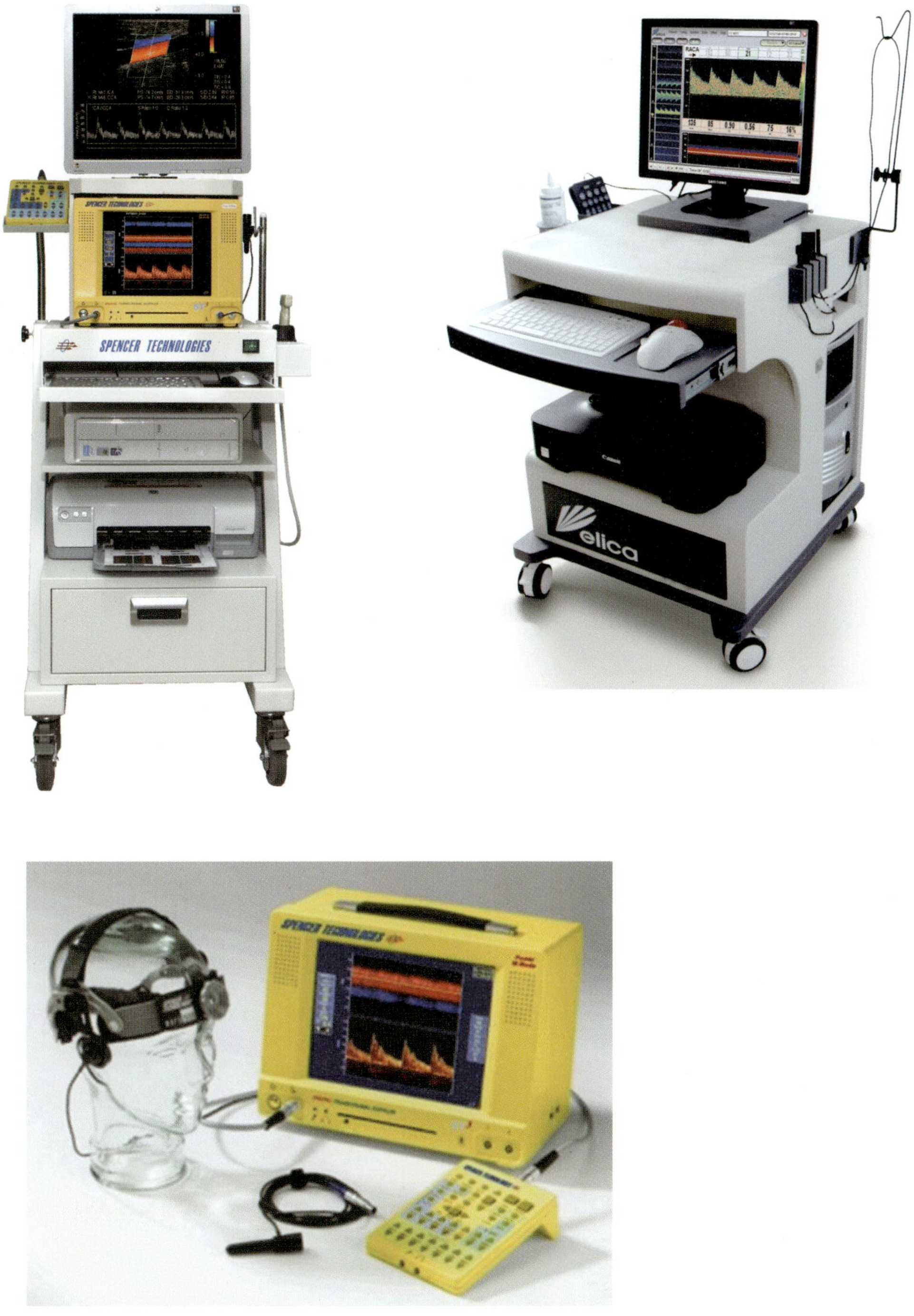

그림 18-4. TCD 장비

초음파검사학 실습보고서

학교명: 학번: 이름:

Section

19 머리뼈경유도플러 검사창 및 측정지표

학습목표

1. 머리뼈경유도플러 검사 용어를 설명할 수 있다(A).
2. 머리뼈경유도플러 음향창과 검사 기준을 설명할 수 있다(A).
3. 측두경유창 검사를 설명할 수 있다(A).
4. 안와경유창 검사를 설명할 수 있다(A).
5. 후두밑창 검사를 설명할 수 있다(A).
6. 턱밑창 검사를 설명할 수 있다(A).
7. 머리뼈경유도플러 검사 측정변수와 측정지표를 설명할 수 있다(A).

1. 머리뼈경유도플러(TCD) 검사 용어

1) 음향창(Window, approach)

용어	의미
Transtemporal window	측두경유창
Transorbital window	안와경유창
Suboccipital window	후두밑창
Submandibular window	턱밑창

2) 해부학적 용어(Anatomy)

약어	풀이	의미
MCA	middle cerebral artery	중간대뇌동맥
ACA	anterior cerebral artery	앞대뇌동맥
PCA (P1)	posterior cerebral artery P1 segment	뒤대뇌동맥 P1 부위
PCA (P2)	posterior cerebral artery P2 segment	뒤대뇌동맥 P2 부위
OA	ophtalmic artery	눈동맥
ICA siphon (C4)	internal carotid siphon artery (C4)	속목동맥 사이펀(C4)
ICA siphon (C2)	internal carotid siphon artery (C2)	속목동맥 사이펀(C2)
VA	vertebral artery	척추동맥
BA	basilar artery	뇌바닥동맥

CCA	common carotid artery	온목동맥
ICA	internal carotid artery	속목동맥
ECA	external carotid artery	바깥목동맥
AcomA	anterior communicating artery	앞교통동맥
PcomA	posterior communicating artery	뒤교통동맥

3) 측정값 용어(Measurement)

용어	의미
Window, Approach	음향창
Best window	최적의 창
Poor window	불량 창
Vessel	혈관
Depth	깊이
Flow Direction	혈류 방향
Toward	다가오는 방향
Away	멀어지는 방향
Direction	방향
Mean flow velocity (MV, MFV)	평균 혈류속도
Peak systolic velocity (PSV)	수축기 혈류속도, 최고수축기 혈류속도
End diastolic velocity (EDV)	확장기 혈류속도
Pulsatility index (PI)	(혈관) 박동지수
Resistance index (RI)	(혈관) 저항지수

2. 머리뼈경유도플러(TCD) 음향창과 검사 기준

머리뼈경유도플러 검사는 초음파 투과를 위해 머리뼈의 얇은 부위를 음향창으로 사용하는 데 일상적인 검사에서는 측두경유창(경측두창, transtemporal window), 안와경유창(경안와창, transorbital window), 후두밑창(후두하창, suboccipital window), 턱밑창(하악하창, submandibular window)이 사용된다(그림 19-1).

머리뼈경유도플러 검사 기준은 1) 검사하는 음향창(acoustic window) 2) 초음파 투사 방향 및 각도 3) 초음파 투사 깊이(sampling volume depth) 4) 혈류의 방향 5) 도플러 파형의 형태(contour of wave form) 등이다(표 19-1, 그림 19-2).

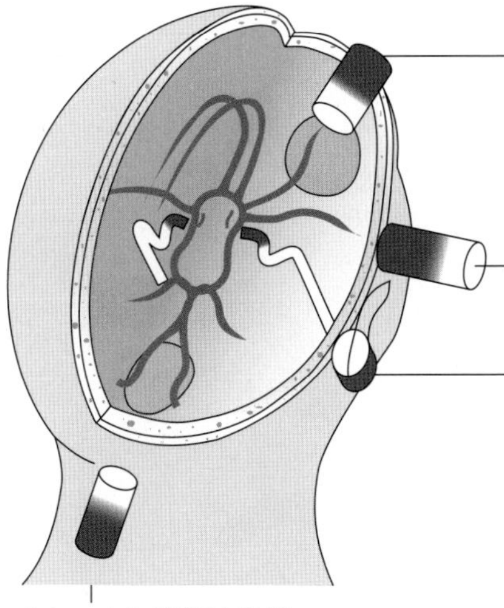

그림 19-1. 머리뼈경유도플러 검사 창(window)

표 19-1. 머리뼈경유도플러 검사 기준(성인)

음향창 (Window)	혈관 (Vessel)	깊이 (Depth, mm)	혈류방향 (Flow Direction)	혈류속도 (Flow velocity, cm/sec)
측두경유창 (Transtemporal)	Distal ICA	60~70(66)	Bidirection	-
	MCA	40~60	Toward	40~80
	ACA	60~75(72)	Away	35~75
	PCA(P1)	55~75(68)	Toward	22~55
	PCA(P2)	55~75(68)	Away	22~55
안와경유창 (Transorbital)	OA	40~55(48)	Toward	10~30
	ICA siphon(C4)	50~70(64)	Toward	30~65
	ICA siphon(C2)	50~70(64)	Away	30~65
후두밑창 (Suboccipital)	VA	45~75(56)	Away	20~50
	BA	80~120	Away	20~60
턱밑창 (Submandibular)	CCA(4 MHz)	15~40(25)	Toward	20~40
	ICA(4 MHz)	15~40(25)	Away	30~50
	ECA(4 MHz)	15~40(25)	Away	10~30
	ICA(2 MHz)	30~55(50)	Away	30~50

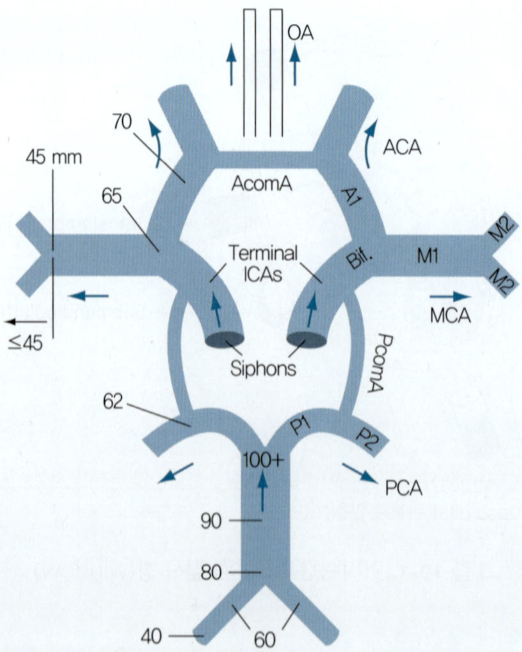

그림 19-2. 두개 내 뇌혈관 모식도. 숫자는 깊이(depth, mm)

3. 머리뼈경유도플러(TCD) 검사창

1) 측두경유창 검사(Transtemporal window)

측두경유창은 일반적으로 광대활(zygomatic arch) 위에서 귓바퀴 바로 앞쪽을 뒤측두창(posterior window, P), 눈썹 옆 이마돌기를 앞측두창(anterior window, A), 앞측두창과 뒤측두창 사이를 중간측두창(middle window, M), 앞측두창의 약간 위쪽 부위를 전두측두창(frontal window, F)의 4부분으로 나누는데 보통 뒤측두창에서부터 전두측두창 쪽으로 탐촉자를 이동하면서 가장 혈류가 잘 잡히는 최적의 창(best window)을 찾아 검사한다(그림 19-3, 4). 2MHz 펄스파 전용 탐촉자를 이용하여 측정한다.

(1) 중간대뇌동맥(middle cerebral artery, MCA)

펄스 초음파 깊이 66 mm 근처에서 속목동맥의 먼쪽부, 즉 다가오는 방향의 중간대뇌동맥(MCA)과 멀어지는 방향의 앞대뇌동맥(ACA)의 양방향 혈류(bidirection flow)를 확인한 후 탐촉자 각도를 뒤창에서는 약간 앞쪽 위 방향으로, 앞창에서는 약간 뒤로 향하게 하여 깊이 40~60 mm에서 평균 혈류속도 40~80 cm/sec의 다가오는 방향의 혈류를 측정한다(그림 19-5). 만일 한쪽의 측두경유창이 불량한 경우에는 탐촉자 각도를 직각 또는 약간 앞으로 하고 초음파 깊이를 서서히 올려 90~110 mm까지 tracing 하여 반대쪽 중간대뇌동맥(MCA)의 멀어져가는 혈류를 관찰할 수 있다. M-mode 초음파에서는 다가오는 혈류를 의미하는 적색밴드(red color band)로 나타난다(그림 19-5).

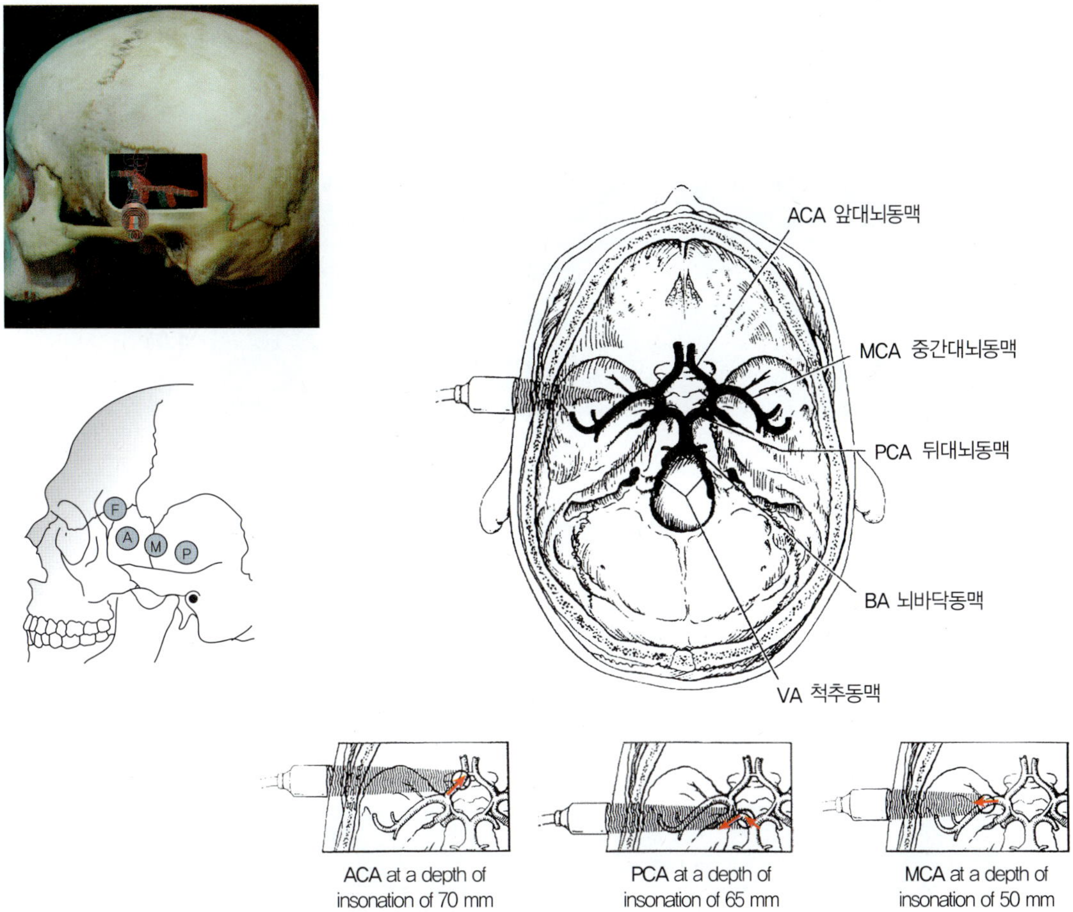

그림 19-3. 측두경유창(Transtemporal window)

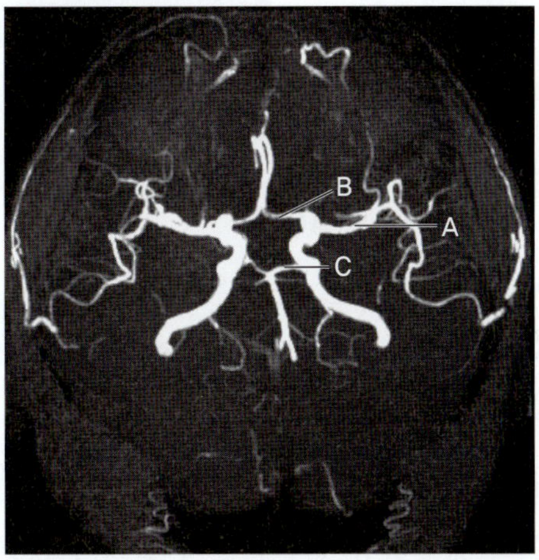

그림 19-4. 측두경유창 측정 혈관(자기공명혈관조영술, MRA)
A: 중간대뇌동맥(MCA), B: 앞대뇌동맥(ACA), C: 뒤대뇌동맥(PCA)

임상노트

중간대뇌동맥(MCA)의 혈관연축(vasospasm)

머리뼈경유도플러 속도가 120 cm/sec 이상이면 연축을 의심하고 200 cm/sec 이상이면 심한 혈관연축으로 진단한다.

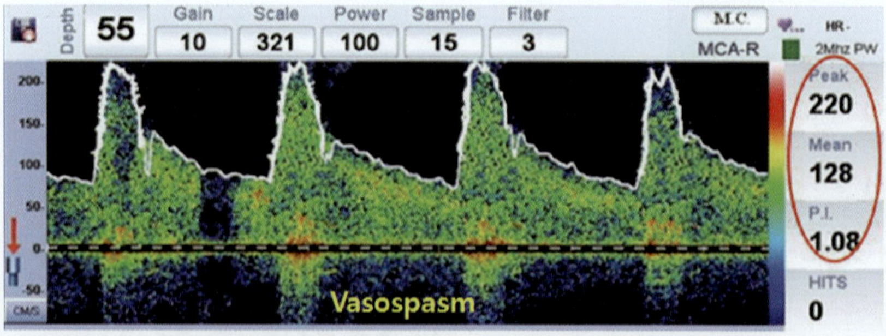

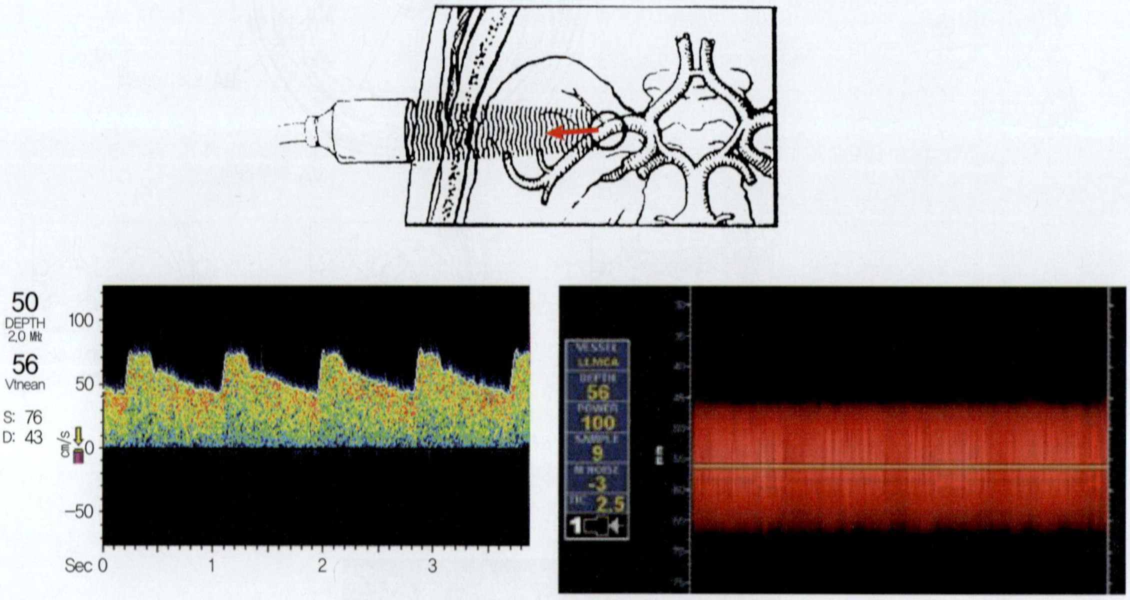

그림 19-5. 중간대뇌동맥 파형과 M-mode band

(2) 앞대뇌동맥(anterior cerebral artery, ACA)

탐촉자 각도를 중간대뇌동맥(MCA)보다 약간 앞쪽 위로 향하게 한 후 속목동맥 먼쪽부에서 멀어지는 방향의 혈류를 찾아가면서 60~75(72) mm 깊이에서 평균 혈류속도 35~75 cm/sec의 혈류로 관찰된다.

M-mode 초음파에서는 멀어져가는 혈류를 의미하는 청색밴드(red color band)로 나타난다(그림 19-6). 만일 깊이(depth) 80 mm까지 멀어지는 방향의 혈류는 관찰되지 않고 다가오는 방향의 혈류만 나타날 때는 앞교통동맥(Acom A)을 통해 반대쪽 혈류가 넘어 오는 곁순환을 시사하는 소견으로 동측 속목동맥 몸쪽부(근위부)의 심한 협착이나 폐색이 있을때 나타난다. 이때는 반대측 앞대뇌동맥의 증가된 혈류속도를 함께 확인하면 더욱 확실하다.

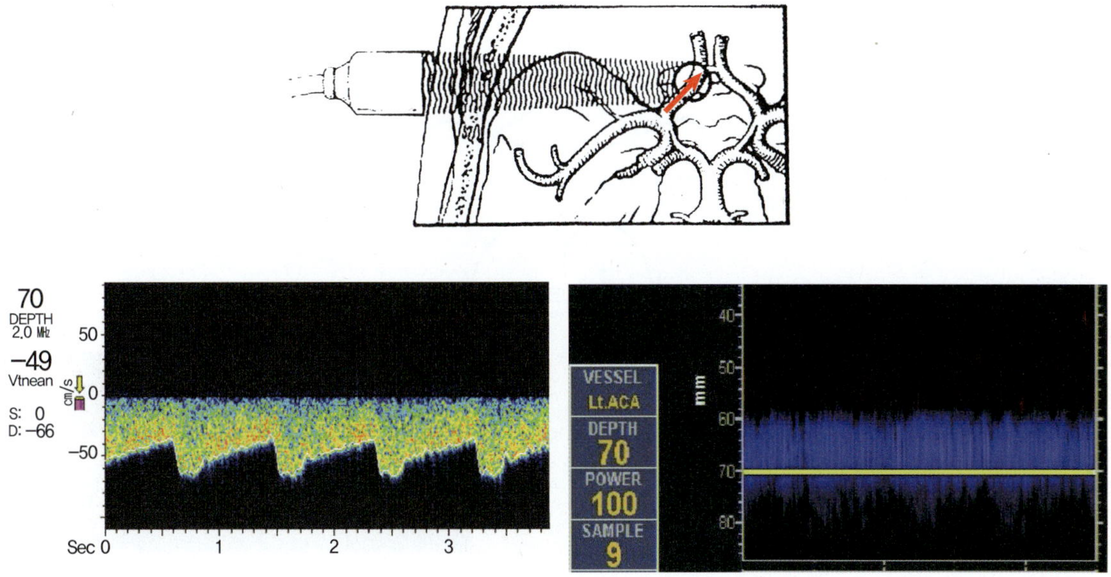

그림 19-6. 앞대뇌동맥 파형과 M-mode band

(3) 뒤대뇌동맥(posterior cerebral artery, PCA)

초음파 깊이 55~75(68) mm에서 P1은 다가오는 방향으로, P2는 멀어지는 방향으로 관찰되는데 보통 뒤창에서 P1은 탐촉자 각도를 뒤쪽 아래로, P2는 뒤쪽 약간 위로 할 때 가장 잘 잡힌다. M-mode 초음파에서는 탐색자의 투사 방향과 각도에 따라 다가오는 방향의 P1 혈류는적색 밴드로, 멀어져가는 P2 혈류는 청색밴드로 나타난다. 뒤대뇌동맥(PCA)의 평균 혈류속도는 20~55 cm/sec로 중간대뇌동맥(MCA)이나 앞대뇌동맥(ACA)에 비해 느려 소리도 낮고 무겁게 들린다. 또한 뒤대뇌동맥(PCA)은 후두엽의 시각중추부위에 혈액을 공급하므로 시각자극에 의해 혈류속도가 영향을 받아 눈을 감으면 혈류속도가 10~20% 감소하고, 눈을 뜨고 사물을 주시하면 10~20% 정도 증가한다. 혈류속도가 느려졌다 빨라졌다 하는 경우는 눈깜빡임이 주된 원인이다(그림 19-7). 뒤교통동맥은 초음파의 투사각이 매우 커서 거의 직각을 이루므로 TCD검사는 측정하기 어렵다.

(4) 온목동맥 압박 검사(CCA compression maneuver)

측두경유창에서 측정한 혈관들이 복잡한 혈류 양상을 보일 때는 각 혈관의 정확한 동정을 위하여 온목동맥 압박 검사를 시행하는데 부정맥이나 목동맥 내막면의 섬유화와 지방 축척 등의원인으로 인한 죽종(atheroma)이 있는 경우에는 주의하여 시행해야 한다. 압박 방법은 빗장뼈위의 목 아랫부분에 손가락 2~3개를 올려놓고 온목동맥의 맥박을 촉지한 후 2~3초 정도 누르면 된다(그림 19-8).

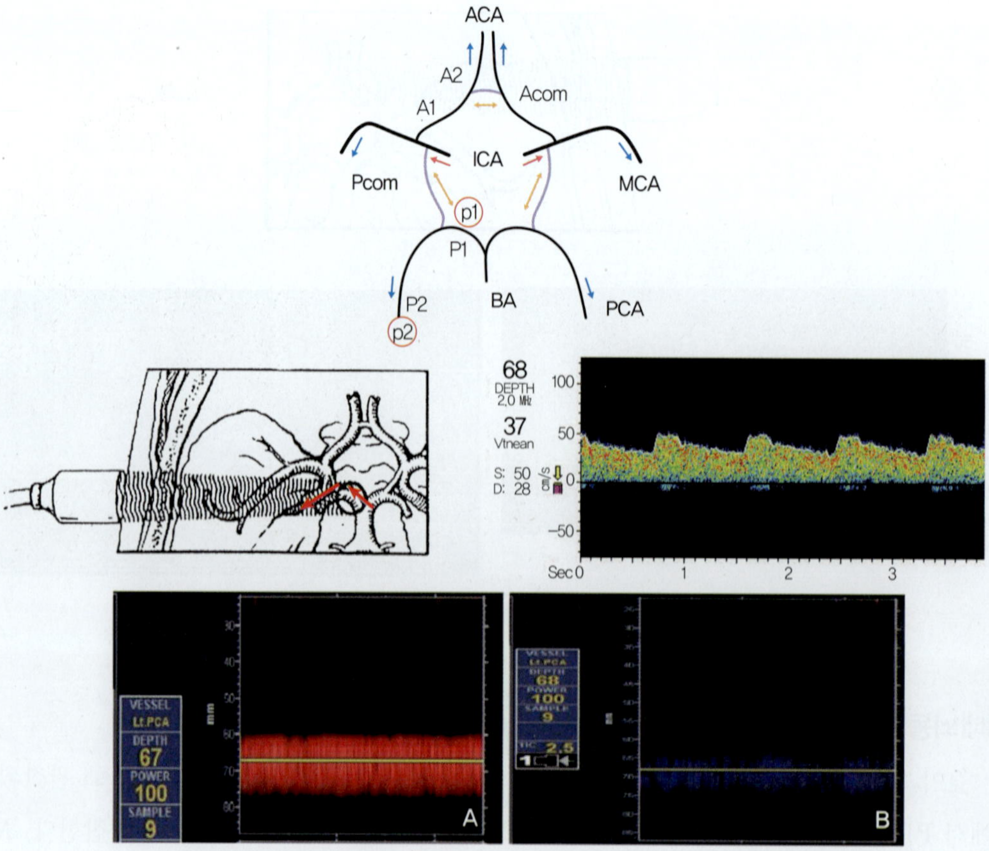

그림 19-7. 뒤대뇌동맥 파형과 M-mode band (A : P1, B : P2)

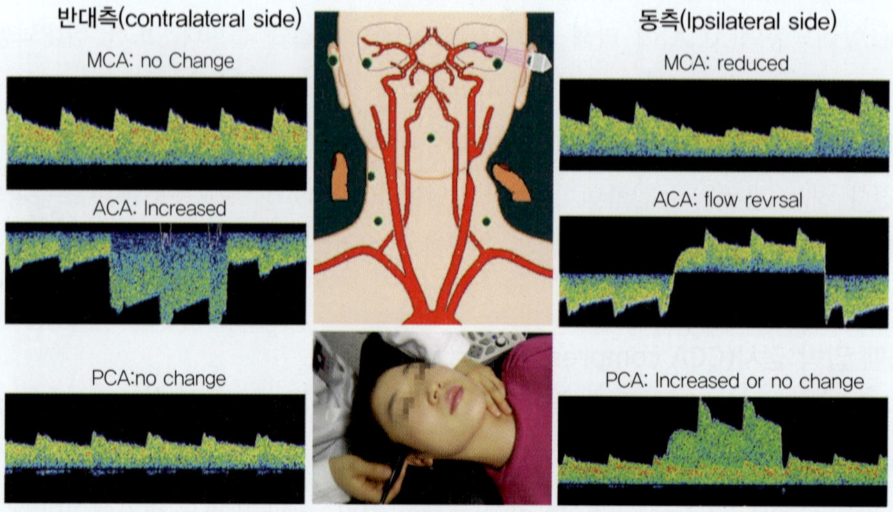

그림 19-8. 온목동맥 압박 검사

(유의사항) 두개골의 석회화로 초음파가 투과하지 못하는 poor acoustic temporal window (PATW)로 인해 적절한 검사결과를 얻지 못할 수 있다. 특히 고령, 여성, 동양인 및 흑인에서 흔한 것으로 알려진 P A T W는 TCD 검사의 중요한 장애 요인이다. 일측 또는 양측 PATW의 빈도는 노원을지병원 뇌혈류검사실을 방문한 50세 이상의 환자 963명을 대상으로 조사한 결과 13% 정도로 나타났다. 연령별 빈도는 5 0대 4.1% (M:F=2.7%:5.1%), 60대 17.3% (M:F=7.2%:23.9%), 70대 18.1% (M:F=5.3%:27.2%)로 고령의 여성에서 특히 TCD 활용의 제약이 큰 것으로 나타났다.(허혈성뇌졸중에서TCD의 적용과결과 판독, 이용석, 조성준, 대한임상신경생리학회지 제1권 제2호, 1999)

2) 안와경유창 검사(Transorbital window)

피검자에게 눈을 감게 하고 눈동맥(ophthalmic artery)과 속목동맥 S자 부위(ICA siphon)의 혈류를 측정하는 데 주의할 점은 초음파의 강도(power)가 전체 초음파 강도의 10%를 넘지 않도록 조절해야 한다. 강한 초음파는 백내장을 유발할 가능성이 있으므로 표본용적(sample volume), 진폭(amplitude), 척도(scale) 등 검사장비에서 초음파의 강도를 조절하는 값들을 최소로 조절하여 초음파 강도가 한계치 이하가 되도록 주의한다.

피검자가 콘택트렌즈를 착용하였을 경우 그대로 검사하면 탐촉자로 안구를 누르게 되므로 렌즈가 안구 뒤쪽으로 돌아가거나 각막이 손상될 위험이 있으니 가능한 한 제거하고 검사하는 것이 좋으며, 인공눈(artifical eye, 의안)인 경우에는 초음파가 투과하지 못하므로 검사가 불가능한 것이 일반적이나 최근에는 인공눈의 소재가 연성재질로 가공되어 두께가 많이 얇아져서 간혹 잘 투과되는 경우도 있다. 안구를 힘을 주어 누르는 것은 피검자에게 불쾌감을 주므로 손에 힘을 빼고 초음파 gel도 소량만 사용하는 것이 좋다.

(1) 눈동맥(ophthalmic artery, OA)

탐촉자를 안구 중앙에서 직각으로 하거나 안구 바깥쪽에서 약간 안쪽 방향으로 위치한 후 깊이 40~55(48) mm에서 측정하면 평균 혈류속도가 10~30 cm/sec, PI(박동지수, pulsatility index)는 1.0 이상의 뾰족한 모양의 혈류가 다가오는 방향으로 관찰된다.

M-mode 초음파에서는 이 추적 깊이에서 적색 밴드가 간헐적으로 나타난다. OA는 혈류속도는 큰 의미가 없고 혈류 방향과 파형이 중요한데 만일 탐촉자에서 멀어지는 방향으로 혈류가 잡히고 파형도 저항이 큰 체동맥형에서 저항이 낮은 뇌내동맥파형으로 바뀌어 잡히면 동측 속목동맥 몸쪽부의 심한 협착이나 폐쇄에 의해 바깥목동맥의 혈류가 눈동맥을 통해 속목동맥 S자부위로 유입되는 눈동맥 곁순환을 시사하는 것이다. 이때는 속목동맥 사이펀(siphon) 혈류와 구분될 수 있도록 초음파 깊이를 50 mm 미만으로 낮추어 측정하여야 하고 반대쪽 정상 눈동맥 파형과 구분되어야 한다(그림 19-9, 10).

(2) 속목동맥 사이펀(S자) 부위(internal carotid siphon artery)

눈동맥(OA) 측정 후 깊이를 서서히 올려 50~70(64) mm에서 측정하면 C4는 다가오는 혈류로 C2는 멀어지는 혈류로 관찰되며 평균 혈류속도는 30~65 cm/sec 정도이다.

M-mode 초음파에서는 이 추적 깊이에서 C4 부분은 적색 밴드로 C2 부분은 청색 밴드를 나타난다. 탐촉자 방향은 OA와 비슷한데 C4는 안구 외측에서 안쪽 약간 아래로, C2는 안쪽 약간 위로 향하게 하면 잘 잡힌다. 깊이 70 mm 이상에서는 동측 또는 반대쪽 앞대뇌동맥(ACA) 혈류가 잡힐 수 있으므로 주의해야 한다(그림 19-11).

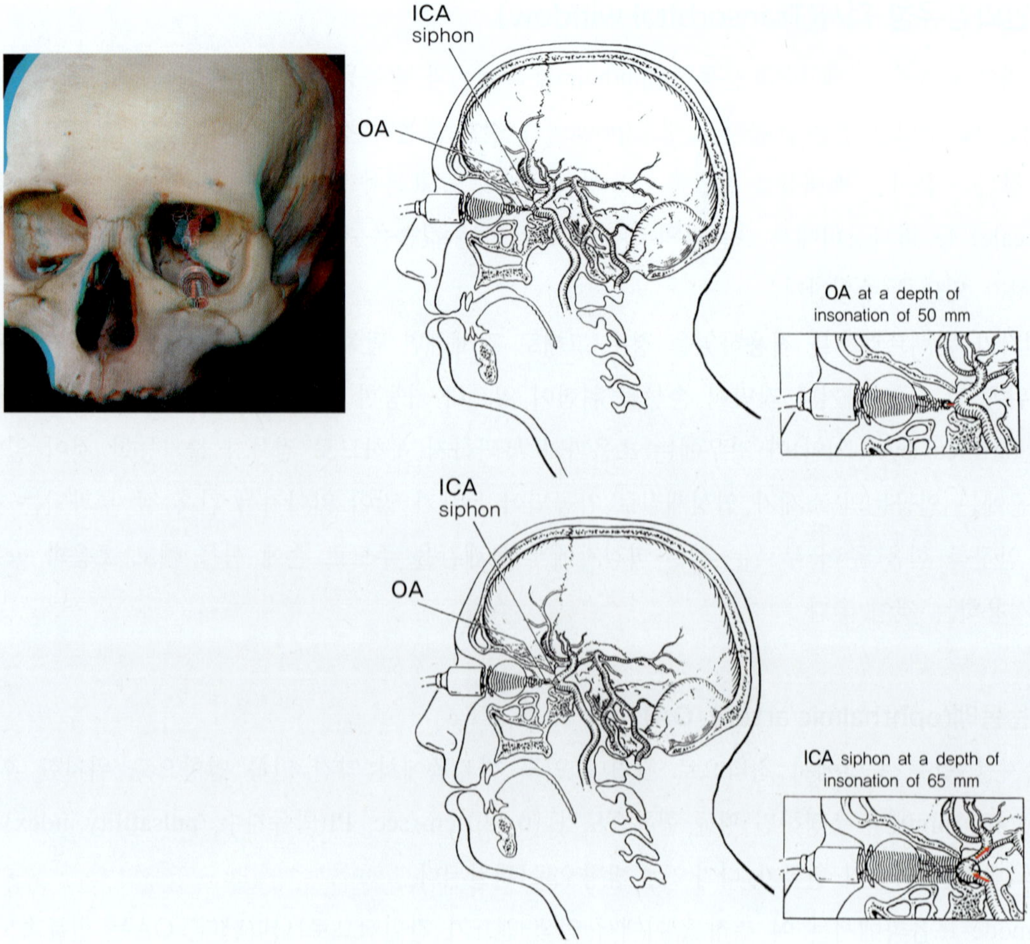

그림 19-9. 안와경유창(transorbital window)

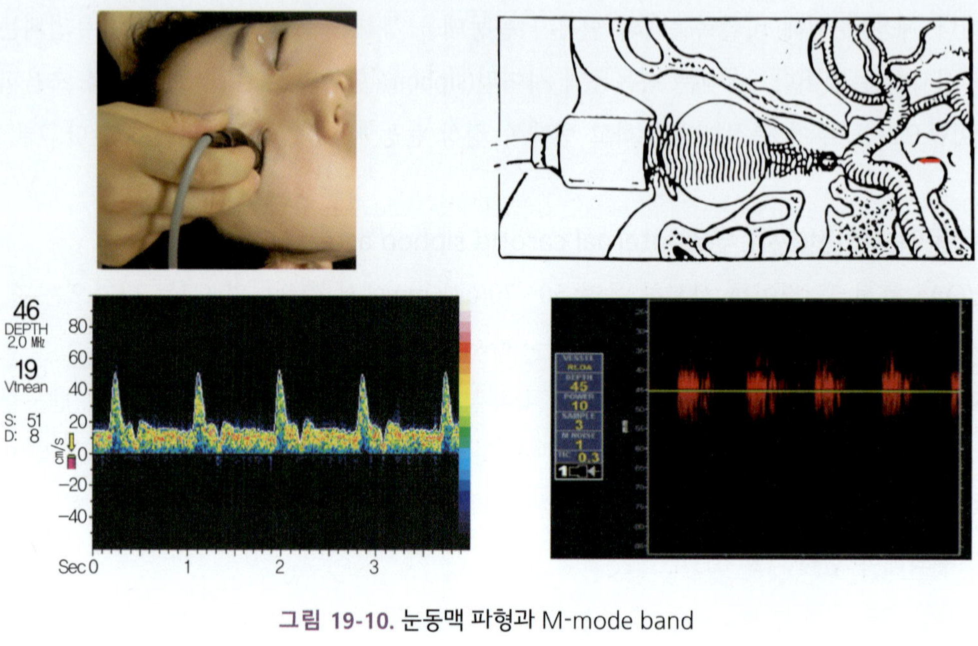

그림 19-10. 눈동맥 파형과 M-mode band

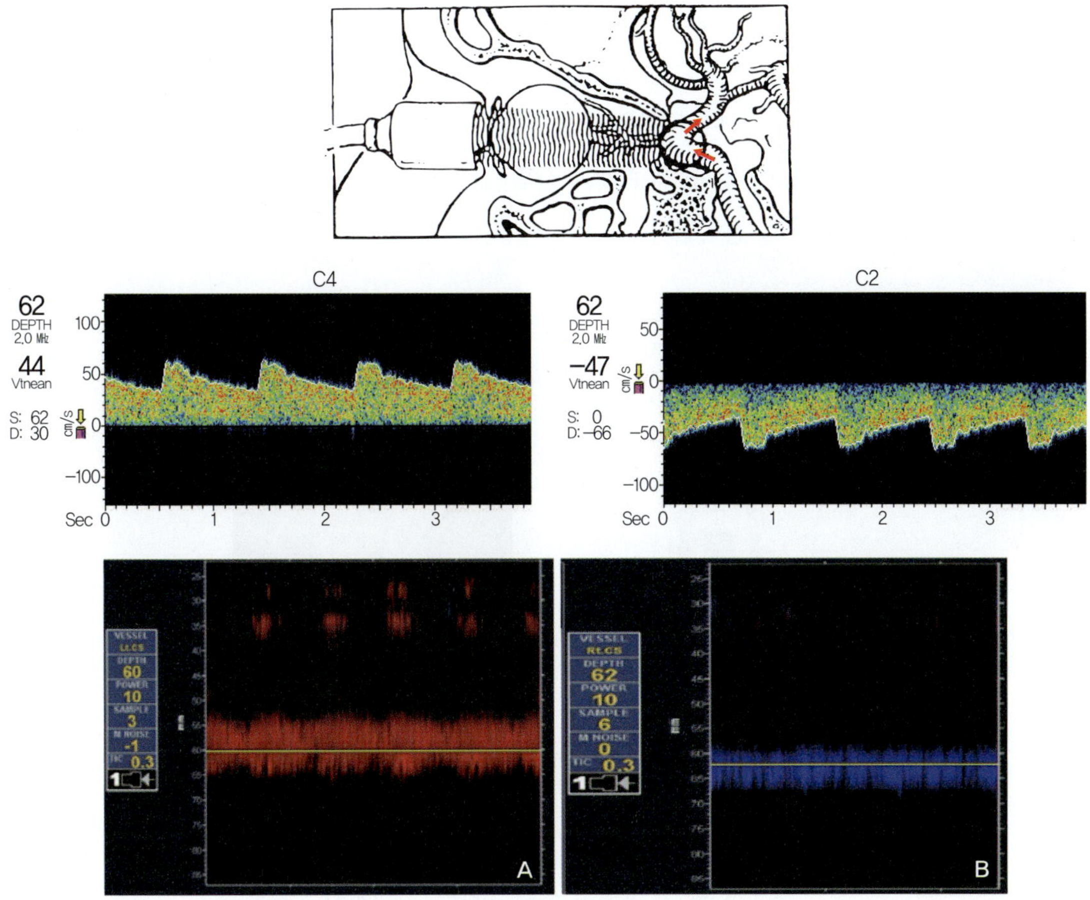

그림 19-11. 속목동맥 사이펀 파형과 M-mode band(A : C4, B : C2)

3) 후두밑창 검사(Suboccipital window)

피검자를 의자에 앉히고 고개를 약간 숙이게 한 후 큰구멍(foramen magnum)에서 검사한다. 만일 피검자가 앉거나 고개를 숙일 수 없을 때는 바로 누운 상태에서 고개를 적당히 옆으로 돌려 검사하기도 한다(그림 19-12~17).

(1) 척추동맥(vertebral artery, VA)

초음파 깊이 45~75(56) mm에서 탐촉자를 정중선 양측 가쪽에서 안쪽 방향으로 하거나, 정중선에서 오른쪽 척추동맥은 오른쪽 약간 바깥 방향으로, 왼척추동맥은 왼쪽 바깥 방향으로 조절하여 검사하면 평균 혈류속도 20~50 cm/sec의 혈류가 멀어지는 방향으로 관찰된다. M mode 초음파에서는 이 추적 깊이에서 청색 밴드로 나타난다. 그러나 머리뼈경유도플러에서 측정하는 척추동맥은 V4 부분으로 매우 구불구불하고, 척추동맥 측정 시 다가오는 방향으로 뒤아래소뇌동맥(posterior inferior cerebellar artery, PICA)이 함께 측정되기도 한다. 뒤아래소뇌 동맥은 TCD에서 일상적으로 측정하는 혈관은 아니지만, 혈류속도가 높거나 비정상 파형을 보이면 기록하여야 한다.

다른 방법으로는 척추동맥 V3 부분을 꼭지돌기(유양돌기) 뒤창으로 꼭지돌기 뒤쪽에서 탐촉자를 직각으로 하고 깊이 40~60 mm에서 양방향 혈류를 측정하는 방법도 있다.

척추동맥은 혈관의 모양이 개인에 따라 매우 구불구불하기도 하고, 선천적인 형성저하증(hypoplasia)이 많이 발생하는 혈관이다. 또한 양측 척추동맥 갈림 각도가 다양하여(그림 20-19) 다른 두개내 혈관들에 비해 진단적 정확도가 다소 떨어진다(그림 20-18~21).

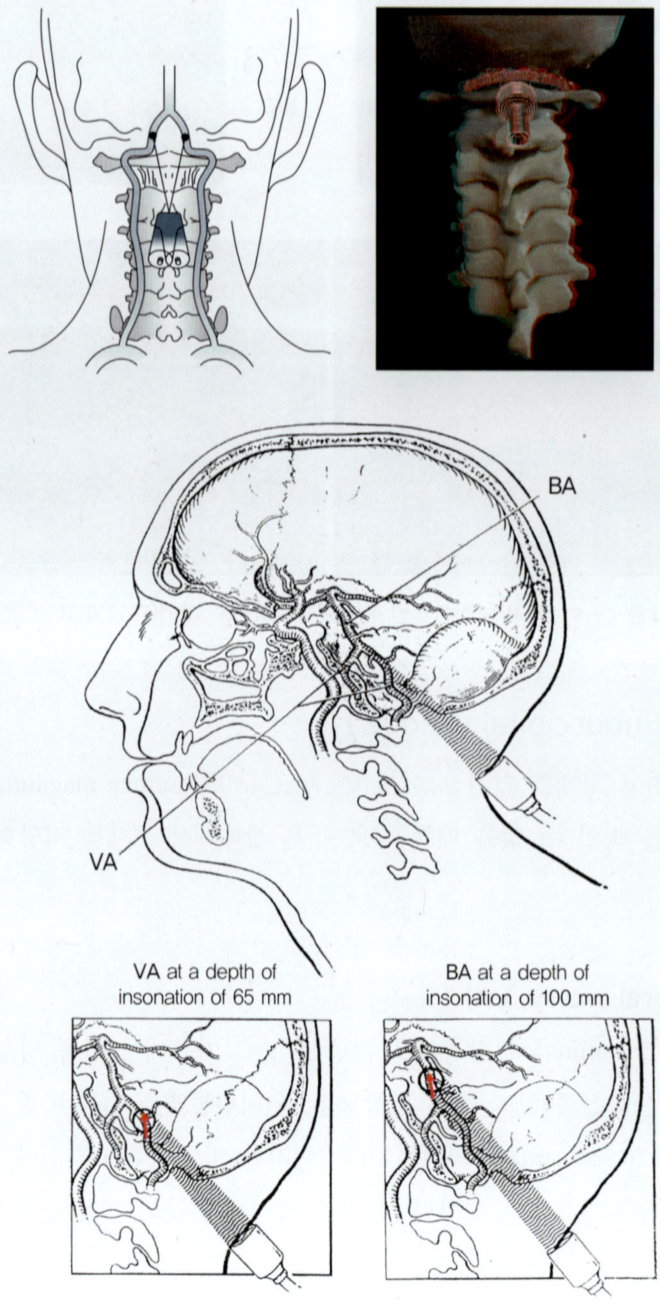

그림 19-12. 후두밑창(suboccipital window)

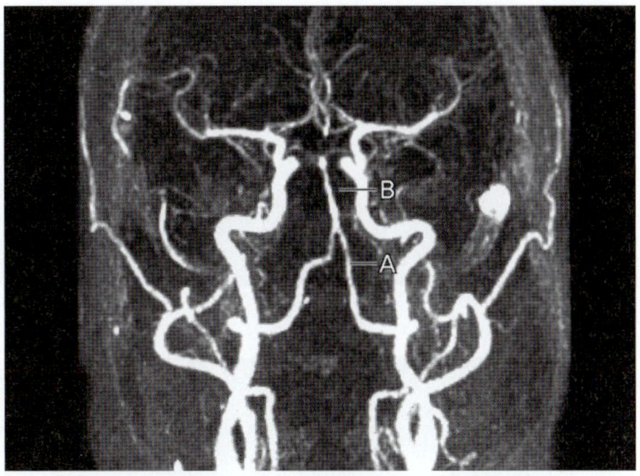

그림 19-13. 후두밑창 측정 혈관(MRA)
A : 척추동맥, B : 뇌바닥동맥

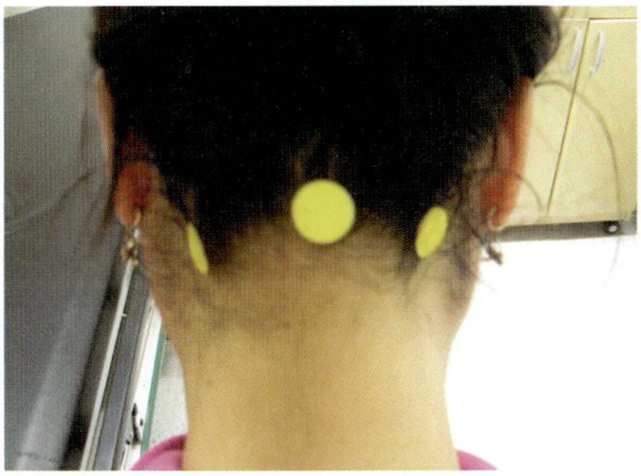

그림 19-14. 후두밑창 검사부위

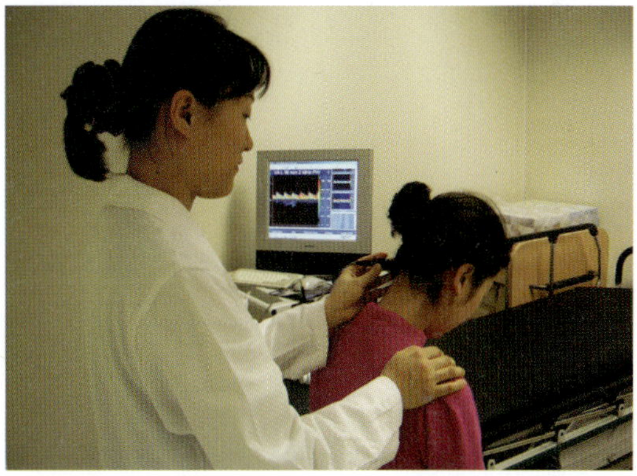

그림 19-15. 후두밑창 검사 자세(앉아서 측정)

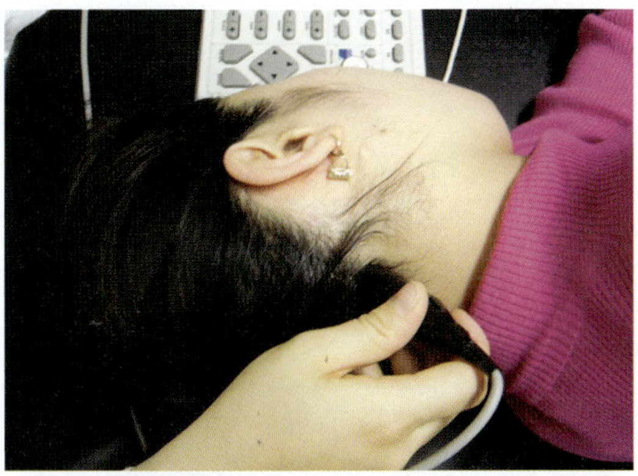

그림 19-16. 오른쪽 척추동맥을 누워서 측정하는 모습

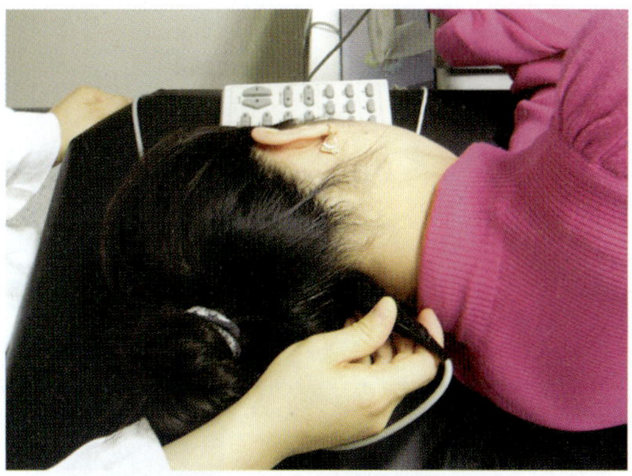

그림 19-17. 뇌바닥동맥을 누워서 측정하는 모습

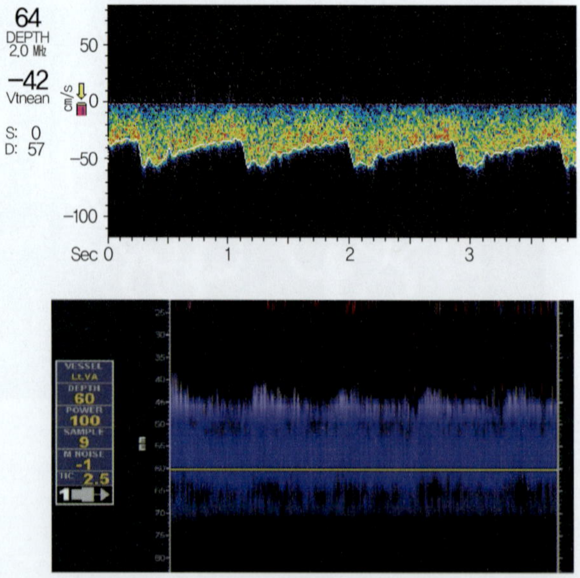

그림 19-18. 척추동맥 파형과 M-mode band

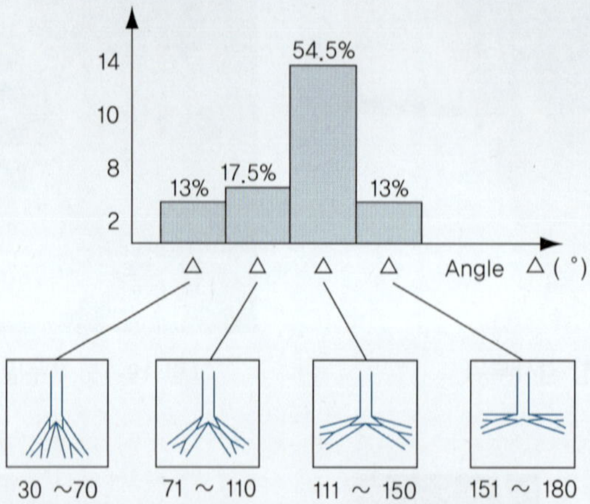

그림 19-19. 척추동맥 갈림 각도

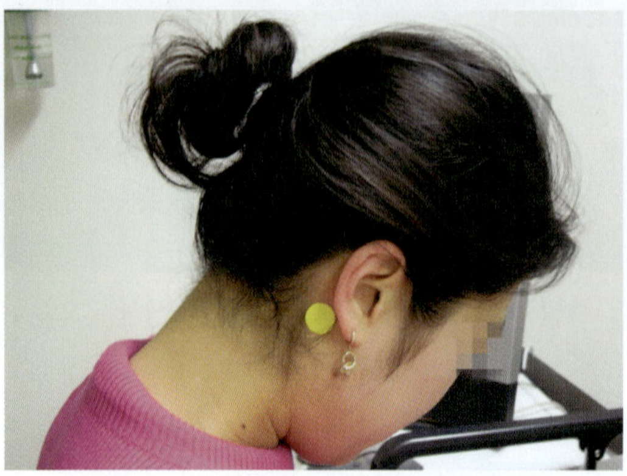

그림 19-20. 꼭지돌기뒤창 검사부위 그림

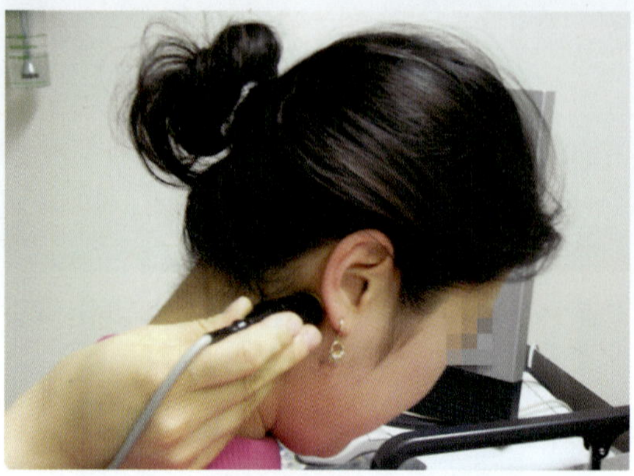

그림 19-21. 꼭지돌기뒤창에서 척추동맥 측정

(2) 뇌바닥동맥(basilar artery, BA)

앉은 자세에서 고개를 약간 숙여 큰구멍을 통해 혈관을 검사한다. 정중선에서 탐촉자를 약간 위로 향하게 하고 초음파 깊이 80~120 mm에서 측정하면 평균 혈류속도 20~60 cm/sec의 멀어지는 방향의 혈류로 관찰된다. 뇌바닥동맥이 뒤대뇌동맥으로 갈라지기 전까지의 주행경로는 정중에서 곧게 직진하는 형태보다는 좌우 한쪽으로 치우쳐 있거나 구불어진 경우가 더 많다(그림 19-22). 그러므로 뇌바닥동맥의 정확한 혈류속도를 측정하기 위해서는 검사자가 탐촉자를 큰 구멍 정중선에서 좌우로 이동해 가면서 가장 선명하고 높은 혈류신호를 찾으려는 노력을 해야하며, 이때 M-mode 초음파에서는 이 추적 깊이에서 청색 밴드가 넓게 나타난다(그림 19-23).

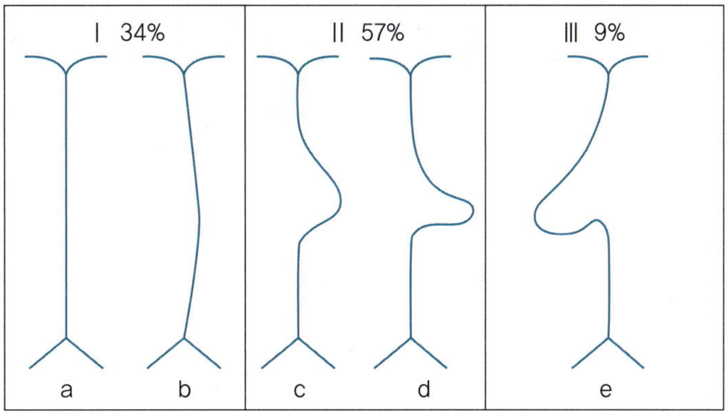

그림 19-22. 뇌바닥동맥 주행 방향

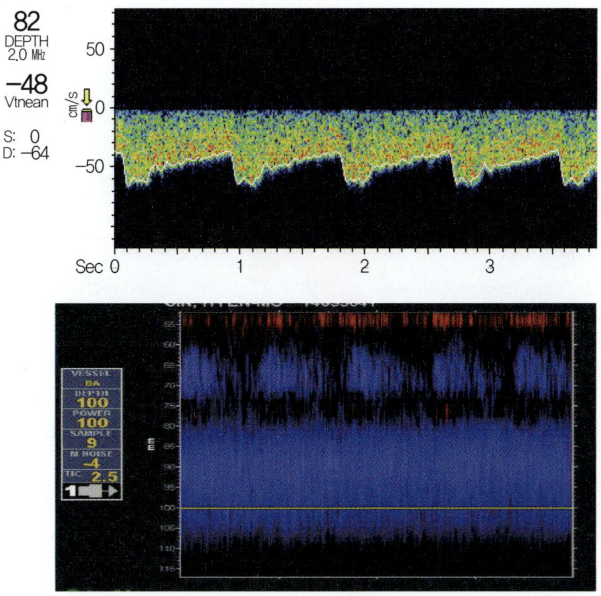

그림 19-23. 뇌바닥동맥 파형과 M-mode band

4) 턱밑창 검사(submandibular window)

바로 누운 피검자에게 턱을 위로 들게 한 후 아래턱 각(mandible angle)에서 속목동맥과 바깥목동맥을 검사한다. 이 부위는 뼈를 투과하지 않고 피부에서 바로 검사하므로 4 MHz 탐촉자를 사용하고 초음파 강도를 10~30%로 조절한다. 힘을 주어 너무 누르면 혈류속도가 증가할 수 있으므로 탐촉자를 가볍게 잡고 검사해야 한다(그림 19-24, 25).

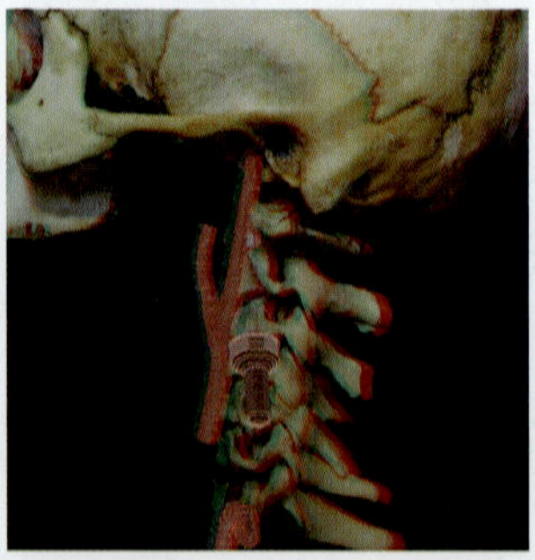

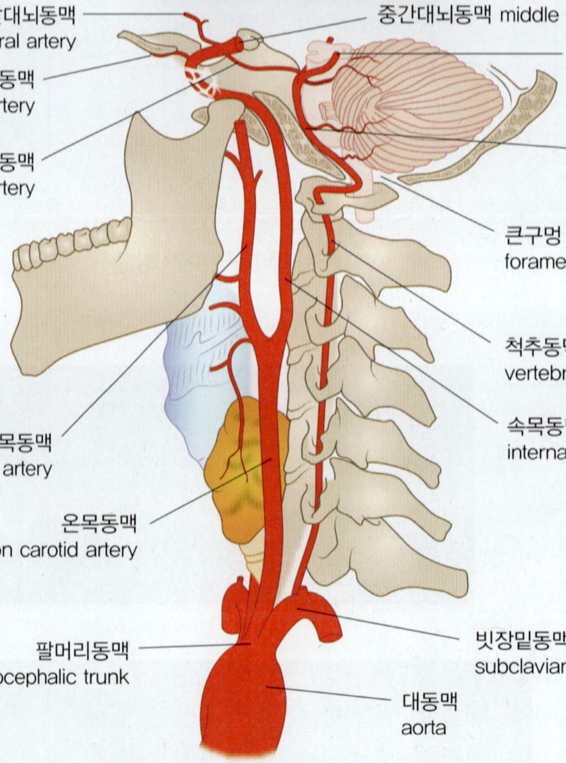

그림 19-24. 턱밑창(submandibular window)에서 본 혈관

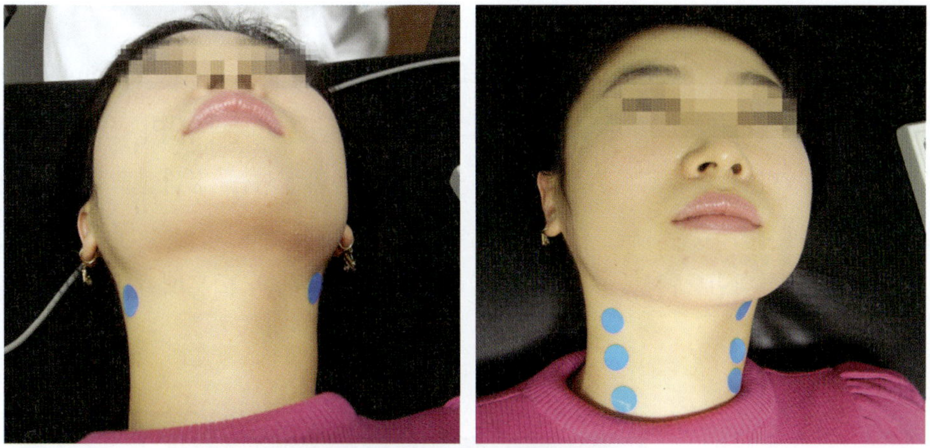

그림 19-25. 턱밑창 하악각 위치

(1) 온목동맥(common carotid artery, CCA)

목 중간 방패연골(갑상연골)의 가쪽에서 맥박이 뛰는 부위에 4 MHz 탐촉자를 몸쪽으로 향하게 하여 가볍게 대면 초음파 깊이 15~40(25) mm에서 다가오는 방향의 혈류로 관찰된다.

M-mode 초음파에서는 이 추적 깊이에서 적색 밴드가 간헐적으로 나타난다. 그러나 혈류의 방향은 탐촉자의 방향에 따라 달라질 수 있다. 즉 탐촉자를 몸쪽으로 향하게 하여 측정하면 다가오는 방향의 혈류로 관찰된다(그림 19-26).

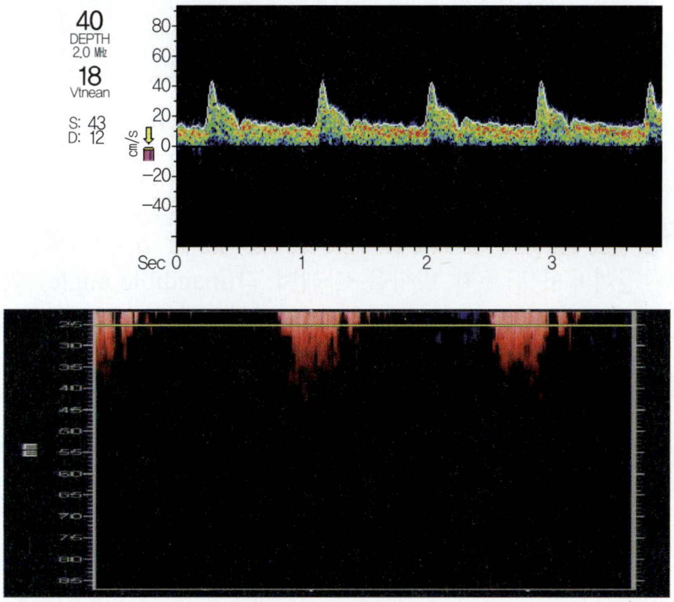

그림 19-26. 온목동맥 파형과 M-mode band

(2) 속목동맥(internal carotid artery, ICA)

2 MHz 탐촉자는 깊이 30~60 mm에서, 4 MHz 탐촉자는 깊이 15~40(25) mm에서 아래턱각(하악각, mandible angle)에서 약간 바깥쪽 위 방향으로 하면 그림 19-27과 같이 평균 혈류속도 30~50 cm/sec의 멀어지는 방향의 혈류로 관찰되며, M-mode 초음파에서는 청색밴드로 나타난다. 속목동맥의 심한 협착이나 폐쇄가 있을 때는 측정되지 않으므로 바깥목동맥 파형과 구분할 수 있어야 하는데, 속목동맥은 뇌동맥파형인 다혈류 저저항 파형이고 바깥목동맥은 뇌동맥파형인 저혈류 고저항 파형으로 측정된다(그림 19-27).

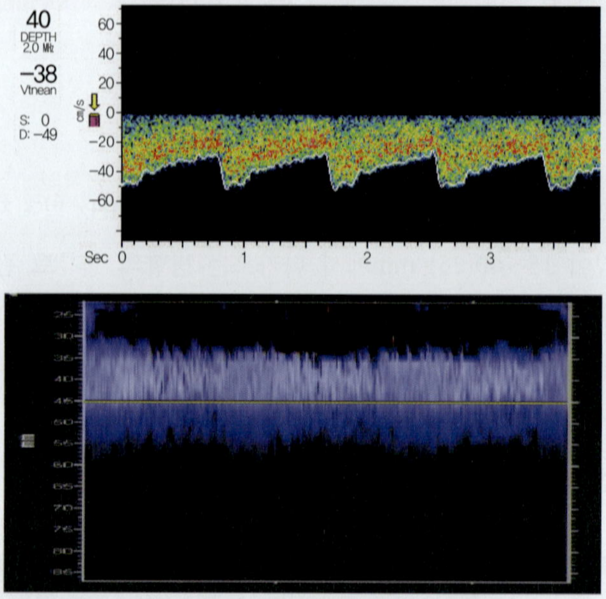

그림 19-27. 속목동맥 파형과 M-mode band

(3) 바깥목동맥(external carotid artery, ECA)

속목동맥과 같은 투사 깊이에서 탐촉자 방향을 아래턱 각(mandible angle) 약간 안쪽 위 방향으로 할 때 그림 19-28과 같이 멀어지는 방향의 혈류가 관찰된다.

M-mode 초음파에서는 이 추적 깊이에서 청색 밴드가 간헐적으로 나타난다. 바깥목동맥은 속목동맥에 비해 혈류가 적고 저항이 큰 저혈류고저항 파형이므로 이완기 혈류가 수축기 혈류의 1/3 이하로 박동지수(pulsatility index, PI) 1.0~3.0의 뾰족한 모양의 혈류로 관찰된다(그림 19-28).

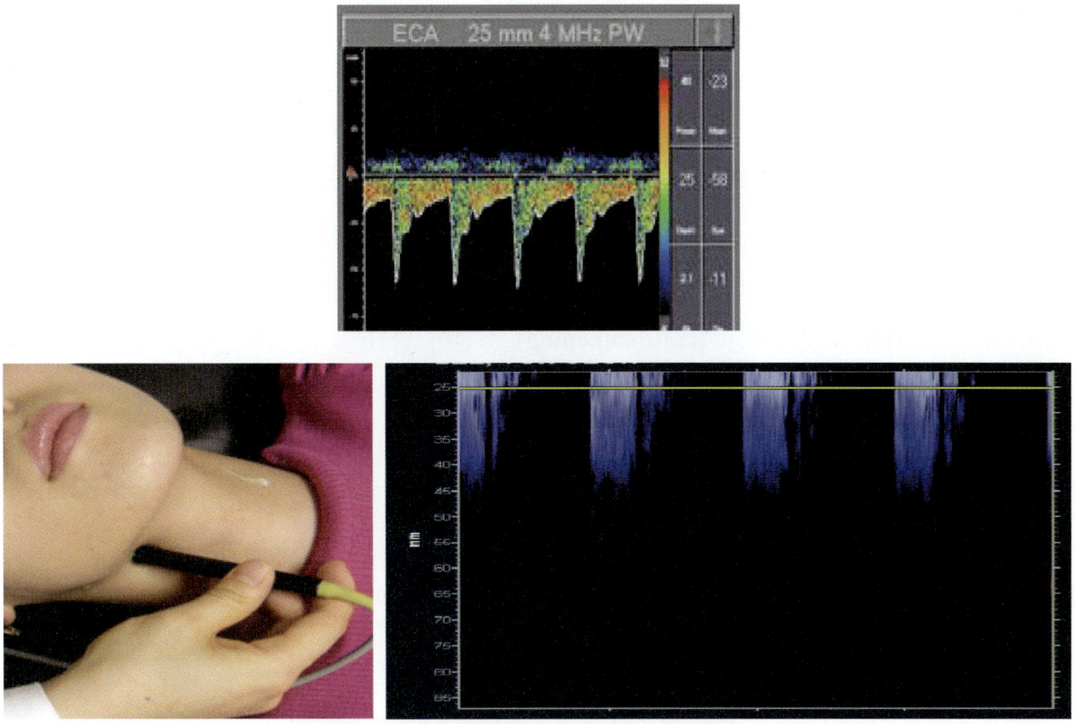

그림 19-28. 바깥목동맥 파형과 M-mode band

표 19-2. 속목동맥과 바깥목동맥을 구분하는 특징

특징	속목동맥(ICA)	바깥목동맥(ECA)
1. 크기	크다	작다
2. 분지	없다	있다
3. 방향	아래턱 각 바깥쪽 위 방향	아래턱 각 안쪽 위 방향
4. 도플러 파형	저저항(완만한 파형)	고저항(뾰족한 파형)
5. 측두 두드리기	변화 없음	파형 변화(톱니모양)

4. 머리뼈경유도플러(TCD) 검사 측정 지표

1) 머리뼈경유도플러 검사 측정 변수와 지표

머리뼈경유도플러 검사는 도플러 원리를 이용해 뇌혈관 속을 흐르는 적혈구들의 속도를 측정해 몇 가지 지표들을 얻게 되고, 이를 임상적 고려를 통해 진단에 이용하게 되는데, 측정하는 변수들은 다음과 같다(그림 19-29).

(1) 혈류속도(flow velocity)

혈관 속을 흐르는 적혈구의 속도는 혈류량에 비례하고 혈관 단면적에는 반비례한다. 따라서 머리뼈경유도플러 속도는 언제나 혈류량과 혈관직경이라는 두 가지 요인의 변화에 의해 결정된다. 머리뼈경유도플러 기계는 주어진 sample volume 내에서 몇 개의 심박동 주기에 따른 속도를 평균한 수축기(systolic), 확장기(diastolic) 및 평균(mean) 혈류속도를 각각 구하게 된다. 일반적으로 평균 혈류속도(mean flow velocity, MFV, MV)가 가장 널리 사용되는데, 이는 심박동 주기 내내 비교적 일정한 값을 유지하므로 가장 대표성을 가질 수 있기 때문이다. 혈관 협착이 있을 때 좁아진 부분을 지나는 혈류의 평균 혈류속도는 증가하고 박동지수(PI)는 감소한다. 협착 먼쪽부에서는 속도가 감소하고 박동지수(PI) 감소는 더욱 뚜렷해지는 감쇠(dampening) 소견이 관찰될 수 있다. 이런 소견이 비교적 해당 혈관에 국한되어 나타날 때 협착 진단의 특이도는 올라간다.

$$\text{평균혈류속도}(MV) = \frac{[\text{수축기혈류속도}(PSV) + (\text{확장기혈류속도}(EDV) \times 2]}{3}$$

(MV : mean velocity, PSV : peak systolic velocity, EDV : end diastolic velocity)

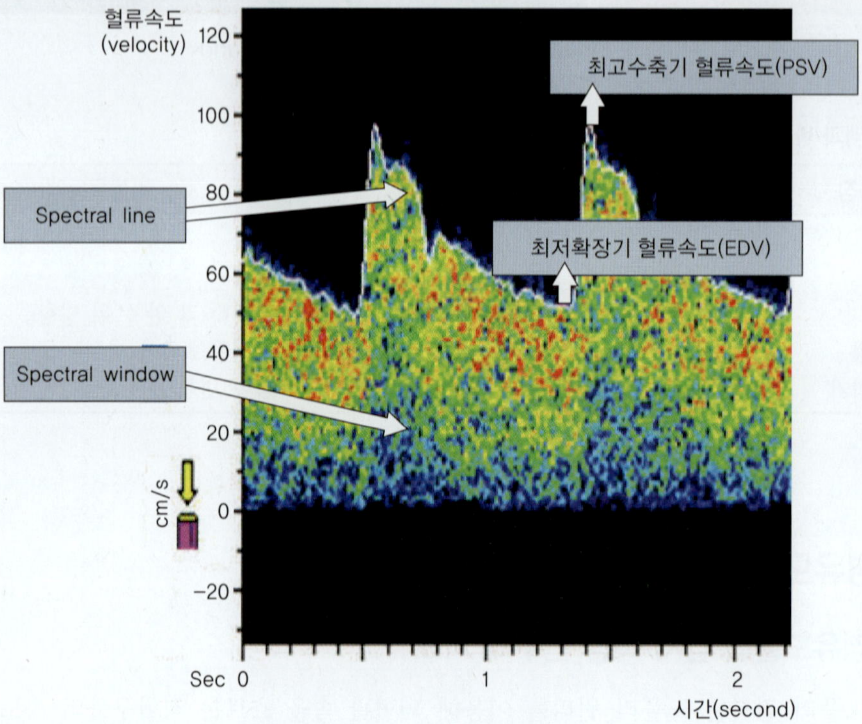

그림 19-29. 도플러 스펙트럼

(2) 박동지수(pulsatility index, PI)

심장수축에 의해 전달되는 혈류 에너지의 수직 요소는 혈관벽에서 맥압을 형성한다. 혈관의 박동성(pulsatility)은 수축기, 확장기, 평균 혈류속도 사이의 관계를 나타내는데, 혈관벽의 탄성(elasticity)과 말초저항(resistance)은 박동성을 결정하는 주요한 요인이다. 신체 내 혈관은 그 부위에 따라 다른 탄성과 저항을 지니는데, 말초혈관은 높은 탄성을 지니고 박동성이 높은 반면 뇌혈관은 탄성과 말초 저항이 낮아 낮은 박동성을 보인다. 박동성을 나타내는 지표로 가장 널리 쓰이는 것은 Gosling의 pulsatility index (PI)로 이를 통해 도플러 파형을 예측할 수 있으며 구하는 공식은 다음과 같다.

$$\text{박동지수(PI)} = \frac{[\text{수축기혈류속도}(PSV) - (\text{확장기혈류속도}(EDV)]}{\text{평균혈류속도}(MV)}$$

병적인 상태에서 박동지수(PI)와 도플러 파형은 변하게 된다. 몸쪽부 협착이 있는 경우 세동맥(arteriole)의 확장에 의해 말초저항이 감소하여 PI는 감소하고 도플러 파형은 수축기 속도와 확장기 속도 차의 감소로 인해 뭉툭해지고(blunt shape), 반대로 뇌압상승과 같이 말초저항이 증가하는 상태에서 PI는 증가하고 도플러 파형은 뾰족해진다(spiky appearance). 그러나 PI 값은 여러 요인에 의해 영향을 받아 그 변이가 큰 관계로 결과 해석 시 정량적으로 사용하기 어렵다는 단점을 지니고 있다.

(3) 저항지수(resistance index, RI)

저항지수(resistance index, RI)는 Pourcelot가 처음으로 소개하였는데, 박동지수와 함께 원위부 혈관 저항을 예측하는 또 다른 지표이다. 두개내압이 증가된 피검자는 혈류저항이 매우 증가되는데 이러한 피검자들에서 머리뼈경유도플러 소견을 보면 확장기 혈류속도(EDV)의 감소와 저항지수가 0.6 이상 증가하는 것을 관찰할 수 있다. 저항지수는 아래 공식으로 계산하며, 박동지수와 저항지수의 계산 예는 그림 19-30, 31과 같다.

$$\text{저항지수}(RI) = \frac{[\text{수축기혈류속도(PSV)} - (\text{확장기혈류속도(EDV)}]}{\text{수축기혈류속도(PSV)}}$$

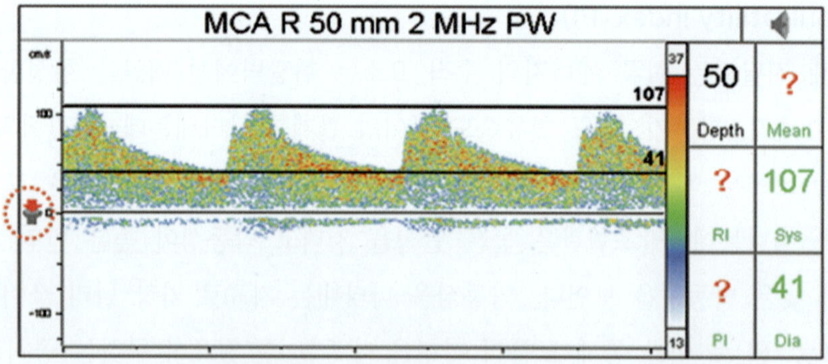

그림 19-30. 중간대뇌동맥의 평균 혈류속도와 박동지수, 저항지수 계산

- 수축기 혈류속도(PSV) = 107 cm/sec
- 확장기 혈류속도(EDV) = 41 cm/sec
- 평균 혈류속도(MFV) = [107 + (41 × 2)]/3 = 63 cm/sec
- 박동지수(PI) = (107-41)/63 = 1.05
- 저항지수(RI) = (107-41)/107 = 0.62

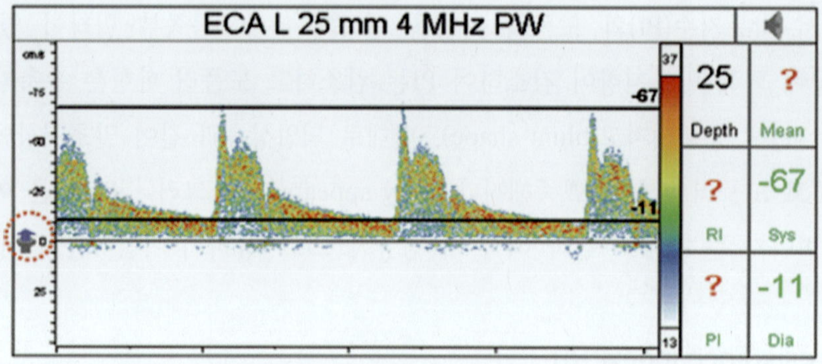

그림 19-31. 바깥목동맥의 평균 혈류속도와 박동지수, 저항지수 계산

- 수축기 혈류속도(PSV) = -67 cm/sec
- 확장기 혈류속도(EDV) = -11 cm/sec
- 평균 혈류속도(MFV) = [-67 + (-11 × 2)]/3 = -29.7 cm/sec
- 박동지수(PI) = [-67-(-11)]/-29.7 = 1.89
- 저항지수(RI) = [-67-(-11)]/-67 = 0.84

(4) 혈류방향(flow direction)

일반적으로 혈류의 방향이 초음파를 발사하는 탐촉자를 향하는 경우 가로축(zero line)의 위쪽에, 탐촉자로부터 멀어지는 경우 아래쪽에 표시되어 검사자는 해당 혈관의 혈류방향을 손쉽게 알 수 있다. 그러나 병적인 상태에서 몸쪽부 혈관의 폐색이 있어 측정 혈관이 결순환으로 사용되는 경우 알려진 방향과는 반대로 나타날 수 있다.

(5) 도플러 음향(doppler sound)

검사 시 발생하는 도플러 음향도 유용한 정보를 제공하는데, 혈액이 좁아진 혈관을 통과할 때 소용돌이 흐름(와류, turbulence)이 생기게 되므로 협착 정도에 따라 저주파수 잡음이나 음악성 잡음(musical murmur) 같은 특이 소리가 들리고 숙달된 검사자는 그 소리만으로도 협착의 심한 정도를 가늠할 수 있다. 특히 배경음향과 구분되는 '뾱(chirp)' 하는 소리는 미세 색전을 진단하는 데 매우 중요하다.

(6) 혈류가속(flow acceleration, FA)

혈류가속(flow acceleration, FA)은 파형 중 수축기 상승 곡선의 경사도(slope)를 말한다. 이는 다음의 공식으로 구해진다.

$$\text{혈류가속}(FA) = \frac{[\text{수축기혈류속도}(PSV) - (\text{확장기혈류속도}(EDV)]}{\text{시간차이(time differential)}}$$

중간대뇌동맥의 낮은 혈류가속(FA)은 몸쪽부 속목동맥의 협착이나 대동맥판협착 같은 상류저항의 증가와 연관이 있다.

(7) Delta MCA

양측 MCA의 혈류속도 차이를 delta MCA 혹은 DMCA로 부르는데, 이는 머리뼈바깥 속목동맥의 협착측의 중간대뇌동맥 PV와 반대측의 중간대뇌동맥 PV 차이로서 계산한다.

한쪽 속목동맥의 심한 몸쪽부 협착이 있을 경우에는 DMCA의 절대치가 증가한다. 이런 현상은 생리학적으로 속목동맥이 협착된 쪽의 중간대뇌동맥으로 혈류의 양이 감소한 것으로 설명할 수 있다. 중간대뇌동맥의 혈류속도는 양측 중간대뇌동맥의 내경과 혈류량에 의존하기 때문에 중간대뇌동맥의 내경이 일정할 경우 혈류량이 감소하면 중간대뇌동맥의 혈류속도가 감소하게 된다.

(8) 대뇌반구 지수(hemispheric index, HI)

중간대뇌동맥과 속목동맥의 혈류속도의 비율(VMCA/VICA)을 말한다. 이는 전신적 충혈(hyperemia)과 혈관연축(vasospasm)을 구분하는 데 도움을 준다. 이 지표를 계산하려면 2 MHz 간헐파 탐촉자(pulsed wave probe)로 아래턱창을 통해 속목동맥의 혈류속도를 측정하여야 한다.

거미막밑(지주막하) 출혈 피검자에서 전신적 충혈과 혈관연축을 구분해야 할 경우가 가장 많은데, 전신적 고혈류 역동상태(systemic hyperdynamic state)의 경우에는 중간대뇌동맥의 혈류 속도와 속목동맥의 혈류속도 모두가 증가되어 이들의 비율은 일정하게 유지되는 반면, 혈관 연축이 있는 피검자는 중간대뇌동맥의 혈류속노가 속목동맥의 혈류속도보다 더욱더 증가되어 VMCA/VICA 비율이 증가하게 된다.

(9) 혈관반응성(vasoreactivity)

정상적으로 머리뼈경유도플러 속도는 이산화탄소분압(PCO2), 체위 등의 변화에 따라 달라지는데 특히 CO_2나 acetazolamide에 의해 혈류속도가 증가한다는 사실은 잘 알려져 있다. 그러나 몸쪽부 협착이 있는 경우 CO_2나 acetazolamide에 의한 혈류속도 증가가 정상인에서보다 떨어지는 경향이 있고, 실제로 이런 혈관 반응성이 심하게 감소한 경우 뇌경색의 위험이 높아진다는 보고가 있다.

2) 혈류속도에 영향을 미치는 요인

(1) 혈관 직경(vessel diameter)

뇌 혈류량이 일정하다면 머리뼈경유도플러 속도와 혈관직경은 서로 반비례한다. 정상인들 사이에서 혈관 직경에는 많은 차이가 있을 수 있다. 따라서 정상인에서 뇌동맥의 속도에도 많은 차이가 있다.

(2) 뇌 혈류량(cerebral blood flow)

혈관직경이 일정하다면 뇌 혈류량은 머리뼈경유도플러 속도와 비례한다. 동·정맥기형 피검자에서는 혈관직경의 증가에도 불구하고 뇌 혈류량이 늘어나 공급동맥(feeding artery)에서의 혈류속도가 증가하게 된다. 공급동맥에서는 대개 혈관 저항이 낮기 때문에 박동지수(PI)가 감소하게 된다.

(3) 연령 및 성(age & gender)

연령이 증가함에 따라 혈류량의 감소로 혈류속도도 감소하므로 머리뼈경유도플러 검사 결과를 해석할 때는 반드시 연령이 고려되어야 한다. 또 같은 연령에서는 여자가 남자보다 속도가 약 5%가량 더 빠른데, 이는 혈류저항을 감소시키는 것으로 알려져 있는 에스트로겐의 영향에 기인한 것으로 보인다. 폐경 이후에는 에스트로겐이 줄어들기 때문에 머리뼈경유도플러 속도나 박동지수(PI)에 남녀차이를 보이지 않는다.

(4) 적혈구 용적률(hematocrit)

적혈구 용적률과 머리뼈경유도플러 속도는 반비례한다. 겸상 적혈구성 빈혈(sickle cell anemia)에서는 혈류속도가 증가하고, 다혈구증(polycythemia)에서는 머리뼈경유도플러 속도가 감소한다. 그러나 적혈구 용적률 수치로 혈류속도를 예측하기는 어렵다.

(5) 섬유소원(fibrinogen)

섬유소원 수치와 머리뼈경유도플러 속도는 반비례한다. 이는 섬유소원 수치가 증가하면 혈장의점도(viscosity)가 증가하는 것으로 설명된다. 점도가 높으면 저항이 증가하고 속도는 감소한다.

(6) 대사요인

과환기(hyperventilation) 상태에서는 혈류속도가 감소하고 반대로 저환기(hypo ventilation) 상태에서는 혈류속도가 증가하는데, 이는 이산화탄소 분압(PCO_2)의 변화에 의한 영향으로 보인다. 즉 PCO_2가 감소하면 세동맥(arteriole)의 수축에 의해 동맥(artery)에서 측정되는 혈류속도가 감소하는 반면 PCO_2가 증가하면 반대로 혈류속도는 증가하게 되는 것이다. 그 외에도 불안상태나 인지활동 등에 의한 뇌활성화 상태에서도 정도는 심하지 않더라도 머리뼈경유도플러 속도는 증가할 수 있으므로 머리뼈경유도플러 검사는 안정상태에서 실시해야 정확한 결과를 얻을 수 있는 것이다.

(7) 혈압 및 심박출량

정상적인 자동조절능(autoregulation)이 유지되는 상황에서는 혈압이나 심박출량의 변화가 머리뼈경유도플러 속도에 미치는 영향은 미미하지만, 두부외상이나 질병에 의한 뇌손상으로 자동 조절능에 이상이 생긴 경우 직접적인 영향을 받을 수 있다.

(8) 몸쪽부(근위부) 혈관 협착

머리뼈바깥(두개외, extracranial) 목동맥이나 빗장밑동맥(쇄골하동맥, subclavian artery)의 협착은 직접적으로 해당 먼쪽부 대뇌동맥고리 혈관들의 속도를 감소시킬 것이나, 곁순환으로 사용되는 경우 혈류 방향이 달라지고 혈류속도는 증가할 수도 있다.

(9) 먼쪽부(원위부) 혈관 저항

뇌압상승과 같은 혈관 저항이 증가하는 상태에서 혈류속도는 감소하며 동·정맥기형과 같이 혈관 저항이 감소하는 상황에서는 혈류속도는 증가한다.

(10) 주기적 변화

정상에서도 특정 혈관의 속도를 5~10분간 지켜보면 속도의 변이가 관찰되는데, 이는 주기적인 뇌압의 변화나 대사상태의 변화 등에 의해 혈류속도가 영향을 받기 때문으로 보인다.

(11) 기타 전신질환 및 약물

편두통, 갑상선기능항진증, 빈혈 등의 질환에서 혈류속도가 증가할 수 있다. 특히 편두통은 흔한 질환인 만큼 피검사자의 병력 청취 시 반드시 확인해야 할 사항이며, 젊은 피검자에서 설명할 수 없는 혈류속도의 증가가 있을 때 갑상선 질환의 가능성이 고려되어야 할 것이다. 특히 약물들은 머리뼈경유도플러 속도에 영향을 미치는 것으로 알려져 있는데, nimodipine이나 nitroglycerin과 같은 약물들은 혈류속도를 감소시키는 것으로 알려져 있다.

초음파검사학 실습보고서

학교명: 학번: 이름:

Section

20 머리뼈경유도플러 검사 실습

학습목표

1. 검사창에 따른 자세 및 준비사항을 설명할 수 있다(A).
2. 측두경유창 검사 방법 및 순서를 설명할 수 있다(A).
3. 안와경유창 검사 방법 및 순서를 설명할 수 있다(A).
4. 후두밑창 검사 방법 및 순서를 설명할 수 있다(A).
5. 턱밑창 검사 방법 및 순서를 설명할 수 있다(A).
6. 검사 정리 및 기계 정리를 설명할 수 있다(A).
7. 머리뼈경유도플러 검사보고서를 설명할 수 있다(A).

1. 검사창에 따른 자세 및 준비사항

1) 검사의 시작 자세 및 준비사항(그림 20-1)

① 피검자에게 검사 방법 및 검사 목적을 설명한다.

② 목걸이, 귀걸이, 안경, 콘텍트 렌즈는 제거하고 의안(ocular prosthesis)의 여부를 확인 후피검자를 침대에 바로 눕게 한다.

③ 피검자가 긴장하지 않도록 편하게 대화를 유도하면서 검사에 대한 간단한 설명을 한다.

④ 검사자는 피검자의 머리가 검사자의 가슴 아래 높이 정도로 위치하게 하고 피검자의 머리맡에 앉는다.

⑤ 검사 시작 전에 피검자의 진단명 및 주 증상을 확인하면서 현재 자각 증상 등을 묻는다.

⑥ 탐촉자를 선택한 후 검사하고자 하는 부위에 초음파 겔(gel)을 바른다(그림 20-2). 탐촉자를 잡을 때에는 펜을 잡듯이 엄지와 검지 두 손가락으로 잡는다.

⑦ 검사순서는 바로 누운 자세에서 4 MHz, 2 MHz 탐촉자를 이용하여 턱밑창을 검사하고 2 MHz로 안와경유창, 측두경유창의 혈관을 검사하며, 마지막으로 피검자가 앉은 자세나 누운 자세에서 후두밑창을 검사한다.

⑧ 검사가 끝나면 피검자의 머리에 묻었던 초음파 겔을 잘 닦는다.

⑨ 검사에 사용한 탐촉자는 청결하게 한 후 안전하게 보관한다.

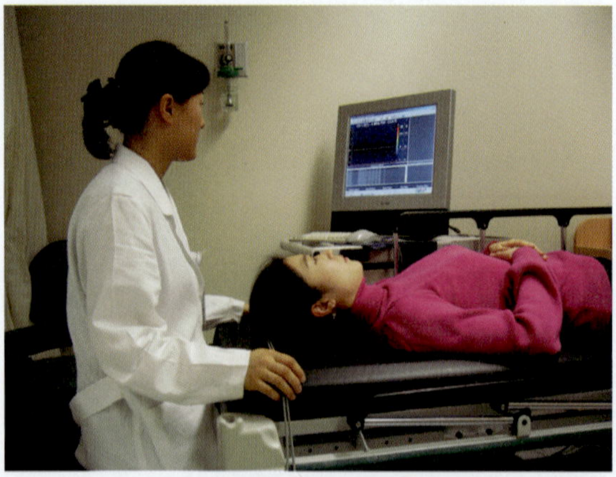

그림 20-1. 머리뼈경유도플러 검사 시작 자세

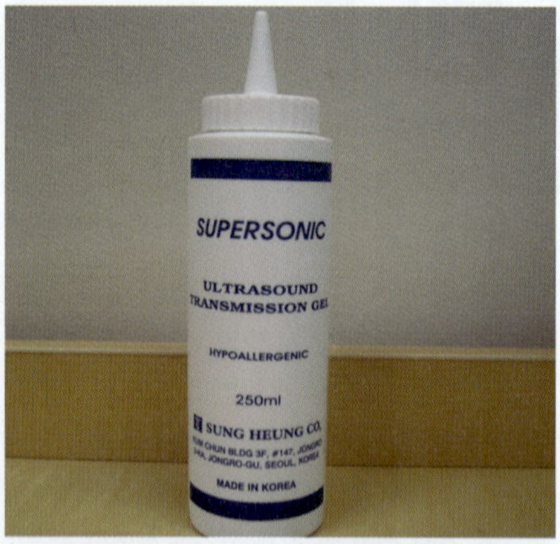

그림 20-2. 초음파 겔

2. 검사창에 따른 검사방법 및 순서

머리뼈경유도플러 검사에서 혈관의 인식 기준은 혈류속도, 혈류방향, 깊이 등이며 탐촉자의 각도를 조절하면서 검사한다.

1) 턱밑창 검사 방법 및 순서

① 피검자에게 턱을 약간 들게 한다.

② 검사할 아래턱각 부위와 방패연골 가쪽 부위에 초음파 겔을 충분히 바른다(그림 20-3).

③ 초음파 강도를 10~30%로 조절한다.

④ 목 중간 방패연골 가쪽에서 4 MHz 탐촉자를 몸쪽으로 향하게 하고 초음파 투사 깊이 15~40(25) mm에서 다가오는 방향의 온목동맥을 측정한다(그림 20-4, 5).

⑤ 아래턱각 아래에서 4 MHz 탐촉자를 약간 가쪽방향으로 하여 초음파 투사 깊이 15~40(25) mm에서 멀어지는 방향의 속목동맥을 측정한다(그림 20-6, 7).

⑥ 아래턱각 아래에서 4 MHz 탐촉자를 약간 안쪽방향으로 하여 초음파 투사 깊이 15~40(25) mm에서 멀어지는 방향의 바깥목동맥을 측정한다. 바깥목동맥은 속목동맥 측정 위치에서 탐촉자 투사 각도만 약간 안쪽으로 틀거나, 아예 탐촉자 위치를 안쪽으로 이동하여 측정할 때 잘 관찰된다(그림 20-8, 9).

⑦ 2 MHz 탐촉자로 속목동맥을 초음파 투사 깊이 30~55(50) mm에서 측정한다(그림 20-10, 11).

⑧ 2 MHz 탐촉자는 4 MHz 탐촉자보다 더 깊은 위치의 혈류를 측정할 수 있다.

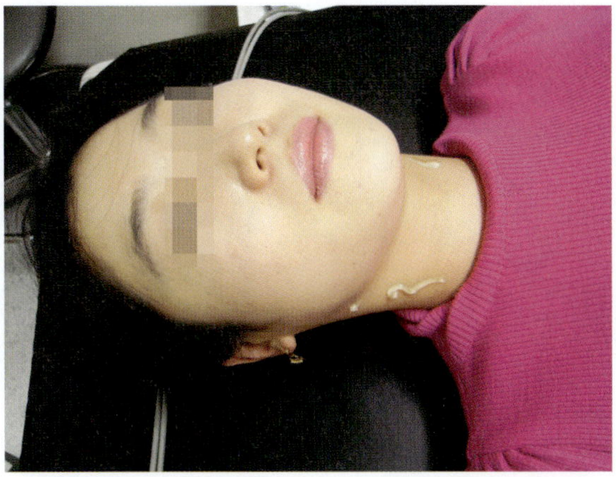

그림 20-3. 턱밑창 검사 부위에 초음파 겔 바른 모습

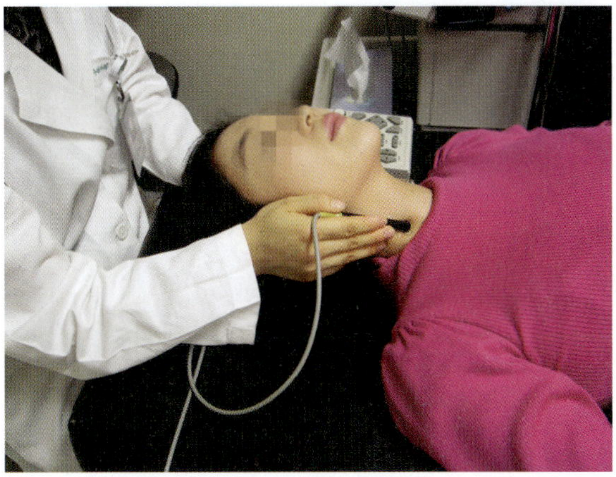

그림 20-4. 4 MHz 탐촉자로 온목동맥 검사

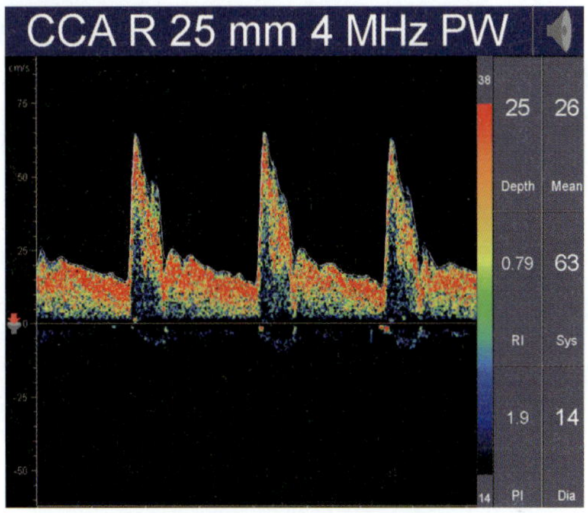

그림 20-5. 온목동맥 파형

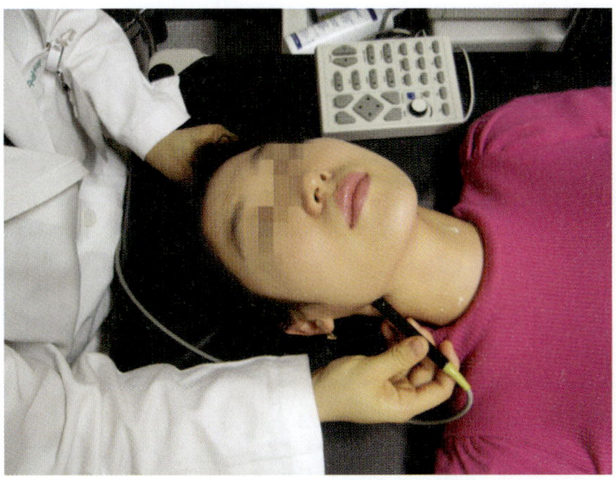

그림 20-6. 4 MHz 탐촉자로 속목동맥 검사

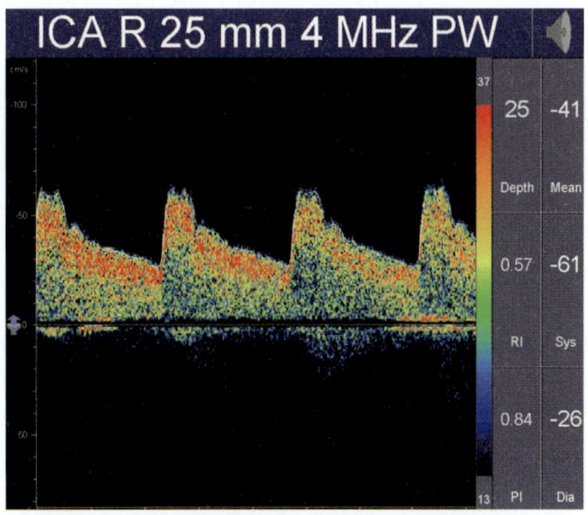

그림 20-7. 속목동맥 파형(혈류방향이 화면설정에 따라 반대 방향으로 보인다)

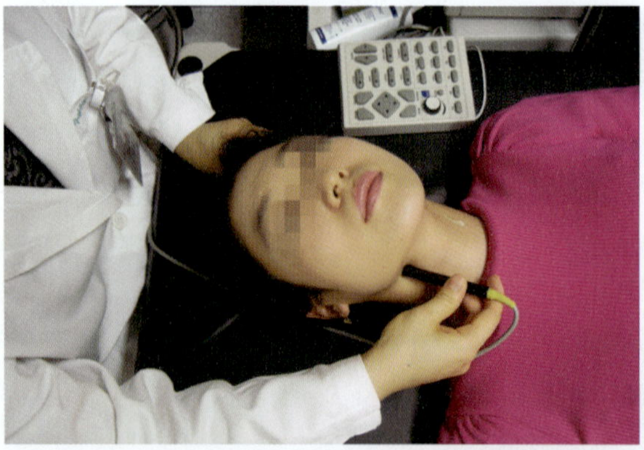

그림 20-8. 4 MHz 탐촉자로 바깥목동맥 검사

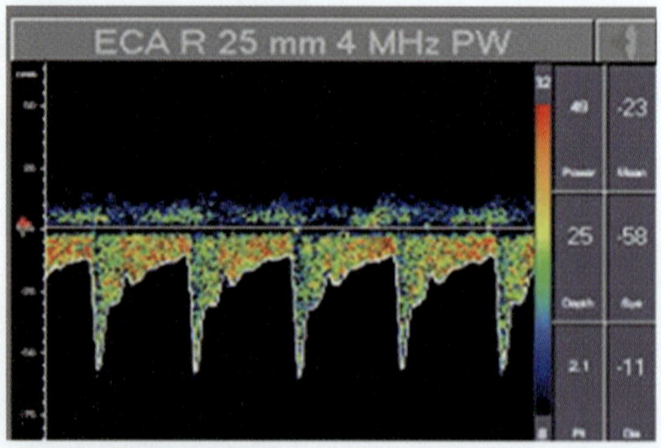

그림 20-9. 바깥목동맥 파형

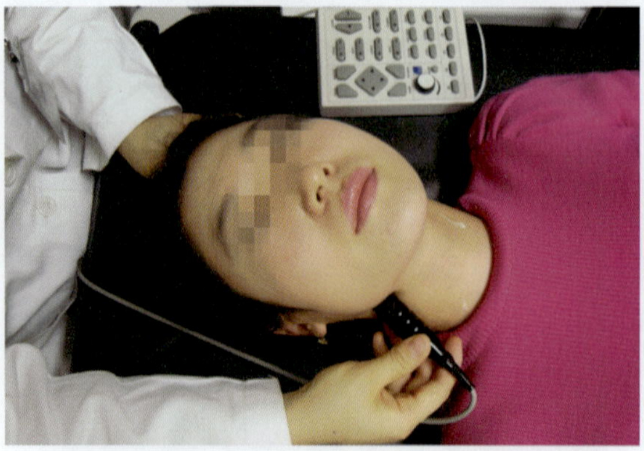

그림 20-10. 2 MHz 탐촉자로 속목동맥 검사

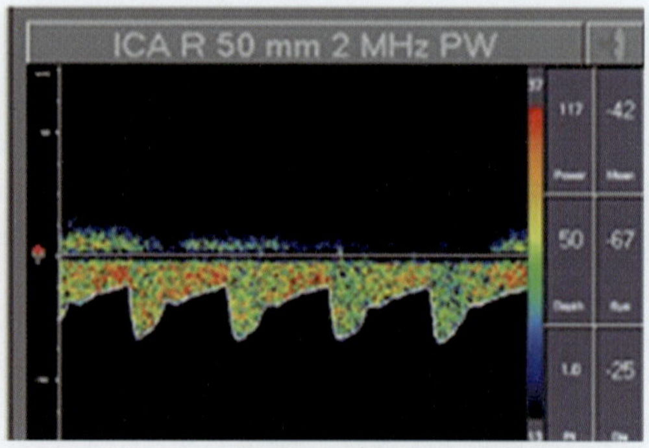

그림 20-11. 속목동맥 파형

2) 안와경유창 검사 방법 및 순서

① 콘텍트렌즈 및 의안 착용 여부를 확인한다. 의안인 경우 초음파가 투과하지 못해 혈류가 측정되지 않는다. 콘텍트렌즈를 착용했을 경우는 미리 제거하고 검사한다. 만약 콘텍트렌즈를 착용한 채 검사할 경우는 렌즈가 안구뒤쪽으로 돌아가거나 각막이 손상될 수 있기 때문에 검사하기 전에 반드시 렌즈를 빼고 검사한다. 또한 탐촉자로 안구를 세게 누르면 피검자에게 불쾌감을 줄 수 있으므로 손에 힘을 빼고 가볍게 검사한다.

② 검사 전에 전체 초음파 강도(power)를 10%를 초과하지 않도록 조절해야 되며 표본용적(sample volume)과 척도(scale)를 줄인다. 강한 초음파는 수정체의 손상을 초래하여 백내장을 유발할 수 있다.

③ 피검자는 바로 누운 자세에서 눈을 감게 하고 초음파 겔을 소량 바른다(그림 20-12).

④ 눈동맥은 탐촉자를 가볍게 쥐고 안구 중앙에서 거의 직각으로 깊이 40~55(48) mm에서 다가오는 혈류(toward)를 측정한다(그림 20-13, 14). 안구 중앙에서 탐촉자를 직각으로 하거나 안구 바깥쪽에서 약간 안쪽(피검자의 코방향)으로 기울여 측정한다.

⑤ 초음파 깊이 50~70(64) mm에서 안구 중앙 또는 안구 약간 가쪽에서 탐촉자를 직각 또는 살짝 안쪽, 아래쪽 방향으로 하여 다가오는 방향의 속목동맥 사이펀 C4 혈류를 측정한다(그림 20-15, 16).

⑥ 속목동맥 사이펀 C2는 탐촉자 투사각도를 안구 약간 가쪽에서 살짝 안쪽, 위쪽 방향으로하면 멀어지는 혈류로 관찰된다.

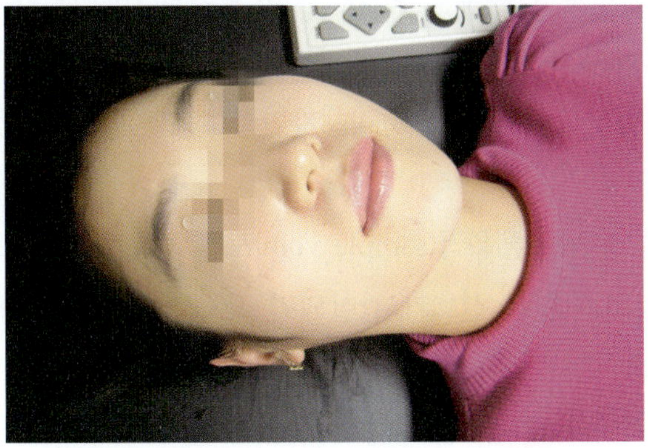

그림 20-12. 안와경유창에 겔을 바른 모습

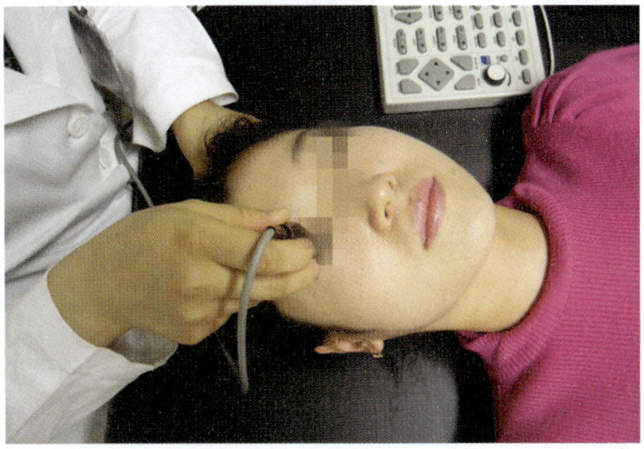

그림 20-13. 눈동맥 검사

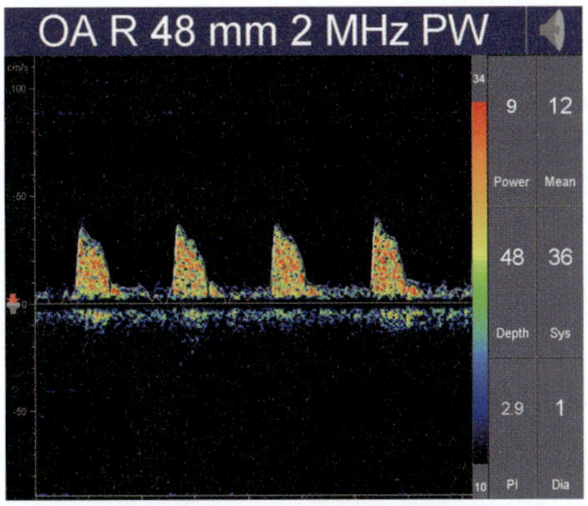

그림 20-14. 눈동맥 파형

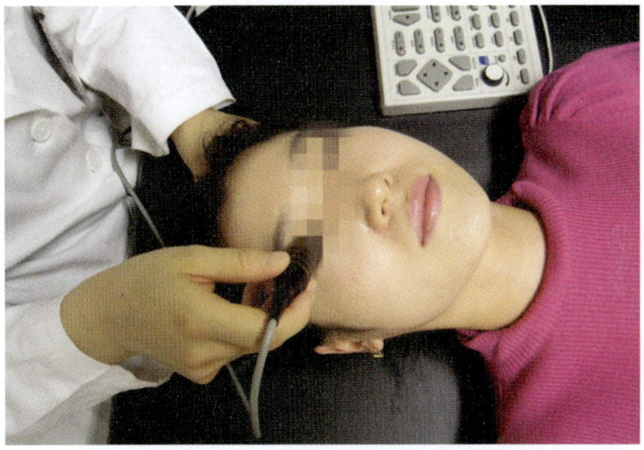

그림 20-15. 속목동맥 사이펀 검사

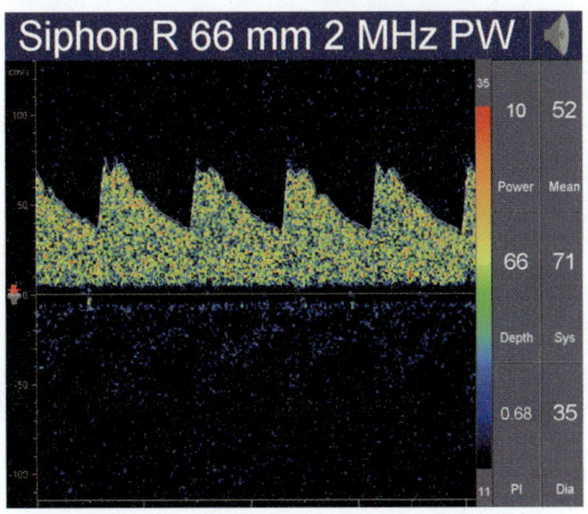

그림 20-16. 속목동맥 사이펀 C4 파형

3) 측두경유창 검사의 방법 및 순서

① 피검자는 바로 누운 자세에서 검사할 쪽의 관자뼈가 보이도록 고개를 약간 돌리게 한다. 측두경유창은 관자뼈에서 가장 얇은 부위인 광대활(협골궁) 위쪽의 평편부에서 측정한다(그림 20-17).

② 검사할 측두경유창에 초음파 겔을 충분하게 바른다(그림 20-18).

③ 뒤측두창, 중간측두창, 앞측두창, 전두측두창 순서로 탐촉자를 이동하면서 혈류의 신호가 가장 선명하고, 혈류 속도가 가장 높게 측정되는 최적 창(best window)을 찾아 검사를 시작한다. 정확한 혈류를 측정하기 위해서는 탐촉자에 투사방향과 투사각을 조정해가면서 최고의 혈류를 찾으려는 노력이 필요하다(그림 20-19~22).

④ 측두경유창 검사에서 불량 창(poor window)일 경우 표본용적(sample volume), 척도(scale), 초음파 강도(power)를 최대한 높여 시작하고 측정되는 혈류 신호가 관찰되면 점차 낮게 조절한다.

⑤ 최적 창에서 초음파 투사 깊이 60~70(66) mm 근처에서 속목동맥 먼쪽부 혈류를 양방향으로 측정한다. 다가오는 방향의 혈류는 중간대뇌동맥이고 멀어지는 방향의 혈류는 앞대 뇌동맥이다. M-mode 초음파에서 다가오는 혈류는 적색밴드(red color band)로 멀어져가는 혈류는 청색밴드(blue color band)로 나타난다.

⑥ 중간대뇌동맥은 탐촉자를 직각 또는 약간 앞쪽 방향으로 하여 다가오는 방향의 몸쪽부 60 mm에서 먼쪽부 40 mm로 초음파 깊이를 조절하면서 5 mm 간격으로 측정한다(그림 20-23~26).

⑦ 앞대뇌동맥은 초음파 깊이를 65~75(72) mm로 조정하고 탐촉자를 중간대뇌동맥 측정 방향보다 약간 앞쪽, 위쪽으로 하여 멀어지는 방향의 혈류를 측정한다(그림 20-27).

⑧ 뒤대뇌동맥은 초음파 깊이를 55~75(68) mm로 조정하고 탐촉자 각도를 귓바퀴 위쪽돌출 약간 뒤쪽 아래로 하여 혈류를 측정한다. P1은 다가오는 방향으로, P2는 멀어지는 방향으로 관찰된다(그림 20-28).

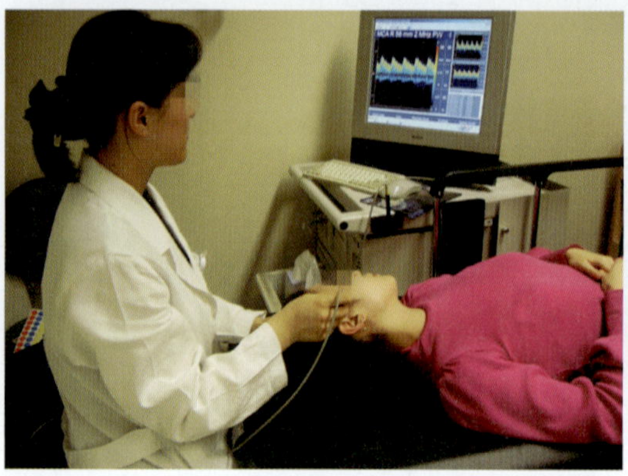
그림 20-17. 측두경유창 검사 자세

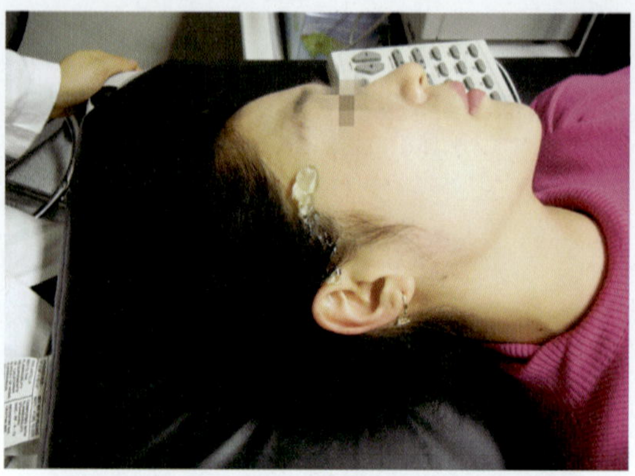
그림 20-18. 측두경유창 검사 부위에 초음파 겔을 바른 모습

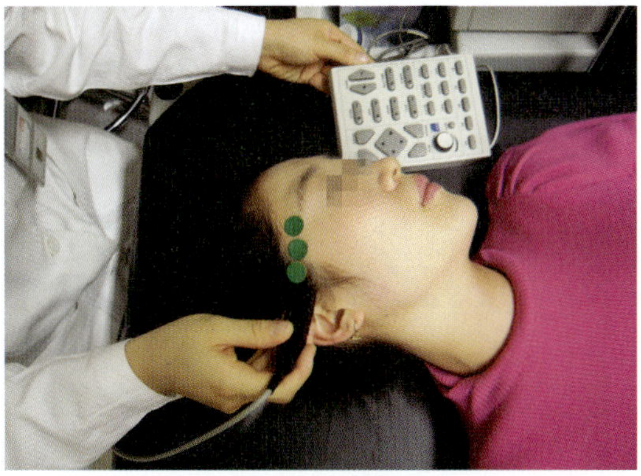

그림 20-19. 뒤측두창

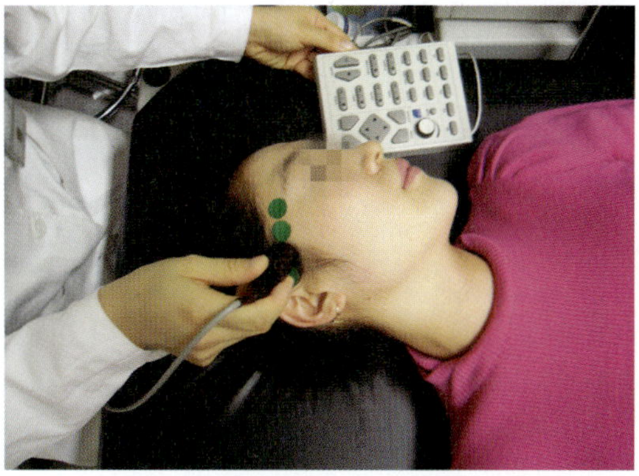

그림 20-20. 중간측두창

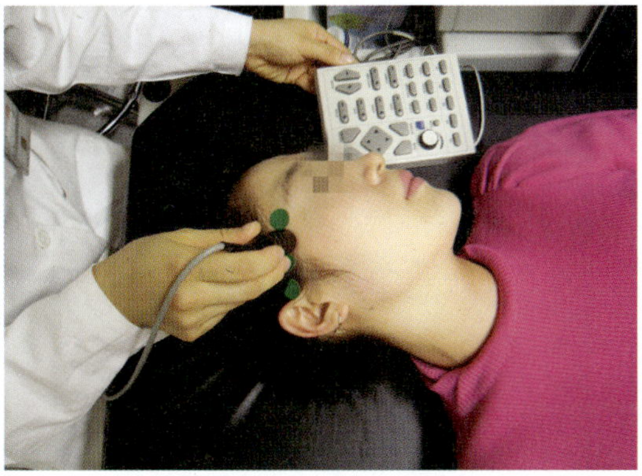

그림 20-21. 앞측두창

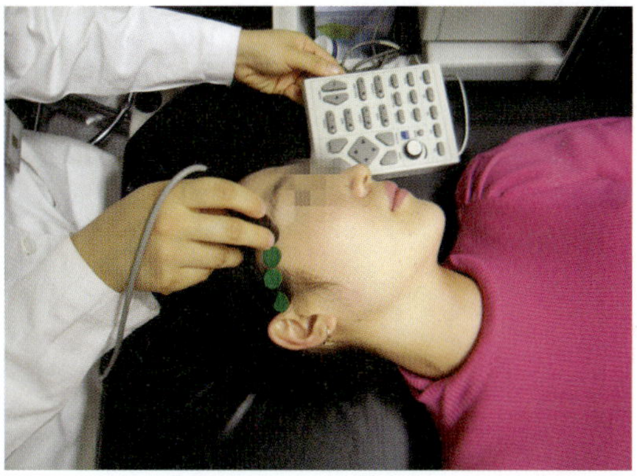

그림 20-22. 전두측두창

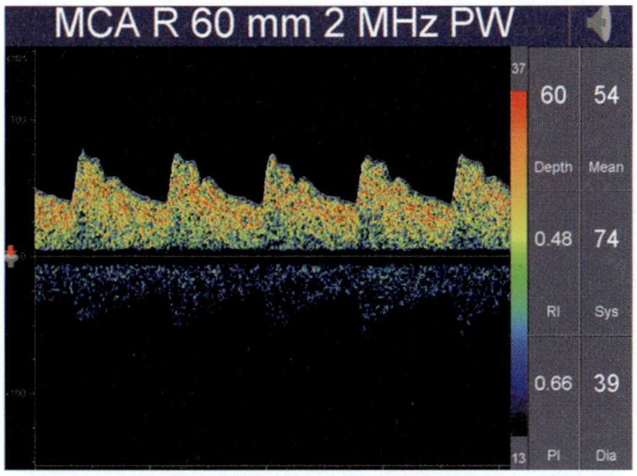

그림 20-23. 중간대뇌동맥 파형(깊이 60 mm)

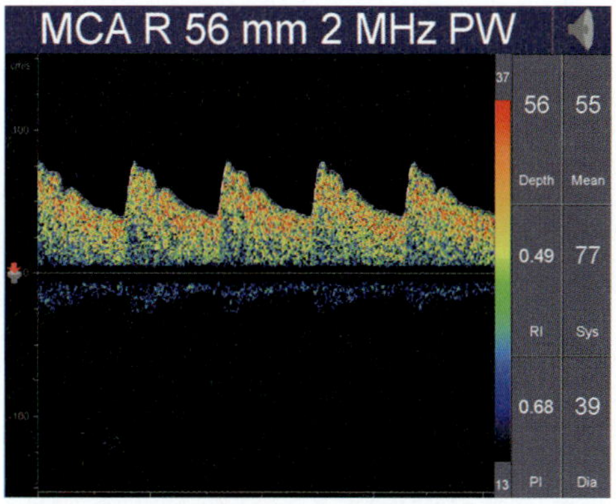

그림 20-24. 중간대뇌동맥 파형(깊이 56 mm)그림

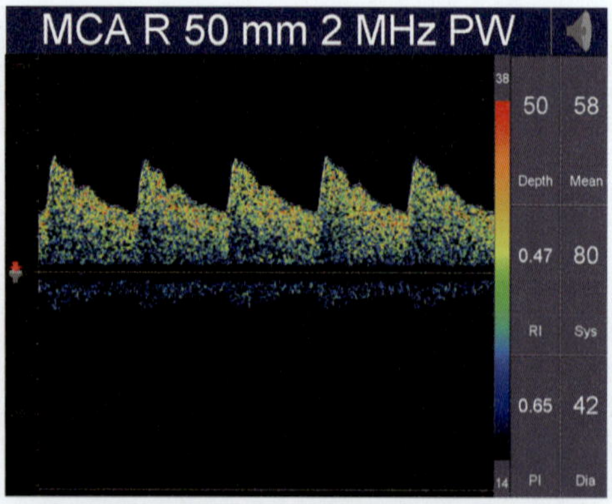

그림 20-25. 중간대뇌동맥 파형(깊이 50 mm)

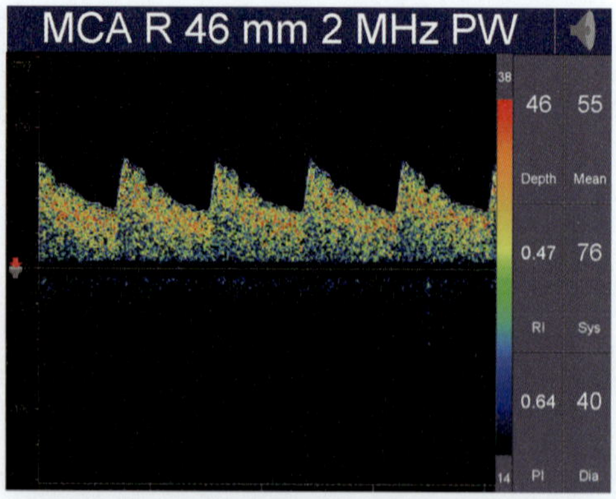

그림 20-26. 중간대뇌동맥 파형(깊이 46 mm)

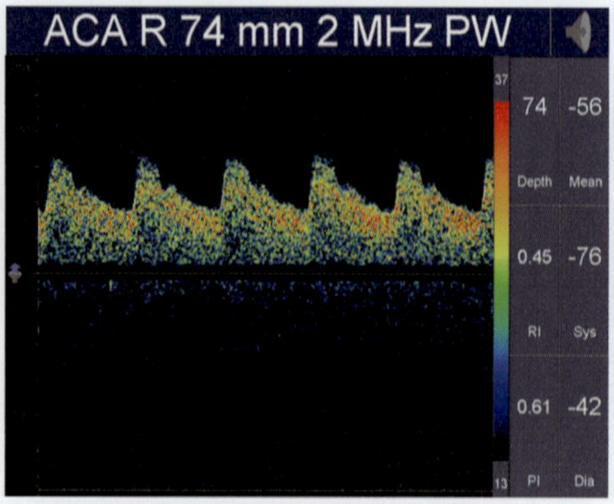

그림 20-27. 앞대뇌동맥 파형(혈류방향이 화면설정에 따라 반대방향으로 보인다)

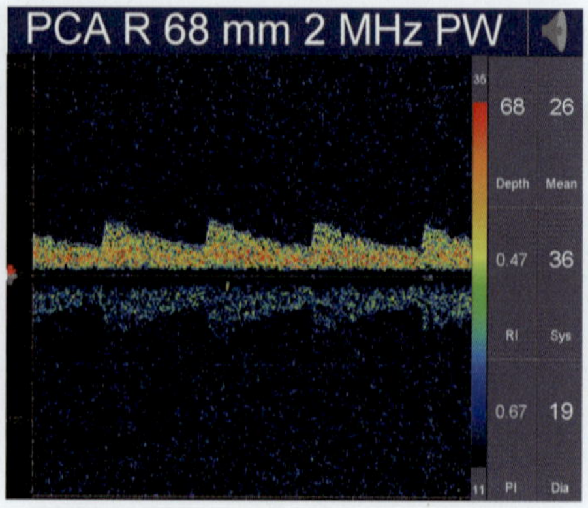

그림 20-28. 뒤대뇌동맥 파형(P1 기준)

4) 후두밑창 검사 방법 및 순서

① 피검자를 의자에 앉게 한다(그림 20-29).

② 검사자는 피검자 뒤쪽에 서거나 앉는다.

③ 피검자에게 고개를 약간 숙였다 들었다 하게 하여 큰구멍 위치를 확인한다(그림 20-30).

④ 뒤통수뼈(후두골) 정중선에 있는 큰구멍(대공) 부위 및 좌 · 우 검사 부위에 초음파 겔을 충분하게 바른다(그림 20-31).

⑤ 후두밑창의 최적창(best window)을 찾기 위하여 큰구멍 중앙에서 좌 · 우로 탐촉자를 이동하면서 가장 선명하고 높은 혈류속도를 측정한다.

⑥ 척추동맥의 초음파 깊이는 45~75(56) mm로 조정하고 탐촉자를 큰 구멍 정중선에서 위쪽(이마쪽)으로 향하게 하여 오른쪽 척추동맥은 약간 오른쪽 바깥방향으로 왼쪽 척추동맥은 약간 왼쪽 바깥방향으로 향하면 관찰할 수 있다(그림 20-32, 33).

⑦ 뇌바닥동맥은 탐촉자를 큰 구멍 정중선에서 살짝 위(코쪽)로 향하게 하고 멀어지는 방향의 몸

쪽부 80 mm에서 먼쪽부 120 mm로 초음파 깊이를 조절하면서 10 mm 간격으로 측정한다(그림 20-34~39).

⑧ 피검자가 거동이 불편하거나 앉아서 고개를 숙일 수 없을 때는 바로 누운 상태나 옆으로 누운 상태에서 머리를 최대한 옆으로 돌려서 검사한다.

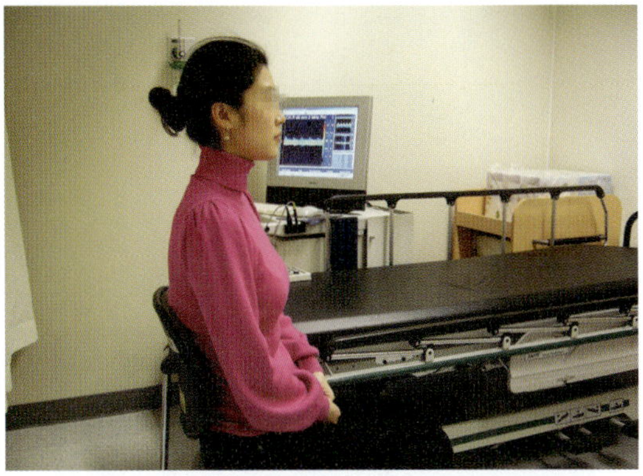

그림 20-29. 후두밑창 검사 준비 자세

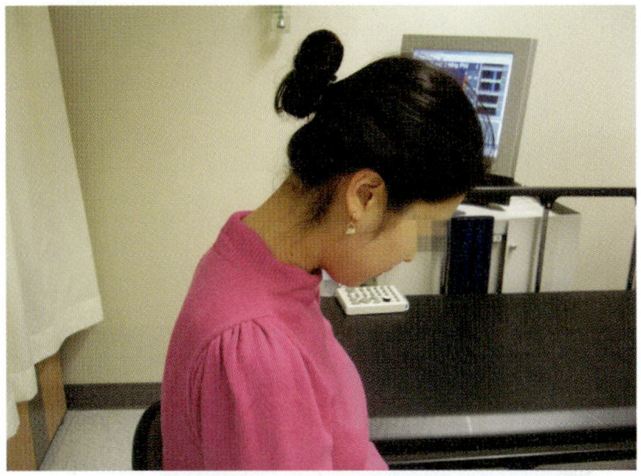

그림 20-30. 후두밑창 검사 준비 자세(고개 숙인 모습)

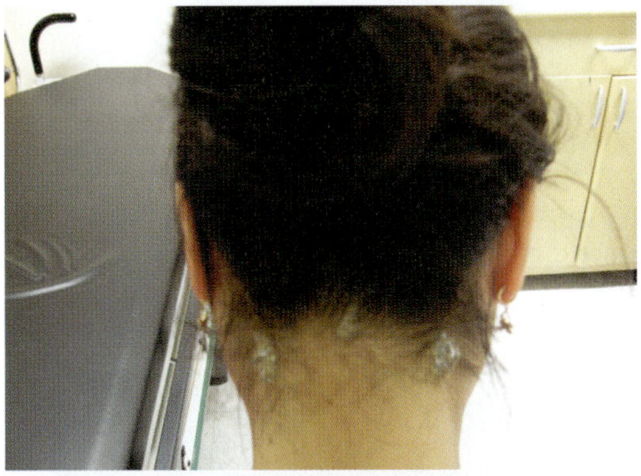

그림 20-31. 후두밑창 검사 부위에 초음파 겔 바른 모습

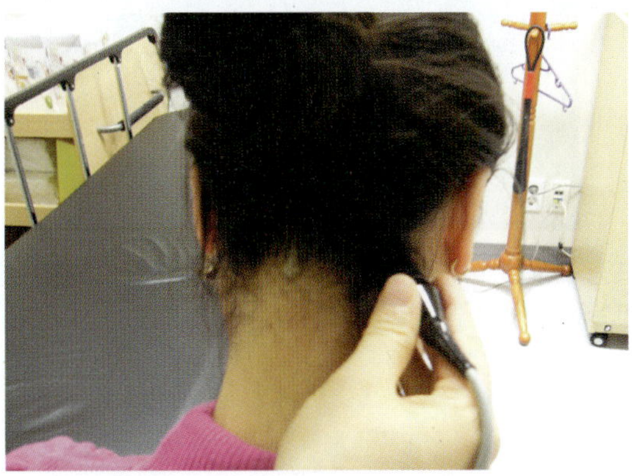

그림 20-32. 오른쪽 척추동맥 검사

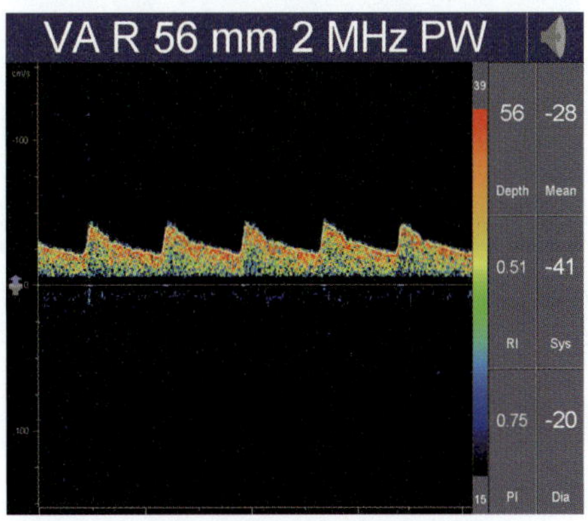

그림 20-33. 척추동맥 파형

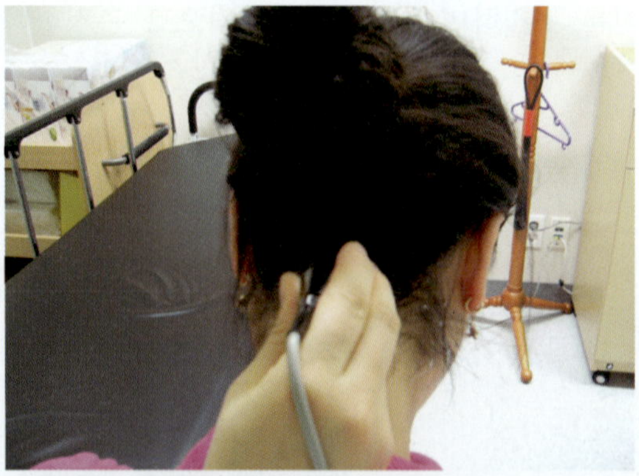

그림 20-34. 뇌바닥동맥 검사

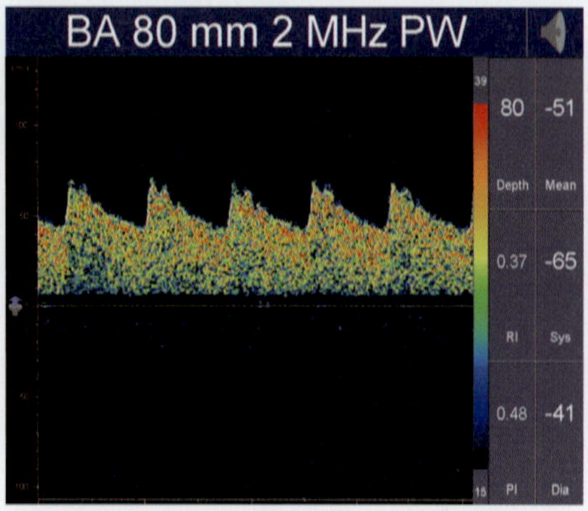

그림 20-35. 뇌바닥동맥 파형(80 mm, 혈류방향이 화면설정에 따라 반대방향으로 보인다).

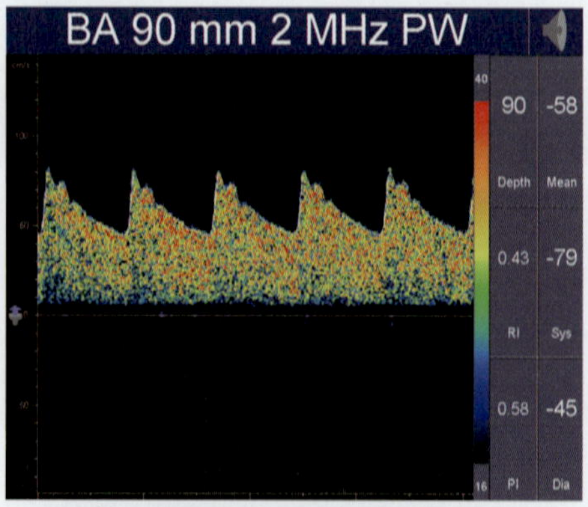

그림 20-36. 뇌바닥동맥 파형(90 mm, 혈류방향이 화면설정에 따라 반대방향으로 보인다).

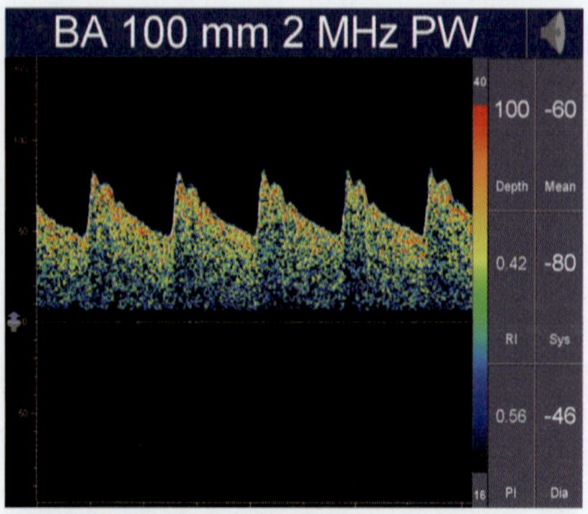

그림 20-37. 뇌바닥동맥 파형(100 mm, 혈류방향이 화면설정에 따라 반대방향으로 보인다).

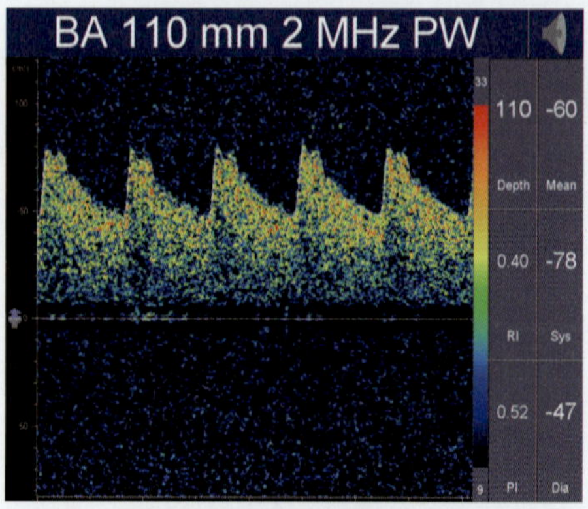

그림 20-38. 뇌바닥동맥 파형(110 mm, 혈류방향이 화면설정에 따라 반대방향으로 보인다).

3. 검사 정리 및 기계 정리

① 검사를 위하여 피검자 머리에 발랐던 초음파 겔을 깨끗이 닦는다.

② 검사 종료 인사를 하고 검사를 마무리한다.

③ 사용한 탐촉자는 초음파 겔이 남지 않도록 깨끗이 닦고 탐촉자 케이블 선이 꼬이지 않도록 잘 정리하여 탐촉자 보관걸이 또는 보관함에 안전하게 보관한다.

4. 머리뼈경유도플러(TCD) 검사 보고서(그림 20-39)

뇌혈류 검사 보고서

병록번호:
이름: 남자 / 63

의뢰처: 신경과 병동 의뢰의사:
검사횟수: 2 검사자: 조성준 검사일자:
주진단: Cerebral infarction

검사결과

1. Routine Examination

TT: transtemporal TO: transorbital SO: suboccipital TC: transcervical	Right					Left				
	Depth (mm)	Velocity (cm/s) Max	Min	Mean	P.I.	Depth (mm)	Velocity (cm/s) Max	Min	Mean	P.I.
TT Distal ICA	66					70	70	33	45.33	.816
Prox M1	60					66	67	32	43.67	.802
Mid M1	56					60	63	33	43	.698
Distal M1/M2	50					56	63	32	42.33	.732
ACA	−70	118	51	73.33	.9136	−74	165	85	111.7	.716
PCA P1	68	32	14	20	.9	68	31	13	19	.947
TO OA	42	37	13	21	1.1429	40	32	11	18	1.167
C2	−66					−66				
C4	56	80	34	49.33	.9324	66	73	30	44.33	.97
SO VA	−60	315	168	217	.6774	−60	174	78	110	.873
BA prox/dist	−90	125	60	81.67	.7959	−100	130	62	84.67	.803
VA(retromastoid)	60					60				
TC ICA (4MHz)	−25	82	37	52	.8654	−25	95	39	57.67	.971
ECA (4MHz)	−25	88	19	42	1.6429	−25	64	16	32	1.5
ICA (2MHz)	−40	88	42	57.33	.8023	−40	86	36	52.67	.949

Temporal Window: 0 (0.Normal, 1.Unilaterl, 2.Bilateral poor temporal window)

결론

1.R.DICA/MCA flow were not detected. unchanged since the previous study (00/10/18)
2.Increased f.v. of L.ACA and B.VA (R>L) with low frequency noise. newly developed since the previous study (00/10/18)
3.Increased f.v. of R.ACA and BA with spectral broadening. newly developed since the previous study
4.Sl.increased f.v. of B.prox ICA
Conc) 1.R/O R.MCA occlusion
2.Multiple intracranial stenosis/vasospasm
Rec) 1.Strongly recommend MRI/MRA and TFCA if possilble
2.TCD f/u 1 month later
3.Consider CSF exam and perform CBC, ESR, CRP, Fibringen again

그림 20-39. 머리뼈경유도플러 검사보고서

초음파검사학 실습보고서

학교명:　　　　　　　　　　학번:　　　　　　　　　　이름:

Section

21 머리뼈경유도플러 검사의 정상 파형과 비정상파형의 비교

학습목표

1. 정상 혈류 형태를 설명할 수 있다(A).
2. 비정상 혈류 형태를 설명할 수 있다(A).

수축기와 확장기의 심장박동 주기에 따라 혈관에서도 적혈구는 다른 속도로 움직이게 되고 이러한 모양은 분광파형(스펙트럼, spectral)의 모양으로 모니터상에 나타나게 된다. 스펙트럼의 모양은 정상 혈류형태와 협착부위의 혈류형태로 나눌 수 있다.

1. 정상 혈류 형태

1) 다혈류 저저항 형태(High flow low resistance pattern)

온목동맥으로부터 속목동맥으로 나가는 부위에서 관찰되는 유형이다. 속목동맥은 뇌내의 뇌실질에 대하여 혈액공급을 하기 때문에 바깥목동맥에 비하여 혈류량이 많고, 먼쪽부의 저항이 작은 혈류역학이 관찰되는데 이러한 유형을 다혈류 저저항 유형이라 한다. 이러한 유형에서 관찰되는 spectra의 특징은 혈류량이 많아서 분광파형선(spectral line)의 진폭이 크고, 먼쪽부의 저항이 작기 때문에 속도가 바깥목동맥보다 빠르고 수축기와 이완기 초기에 완만한 경사를 보이며, 수축기의 정점이 둥그런 모양이다(그림 21-1).

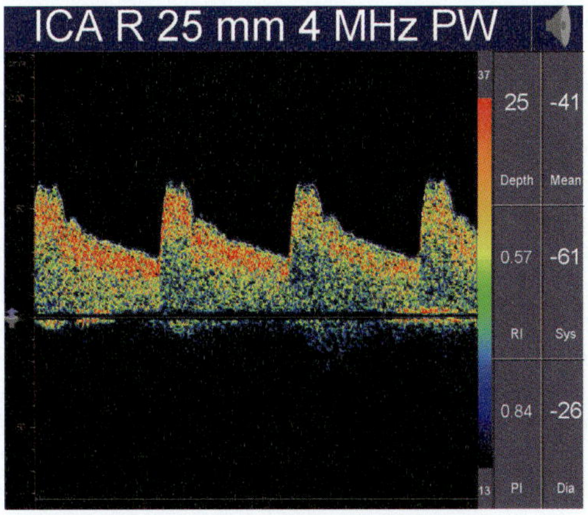

그림 21-1. 다혈류 저저항 형태

2) 소혈류 고저항 형태(Low flow high resistance pattern)

온목동맥으로부터 바깥목동맥으로 나가는 부위에서 관찰되는 유형이다. 바깥목동맥은 안면과 두피로 가는 혈류를 담당하기 때문에 먼쪽부의 저항이 크며, 속목동맥보다 적은 혈류가 흐른다.

소혈류 고저항 유형의 sepctra 소견은 다혈류 저저항 유형에 비하여 혈류가 적기 때문에 spectral line의 진폭이 작고, 먼쪽부의 저항이 높기 때문에 속목동맥에 비하여 속도가 느리고 수축기와 확장기 초기에 급한 경사를 보이며, 수축기의 정점이 뾰족한 모양이다(그림 21-2).

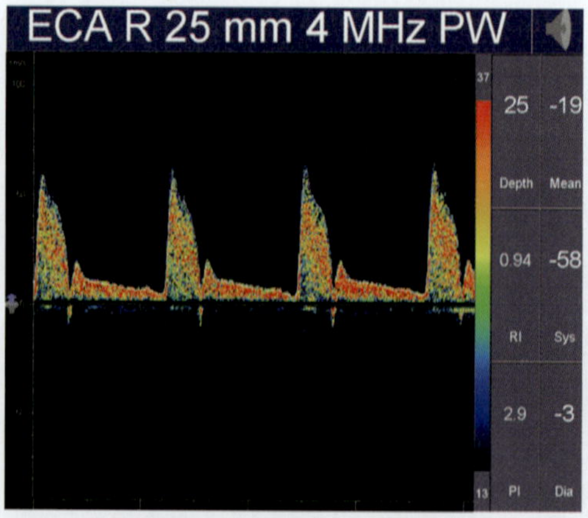

그림 21-2. 소혈류 고저항 형태

2. 비정상 혈류 형태

협착부위의 혈류 형태는 혈관 내경이 좁아지면서 관찰되는 소견으로 혈관 내 동맥경화로 인한 장애물의 앞, 뒤에서 발생하는 소용돌이흐름(와류, turbulent flow)과 좁아진 부위에서 관찰되는 증가된 혈류속도로 나누어서 생각할 수 있다.

동맥경화의 초기에는 혈관의 내경에 영향을 주지 않아서 혈류의 속도에는 영향을 주지 않고 소용돌이흐름이 관찰된다. 동맥경화가 진행되면서 혈관의 내경을 좁히게 되면 소용돌이 흐름의소견과 함께 혈류속도의 상승이 함께 관찰된다(그림 21-3~5).

1) 소용돌이흐름 형태(와류 형태, Turbulent blood flow pattern)

정상적으로 흐르던 혈관 내에 동맥경화판(plaque)과 같은 장애물이 생기게 되면, 혈류가 장애물과 부딪치면서 장애물의 앞과 뒤에 소용돌이흐름을 형성하게 된다. 플라크 주변에서 형성되는 소용돌이흐름은 정상 혈류에서처럼 비슷한 속도로 움직이는 적혈구보다 다양한 속도로 움직이는 적혈구들이 많아지게 된다. 이렇게 다양한 속도를 갖는 적혈구들은 일정한 크기의 표본용적(sample volume) 안에서 서로 다른 혈류 속도를 갖는 것으로 인식이 되고 이러한 변화는 분광파형확산(spectral broadening)으로 나타나게 된다.

소용돌이흐름에 의한 파형확산은 초기에 정상 범위 안에서 스펙트럼 선이 약간 두꺼워지고, 장애물 병변이 진행하면 적혈구 밀도(density)가 더 증가하게 되어 스펙트럼 선의 모양이 좀 더 두꺼워지고, 낮은 속도로 번쩍이는(scintillation) 적혈구들의 운동은 스펙트럼 선에서 반점(speckling)으로 나타나게 된다. 좀 더 진행한 소용돌이흐름은 낮은 속도와 빠른 속도로 움직이 는 적혈구들이 비슷한 숫자로 공존하게 된다. 그래서 원래의 스펙트럼 선은 더 두꺼워지고, 스펙트럼 창의 반점이 더욱 증가하게 되어 스펙트럼 선과 스펙트럼 창의 구별이 힘들게 된다. 아주 심한 소용돌이흐름은 수축기와 확장기의 전체에서 파형확산이 관찰되며, 스펙트럼 선과 스펙트럼 창의 구별을 할 수가 없게 된다.

2) 증가된 혈류속도 형태(High velocity blood flow pattern)

(1) 초기 협착(Mild stenosis)

혈관의 직경이 5~15% 정도 감소한 경우를 말한다. 이 경우에는 협착의 정도가 아직 혈류의 속도에 영향을 줄 정도로 심한 상태는 아니다. 하지만 협착이 있는 부분의 앞, 뒤로 소용돌이 흐름이 형성된다. 초기 협착에서 발생하는 소용돌이 흐름은 머리뼈경유도플러를 시행할 때 발생할 수 있는 유사 소용돌이흐름(pseudoturbulence)과 비슷하므로 주의해야 한다.

(2) 중등도 협착(Moderate stenosis)

혈관의 협착 정도가 50% 이하인 경우이다. 이 경우에는 혈류속도의 증가와 소용돌이 흐름이 관찰된다. 스펙트럼 외곽선을 따라서 형성되는 스펙트럼 선(spectral line)이 두꺼워지고(spectral broadening), 느리게 움직이는 적혈구들에 의해서 정점에서부터 바닥선 사이에 반점이 형성된다(increased lowfrequency components). 소용돌이흐름이 심해지면 혈관 벽 주변에서 소용돌이(vortex formation)가 형성되어서 반대 방향으로 움직이는 적혈구들이 나타나며, 이는 두 개경유 도플러에서 역방향흐름상태(negative flow components)로 관찰된다. 대개는 수축기에서 저주파수로 관찰되지만, 소용돌이 흐름이 심해지면 확장기에서의 관찰도 증가한다.

(3) 심한 협착(Severe stenosis)

혈관의 직경이 50% 이상 감소한 경우를 말한다. 심한 협착의 초기에는 수축기에만 혈류속도가 증가되고, 확장기에는 정상수준으로 돌아오는 것이 관찰된다. 소용돌이흐름도 동반된다. 수축기의 정점이 넓어지면서 둥그런 모양이 되고, spectral broadening과 spectral window의 반점이 관찰된다. 협착 정도가 점점 심해지면서 심박동 주기 전체에 걸쳐 혈류속도가 증가하게 되며, 수축기 정점이 넓어진다. Spectral broadening이 점점 심해지고 영점선(zero baseline) 가까이에서 반점이 많아진다. 영점선 양측에 저 · 중주파수의 거울 모양의 밴드가 형성되며 이때 관악기에서 나오는 소리가 들려 음악성 잡음이라고 한다. 음악성 잡음은 주기적인 소용돌이 형성(vortex formation)과 압력의 변화에 의해서 진동하는 구조물(혈관벽, 적혈구)에 의해서 발생하는 것으로 추정된다.

(4) 유령 혈류형태(Ghost waveform)

이 혈류 유형은 협착이 가장 심한 부위를 직접 입사하였을 때 관찰된다. 협착의 중심부위는 적혈구들이 아주 빠른 속도로 지나가지만, 그 숫자는 적다. 협착의 주변은 중심보다 느린 속도이면서 다양한 속도로 움직이는 소용돌이흐름의 성격을 가지고 있는 적혈구들이 존재하게 된다.

이런 빠른 속도로 움직이는 적혈구와 느리면서 다양한 속도로 움직이고 있는 적혈구들의 운동들이 한 표본용적(sample volume)에서 동시에 관찰되면 빠른 속도의 성근 번쩍임(scintillation)의 스펙트럼(spectral) 아래에 느린 속도의 진한 스펙트럼이 관찰된다. 이러한 성근 모양을 유령 혈류 유형이라 하며, 이런 경우에는 스펙트럼의 위쪽이 성글기 때문에 가장 빠른 부위의 속도를 기계가 정확하게 측정하기 어려우므로 수작업으로 혈류속도를 측정한다.

3) 먼쪽부 폐색 형태(no flow, stump flow pattern)

먼쪽부가 막혀 있는 혈관에 대하여 막힌 부분의 몸쪽부에서 도플러를 시행하게 되면, 이 혈관에는 수축기의 혈류만이 있는 것으로 관찰된다. 이런 경우에 spectra에는 수축기의 혈류만이관찰되고 확장기에는 혈류가 보이지 않는다. 이것은 혈류량의 감소와 먼쪽부의 혈류저항의 증가로 인한 것으로 고혈류 저저항 패턴(high flow low resistance pattern)의 혈관이 저혈류 고저항 패턴(low flowhigh resistance pattern)으로 변한다.

4) 몸쪽부 폐색 형태

몸쪽부 목동맥의 심한 협착이나 폐색이 있으면 곁흐름(측부흐름, collateral flow)의 형성에 의해서 두개내 혈관의 혈류양상이 변화한다. 머리뼈경유도플러에서 관찰되는 목동맥 협착 진단이상 소견은 아래와 같다.

① 같은 쪽 siphon 부위 속목동맥 혈류의 소실 또는 감소

② 눈동맥을 통한 곁순환 눈동맥 혈류의 도플러 파형이 체동맥에서 뇌동맥 파형으로 변화하면서 혈류의 방향이 탐촉자로부터 멀어지는 경우

③ 앞교통동맥을 통한 곁순환 동측 앞대뇌동맥 혈류 방향이 역전되고 반대측 앞대뇌동맥 혈류속도가 증가

④ 같은 쪽 중간대뇌동맥 혈류속도의 감소

⑤ 같은 쪽 중간대뇌동맥 도플러 파형의 혈류가속(flow acceleration, FA) 감소

이러한 소견 중 일치하는 소견이 많으면 많을수록 몸쪽부 목동맥 협착이나 폐색의 진단의 특이도는 높아진다.

5) 주변 혈관의 혈류속도 변화

중간대뇌동맥 폐색의 경우에는 중간대뇌동맥에서의 머리뼈경유도플러 변화와 주변 뇌혈관에서의 혈류 변화를 같이 관찰할 수 있다. 중간대뇌동맥 폐색이 있는 경우에는 중간대뇌동맥에서의 혈류의 속도가 관찰되지 않거나 많이 감소하면서 주변의 혈관 특히 같은 쪽 앞대뇌동맥의 혈류가 증가하는 소견이 관찰된다.

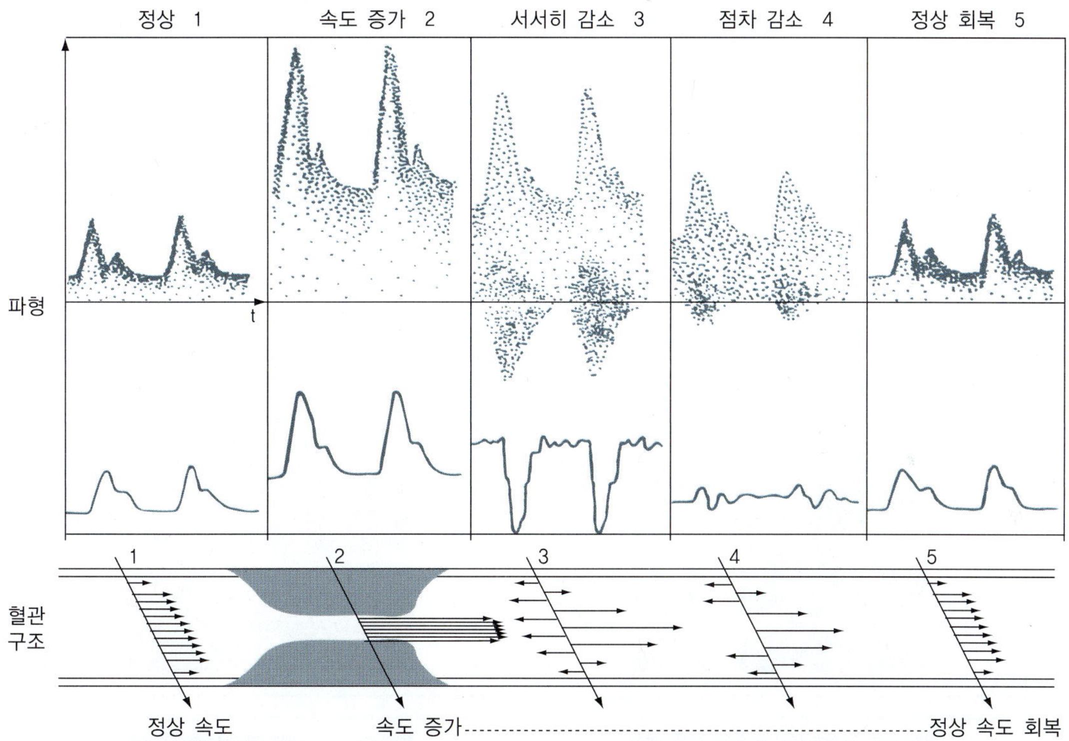

그림 21-3. 베르누이의 정의

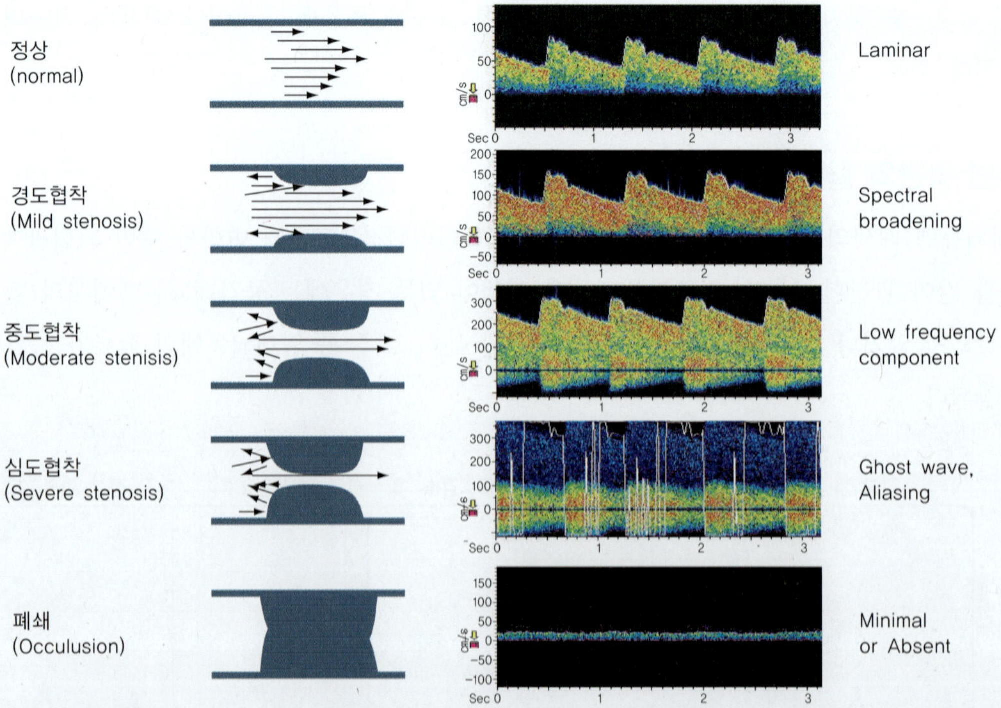

그림 21-4. 협착 정도에 따른 도플러 파형 변화

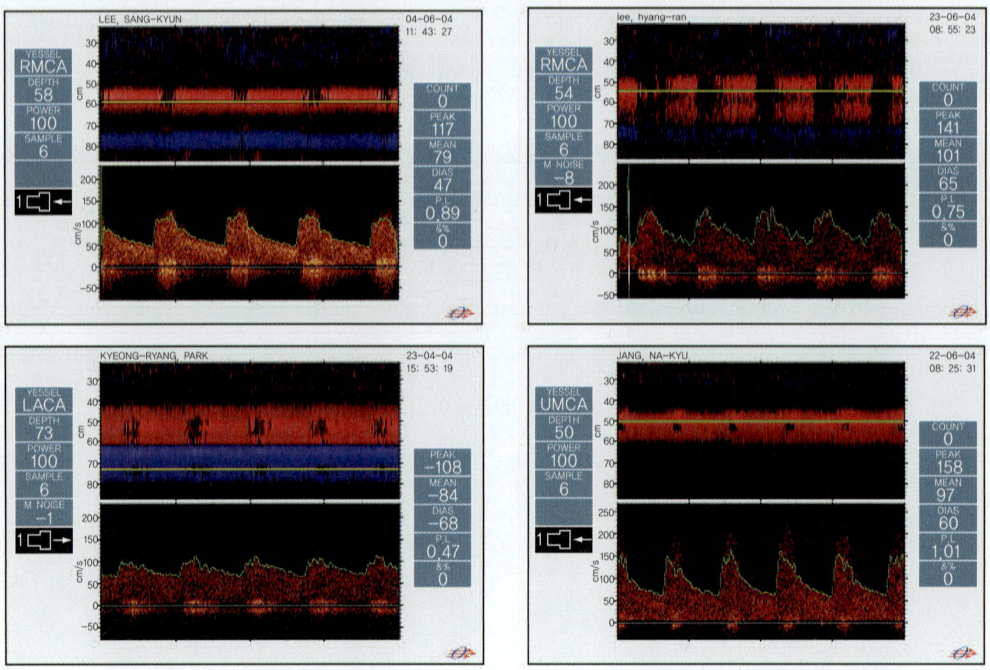

그림 21-5. 머리뼈경유도플러로 측정한 다양한 협착 파형과 M-mode band

머리뼈경유도플러(TCD) 검사의 정상치

1. 머리뼈경유도플러 검사 참고치(여성, 10~40대)

Sex	Age	Vessel	MFV	PI
F	10대	MCA	62~100	0.74~1.06
F	10대	ACA	44~84	0.74~1.07
F	10대	PCA	21~41	0.67~1.09
F	10대	CS	36~62	0.71~1.01
F	10대	OA	11~22	1.24~1.98
F	10대	Prox BA	31~72	0.63~0.90
F	10대	Dist BA	41~74	0.60~0.88
F	10대	VA	18~53	0.57~1.00
F	10대	PICA (4 MHz)	30~49	0.71~1.07
F	10대	PICA (2 MHz)	34~59	0.69~1.05
F	10대	ECA	15~39	1.47~2.19
F	10대	MCA side to side Diff		13
F	10대	MCA/ACA ratio		0.98~1.68
F	10대	MCA/ACA ratio Diff		0~0.24
F	20대	MCA	58~94	0.66~1.09
F	20대	ACA	40~81	0.64~1.01
F	20대	PCA	20~39	0.58~1.10
F	20대	CS	34~66	0.56~1.07
F	20대	OA	11~23	1.08~2.02
F	20대	Prox BA	37~65	0.48~1.03
F	20대	Dist BA	40~70	0.48~1.09
F	20대	VA	20~50	0.51~1.07
F	20대	PICA (4 MHz)	27~52	0.56~1.11
F	20대	PICA (2 MHz)	32~59	0.60~1.18
F	20대	ECA	19~36	1.29~2.37
F	20대	MCA side to side Diff		8
F	20대	MCA/ACA ratio		0.94~1.65
F	20대	MCA/ACA ratio Diff		0~0.14

Sex	Age	Vessel	MFV	PI
F	30대	MCA	54~85	0.56~1.07
F	30대	ACA	41~73	0.58~0.97
F	30대	PCA	20~39	0.55~1.02
F	30대	CS	34~59	0.58~1.04
F	30대	OA	8~23	1.00~2.11
F	30대	Prox BA	28~63	0.47~0.99
F	30대	Dist BA	34~70	0.54~0.91
F	30대	VA	20~45	0.52~0.92
F	30대	PICA (4 MHz)	27~48	0.50~1.07
F	30대	PICA (2 MHz)	32~55	0.61~0.98
F	30대	ECA	15~32	1.30~2.10
F	30대	MCA side to side Diff		10
F	30대	MCA/ACA ratio		0.92~1.48
F	30대	MCA/ACA ratio Diff		0~0.18
F	40대	MCA	50~85	0.60~0.96
F	40대	ACA	37~75	0.58~0.94
F	40대	PCA	20~40	0.54~1.03
F	40대	CS	30~63	0.53~1.04
F	40대	OA	8~22	0.96~2.02
F	40대	Prox BA	26~61	0.50~0.93
F	40대	Dist BA	36~67	0.53~0.91
F	40대	VA	19~44	0.52~0.98
F	40대	PICA (4 MHz)	29~54	0.55~0.97
F	40대	PICA (2 MHz)	30~61	0.58~0.97
F	40대	ECA	15~34	1.23~2.00
F	40대	MCA side to side Diff		11
F	40대	MCA/ACA ratio		0.80~1.60
F	40대	MCA/ACA ratio Diff		0~0.22

2. 머리뼈경유도플러 검사 참고치(여성, 50~70대)

Sex	Age	Vessel	MFV	PI
F	50대	MCA	41~85	0.64~1.07
F	50대	ACA	35~72	0.59~1.07
F	50대	PCA	17~36	0.65~1.11
F	50대	CS	29~63	0.60~1.02
F	50대	OA	9~22	0.86~1.94
F	50대	Prox BA	26~55	0.55~1.09
F	50대	Dist BA	34~63	0.54~1.03
F	50대	VA	17~44	0.55~1.11
F	50대	PICA (4 MHz)	19~50	0.55~1.08
F	50대	PICA (2 MHz)	25~55	0.62~1.06
F	50대	ECA	13~32	1.15~2.21
F	50대	MCA side to side Diff		13
F	50대	MCA/ACA ratio		0.86~1.52
F	50대	MCA/ACA ratio Diff		0~0.23
F	60대	MCA	37~72	0.69~1.15
F	60대	ACA	29~68	0.61~1.09
F	60대	PCA	16~38	0.63~1.14
F	60대	CS	23~57	0.65~1.12
F	60대	OA	9~20	1.02~1.88
F	60대	Prox BA	21~58	0.56~1.09
F	60대	Dist BA	27~65	0.55~1.12
F	60대	VA	15~43	0.56~1.15
F	60대	PICA (4 MHz)	17~45	0.54~1.16
F	60대	PICA (2 MHz)	23~51	0.60~1.15
F	60대	ECA	9~33	1.27~2.30
F	60대	MCA side to side Diff		15
F	60대	MCA/ACA ratio		0.61~1.73
F	60대	MCA/ACA ratio Diff		0~0.32

Sex	Age	Vessel	MFV	PI
F	70대	MCA	36~71	0.83~1.23
F	70대	ACA	27~63	0.71~1.21
F	70대	PCA	17~34	0.75~1.27
F	70대	CS	22~58	0.74~1.26
F	70대	OA	9~20	0.97~2.29
F	70대	Prox BA	23~52	0.70~1.30
F	70대	Dist BA	31~58	0.65~1.37
F	70대	VA	14~43	0.70~1.28
F	70대	PICA (4 MHz)	14~46	0.69~1.31
F	70대	PICA (2 MHz)	19~49	0.77~1.35
F	70대	ECA	10~31	1.28~2.40
F	70대	MCA side to side Diff		14
F	70대	MCA/ACA ratio		0.73~1.71
F	70대	MCA/ACA ratio Diff		0~0.36

Range of control: Female

3. 머리뼈경유도플러 검사 참고치(남성, 10~40대)

Sex	Age	Vessel	MFV	PI
M	10대	MCA	45~98	0.68~1.15
M	10대	ACA	30~89	0.69~1.14
M	10대	PCA	18~42	0.58~1.16
M	10대	CS	33~61	0.61~1.14
M	10대	OA	9~29	1.14~2.05
M	10대	Prox BA	26~63	0.57~1.11
M	10대	Dist BA	36~66	0.57~1.10
M	10대	VA	22~45	0.53~1.16
M	10대	PICA (4 MHz)	19~52	0.66~1.21
M	10대	PICA (2 MHz)	25~58	0.66~1.27
M	10대	ECA	18~37	1.42~2.43
M	10대	MCA side to side Diff		10
M	10대	MCA/ACA ratio		0.85~1.64
M	10대	MCA/ACA ratio Diff		0~0.21
M	20대	MCA	53~91	0.64~1.11
M	20대	ACA	42~76	0.64~1.09
M	20대	PCA	19~38	0.58~1.14
M	20대	CS	31~61	0.58~1.14
M	20대	OA	9~25	1.18~2.12
M	20대	Prox BA	30~61	0.61~0.94
M	20대	Dist BA	37~71	0.54~1.01
M	20대	VA	22~44	0.56~1.03
M	20대	PICA (4 MHz)	23~48	0.65~1.11
M	20대	PICA (2 MHz)	29~53	0.65~1.16
M	20대	ECA	13~36	1.25~2.37
M	20대	MCA side to side Diff		9
M	20대	MCA/ACA ratio		0.93~1.56
M	20대	MCA/ACA ratio Diff		0~0.17
M	30대	MCA	44~84	0.64~1.15
M	30대	ACA	32~72	0.60~1.14
M	30대	PCA	18~38	0.59~1.09
M	30대	CS	38~62	0.57~1.13
M	30대	OA	8~27	1.01~1.97
M	30대	Prox BA	23~53	0.46~1.02
M	30대	Dist BA	25~64	0.51~1.04
M	30대	VA	19~39	0.51~1.06
M	30대	PICA (4 MHz)	19~40	0.61~1.18
M	30대	PICA (2 MHz)	22~46	0.63~1.14
M	30대	ECA	11~35	1.17~2.33
M	30대	MCA side to side Diff		12
M	30대	MCA/ACA ratio		0.90~1.53
M	30대	MCA/ACA ratio Diff		0~0.25
M	40대	MCA	43~77	0.60~1.07
M	40대	ACA	34~70	0.60~0.10
M	40대	PCA	17~36	0.61~1.00
M	40대	CS	28~54	0.62~1.00
M	40대	OA	10~22	0.98~1.75
M	40대	Prox BA	20~56	0.50~1.03
M	40대	Dist BA	24~60	0.54~0.92
M	40대	VA	18~40	0.56~1.01
M	40대	PICA (4 MHz)	20~44	0.60~0.98
M	40대	PICA (2 MHz)	27~46	0.63~1.01
M	40대	ECA	13~33	1.17~2.06
M	40대	MCA side to side Diff		10
M	40대	MCA/ACA ratio		0.78~1.49
M	40대	MCA/ACA ratio Diff		0~0.18

4. 머리뼈경유도플러 검사 참고치(남성, 50~70대)

Sex	Age	Vessel	MFV	PI
M	50대	MCA	42~81	0.57~1.10
M	50대	ACA	30~72	0.55~1.11
M	50대	PCA	16~36	0.48~1.23
M	50대	CS	22~59	0.54~1.14
M	50대	OA	8~24	0.90~1.91
M	50대	Prox BA	20~52	0.53~1.10
M	50대	Dist BA	20~63	0.56~1.16
M	50대	VA	16~39	0.59~1.08
M	50대	PICA (4 MHz)	21~41	0.58~1.08
M	50대	PICA (2 MHz)	23~48	0.57~1.15
M	50대	ECA	14~31	1.16~2.19
M	50대	MCA side to side Diff		15
M	50대	MCA/ACA ratio		0.75~1.78
M	50대	MCA/ACA ratio Diff		0~0.30
M	60대	MCA	34~75	0.60~1.22
M	60대	ACA	34~64	0.61~1.14
M	60대	PCA	17~37	0.56~1.17
M	60대	CS	20~60	0.61~1.18
M	60대	OA	9~20	1.78~2.02
M	60대	Prox BA	20~52	0.50~1.24
M	60대	Dist BA	23~62	0.52~1.19
M	60대	VA	19~37	0.50~1.21
M	60대	PICA (4 MHz)	18~46	0.57~1.20
M	60대	PICA (2 MHz)	21~48	0.57~1.26
M	60대	ECA	12~29	1.09~2.40
M	60대	MCA side to side Diff		14
M	60대	MCA/ACA ratio		0.87~1.35
M	60대	MCA/ACA ratio Diff		0~0.25

Sex	Age	Vessel	MFV	PI
M	70대	MCA	34~71	0.80~1.31
M	70대	ACA	28~66	0.68~1.25
M	70대	PCA	16~33	0.62~1.42
M	70대	CS	20~54	0.70~1.28
M	70대	OA	8~21	0.80~2.18
M	70대	Prox BA	18~42	0.70~1.44
M	70대	Dist BA	18~49	0.66~1.50
M	70대	VA	14~37	0.65~1.45
M	70대	PICA (4 MHz)	17~42	0.69~1.36
M	70대	PICA (2 MHz)	19~47	0.73~1.40
M	70대	ECA	12~30	1.35~2.32
M	70대	MCA side to side Diff		15
M	70대	MCA/ACA ratio		0.79~1.55
M	70대	MCA/ACA ratio Diff		0~0.33

Range of control : Male

초음파검사학

CHAPTER IV

말초혈관 초음파 검사

Section

23

말초혈관 초음파 검사의 기본개념

1. 말초혈관검사의 임상적 의의를 설명할 수 있다(A).
2. 말초혈관검사 적용 질환을 설명할 수 있다(A).
3. 말초혈관검사 용어를 설명할 수 있다(B).

1. 말초혈관 초음파검사란

1) 말초혈관 초음파 검사의 정의

초음파를 이용하여 말초혈관질환을 평가하는 검사법으로 심장에서 시작하여 팔다리로 이어지는 동맥 및 정맥이 검사대상이다.

2) 말초혈관 초음파 검사의 의의

말초혈관질환은 유병률이 빠르게 증가하고 있고, 경도의 혈관 협착에서는 증상이 없는 경우가 많아 선별검사가 필요하다. 말초혈관 초음파 검사는 조영제가 필요 없고 비침습적이고 안전하여 무증상으로 진행되고 있는 혈관질환의 선별검사로 적합하다. 또한 혈관질환평가는 유의미한 병변을 가려내기 위해 혈역학적 정보가 필수적이나 일반적인 영상검사에서는 혈류세기나 혈류량 등의 기능적 정보를 제공해주지 못한다. 반면 혈관 초음파 검사는 환자의 증상과 혈관 병변의 연관성 확인을 위해 필요한 혈역학적인정보들을 제공한다. 또한 약물치료나 시술 및 수술 후 치료 반응을 종합평가하고 적절한 상태가 유지되는지 추적 평가를 위한 정보를 제공해준다. 이렇듯 말초혈관 초음파검사는 혈관의 상태를 구조적, 기능적인 측면에서 면밀히 기록하고, 환자에게 더욱 적합한 치료법이 적용될 수 있도록 유용한 단서를 제공하는 검사법이다.

2. 말초혈관검사 적용 질환

1) 말초동맥초음파 적응증

① 폐쇄성 말초동맥 질환이 있거나 관련증상으로 혈류 평가가 필요한 경우

② 시술이나 수술 전후의 혈류 평가

③ 유발 검사를 통한 기능적 이상의 확인이 필요한 경우
④ 혈관질환 고위험 환자의 선별검사

2) 말초정맥초음파 적응증

① 말초정맥질환(정맥류, 정맥 부전, 정맥 혈전증) 및 관련 증상이 있는 경우
② 시술이나 수술 전후의 혈류 평가
③ 기타(동정맥루, 수술 전 지도 작성, 수술 후 합병증 검사, 이식편 추적검사)

3. 말초혈관검사 용어

1) 혈관수술관련 용어

단어	의미
Arteriovenous fistula, AVF	동정맥루(자가정맥)
Arteriovenous graft, AVG	동정맥루(인조혈관)
Bypass	우회로, 두름길, 우회술, 두름길조성
Conduit	통로
Dacron	다크론(인조도관의 한 종류)
Endovascular abdominal arotic areurysm repair (EVAR)	EVAR
Eptfe (expanded polytetrafluoroethylene)	PTFE(인조도관의 한 종류)
Reconstruction	재건, 재구성
Stent	스텐트, 덧대, 내관

2) 혈관초음파 용어

단어	의미
Aliasing	둘러겹침, 앨리어싱
Antegrade flow	정상 방향 혈류
Anterolateral approach	전외측접근법
Artifact	허상, 인공음영, 인공물
Attenuation	약화, 감쇠
Audible sound	가청음
Augmentation	확대, 키움, 증가, 촉진

Continuous wave	연속파
Critical	임계, 고비, 위험
Endoleak	누출
Enhancement	증강, 촉진, 강화
Float	부표, 부낭
Flow volume	혈류량
Heterogenous	이질성
Homogenous	동질성
Laminar flow	결흐름, 층(판)류
Patency	열림
Peak end diastolic velocity (EDV)	이완기 최고 속도
Peak systolic velocity (PSV)	수축기 최고 속도
Post-occlusive reactive hyperemia (PORH)	반응성 충혈검사
Posteomedial approach	후내측접근법
Pulsatility	맥박성
Pulsatility index (PI)	맥박성 지수
Reflux	역류
Resistive index (RI)	저항지수
Retrograde flow	역전 혈류
Spectral broadening	스펙트럼 광역화
Spontaneity	자발성
Tardus parvus spectrum	약한 지연성 스펙트럼
Temporal tap	관자 두드리기
Thrill	떨림
To and fro	전후유동
Triphasic waveform	삼상 파형
Turbulene	와류, 몹시거친
Valsalva maneuver	발살바법

3) 혈관해부학 및 혈관질환관련 용어

단어	의미
Adductor canal	내전근관, 모음근굴
Ambulatory venous pressure (AVP)	보행 정맥압

Angioma	혈관종, 맥관종
Aneurym	동맥류
Aplasia	무형성
Arteriovenous malformation (AVM)	동정맥기형
Atherosclerosis	죽상경화증
Carotid body tumor	경동맥 소체 종양
Coaptation	접합, 접골
Competence	적격, 능력, 적임
Complicated	복합, 복잡한
Compression	압박
Congenital	선천
Cyanosis	청색증
Damping	제동, 진동의 감폭
Debris	조직파편, 부스러기
Deceleration	감속
Degeneration	변성, 퇴행
Dilatation	확장, 팽창, 확장술
Dissection	박리, 해부, 절개, 절제
Dorsum	등, 뒤, 등쪽, 후방
Dynamic	동력, 동적, 역동
Ejection	박출, 분출
Endothelial cell	내피세포
Entrapment	포착, 죄임
False aneurysm	가성동맥류, 거짓동맥류
False lumen	거짓속공간
Fatty streak	지방줄무늬, 지방선조
Forearm	아래팔
Hemangioma	혈관종
Hyperplasia	과다형성증, 증식(병명이 아닌 경우), 증식증(병명인 경우)
Hypertension	고혈압(증), 고압
Hypoplasia	형성저하증
Inguinal	고샅, 서혜
Inguinal ligament	고샅인대
Insufficiency	부전, 부족

Intima-medial thickness (IMT)	속막-중간막 두께
Intraplapue hemorrhage	죽상판내 출혈
Junction	이음, 이음부, 접합부, 경계
Malformation	기형
Malleolus	복사, 과
Muscular fascia	근막
Occlusion	막힘, 폐쇄, 폐색, 맞물림, 교합, 가림
Palmar arch	손바닥궁
Pedal	발-
Phlebolith	정맥결석
Plaque	판, 플라크
Popliteal	오금
Progressive	진행-
Raynaud's syndrome	레이노 증후군
Reversal	역, 반전, 역전
Separation	분리
Subclavian steal syndrome	쇄골하동맥 도류증후군
Takayasu's arteritis	타카야수 동맥염(만성 염증성 동맥염)
Thromboangiitis obliterans(buerger's disease)	폐쇄혈관혈전염(버거씨병)
Thrombosis	혈전증
Trunk	몸통, 줄기, 동맥
Ulceration	궤양, 궤양형성, 궤양화

초음파검사학 실습보고서

학교명: 　　　　　　　　　　학번: 　　　　　　　　　　이름:

Section

24 말초동맥 초음파 검사

1. 말초동맥의 해부 생리를 설명할 수 있다(B).
2. 말초동맥 검사를 위한 초음파 진단 장치의 사용과 검사방법을 설명할 수 있다(B).
3. 말초동맥 초음파 검사에서의 정상소견과 비정상소견을 설명할 수 있다(B).

1. 말초동맥 해부학

1) 팔(상지)동맥

대동맥활에서 팔머리동맥(brachiocephalic trunk, innominate artery), 왼온목동맥(좌총경동맥, left common carotid artery), 왼빗장밑동맥(좌쇄골하동맥, left subclavian artery)으로 이루어진 동맥 분지가 시작된다. 팔머리동맥은 다시 오른쪽 온목동맥과 오른쪽 빗장밑동맥으로 분지된다. 각 빗장밑동맥은 어깨부위의 겨드랑동맥(axillary artery)으로 주행하고, 위팔로 내려오면서 위팔동맥(상완동맥, brachial artery)이 된 후 팔꿈치부를 지나면서 노동맥(요골동맥, radial artery)과 자동맥(척골동맥, ulnar artery)으로 분지 된다(그림 24-1).

2) 다리(하지)동맥

내림대동맥 분기부에서 양측 온엉덩동맥(총장골동맥, common iliac artery, CIA)으로 분지되고, 온엉덩동맥은 바깥엉덩동맥(외장골동맥, external iliac artery, EIA)과 속엉덩동맥(내장골동맥, internal iliac artery)으로 나뉘어진다. 이 중 바깥엉덩동맥은 고샅인대(inguinal ligament)를 지나면서 바깥엉덩동맥에서 넓적다리동맥(대퇴동맥, femoral artery)이 된다. 넓적다리동맥에서 얕은넓적다리동맥(표재대퇴동맥, superficial femoral artery, SFA)과 깊은넓적다리동맥(심부대퇴동맥, deep femoral artery, DFA)으로 나뉜다. 깊은넙다리동맥은 넙다리부의 뒤가쪽(후방가측, posterolateral) 으로 주행하여 다리오금(슬와, popliteal fossa)부근에 혈류를 공급한다. 얕은넙다리동맥(SFA)은 헌터관(Hunter's canal)을 기준으로 오금동맥(슬와동맥, popliteal artery, PA)과 연결된다. 깊은넙다리동맥(DFA)은 얕은넙다리동맥(SFA)이 막혔을 경우 주요 측부혈행로 역할을 한다. 헌터관을 지나면서 오금동맥은 무릎관절(슬관절, knee joint)을 지나 종아리에 혈류를 공급하는 앞정강동맥(전경골동맥, anterior tibial artery, ATA), 뒤정강동맥(후경골동맥, posterior tibial artery, PTA), 종아리동맥(비골동맥, fibular artery 또는 peroneal artery)으로 나뉘게 된다. 앞정강동맥은 오금동맥에서 첫 번째로 분지되는 혈관으로 정강뼈(경골, tibia)와 종아리뼈(비골, fibular) 사이를 지나 뼈사이막(inerosseous membrane)의 앞쪽으로 주행하여 발목까지 연장되며 발목 아래에서 발등동맥(족배동맥, dosalis pedis artery)과 연결된다. 뒤정강동맥은 종아리의 안쪽(medial)으로 주행하며 안쪽복사(내측과, medial malleolus)의 뒤쪽을 지나 발목 아래에서 발바닥동맥(족저동맥, plantar artery)과 연결된다. 종아리동맥은 종아리의 뒤안쪽가장자리(후방안측연, posteromdial border)을 따라 주행하며 발목부위에서 끝난다(그림 24-1).

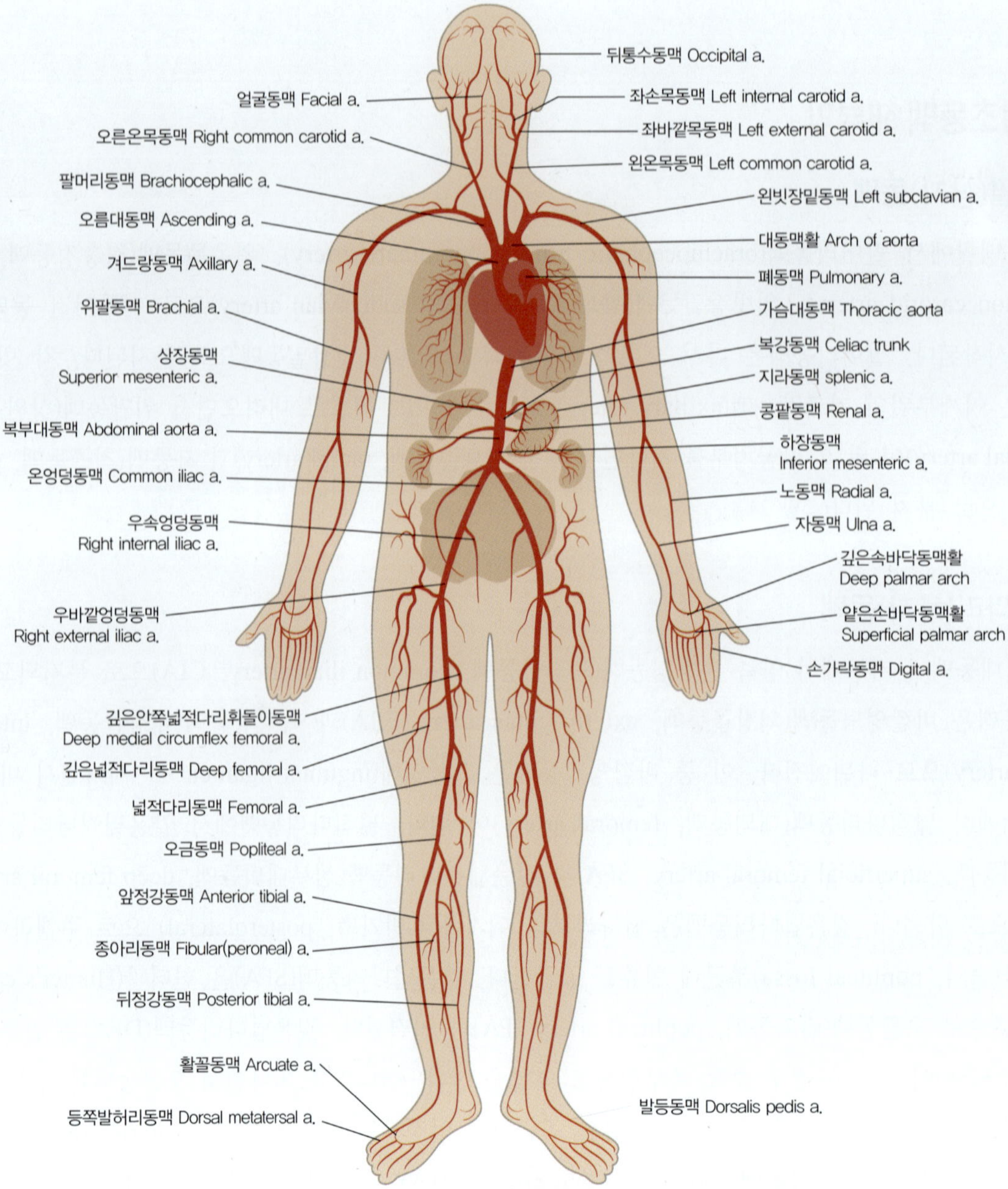

그림 24-1. 동맥계통

2. 말초동맥 혈류역학

1) 동맥혈류와 도플러 파형

좌심실(왼심실)이 수축하면서 상승된 좌심실(왼심실)의 압력이 대동맥의 압력을 초과하면 대동맥판이 열려 혈액이 대동맥으로 나간다. 혈액이 방출됨과 동시에 대동맥은 팽창하고, 팽창된 대동맥은 확장기(이완기) 동안의 탄성에 의해 혈액을 먼쪽부위(원위부, distal)로 이동시킨다. 따라서 말초혈류는 심장기능, 혈관벽의 탄력성, 혈관 민무늬근육(평활근)의 장력, 혈관의 형태 등에 영향을 받는다.

대동맥에서 먼쪽부위로 이동하는 혈류의 형태는 먼쪽부위 저항에 따라 두가지로 분류할 수 있다. 첫째, 먼쪽부위 저항이 작은 혈관을 통해 흐르는 저-저항성 혈류이다(그림 24-2A). 이러한 혈류는 먼쪽부위 저항이 작기 때문에 심장박동 주기 동안 계속 전방 혈류를 유지하며 혈류를 공급한다.

이러한 혈류특성을 보이는 혈관은 비교적 혈류량이 많은 장기의 혈액을 공급하는 속목동맥(내경동맥, internal carotid a.), 척추동맥(vertebral a.), 간동맥(hepatic a.), 신(장)동맥(콩팥동맥, renal a.), 복강동맥(celiac a.)등이 있다. 또한 동맥폐색재건을 위해 우회수술을 시행한 직후, 그리고 혈액투석을 위한 동정맥샛길형성술 시행한 경우에도 저-저항의 혈류형태를 보인다. 둘째, 먼쪽부위 저항이 큰 고-저항성 혈류이다(그림 24-2B).

혈류는 심장박동 주기에 따라 수축기 전방이동, 이완기 초기 역전이동, 이완기 후기 전방이동을 하고, 도플러 파형에서는 세가지의 위상을 보인다. 이러한 혈류를 "삼상성혈류(triphasic flow)"라고 한다(그림 24-2C). 고-저항 혈류형태를 보이는 혈관은 바깥목동맥(외경동맥, external carotid a.) 먼쪽부위 대동맥(aorta), 팔다리동맥, 장간막동맥(창자간막동맥, mesenteric a.)등이다. 운동 후, 온도가 높은 상태, 동맥협착증이 있는 경우에 말단 혈류 증가를 위해 말단쪽 작은혈관들이 확장하여 저항이 낮아지고 이완기 초기에 보이는 역전혈류 현상은 감소된다. 반면, 먼쪽부위 혈관이 수축하면 이완기 초기 역전혈류가 증가한다.

2) 동맥협착과 동맥혈류

경도의 협착에서는 혈류역학적 변화가 미미하나, 협착의 정도가 속공간 지름의 50%, 혹은 단면적의 75% 감소에 이르렀을 때 혈류의 변화가 시작되며(임계협착, 그림 24-2E), 혈관확장으로 협착 먼쪽부위의 저항이 감소한다.

베르누이 원리에 따라 협착 부위를 지나는 속도와 소용돌이 흐름(와류, turbulent flow)이 증가하고 병터를 지난 먼쪽부위에서는 혈류 압력의 감소가 동반된다. 이에 따라 도플러 검사상 협착의 정도가 심해질수록 협착 먼쪽부위 파형은 기울기 경사와 최고점이 낮아지며 확장기(이완기) 역전혈류가 사라진 단상 형태를 보인다(그림 24-2D).

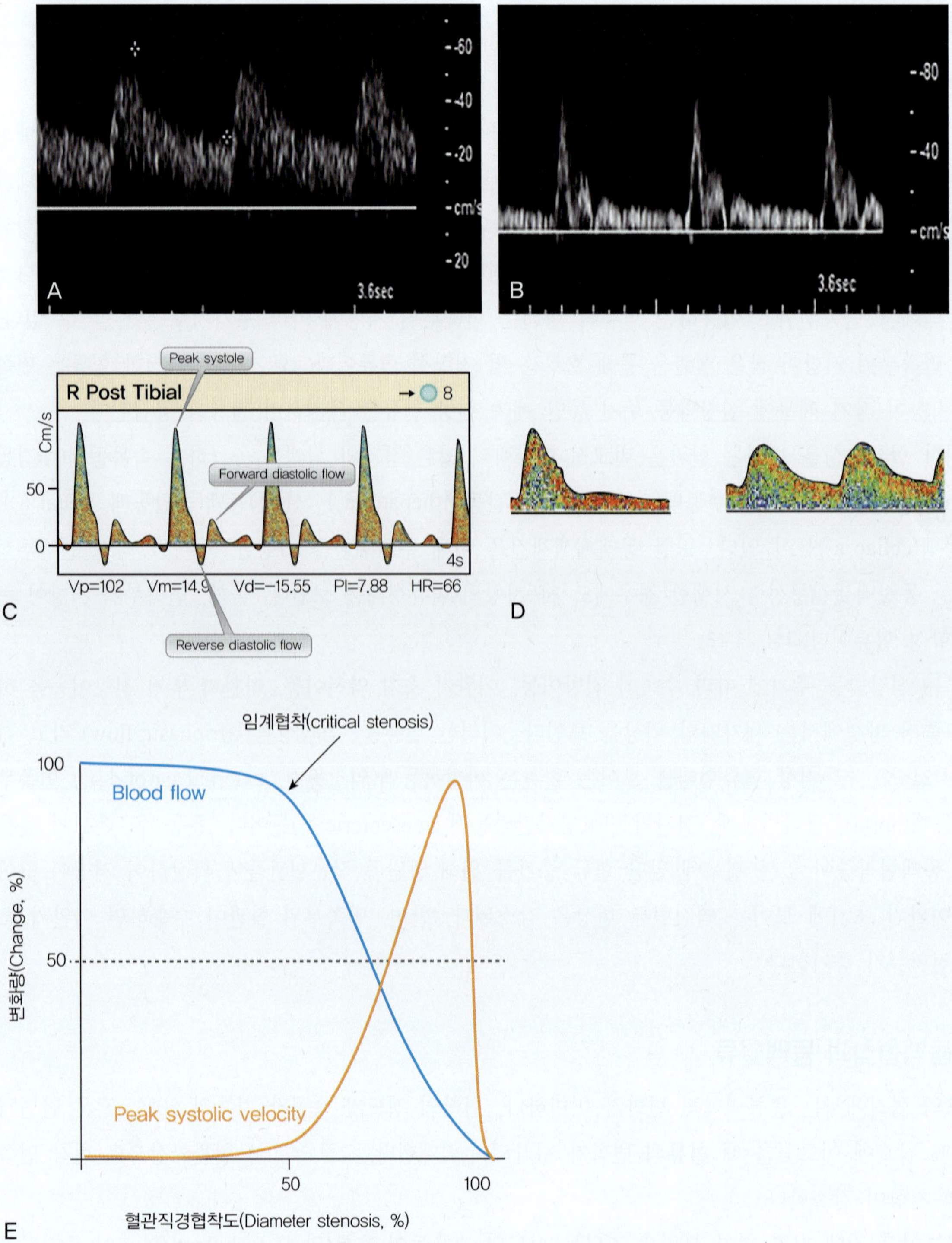

그림 24-2. 동맥의 도플러 파형 및 혈류 속도

A. 저-저항 혈류, B.고-저항 혈류, C. 삼상성 혈류파형(정상), D. 협착 먼쪽부위(원위부) 이상 파형, E. 임계협착(critical stenosis): 혈류역학적으로 의미 있게 혈류량, 혈압, 혈류를 감소시키는 협착

3. 말초동맥검사

1) 말초동맥 초음파 진단 장치

B-mode, C-mode, PW-mode가 가능한 범용 초음파 기기이면 말초혈관검사가 가능하다. 사지혈관초음파를 위해 주로 5~12 MHz의 줄모양탐촉자(선형 탐촉자, linear probe)를 주로 사용한다. 비교적 표피에 가까이 위치하는 팔의 혈관이나 발등동맥은 투과력은 낮지만 분해능이 높은 고주파 탐촉자를 사용하는 것이 좋고(8 MHz이상), 상지의 빗장뼈(쇄골)주위나 대동맥, 엉덩동맥과 같이 깊은 곳의 혈관을 스캔할 때는 투과도가 좋은 낮은 주파수의 탐촉자를 사용하여야 한다. 복부 동맥이나 비만도가 심한 환자의 사지와 같이 깊고 넓은 영역 확인이 필요할 경우 저주파(2~5 MHz)의 볼록형 탐촉자(convex probe)를 사용한다.

2) 환자 준비 및 자세

복부의 혈관을 검사할 경우 최소 8시간 이상의 금식이 필요하며, 팔다리혈관에서는 특별한 전처치가 필요하지 않다. 검사 소요시간이 다소 길기에, 안정된 혈류 측정을 위해 환자에게 미리검사 방법에 대한 안내를 하는 것이 도움이 된다.

팔은 손바닥이 위쪽으로 향하게 하고 팔 벌림(abduction) 자세를 취하는 것이 좋다. 다리는 바로 누운 자세를 취하고(supine position), 엉덩관절(고관절, hip joint)은 바깥돌림(외회전, external rotation) 시키고 오금관절은 굽힘(굴절, flection)시키면 다리 동맥에 용이하다. 다만 앞정강동맥은 다리를 편 상태에서 검사하는 것이 가측 접근에 좋다.

3) 검사방법

(1) 말초동맥 공통 검사 방법

회색조영상 혹은 색 도플러를 이용하여 검사하며 가로스캔과 세로스캔을 병행하여야 과대평가나 과소평가를 피할 수 있다. 주머니모양 또는 방추상모양으로 팽대 되어 늘어난 부위가 있다면 길이와 위치를 평가하고, 혈관의 기울어짐에 유의하여 최대 지름을 측정한다.

초음파 검사에서 혈관의 크기 측정방법 중 가로방향해상력(axial resolution)이 측방향해상력(lateral resolution)보다 좋으므로 앞뒤벽 길이(전후방 길이, anteroposterior diameter) 측정이 표준 측정이 된다. 그러나 혈관이 팽대된 모양이 구형이지 않고 타원형이거나 불규칙하다면 앞뒤벽 길이(anteroposterior diameter) 측정 외에 추가적인 측정이 필요하며 이런 경우 결과지에 측정법을 함께 표기 해두는 것이 좋다. 또한 혈관벽 확장을 정확히 계측하기 위해 바깥벽 기준(outer to outer) 측정이 일반적으로 사용되고 있다(그림 24-3A). 아울러 혈전이나 죽종이 있는 경우 속공간(내강)의 크기를 함께 측정하는 것이 도움이 된다(그림 24-3B). 죽(상)경화판(atherosclerotic plaque)이 있는 경우 죽(상)경화판의 형태, 석회화 유무, 동맥류 유무 및 박리 등 동맥의 병터를 저장한다. 색 도플러검사에서는 협착 부위의 둘러겹침(앨리어싱, aliasing) 유무, 협착 이후 부위의 소용돌이흐름(와류) 여부를 검사한다. 우회수술 후 검사에서는 도관의 협착 혹은 폐색 여부를 확인하고, 스텐트 삽입술이 된 경우에는 스텐트 경계부를 유의해서 관찰하고 되도록 스텐트가 삽입된 부위 전체를 포함해야 한다(그림 24-4). 파형 도플러검사에서는 협착 부위 및 1~4 cm 이전 정상 부위에서 각각 수축기 최고속도(peak systolic velocity, PSV)를 측정하여 혈류속도 비를 계산한다(그림 24-5).

파형 도플러검사에서 도플러 각은 60도를 유지한다(단 60도가 불가능한 경우에는 30~60도 내에서 검사하며, 검사한 각도를 기록해 두어야 한다). 병터의 최고 속도를 구하기 위해 색 도플러에서 둘러겹침(aliasing)이 발생되는 부위를 먼저 찾고, 색조가 가장 밝은 병터가 감별될 때까지 맥동파반복주파수(PRF)를 점차 높여가면서 검사하면 효율적으로 최고 속도에 이르는 병터를 찾을 수 있다.

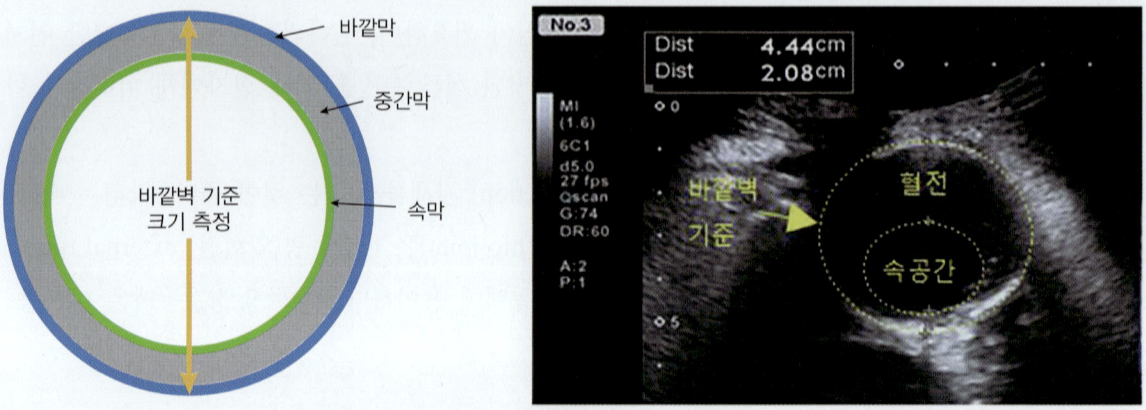

그림 24-3. 혈관의 크기 측정

A. 혈관크기 측정 시 앞뒤방향(전후방)으로 측정하며, 외벽을 기준으로 측정한다. B. 대동맥 크기 측정 결과 외벽기준 4.4 cm으로 복부대동맥류이며, 대동맥류 내 형성된 혈전을 제외한 내강도 측정한다.

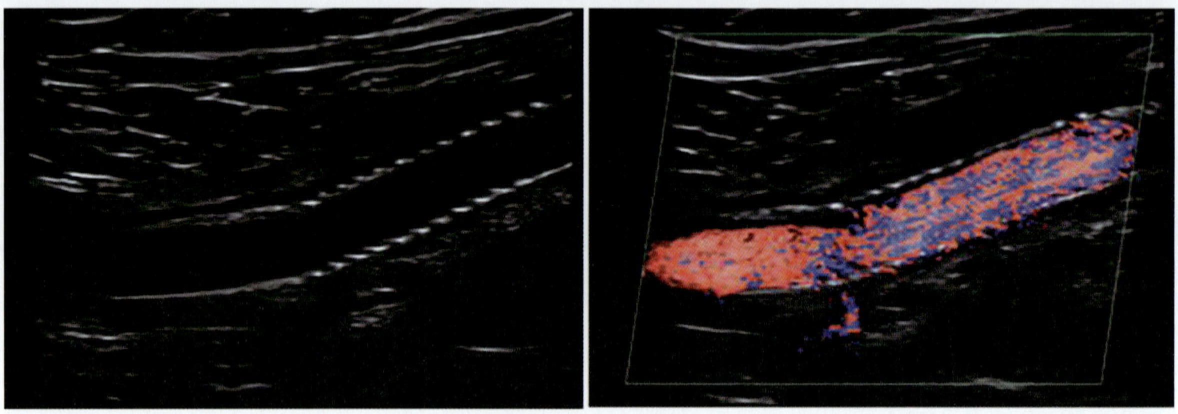

그림 24-4. 스텐트 부위

오금동맥에 설치된 스텐트 상방 경계부이다. 스텐트가 밝은 점선 모양으로 보이고, 혈류가 재개통되어 보인다.

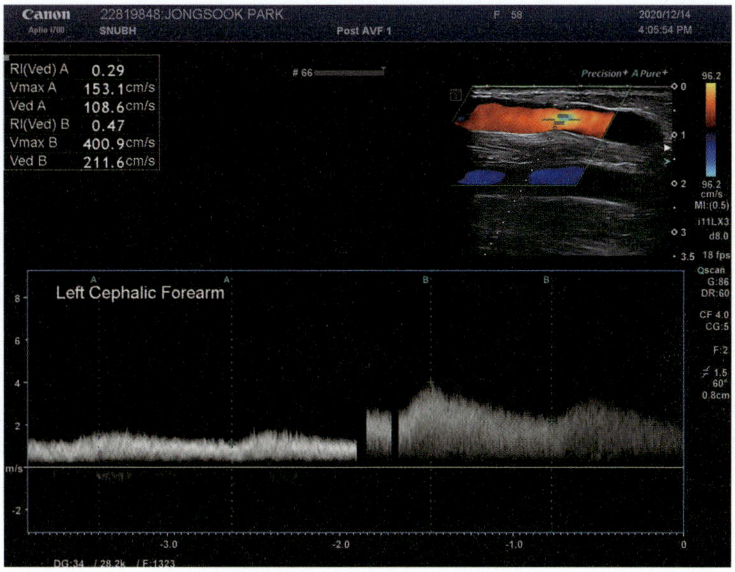

그림 24-5. 수축기 최고 속도비 측정

정상부위 혈류속도 153 cm/s, 협착부 혈류속도 400cm/s 로 속도비는 2.6이며 유의미한 협착병터임을 알 수 있다.

(2) 위팔

탐촉자를 빗장뼈(쇄골, clavicle) 위쪽에서 혈관의 가로면(횡단면, transverse plane)으로 접근하면 빗장밑동맥이 정맥보다 위쪽에 보인다(그림 24-6A). 빗장뼈로 검사가 제한된다면 빗장뼈 아래쪽 접근법이 용이하다. 겨드랑동맥을 검사하기 위해서는 팔을 들어올려 검사하고, 겨드랑동맥의 가로면(횡단면)과 전두면(이마면)을 스캔한다(그림 24-6B). 위팔동맥은 위팔두갈래근(상완이두근, biceps brachii)과 위팔세갈래근(상완삼두근, triceps brachii) 사이에서 관찰할 수 있다(그림 24-6C). 팔꿈치에서 노동맥(radial a.)과 자동맥(ulnar a.)으로 이분되는 지점을 검사하고 팔꿈치 바로 아래에서 분지 되는 노동맥의 자동맥을 가로면과 세로면으로 스캔한다(그림 24-6D).

투석을 위해 동정맥샛길 형성술을 시행받은 환자는 동맥과 이어놓은 노쪽피부정맥(두정맥, cephalic vein)을 함께 검사한다. 투석을 위해 위팔동맥-노쪽피부정맥 연결(brachial artery and cephatic vein anastomosis)을 만들어 주면 노쪽피부정맥에서 투석에 적합한 다혈류 저-저항의 동맥성 혈류가 관찰된다(그림 24-6E).

(3) 복부

① 복부대동맥(배대동맥, abdominal aorta): 배대동맥은 복부 중앙선에서 약 1~2 cm지름(직경)의 박동하는 관상 구조로 보인다. 뒤쪽면의 척추가 명확히 구분되어 보이는 정도로 영상 깊이 조절을 해주는 것이 좋다. B-모드에서 초점을 대동맥 수준 또는 그 아래로 놓고, 비만도에 따라 투과(penetration)와 gain 정도를 조절하며 명치에서 아래복부까지 관찰한다. 지름이 점진적으로 작아지지 않고 늘어나는 부위가 있는지 살펴보며 스캔한다. 기본적인 크기 측정 위치는 첫번째로,

칼돌기(검상돌기, xiphoid process) 아래쪽의 복강동맥(celiac trunk) 이는곳(기시부)에서 측정한다. 두번째로, 상장간막동맥(위창자간막동맥, superior mesenteric artery) 분지 직하방 부위로 아래대정맥(IVC)에서 왼쪽신(장)동맥(왼쪽콩팥정맥)이 분지 되는 위치이다(그림 24-7A).

세번째로, 대동맥-엉덩동맥 분지부이며, 각 위치에서 복부대동맥의 최대 크기를 기록한다.

② 엉덩동맥(장골동맥, iliac a.): 복부대동맥 분기부를 스캔한 다음 엉덩동맥을 검사한다(그림 24-7B). 몸쪽부위(근위부, proximal) 엉덩동맥은 보통 배꼽과 엉덩뼈능선(장골능선, iliac crest)사이에서 관찰된다. 온엉덩동맥(총장골동맥, common iliac a.)은 비교적 관찰이 용이하다 엉덩동맥 분기부의 스캔이 어려우므로 음향창이 좋지 않아 관찰이 어려우면 최대한 온엉덩동맥과 엉덩동맥 먼쪽부위(원위부, distal)의 스펙트럼 파형을 비교하여 검사한 후 종합하여 판단해야 한다.

(4) 다리

온넓적다리부위에서는 동맥이 정맥보다 가측에서 관찰된다. 고샅부위에서는 온넓적다리정맥, 얕은넓적다리동맥, 큰두렁정맥(대복재정맥, great saphenous v.)으로 구성된 'Mickey mouse sign'이 관찰된다(그림 24-7C). 이 부위보다 더 아래쪽에서는 동맥이 정맥보다 위쪽에서 관찰된다(그림 24-7 D). 오금동맥은 오금부위에서 뒤쪽접근법으로 검사할 수 있다. 뒤쪽으로 접근하면 오금 정맥이 위쪽부분에 보이고 오금 동맥이 아래쪽부분에 보인다(그림 24-7E).

종아리 위쪽부분에서 뒤쪽 혹은 안쪽접근을 하면 오금동맥과 이어지는 정강-종아리동맥간 부위를 관찰 할 수 있으며(그림 24-8A) 안쪽접근으로 종아리 중간부로 이동하면 뒤정강동맥과 종아리동맥이 나란히 보인다(그림 24-8C). 앞정강동맥은 골간막을 뚫고 나와 종아리의 앞쪽을 지나 주행하기 때문에 앞정강동맥 이는곳(기시부)은 뒤쪽 혹은 안쪽접근법에서 영상을 얻고, 골간막을 통과하는 부위는 바깥쪽접근법으로 스캔하고(그림 24-8B) 발등동맥으로 이어지는 먼쪽부위는 앞쪽으로 접근한다. 종아리 뒤쪽접근의 경우 종아리동맥을 비교적 가까이 관찰 할 수 있다(그림 24-8D).

4) 결과보고

그림 24-9의 예시와 같이 혈관의 개방 유무와 혈류속도, 혈류방향, 혈류파형 등의 정보로 혈관의 상태와 그에 따른 혈류의 변화에 대해 기록하여 기능적인 정보를 제공한다.

5) 정상 및 비정상 소견

(1) 말초동맥검사 정상 소견

① 속막-중간막 두께: 연령과 성별에 따라 차이가 있으나 1.0 mm 이하일 때 정상이다.

② 동맥 속공간(내강): 정상동맥은 좁아지거나 막힌 부위 없이 내벽이 매끈해야 한다, 혈관벽의 결손으로 혈류가 혈관 밖으로 유출되어 주머니 모양을 형성하면 가성동맥류로 진단할 수 있다. 혈

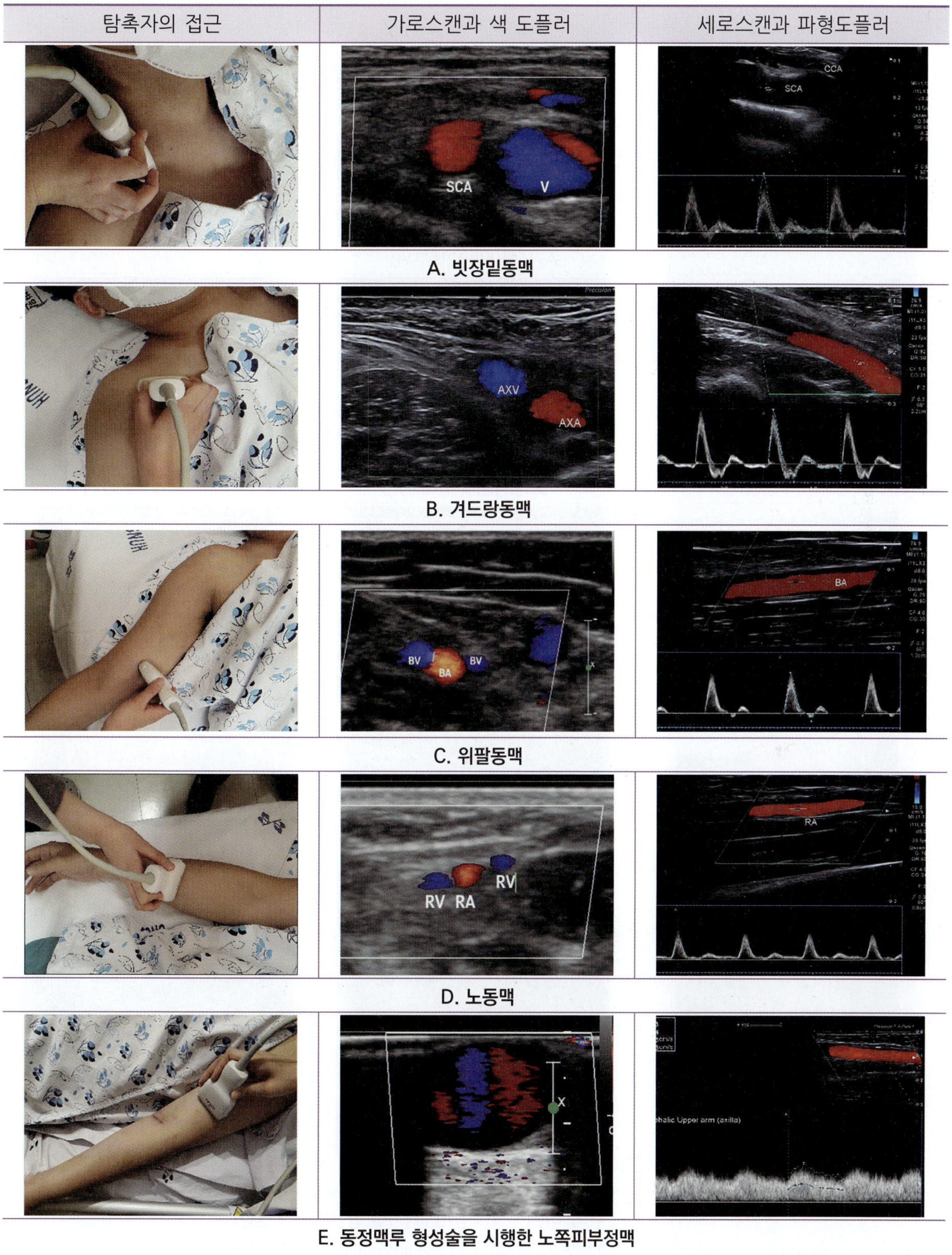

그림 24-6. 위팔동맥 초음파(위치별 접근방법과 영상)

SCA (subclavian a., 빗장밑동맥), CCA (common carotid a., 온목동맥), AXA (axillary a., 겨드랑동맥)
AXV (axillary v., 겨드랑정맥), BA (brachial a., 위팔동맥), BV (brachial v., 위팔정맥), RA (radial a., 노동맥) RV (radial v., 노정맥)

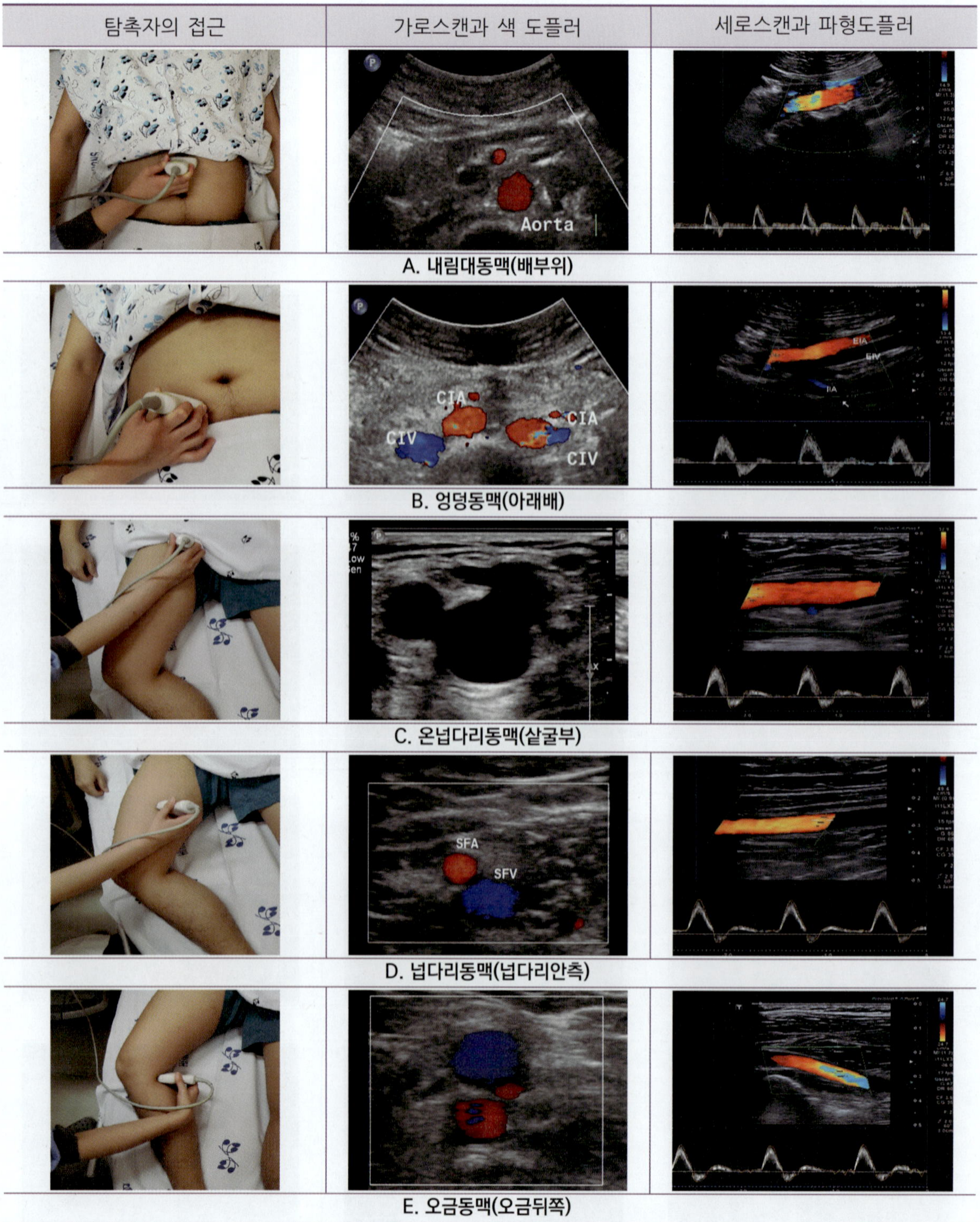

그림 24-7. 복부 및 하지동맥 초음파 (위치별 접근방법과 영상)

SMA (superior mesenteric a., 상장간막동맥, 위창자간막동맥), CIA (common iliac a., 온엉덩동맥), CIV (common iliac v., 온엉덩정맥), CFA (common femoral a., 온넓적다리동맥), CFV (common femoral v., 온넓적다리정맥), GSV (great saphenous v., 큰두렁정맥), SFA (superficial femoral a., 얕은넓적다리동맥), SFV (superficial femoral v., 얕은넓적다리정맥), POP A (popliteal a., 오금동맥), POP V (popliteal vein, 오금정맥).

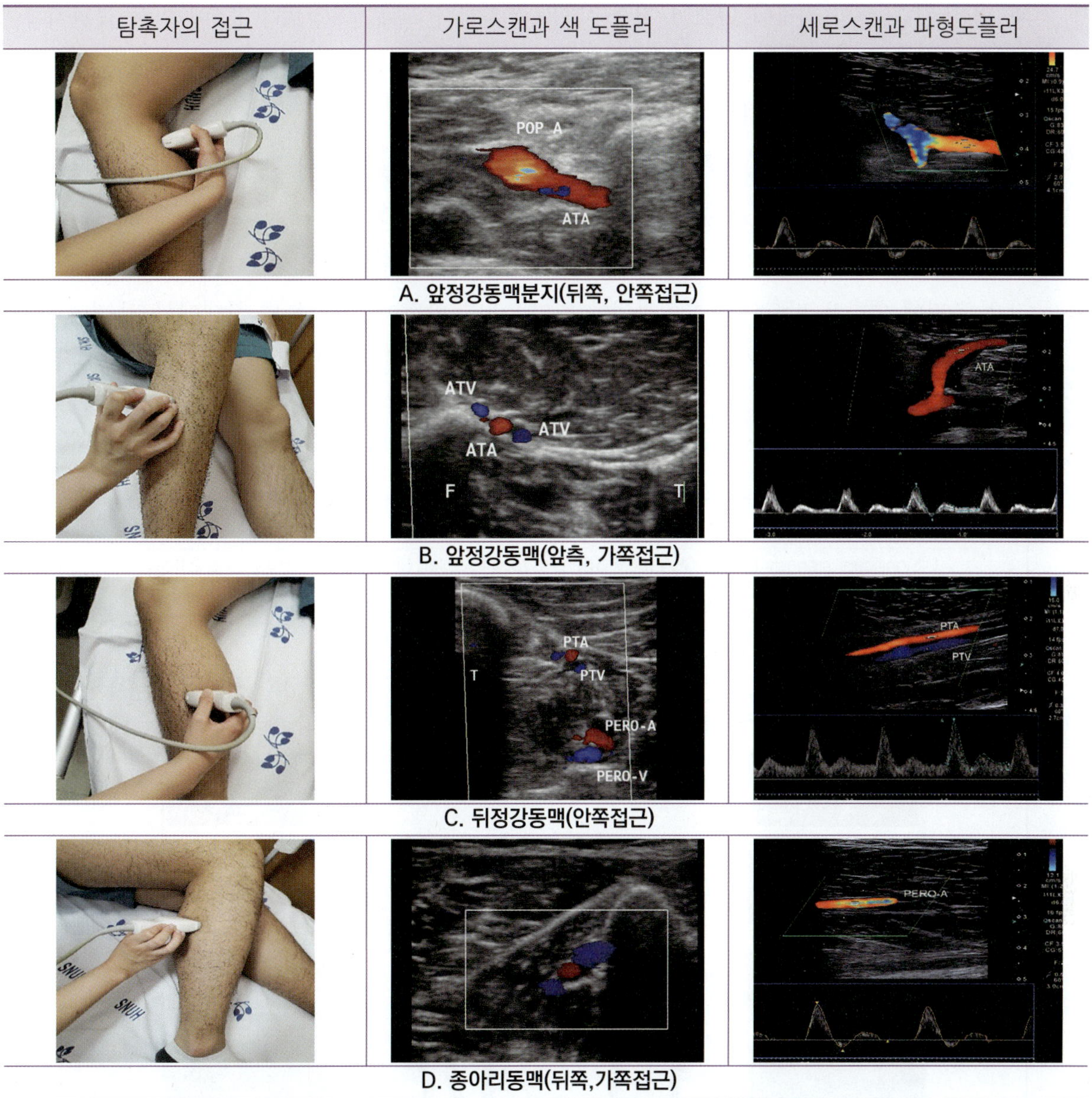

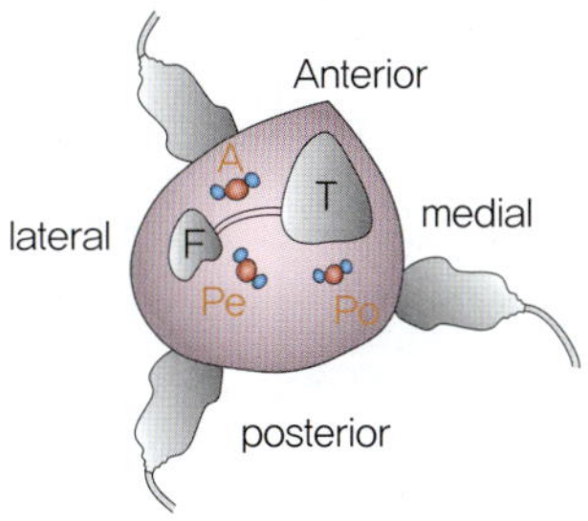

E. 종아리 횡단면과 프루브 접근

① 앞쪽, 가쪽접근에서는 앞정강동맥 관찰
② 안쪽접근에서는 뒤정강동맥과 종아리동맥 관찰
③ 안쪽, 가쪽접근에서는 종아리동맥 관찰

A: 앞정강동맥(anterior tibial artery), Po: 뒤정강동맥(posterior tibial artery), Pe: 종아리동맥(peroneal artery), T: 정강뼈(tibia), F: 종아리뼈(fibular)

그림 24-8. 종아리부 동맥 초음파 (위치별 접근방법과 영상)

POP A (popliteal a.,오금동맥), TP (tibio peroneal) trunk, 뒤정강 - 종아리 동맥분기부), ATA (anterior tibial a., 앞정강동맥), ATV (anterior tibial v., 앞정강정맥), F (fibula, 종아리뼈), T (tibia, 정강뼈), PTA (posterior tibial a., 뒤정강동맥), PTV (posterior tibial v., 뒤정강정맥), PERO-A (peroneal a., 종아리동맥), PERO-V (peroneal v., 종아리정맥)

관 벽에 칼슘 등의 침착이 없으며 정상구경을 유지한다. 주변 구경보다 1.5배 이상 혈관지름이 커져 있다면 동맥류로 간주한다. 반대로 동맥속공간이 너무 작다면 저형성의 변이일 수 있으므로 폐색과 감별하여야 한다.

③ 동맥 혈류: 혈류속도의 큰 변화가 없어야 한다. 부위별 정상치가 다르나 일반적으로 협착 부위보다 2 cm 먼쪽부위에서 측정한 정상 혈류에 비해 2배 이상 혈류속도 증가는 50% 협착을, 4배 이상은 70%이상 협착을 의미한다. 혈류파형은 삼상성파형이 정상이나 온도나 운동여부 등과 같은 조건에 영향을 받으므로 유의하여야 한다. 만약 안정이 충분히 된 상태에서 저-저항 패턴이거나 수축기에 이르는 기울기가 감소하였다면 이상파형이다. 혈류방향은 대개 몸쪽부위(근위부)에서 말단부로 흐르는 것이 정상이다.

■ Summary

1. Significant stenosis in right SFA (PSV 311cm/s, ratio 2.9), left CFA(PSV 295cm/s, ratio 2.1) and left distal SFA (ISR, PSV 146cm/s, ratio 4.1)
2. Short segmental occlusion of left proximal SFA.
3. Occlusion of both ATA, left proximal PTA with very weak distal flow.
4. Poor both peroneal arteries with very weak distal flow

■ Image

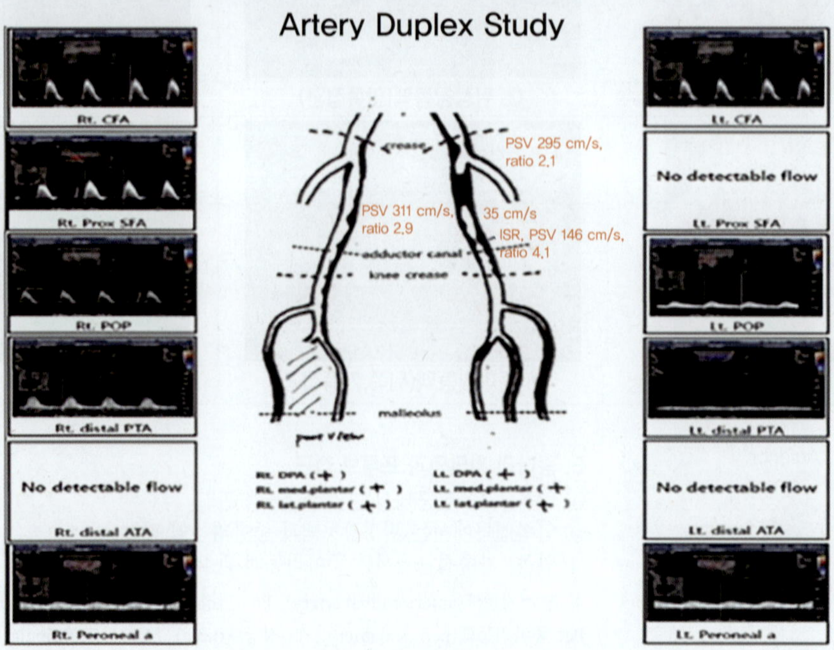

그림 24-9. 말초동맥초음파 결과지 예

Section

25 말초정맥 초음파 검사

1. 말초정맥의 해부 생리를 설명 할 수 있다(B).
2. 말초정맥 검사를 위한 초음파 진단 장치의 사용과 검사방법을 설명 할 수 있다(B).
3. 말초정맥 초음파 검사에서의 정상소견과 비정상소견을 설명 할 수 있다(B).

1. 말초정맥 해부학

정맥벽은 동맥과 마찬가지로 속막(내막, inner intima), 중간막(중막, middle media), 바깥막(외막, outer adventita)으로 구성되어 있으나 동맥벽에 비하여 정맥벽이 얇고, 탄력 조직이 적고, 중간막의 민무늬근육(평활근)이 감소되어 있고, 바깥막은 조금 더 두껍다. 정맥에는 동맥과 달리 판막이 있어 혈류의 역류를 막고 심장방향으로 운송하는데 중요한 역할을 한다. 근막보다 위쪽에 위치한 얕은정맥(표재정맥, superficial vein)과, 근막보다 아래에 위치한 깊은정맥(심부정맥, deep vein)으로 구분되며, 얕은정맥과 깊은정맥을 연결하여 얕은정맥의 정맥혈이 깊은정맥으로 배출되는 것을 돕는 관통정맥(performing vein)이 있다(그림 25-1A).

위팔정맥은 팔의 깊은 정맥은 우심방에서 위대정맥(상대정맥, superior vena cava)이 분지된 후 양측 팔머리정맥(brachiaocephalic v.)으로 나뉘어지며, 팔머리정맥이 목정맥과 분지된 이후에 빗장밑정맥으로 이어지고 이후 동맥과 같이 주행하여 겨드랑정맥, 위팔정맥, 노정맥, 자정맥으로 이어진다. 위팔정맥 이하의 깊은 정맥은 대개 쌍으로 존재하는 경우가 많다. 얕은정맥으로는 노쪽피부정맥(두정맥, cephalic vein), 자쪽피부정맥(기저정맥, basilic vein) 있으며 노쪽피부정맥은 등쪽(배측)정맥망에서 시작하여 빗장뼈부위에서 겨드랑 정맥으로 연결된다. 자쪽피부정맥은 자뼈(척골)방향으로 주행하여 위팔에서 위팔두갈래근(상완이두근, biceps brachii)과 원엎침근(원형회내근, pronator teres)사이를 통해 상행하다가 겨드랑정맥에 연결된다(그림 25-1B).

다리정맥은 종아리부에서 근막보다 아래에 위치한 깊은 정맥에는 앞정강정맥, 뒤정강정맥, 종아리정맥, 그리고 근육속을 주행하는 장딴지정맥(gastrocnemial vein), 가자미정맥(soleal vein)이 있다. 장딴지정맥은 오금정맥으로 연결되고, 가자미정맥은 뒤정강정맥이나 종아리정맥으로 연결된다. 종아리부의 정맥들은 오금정맥, 넓적다리정맥, 온넓적다리정맥으로 이어진다. 얕은정맥으로는 큰두렁정맥(대복재정맥, great saphenous vein, GSV)과 작은두렁정맥(소복재정맥, small saphenous vein, SSV)이 있다(그림 25-1C).

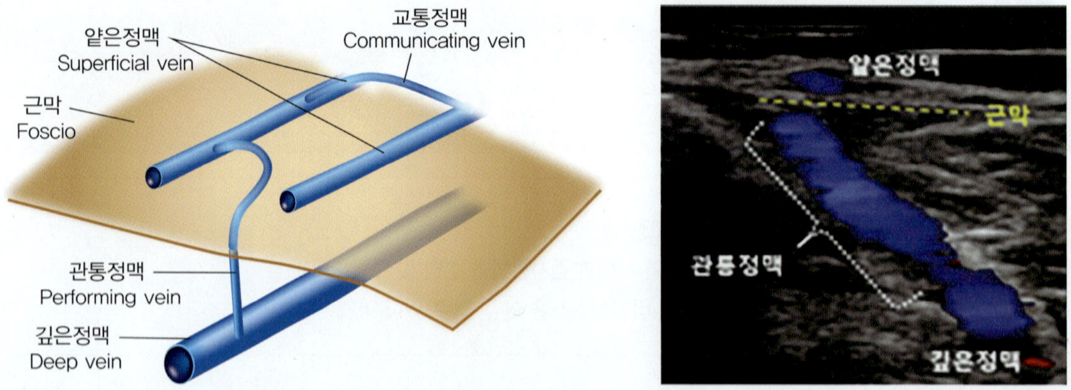
얕은정맥
Superficial vein
교통정맥
Communicating vein
근막
Foscio
관통정맥
Performing vein
깊은정맥
Deep vein
얕은정맥
근막
관통정맥
깊은정맥

A

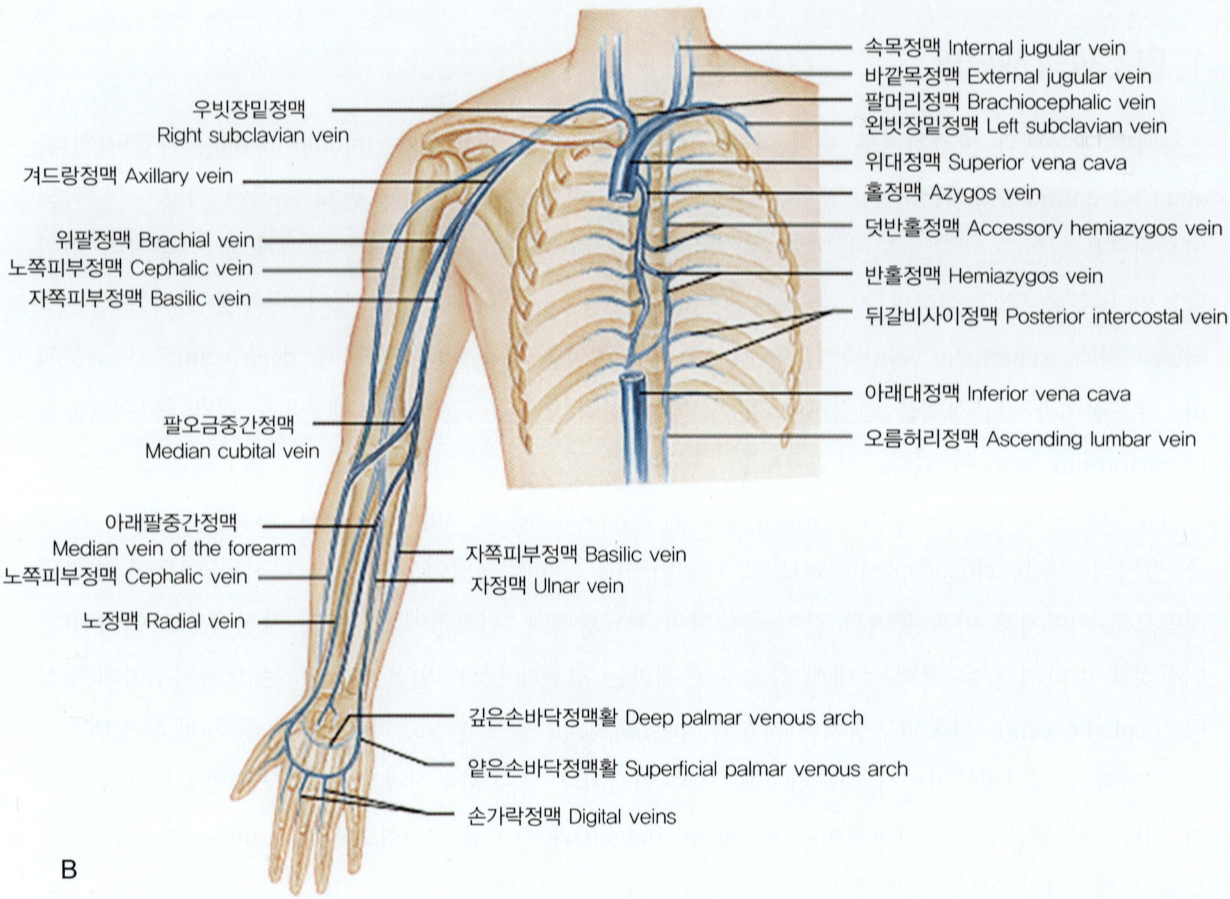
속목정맥 Internal jugular vein
바깥목정맥 External jugular vein
팔머리정맥 Brachiocephalic vein
왼빗장밑정맥 Left subclavian vein
우빗장밑정맥
Right subclavian vein
위대정맥 Superior vena cava
겨드랑정맥 Axillary vein
홀정맥 Azygos vein
덧반홀정맥 Accessory hemiazygos vein
위팔정맥 Brachial vein
노쪽피부정맥 Cephalic vein
반홀정맥 Hemiazygos vein
자쪽피부정맥 Basilic vein
뒤갈비사이정맥 Posterior intercostal vein
아래대정맥 Inferior vena cava
팔오금중간정맥
Median cubital vein
오름허리정맥 Ascending lumbar vein
아래팔중간정맥
Median vein of the forearm
자쪽피부정맥 Basilic vein
노쪽피부정맥 Cephalic vein
자정맥 Ulnar vein
노정맥 Radial vein
깊은손바닥정맥활 Deep palmar venous arch
얕은손바닥정맥활 Superficial palmar venous arch
손가락정맥 Digital veins

B

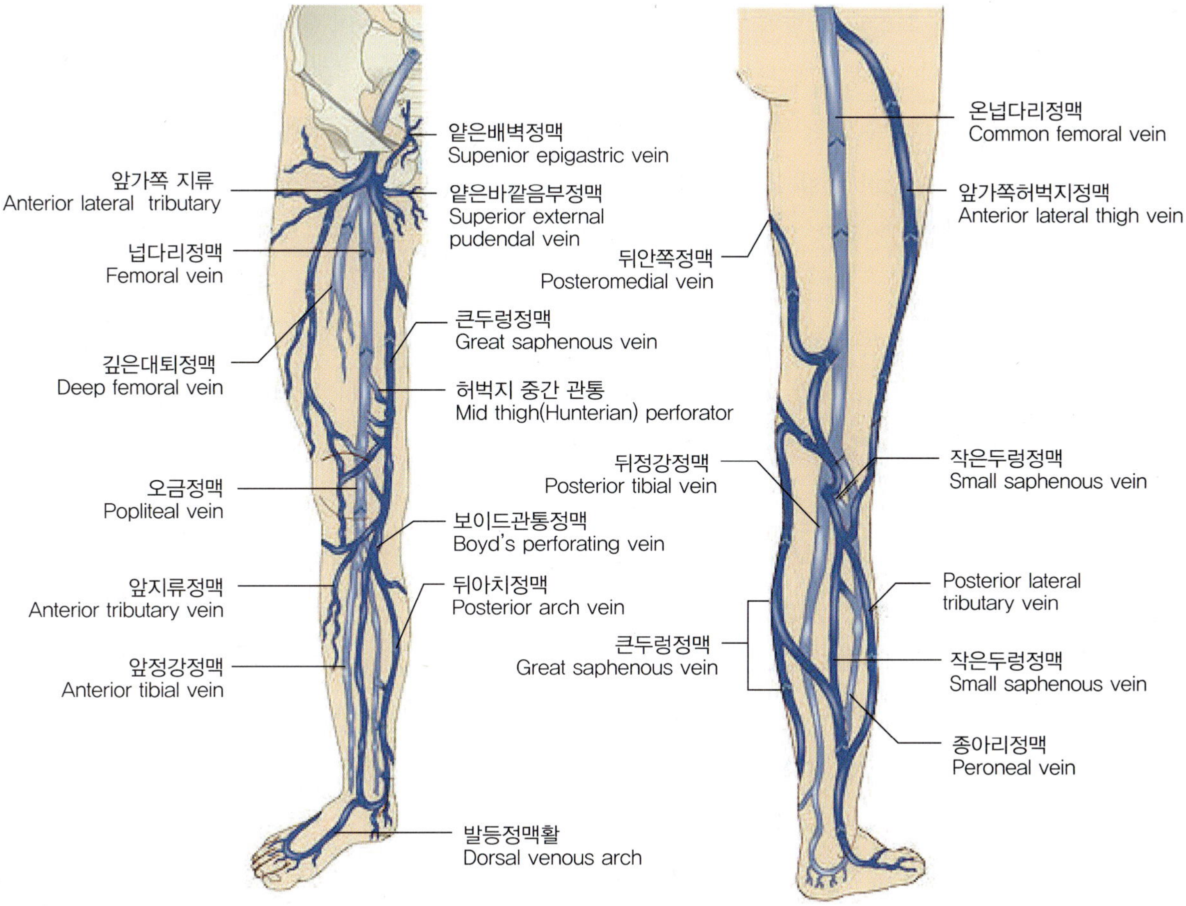

그림 25-1. 다리의 정맥계통

얕은정맥: 어두운 파랑, 깊은정맥: 밝은 파랑
대퇴정맥 - 넓적다리정맥 , posterior lateral tributary vein- 뒤가쪽지류정맥

2. 말초정맥 혈류역학

다리정맥환류는 다리와 우심방 사이의 압력차이, 압력의 호흡에 따른 가슴안(흉강)과 배안(복강)의 압력변화, 근육의 움직임에 의한 근육펌프의 상호작용에 의해 이루어진다. 바로 누운자세에서는, 정맥 끝에서의 압력과 우심방의 압력차이가 5 mmHg 내외이다. 누운자세에서 정맥환류는 주로 호흡에 따른 가슴안과 배안의 압력변화에 의해 이루어진다. 예를 들어 가로막(횡격막) 호흡을 할 때는 넓적다리정맥환류가 들숨시에 완전히 사라지고 날숨시에는 증강된다. 서있는 자세에서 안정 시 정맥압은 중력의 영향으로 심장부터 약 0.8 mmHg/cm만큼 올라가 발목에서의 압력이 80~100 mmHg에 이른다. 서 있는 자세에서의 다리정맥환류의 약 90%는 다리 근육펌프의 작용에 의해 깊은 정맥을 통해 이루어진다.

- 정맥역류: 정맥역류는 하나 이상의 정맥 내 판막부전으로 인한 정맥 혈압 불균형으로 발생한다. 역류가 있다면 선 자세에서 중력에 의하여 다리에 높은 정맥압이 걸리게 된다. 이런 상태에서 서

있을 경우 정맥이 확장되고 혈액 성분이 간질조직으로 이동하게 되어 만성정맥부전에서 나타나는 증상들이 나타난다. 만성정맥부전의 전형적인 특징은 만성적으로 경화된 발목 주위의 검은 색소 침착, 피부궤양이다. 주로 초음파 검사에서는 정맥부전 평가를 위해 역류 여부를 검사하게 된다.

- 정맥혈전증(vein thrombosis): 혈전에 의한 정맥 폐색은 내인성 혹은 외인성 정맥질환에서 기인한다. 내인성 정맥혈전증은 정맥혈류정체, 내막손상, 응고항진상태의 세가지 요소에 의하여 발생한다.
  외인성 정맥혈전증은 주로 외부 구조물에 의해 정맥이 눌려 혈류가 정체되면서 혈전이 발생하는 것으로 대표적인 예로 메이-터너(May-Thurner)증후군이 있다. 또한 혈전이 형성되는 위치에 따라 얕은정맥혈전증과 깊은정맥혈전증으로 분류할 수 있다.
- 동정맥샛길(arteriovenous fistula): 정상 혈관계 시스템은 동맥과 정맥사이에 모세관과 동·정맥 연결부위가 있어 혈류의 흐름이 점진적으로 변화하며, 동맥과 정맥이 다른 혈류형태가 흐르게 된다. 동정맥샛길은 이러한 중간단계 없이 동맥과 정맥이 바로 연결 된 것을 말한다. 외상에 의해 발생하는 경우는 그 정도에 따라 동정맥샛길을 막는 치료가 필요하다. 한편 투석이 필요한 신부전 환자에서는 투석을 위한 접근로를 위하여 인위적으로 동정맥샛길을 만들어준다. 동정맥샛길이 형성되면 유입동맥은 말초저항이 감소된 상태이므로 높은 혈류와 낮은 저항지수(resistance index, RI)를 보이며 유출정맥은 동맥혈류의 유입으로 정상적으로는 보이지 않는 규칙적인 맥박을 보이는 혈류 패턴이 관찰된다(그림 24-6E).

3. 말초정맥 초음파 검사

1) 말초정맥 초음파 진단장치

말초동맥 초음파와 동일하다.

2) 환자준비 및 자세

말초동맥 초음파와 동일하나, 정맥의 판막부전을 평가하고자 할 때는 검사테이블을 기울여 환자를 역-트랜델렌버(reverse Trendelenburg) 자세를 취하거나 서서 검사하는 것이 필요하다.

3) 검사방법

(1) 위팔정맥검사

회색조영상으로 검사가 가능한 정맥은 프로브(probe)를 이용하여 2 cm 간격으로 압박과 이완을 반복하면서 검사한다. 팔머리정맥, 빗장밑정맥, 겨드랑정맥과 같이 빗장뼈 혹은 가슴우리에 의해 압박검사가 불가능한 경우에는 색 도플러 혹은 파형 도플러를 이용하여 검사한다.

(2) 다리정맥검사(혈전검사)

보통 바로 누운 자세에서 검사하고자 하는 다리를 바깥돌림(외회전)시킨 후 검사한다. 정맥 충혈을 위해 상체를 높이면 검사가 조금 더 용이하다. 온넓적다리정맥부터 종아리정맥까지를 회색조영상으로검사한다. 혈관의 크기나 혈전의 밝기정도와 같은 특징을 체크하면 급성/만성 혈전 감별에 도움이 된다. 압박 정도는 동맥이 살며시 눌릴 정도로하고, 전체 정맥을 좁은 간격(약 2 cm)으로 시행한다. 혈류유무를 평가하기 위해서는 색 도플러 혹은 파형 도플러를 이용하여 검사한다.

(3) 다리정맥검사(정맥류검사)

역류 평가를 위해 검사자세는 선 자세가 원칙이며, 검사하는 쪽 다리에 힘을 주지 않아야 한다. 환자 상태에 따라 상체를 일으킨 자세 또는 역-트랜델렌버그 자세를 취한 후 검사할 수 있다. 추적검사는 같은 검사 자세로 시행한다. 회색조영상에서 확장된 정맥의 지름을 측정한다. 역류유발 방법은 종아리 근육의 압박 및 이완법을 사용한다. 온넓적다리정맥, 두렁(복재)-넓적다리정맥 분지부, 몸쪽부위(근위부) 넓적다리정맥과 같이 고샅부위(서혜부) 정맥에서는 역류유발을 위해 발살바법을 병행한다.

(4) 수술 전 도관으로서 정맥평가

주로 얕은정맥이 대상이 된다. 협착이나 폐색, 경화가 없으며 적절한 구경을 유지하는지 관찰한다. 대개 자가 정맥 수술인 경우 정맥 2.5 mm 이상, 동맥 2.0 mm 이상이 적절하며, 인조혈관수술은 정맥 4.0 mm이상이 적합하다.

(5) 수술 후 도관으로서 정맥평가

동맥우회술에서는 유입혈류에 기준하여 적절한 혈류가 흘러야 하며, 추적검사에서 연결부위를 포함한 도관에서 혈류속도를 부위별로 기록한다. 동정맥샛길 도관일 경우 도관내 협착이나 폐색이 없으며, 혈관의 성숙도 및 혈류량 등의 기능을 평가한다. 손에 허혈 증상이 있다면 손가락 혈류와 도류 여부를 검사한다. 역전된 혈류의 방향은 폐색이나 도류의 증거일 수 있으므로 방향에 유의하여 검사한다.

4) 결과보고

그림 25-2의 예시와 같이 정맥의 열림 유무와 혈전이 있다면 혈전의 특성, 범위를 기록하고, 기준치 이상의 역류동반여부를 기록한다.

☐ Summary

Total obstruction of left femoral and popliteal vein with occluding thrombus.
Reflux in left calf deep veins and superficial vein (SSV).

	Right		Left		비고
	thrombus	reflux	thrombus	reflux	
CIV	0	-	0	-	
EIV	0	-	0	-	
CFV	0	-	1	-	free floating head
FV	0	-	2	-	acute
PV	0	-	2	-	subacute
PTV	0	-	1	+	
Pero.V	0	-	1	+	
ATV	0	-	0	-	
Muscle V	0	-	1	-	
Super.V	0	-	1	+	SSV

9

* thrombus score　　0 : patent vein with no thrombus
1 : trsidual partially occluding thrombus
2 : total obstruction of vein with thrombus

* reflux 유무　　+ : reflux 있음
\- : relfux 없음

그림 25-2. 정맥초음파 결과지 예

5) 정상 및 비정상 소견

(1) 정맥속공간

정상 정맥은 혈관 내 혈전과 같은 이물질이 보이지 않고 혈관벽 두께가 정상이어야 한다. 정맥을 압박했을 때 완전히 맞물려야 한다(그림 25-3A). 혈전이 보인다면 혈전의 밝기(휘도), 폐쇄정도를 평가한다(그림 25-3B).

(2) 정맥혈류

자발성 혈류가 있으면서 호흡에 따른 혈류의 변화가 보여야 한다. 먼쪽부위(원위부) 압박 시 빠른 혈류 증강이 보여야 한다. 또한 역류 없이 혈류방향이 심장으로 향해야 한다(그림 25-3A).

다리 몸쪽부위(근위부) 정맥에서 호흡 반응 없이 연속적인 혈류가 흐르면 기록부위보다 몸쪽부위의 폐색이 의심되고, 먼쪽부위 압박 시 혈류증강이 둔화된다면 기록하는 부위보다 먼쪽부위에 폐색이 있을 수 있다.

근육 압박을 이완했을 때 혈류증강에 이어 역류가 보이면 이상소견으로 보고 한다. 역류 기준은 얕은(표재)정맥과 관통정맥은 0.5초, 깊은(심부) 정맥은 1초 이상의 역류가 보이면 기능 부전을 의심할 수 있다. 정맥에서는 박동성 혈류가 있다면 이상 파형이므로 기록해둔다(그림 25-3B). 국지적인 박동성 혈류를 보인다면 동·정맥샛길 형성을 의심할 수 있고, 양측 다리 정맥에서 박동성 혈류가 보인다면 우심부전등의 심장질환에 의한 영향을 의심할 수 있으므로 위팔정맥을 함께 검사하는 것이 좋다.

(3) 도관혈류

도관으로서 사용된 정맥내에는 동맥혈류가 흐르기 때문에 박동성 혈류가 정상이며 동정맥샛길 도관에서는 적절한 구경(6 mm), 혈류량(600 ml/min), 깊이(6 mm)를 유지하는 혈관이 충분히 성숙된 도관이다.

<table>
<tr><th>구분</th><th>정맥초음파 정상소견(A)</th><th>정맥초음파 비정상소견(B)</th></tr>
<tr><td>B-mode</td><td>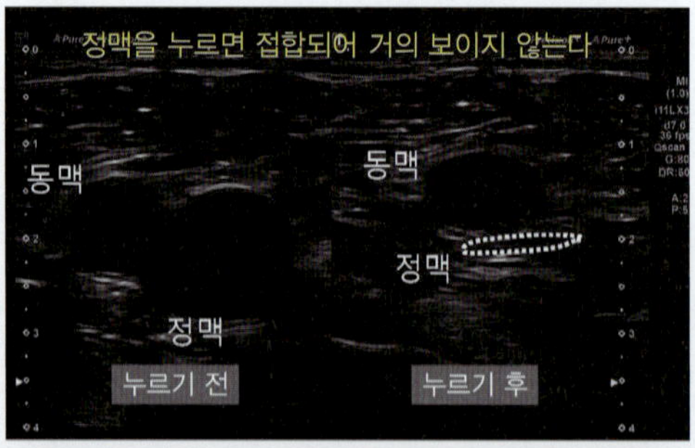</td><td>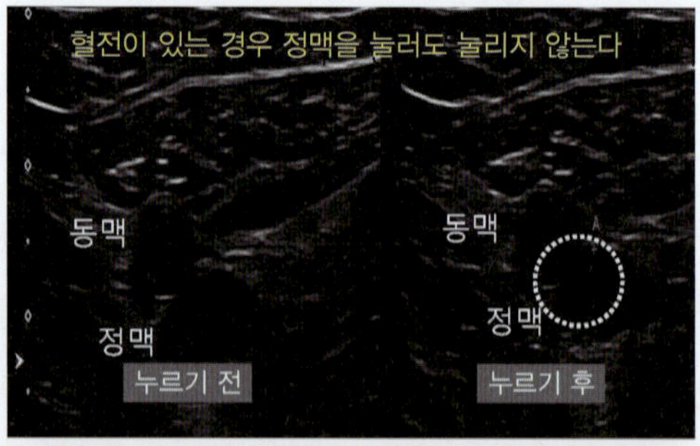</td></tr>
<tr><td>C-mode</td><td>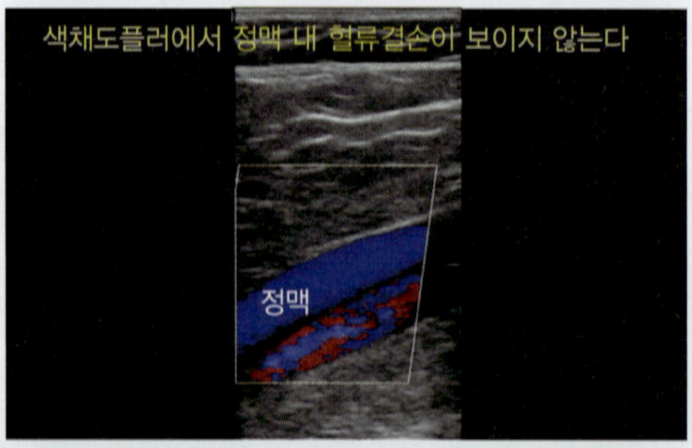</td><td>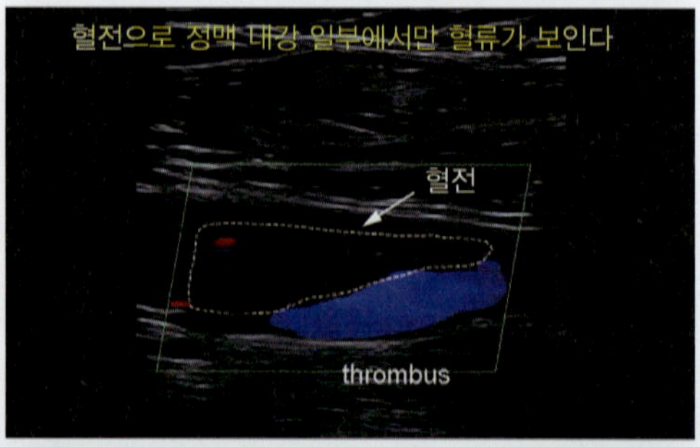</td></tr>
<tr><td rowspan="3">PW-mode</td><td>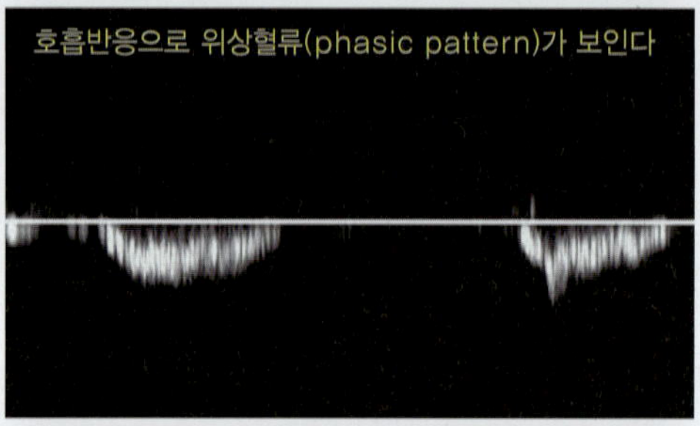</td><td>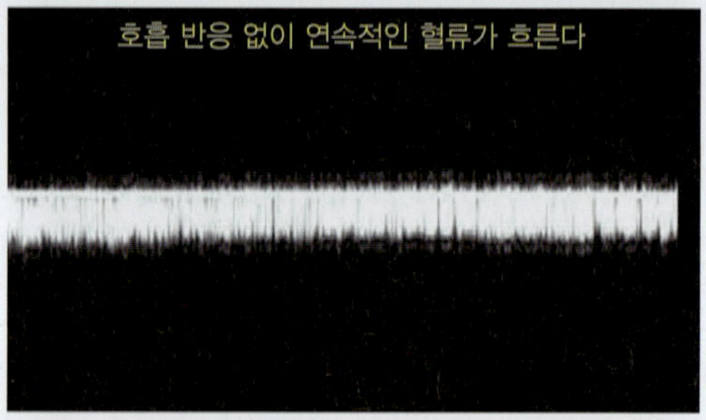</td></tr>
<tr><td>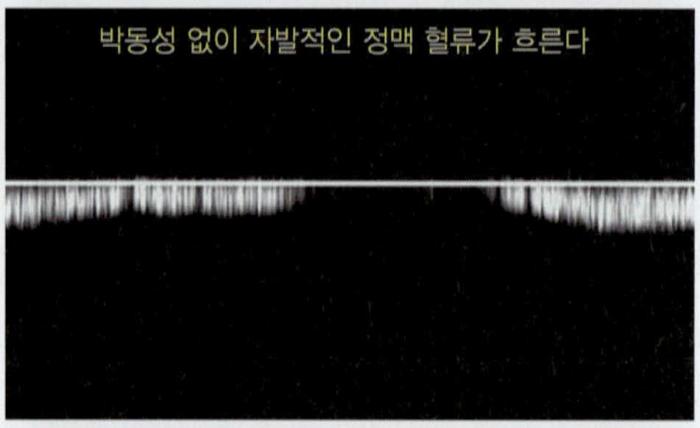</td><td>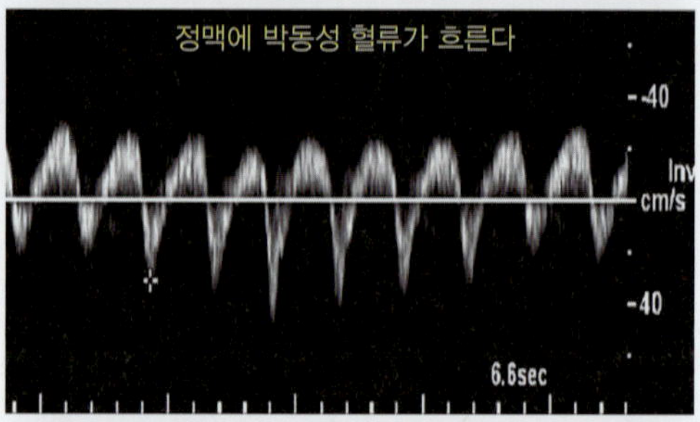</td></tr>
<tr><td>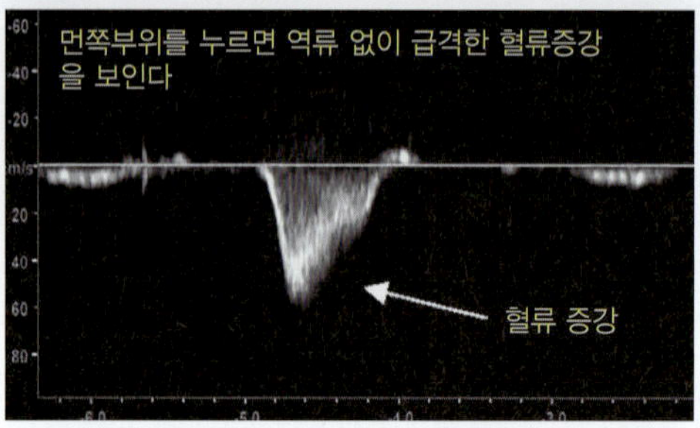</td><td>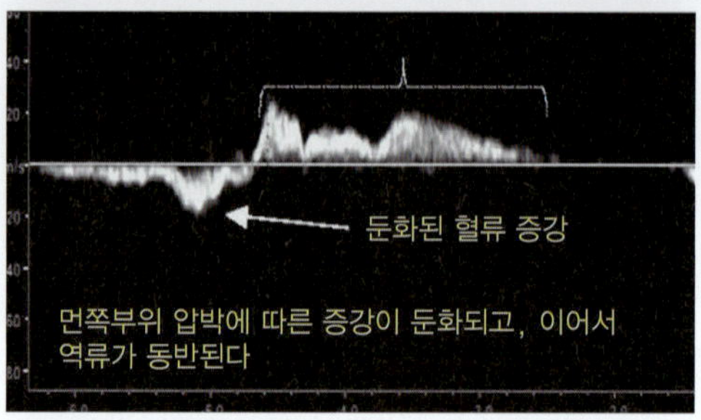</td></tr>
</table>

그림 25-3. 정맥초음파 정상(A)과 비정상(B) 소견

부록

국제면허(ARDMS) 길잡이

ARDMS (The American Registry for Diagnostic Medical Sonography)에서 부여하는 자격증은 초음파 검사에서 각 분야별 전문성을 인정해 주는 국제 자격증으로 일정 자격을 갖춘 자에 한해 누구나 언제 어디서나 응시할 수 있습니다. 순환기계 초음파는 아래와 같습니다.

- 심장초음파 RDCS (Registered Diagnostic Cardiac Sonographer): 태아/소아/성인 심장초음파의 자격을 검증하여 각 세부 분야에 대한 자격증을 발부합니다.
- 혈관초음파 RVT (Registered Vascular Technologist): 전신 혈관(뇌혈관, 목혈관, 복부혈관, 팔다리혈관)에 대한 초음파 및 혈류 검사에 대한 자격을 검증하여 자격증을 발부합니다.

Credential Earned	Examination Needed		Corresponding Specialty Examination
RDMS Registered Diagnostic Medical Sonographer	**SPI** Sonography Principles & Instrumentation Examination	+	Abdomen (AB) Examination Breast (BR) Examination Fetal Echocardiography (FE) Examination Obstetrics & Gynecology (OB/GYN) Examination Pediatric Sonography (PS) Examination
RDCS Registered Diagnostic Cardiac Sonographer	**SPI** Sonography Principles & Instrumentation Examination	+	Adult Echocardiography (AE) Examination Fetal Echocardiography (FE) Examination Pediatric Echocardiography (PE) Examination
RVT Registered Vascular Technologist	**SPI** Sonography Principles & Instrumentation Examination	+	Vascular Technology (VT) Examination
RMSKS Registered Musculoskeletal Sonographer	**SPI** Sonography Principles & Instrumentation Examination	+	Musculoskeletal Sonographer (MSKS) Examination

홈페이지(www.ardms.org)에서 지원은 online으로 가능하고, 지원 후 21일 이내에 필요한 서류를 ARDMS 웹사이트에 온라인으로 업로드 하면 됩니다. 시험 자격 심사 후 confirm letter와 시험 스케줄링에 대한 안내를 보내줍니다. 정해진 기간에 선택한 test center에서 시험에 응시하면 되며 초음파 물리(SPI) 와 전문분야(specialty) 두 과목을 통과하여야 해당 자격이 부여됩니다. 시험 통과 여부는 시험 종료 직후에, 현장에서 확인할 수 있으며, 약 2주 후에 공식적으로 ARDS에 등록됩니다.

1. 지원유형과 준비 서류

Education level에 따라 서류가 다르므로 본인의 지원유형을 먼저 살펴봅니다(ARDMS. org/Prereq Chart). 주로 1 또는 3A 유형에 해당하며, 필요한 서류는 아래와 같습니다.

유형	요건 및 필요 서류
Prerequisite 1 Note: All listed items must be met and completed prior to submission. See the Notes About the Prerequisites on page 11 for footnotes, definitions and complete details. **Education** A single two-year allied health education program that is patient- care related.[1] Allied health occupations include, but are not limited to, diagnostic medical sonographer, radiologic technologist, respiratory therapist, occupational therapist, physical therapist and registered nurse. **Required Clinical Ultrasound/Vascular Experience** 12 months of full-time[2] clinical ultrasound/vascular experience.[3] Note: If you are using your DMS/CVT program for the educational requirement, you still have to document an additional 12 months of full-time clinical ultrasound/vascular experience earned outside the two-year program. **Documentation Required with Application** 1. Copy of an official[7] transcript from a two-year allied health education program as noted in the Education requirement of this prerequisite. Must state specific number of credits and indicate quarter or semester based system. Must include graduation information. 2. Copy of education program certificate, certification or license. 3. Letter from a supervising physician, ARDMS-Registered sonographer/technologist or the educational program director indicating a minimum of 12 months of full-time clinical/vascular experience including exact dates of ultrasound experience/successful completion of sonography program. For required letter content, please visit **ARDMS.org/SampleLetters**. 4. Signed and completed clinical verification (CV) form for each appropriate specialty area(s). CV forms are available at **ARDMS.org/CV**. 5. Copy of a non-expired government-issued photo identification (ID) with signature; the first and last names on the ID must exactly match the first and last names in your ARDMS/APCA record.	요건 교육: 의료 관련 최소 2년제 대학 수료 임상경험: 12개월의 full time 이상 초음파 검사 관련 경력 (full time 정의: 주 35시간, 최소 48주 이상) 제출 서류 1. Official transcript; 졸업증명서를 transcript 해주는 center에 보내서 확인증을 받아야 함 2. 영문 면허증 3. 12개월 full time experience에 대한 supervisor의 공식 letter (center 로고가 꼭 들어가야 함.) 4. Clinical Verification form 5. (사진 포함 된) 신분증 사본 + 6. (SPI) 12시간 CME 수료증

Prerequisite 3A

Note: All listed items must be met and completed prior to submission. See the Notes About the Prerequisites on page 11 for footnotes, definitions and complete details.

Education

Bachelor's degree (any major) or foreign degree equivalent to a Bachelor's degree in the U.S. or Canada.

Required Clinical Ultrasound/Vascular Experience

12 months of full-time[2] clinical ultrasound/vascular experience.[3]

Documentation Required with Application

1. Copy of a Bachelor's degree or copy of an official[7] transcript earned in the U.S. or Canada, or a copy of a formal foreign transcript evaluation report indicating that the degree is equivalent to a Bachelor's degree in the U.S. or Canada.

2. Letter from a supervising physician, ARDMS-Registered sonographer/technologist or an educational program director indicating a minimum of 12 months of full-time clinical/vascular experience including exact dates of ultrasound experience/successful completion of the sonography program. For required letter content, please visit **ARDMS.org/SampleLetters**.

3. Signed and completed clinical verification (CV) form for each appropriate specialty area(s). CV forms are available at **ARDMS.org/CV**.

4. Copy of a non-expired government-issued photo identification (ID) with signature; the first and last names on the ID must exactly match the first and last names in your ARDMS/APCA record.

요건
교육: 의료 관련 최소 2년제 대학 수료
임상경험: 12개월의 full time 이상 초음파 검사 관련 경력 (full time 정의: 주 35시간, 최소 48주 이상)

제출 서류
1. Official transcript; 졸업증명서를 transcript 해주는 center에 보내서 확인증을 받아야 함
2. 12개월 full time experience에 대한 supervisor의 공식 letter (center 로고가 꼭 들어가야 함.)
3. Clinical Verification form
4. (사진 포함 된) 신분증 사본
\+
5. (SPI) 12시간 CME 수료증

2. 제출 서류별 참고 사항

A. official transcript: 우리나라의 학력을 미국의 일정 기관에 인증받는 단계로 web site를 통한 공증이 가능하며, 공증 기관은 여러 군데가 있으며 그 중 ECE (education credential evaluation)에서 공증받는 법을 예시로 보겠습니다(www.ece.org).

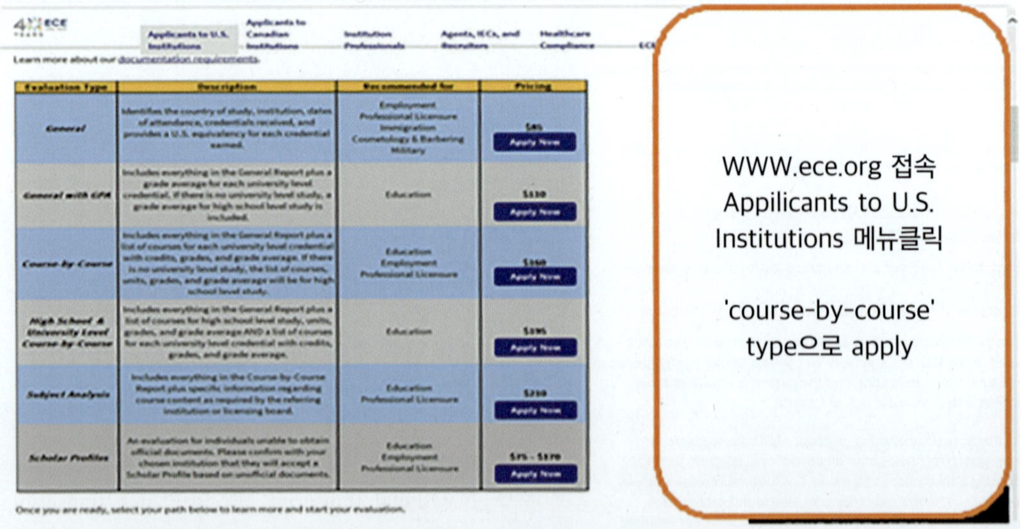

WWW.ece.org 접속
Applicants to U.S. Institutions 메뉴클릭

'course-by-course' type으로 apply

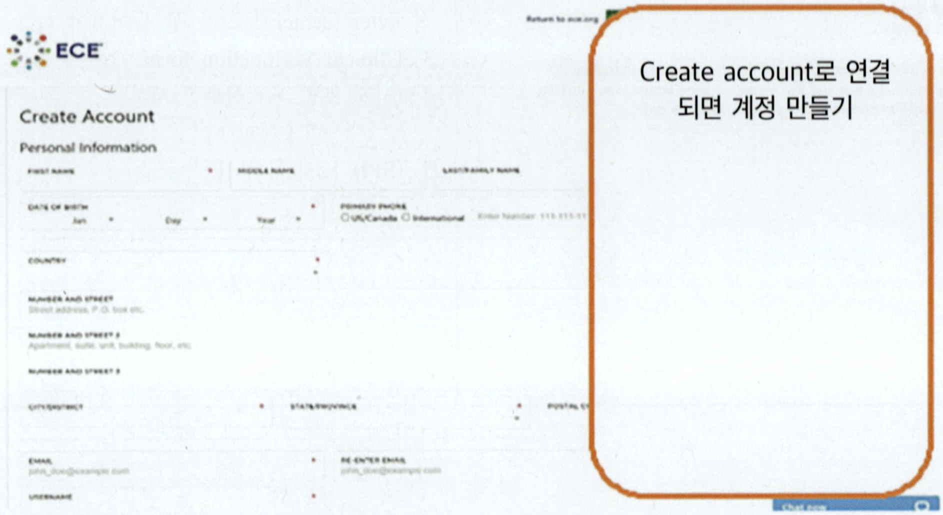

Create account로 연결되면 계정 만들기

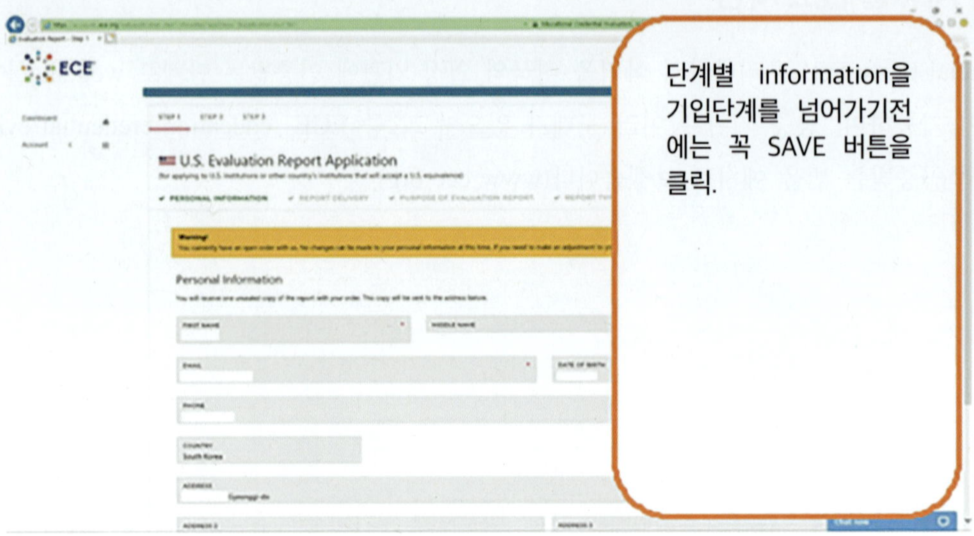

단계별 information을 기입단계를 넘어가기전에는 꼭 SAVE 버튼을 클릭.

* 신청 증명서	[학부 학번 : 2012141048 [영]성적증명서1매 ()], [학부 학번 : 2012141048 [영]졸업증명서1매 ()]
* 압인 및 실	· 압인 : 사용 · 실 : 사용

수취인 정보 *필수 입력사항 추가요청사항을 제외한 모든 수취인정보는 영문으로

* 국가	United States
* 이름	Educational Credential Evaluators
* 회사명	Educational Credential Evaluators
* 주소1 (번지수/도로명)	Educational Credential Evaluators,
주소2 (아파트,빌딩,층)	Inc, Milwaukee WI 53203-3470 USA
주소3 (기타주소)	
* zipcode	53203-3470
* 도시명	Milwaukee
주이름	WI

대학담당부서에 영문 성적증명서와 졸업증명서를 요청. 압인이나 실을 포함하여 발행하도록 요청하고, 바로 발송이 가능하므로 ECE 주소를 대학행정사이트에 넣거나, 담당자에게 문의.

B. ECE 홈페이지에서 상태에 대한 추적은 가능하며, 서류 도착 후 통상 1~2주 정도면 심사가 완료되고, 공증 서류가 약 1주일 뒤에 우편으로 도착합니다.

C. Full time experience에 대한 letter: 주 35시간 이상, 1년 이상, 해당 전문 분야에서의 기간이 명시된 경력증명서가 필요합니다.

※ 병원에서 발행하는 경력증명서에 위의 내용이 포함되지 않는다면, 진료과 책임 교수님께 letter를 받는 것이 좋습니다. 유의할 점은, 병원 로고가 들어가 있는 종이에 작성된 것만 인정된다는 점이며 예시본을 반드시 참고하시기 바랍니다 (ARDMS.org/SampleLetters).

D. CV form: 이미 자격을 취득하여, ARDMS 자격 번호가 있는 사람에게 실무에 대한 자격을 검증받는 증명서이며, international CV form에 작성하면 됩니다(ARDMS.org/CV 참고).

E. 12시간 CME 수료증: 초음파나 해당 분야에서 관련된 교육을 12시간 이상 이수해야 하며, ARDMS 에서 인정하는 기관들이 있으므로(ARDMS.org/CME 참고) 해당하는 기관들의 웹페이지를 방문하여 수료하고, 수료증을 파일로 받습니다.

3. ARDMS 지원

필요한 서류들이 완료되면 ARDMS 홈페이지에서 회원가입 후 online 접수를 합니다.

A. Application center에서 지원하고자 하는 분야에 apply 합니다.

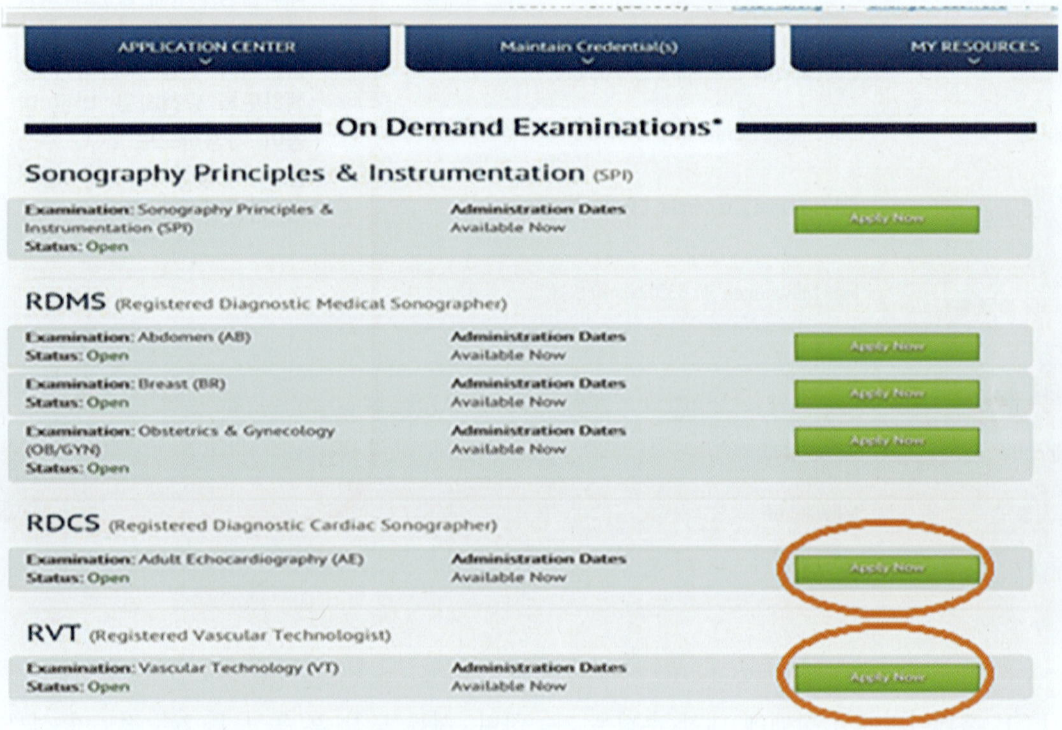
APPLICATION CENTER
Maintain Credential(s)
MY RESOURCES
On Demand Examinations*
Sonography Principles & Instrumentation (SPI)
Examination: Sonography Principles & Instrumentation (SPI)
Status: Open
Administration Dates
Available Now
Apply Now
RDMS (Registered Diagnostic Medical Sonographer)
Examination: Abdomen (AB)
Status: Open
Examination: Breast (BR)
Status: Open
Examination: Obstetrics & Gynecology (OB/GYN)
Status: Open
RDCS (Registered Diagnostic Cardiac Sonographer)
Examination: Adult Echocardiography (AE)
Status: Open
RVT (Registered Vascular Technologist)
Examination: Vascular Technology (VT)
Status: Open

B. Apply 화면에서 단계별로 기입합니다.

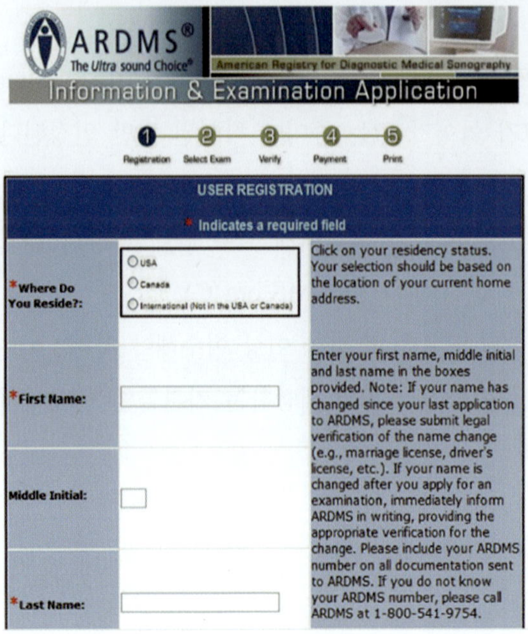

C. ECE 서류, 의사의 추천서, 경력 증명서, CV form, 면허증 사본(영문, 보건복지부), CME 수료 증명서를 온라인상에서 업로드 합니다. 최종으로 보내기 전 Booklet을 반드시 참고하세요. 매해 구비서류가 바뀔 수 있습니다.

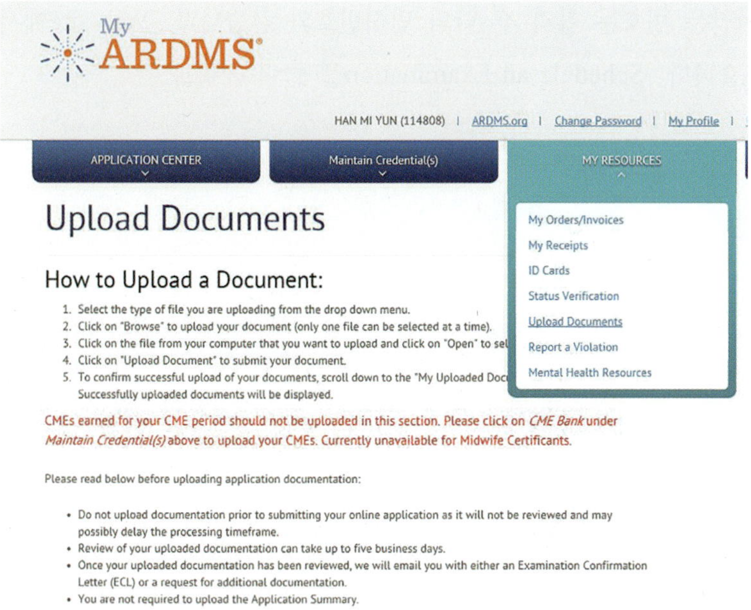

D. 실제 시험 과정에 대한 동영상 설명이 있으며, Web site에서 연습문제를 풀어볼 수 있는데 약 30문제가량 됩니다. 회원가입 후 Application center에서 유료로 풀어보는 연습문제도 있는데, 이 문제는 실제 문제와 형식이 매우 비슷하므로 시험 보기 전에는 한 번 정도 풀어보는 것이 좋습니다.

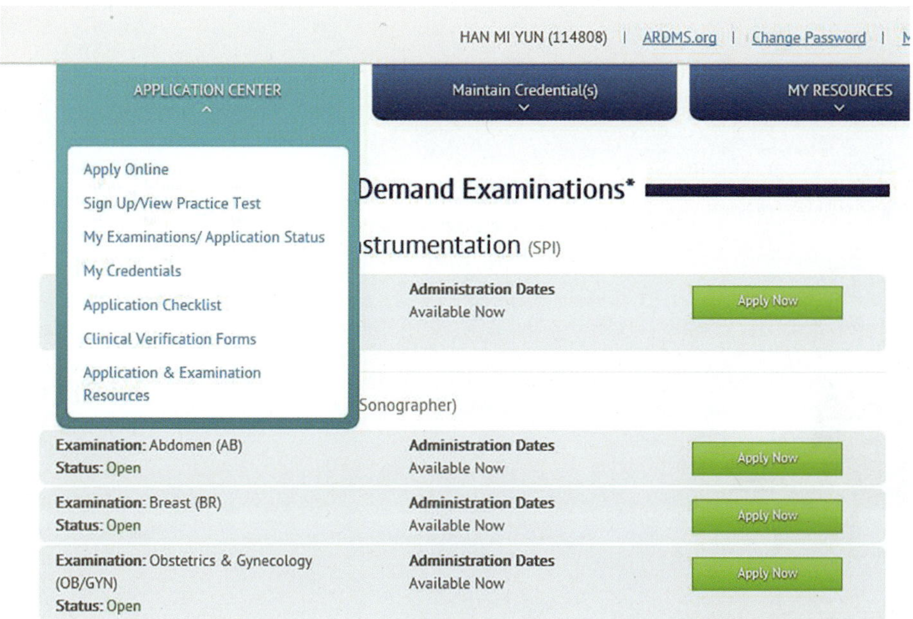

4. 시험 일정 예약

A. 심사는 2주~4주 정도 소요되며 시험 자격에 대한 심사가 완료되면 ARDMS에서 confirmation letter를 이메일로 보내줍니다. letter에 기록된 ID와 PW로 letter의 안내에 따라 test center에 접속하여 scheduling 합니다. 부여받은 번호는 합격 후 나의 면허번호와 같습니다. Web site에서 시험 날짜와 장소를 정할 수 있습니다. Schedule an Examination을 클릭하세요.

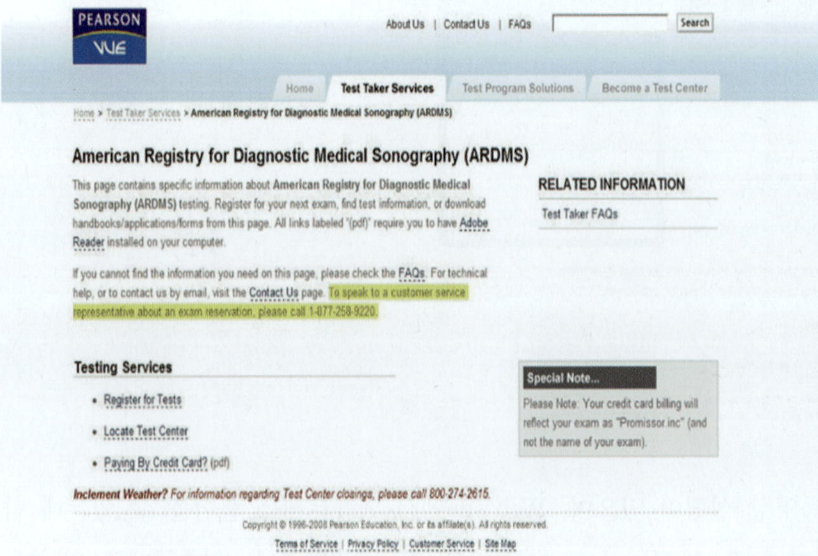

B. Schedule an Examination을 클릭하면 이와 같은 화면이 나옵니다. 자신이 원하는 장소를 선택하기 위하여 Locate Test Center를 클릭하세요.

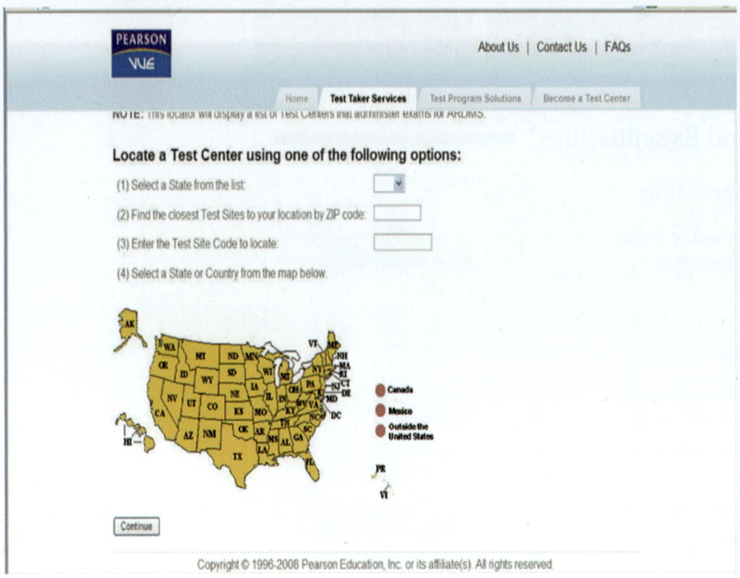

C. 지역을 클릭하면 센터의 주소가 나오고 원하는 곳을 클릭하세요. 클릭한 센터의 스케줄이 나옵니다. 내가 원하는 날짜를 정하면 오전, 오후 가능한 시간이 나오고 두 과목을 하루에 볼 수도 있고 이틀이나 3일에 나누어 볼 수도 있습니다.

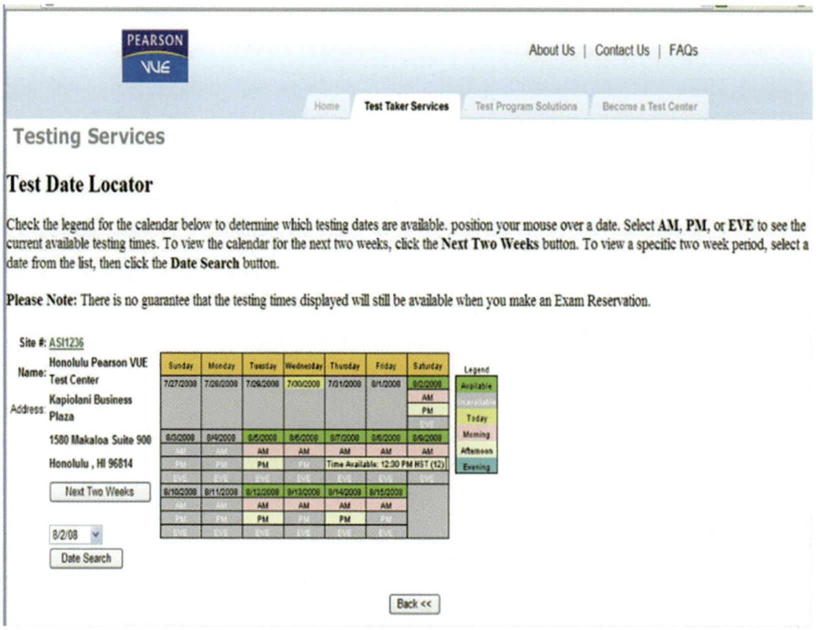

5. 서류 유효기간

A. Official transcript: 발행일로부터 유효기간 5년(ECE 기준)

B. CV form: 발행일로부터 유효기간 1년

C. CME 유효기간: 발행 기관마다 다르며 통상 2년

D. SPI 과목 통과 후, 전공 시험 5년 이내 취득해야 인정

6. 시험참고사항

A. 과목별 문항 및 시험시간

- SPI: 초음파의 물리적 특성 및 기기 조작. 약 110문항, 2시간
- Echocardiography: 심장초음파 소견 및 특징. 약 150문항, 3시간
- Vascular technology: 혈관검사 소견 및 특징. 약 170문항, 3시간

※ 시험시간은 5분간 설문조사시간이 포함된 시간임.

B. 참고 교재

• SPI

① Ultrasound physics. A registry exam preparation guide. Terry Reynolds

② Sonography principles & instrumentation (SPI). The burwin institute of diagnostic medical ultrasound

• RDCS

① Cardio vascular principles. A registry exam preparation guide. Terry Reynolds.

② Adult echocardiography. The burwin institute of diagnostic medical ultrasound

• RVT

① Vascular technology. The burwin institute of diagnostic medical ultrasound.

② Vascular technology review. Davies publishing.

C. 각 시험의 개괄 구성

• SPI

Sonography Principles and Instrumentation Examination Content Outline (Outline Summary)

	Domain	Subdomain	Percentage
1	Clinical Safety, Patient Care, and Quality Assurance	Patient Care Quality Assurance New Technologies	10%
2	Physical Principles	Physical Principles	15%
3	Ultrasound Transducers	Transducers	16%
4	Imaging Principles and Instrumentation	Instrumentation	28%
5	Doppler Imaging Concepts	Hemodynamics	31%

• RDCS

Adult Echocardiography Examination Content Outline (Outline Summary)

	Domain	Subdomain	Percentage
1	Anatomy and Physiology	Normal Anatomy Normal Physiology	17%
2	Pathology	Abnormal Physiology and Perfusion Postoperative Evaluation	46%
3	Clinical Care and Safety	Clinical Care Safety	8%
4	Measurement Techniques, Maneuvers, and Sonographic Views	Measurement Techniques Maneuvers Sonographic Imaging Views	23%
5	Instrumentation, Optimization, and Contrast	Instrumentation and Optimization Contrast	6%

• RVT

Vascular Technology Examination Content Outline (Outline Summary)

	Domain	Subdomain	Percentage
1	Normal Anatomy, Perfusion, and Function	Evaluate normal anatomy, perfusion, function	21%
2	Pathology, Perfusion, and Function	Evaluate pathology, perfusion, and function	32%
3	Surgically Altered Anatomy and Pathology	Evaluate surgically altered anatomy and pathology	6%
4	Physiologic Exams	Perform physiologic arterial examinations Perform physiologic venous examinations	12%
5	Ultrasound-guided Procedures/Intraoperative Assessment	Participate in ultrasound-guided procedures/intraoperative assessment	7%
6	Quality Assurance, Safety, and Physical Principles	Participate in quality assurance activities and monitor safety Apply physical principles	14%
7	Preparation, Documentation, and Communication	Prepare for examination Document and communicate findings	8%

7. 참고 사이트

- ARDMS 홈페이지: www.ardms.org
- ECE 홈페이지: www.ece.org
- Test center (Pearson VUE) 홈페이지: www.pearsonvue.com/ardms.

찾아보기

국문색인

ㄱ

ㄴ

ㅊ

영문색인

V

W

Z

불법복제 및 불법스캔, 불법제본에 의한 저작권 침해 행위가 빈번하게 발생하고 있으며, 이에 대응하기 위해 한국 출판협동조합을 비롯한 출판계가 **엄격한 단속 및 법적조치**를 준비하고 있습니다. 저작권법 제136조에 의해 저작재산권, 그 밖에 이 법에 따라 보호되는 재산적 권리를 **복제, 공연, 송신, 전시, 배포, 대여**에 해당하는 자는 5년 이하의 징역 또는 5천만원 이하의 벌금에 처할 수 있습니다.

초음파검사학(3판)

2017년 3월 1일 1판 발행
2018년 1월 30일 1판 2쇄 발행
2019년 2월 20일 1판 3쇄 발행
2020년 2월 3일 1판 4쇄 발행
2021년 2월 20일 2판 1쇄 발행
2022년 1월 30일 2판 2쇄 발행
2024년 9월 2일 3판 발행
2025년 8월 20일 3판 2쇄 발행

저 자 : 최선영 · 김정남 · 김성희 · 박신영 · 설재웅 · 유태현 · 윤진영
정동주 · 정한나 · 이원준 · 김판길 · 박윤선 · 윤한미

발 행 자 : 남학순
발 행 처 : 도서출판 고려의학
(02880) 서울 성북구 성북로9길 1 보문빌딩 3층
전화 : (02) 765-0333, 0337 / 팩스 : (02) 743-2288
이 메 일 : kmedbook@daum.net
홈페이지 : www.komb.co.kr
신고번호 : 제 2022-000006호

※ 검인은 저자와의 합의하에 생략합니다.
※ 낙장 및 파본은 교환해 드립니다.

ISBN 979-11-92422-62-6

정가 : 36,000원